S.F.
V.

Aus dem Amerikanischen von
Sebastian Vogel

Robert Gallo

Die Jagd nach dem Virus

AIDS, Krebs und
das menschliche Retrovirus
Die Geschichte einer Entdeckung

S. Fischer

Die amerikanische Originalausgabe mit dem Titel
»Virus Hunting; AIDS, Cancer and the Human
Retrovirus; A Story of Scientific Discovery«
erschien 1991 im Verlag Basic Books, New York

Umschlaggestaltung: Buchholz / Hinsch / Walch
Gesamtherstellung: Clausen & Bosse, Leck
Printed in Germany 1991
ISBN 3-10-024404-4

Den Frauen und Männern in der medizinischen Forschung, deren Arbeit der Überwindung von Krankheiten gilt, und den Frauen, Männern, Kindern, deren Leben zuweilen von dieser Arbeit abhängt; und im besonderen den vier Freunden, deren AIDS-Erkrankung mich vieles gelehrt hat.

Inhalt

Danksagungen

Dieses Buch geht auf eine Vortragsreihe zurück und auch auf die vielen Gespräche, die ich 1987 und 1988 mit Marshall Goldberg geführt habe; er war damals Professor für Medizin an der Michigan State University und bekleidet heute die gleiche Position an der Thomas Jefferson University School of Medicine in Philadelphia; außerdem ist er der Autor medizinischer Fachbücher. Ich bin ihm für die Diskussionen zu Dank verpflichtet, denn sie überzeugten mich von der Notwendigkeit, daß Wissenschaftler mit ihrer ungefilterten Erfahrung über Themen der modernen medizinischen Forschung schreiben, besonders über medizinische Virologie.

Auch Gespräche mit einigen meiner langjährigen Mitarbeiter und Kollegen haben zur Entstehung des Buches beigetragen. Ihre Einsichten und ihre oftmals besseren Erinnerungen und Aufzeichnungen waren unentbehrlich. In dieser Hinsicht danke ich den Doktoren Marvin Reitz, Marjorie Robert-Guroff, Prem Sarin, Genoveffa Franchini, Lata Nerurkar, Nancy Miller, M. Sarngadharan, V. Kalyanaraman, Zaki Salahuddin und Phillip Markham.

Anerkennung und Dank gelten besonders Howard Streicher und William Blattner. Howard war zwar an den meisten Arbeiten, die hier beschrieben werden, nicht unmittelbar beteiligt, aber er erfuhr über Einzelheiten und Entstehungsgeschichten dennoch mehr als jeder von uns. Seine Auswertung alter Aufzeichnungen, seine große Vertrautheit mit vielen Phasen unserer Laborarbeit und die Hilfe, die er mir und unserer Arbeitsgruppe ständig gewährte, seit er 1984 zu uns stieß, waren von unschätzbarem Wert. Bill machte mich auf viele kritische Punkte aufmerksam, die am besten oder vielleicht sogar als einziger jemand einschätzen kann, der, ohne zu unserer Gruppe zu gehören, ihr als langjähriger enger Partner und Freund verbunden ist.

Anna Mazzuca, unsere hervorragende Redaktionssekretärin, hat mich mit vielen Überstunden unterstützt. Ohne ihre engagierte Hilfe wäre kein Teil dieser Geschichte über das Stadium der Idee hinausgekommen.

Meiner Familie bin ich dankbar für Hilfe und Verständnis während der ganzen Entstehungszeit, besonders an jenen Wochenenden, an denen ich endlich einmal nicht arbeiten mußte – nur um solche Tage dann zu Hause mit meinen Lektoren zu verbringen.

Die Entstehung dieses Buches fällt zum größten Teil in eine Zeit, in der es auch von anderer Seite erheblichen Druck und ungewöhnlichen Streß gab. Da war es ein besonders glücklicher Umstand, daß ich im gleichen Zeitraum persönliche Unterstützung und Freundschaft von den bereits Genannten erfuhr, aber auch von Robert Gray, Joseph Onek, Robert Charrow, Wayne Pines und Senator Birch Bayh (alle aus Washington, D.C.) sowie von den Doktoren Dani Bolognesi, Daniel Zagury, Howard Temin, Odile Picard, Jacques Leibowitch, Samuel Broder, Tony Fauci, Kay Jamison, Richard Wyatt, Alec Whyte, Harvey Resnik, Robert Ting, Tony Kontaratos, Takis Papas, Stu Aaronson, Jeffrey Schlom, Hilary Koprowski, Courtenay Bartholomew, Maurice Hilleman und Bob Redfield. Ihnen allen sowie vielen anderen Freunden in Europa und Israel bin ich zutiefst dankbar.

Es ist nicht möglich, hier in angemessener Form alle die medizinischen Wissenschaftler der Vergangenheit und Gegenwart zu nennen, die mit ihren Arbeiten entweder für das, was meine Kollegen und ich getan haben, die Voraussetzungen schufen oder uns unterstützten; das gleiche gilt für die vielen Lehrer, die mein Arbeiten und Denken direkt oder indirekt beeinflußt haben, und für die vielen jungen und älteren Mitarbeiter, die die meisten in diesem Buch beschriebenen Arbeiten ausgeführt haben. Wenn sich die Gelegenheit ergab, habe ich sie in der Geschichte auftreten lassen, aber ihrer unverzichtbaren Rolle kann ich damit in keinem einzigen Fall gerecht werden. Ich hoffe, sie werden mir diesen Mangel verzeihen.

Und schließlich hatte ich Glück, daß mir das Schicksalsrad der Bücherwelt die hervorragenden und engagierten Mitarbeiter des Verlages Basic Books bescherte, insbesondere Susan Rabiner, meine

Cheflektorin; ihrer umfangreichen Mitwirkung, besonders den vielen Stunden anregender Gespräche und den zahlreichen wertvollen Empfehlungen habe ich es letztlich zu verdanken, daß dieses Buch entstehen konnte. Der erste Lektor war Bill Newlin, aber er bekam ungefähr nach einem Drittel des Weges eine neue Stelle in Hongkong; in dieser ersten Zeit war seine Rolle aber nicht weniger wichtig. Ich danke beiden, und ich freue mich, daß durch die Zusammenarbeit neue Freundschaften entstanden sind. Der Redakteurin Linda Carbone danke ich für ihre Geduld mit meinen Fehlern und für ihre kompetente Unterstützung. Ich hoffe, wir sind gemeinsam einigen unserer Ansprüche gerecht geworden.

Vorwort

An sumpfigen Plätzen vermehren sich kleine Tierlein,
die das Auge nicht sehen kann, aber sie…
dringen durch Mund und Nase in den Körper ein
und können schweres Leiden verursachen.
Marcus Varro

Der römische Schriftsteller, der vor über zweitausend Jahren diese Beobachtung machte, war, so glaube ich, der erste Mensch, der eine Verbindung herstellte zwischen Krankheiten und dem, was wir Jahrhunderte später Mikroben nannten. Zwar waren Kleinstlebewesen, wie wir heute wissen, mit der Biologie des Menschen verbunden, seit es uns auf der Erde gibt, aber es dauerte nach Varros scharfsinniger Vermutung noch fast zwei Jahrtausende, bis die Wisssenschaftler den ersten flüchtigen Eindruck von diesen Organismen bekamen und sich mit ihrer Lebensweise zu beschäftigen begannen.

Jeder tiefgreifende wissenschaftliche Fortschritt ist unausweichlich auf eine größere technische Weiterentwicklung angewiesen; erst 1677 entwickelte der Holländer Antoni van Leeuwenhoek eine Linse, die so leistungsfähig war, daß der Mensch zum erstenmal einen Blick in die Welt der Mikroben werfen konnte. Zwar machten Leeuwenhoeks Linsenschleiferkünste diese neue Welt dem menschlichen Forschergeist zugänglich, aber weder er noch ein anderer Wissenschaftler seiner Zeit stellte eine Verbindung zwischen den Mikroben, die man mit den neuen Geräten untersuchte, und den Erkrankungen des Menschen her. Ein Jahrhundert später zeigte der italienische Gelehrte Lazzaro Spallanzani, daß Mikroben sich fortpflanzen und daß ihr Wachstum Fleisch verfaulen läßt. Aber auch er kam nicht auf die Idee, sie könnten mit menschlichen Krankheiten zu tun haben.

Das zu vermuten, blieb einem anderen Italiener vorbehalten, dem

Amateurwissenschaftler Augustino Bassi. (Ihn bezeichnete Barry Wood, ein hervorragender Experte für Infektionskrankheiten, als den Begründer der medizinischen Mikrobiologie.) Bassi wies zum erstenmal nach, daß ein Mikroorganismus (in diesem Fall ein Pilz) bei Seidenraupen die Ursache einer bestimmten Krankheit ist, und dann präsentierte er die aufsehenerregende Behauptung, auch Pokken, Cholera und andere Krankheiten des Menschen würden von Mikroben ausgelöst. Ungefähr 1839 stellte der deutsche Arzt Johann Schönlein eine Verbindung zwischen einer menschlichen Erkrankung (der Haut) und einem Mikroorganismus (ebenfalls einem Pilz) her. Wenig später erzielten der hervorragende analytische Geist Robert Koch aus Deutschland und der leidenschaftliche, ebenso brillante Louis Pasteur aus Frankreich bedeutende Fortschritte, die für die Geschichte der Mikrobiologie und letztlich für die gesamte Biologie einen Wendepunkt darstellten.

Koch und Pasteur (und die Schulen, die sich in ihrem Umfeld entwickelten) entdeckten unabhängig voneinander die mikrobiologischen Ursachen der wichtigsten Infektionskrankheiten ihrer Zeit. Im Jahr 1865 identifizierte Pasteur bei Seidenraupen die erste Krankheit, die von einem Protozoon ausgelöst wird. 1876 überführte Koch zum erstenmal einen bestimmten bakteriellen Erreger als Ursache einer bestimmten Krankheit, nämlich des Milzbrandes bei Schafen. Er war auch der erste, der 1882 den Erreger einer menschlichen *bakteriellen* Infektion, nämlich der Tuberkulose, isolierte. Zwischen 1875 und 1895 formulierte Koch seine berühmten Postulate zum Nachweis von Krankheitserregern. Er und die deutsche Schule fanden noch die bakteriellen Ursachen vieler weiterer Krankheiten. In den gleichen zwanzig Jahren entdeckte Pasteur das Wirkprinzip der Impfstoffe.

Bald darauf folgte die Entdeckung der Viren. Als erstes wurde ein Pflanzenvirus entdeckt, das Tabakmosaikvirus, und zwar von dem russischen Biologen Iwanowsky im Jahr 1892 sowie, unabhängig davon und mit mehr Kenntnissen, 1899 von Beijerinck in Holland. Im Jahr 1898 identifizierte der deutsche Bakteriologe Friedrich Löffler das erste tierische Virus, den Erreger der Rinder-Maul-und-Klauenseuche. In den USA begann die Geschichte der Mikrobiologie im Jahr 1900, als der Stabsarzt Walter Reed mit seiner Arbeitsgruppe den Erreger des Gelbfiebers fand und damit das erste Virus entdeckte, das eine Krankheit des Menschen auslöst.

Es war das romantische Zeitalter der Biowissenschaften. Der persönliche Mut dieser Wissenschaftler und ihre Hartnäckigkeit angesichts nahezu ständiger Frustration und Enttäuschung waren getragen von dem gewachsenen Wissen um wissenschaftliche Methodik und deren größere Verläßlichkeit. Ihre Bemühungen waren oft übermäßig fanatisch und gründeten sich manchmal auf Menschenversuche, die risikoreicher waren als alles, was heute erlaubt wäre, aber sie führten dazu, daß die mikrobiologischen Ursachen und die Übertragungsmechanismen vieler damals bekannter Infektionskrankheiten aufgeklärt wurden.

Dann folgte die Zeit der empirischen antimikrobiellen Therapie; sie begann, als Paul Ehrlich 1909 seine »magische Kugel« entdeckte, das Salvarsan, das die Spirochäten der Syphilis angreift.* Diese Entdekkungen und Umwälzungen bei den Behandlungsmethoden regten die Phantasie von Wissenschaftsautoren, Erzählern und Drehbuchschreibern an, und sie lieferten auch den Stoff für das klassische populärwissenschaftliche Werk jener Zeit, das Buch *Mikrobenjäger* von Paul de Kruif (1926). Es sollte in den folgenden Jahrzehnten bei vielen jungen Lesern den Anstoß zu einer Wissenschaftlerlaufbahn geben.

Als de Kruif über das romantische Zeitalter der Biowissenschaften schrieb, wußte er vermutlich wenig oder gar nichts über zwei wegweisende Experimente, die später zum Ausgangspunkt für ein genaueres Wissen über die Infektionskrankheiten wurden. Von den meisten Wissenschaftlern wurden diese Experimente nicht zur Kenntnis genommen, aber sie legten zum erstenmal die Vermutung nahe, daß manche Krebserkrankungen bei Tieren übertragbar sein könnten.

Das erste Experiment machten die beiden dänischen Forscher Oluf

---

* Die magische Kugel wurde auch als »606« bezeichnet, nach ihrer Nummer in Ehrlichs Versuchsreihe. (Der bekannte Film *Dr. Ehrlichs magische Kugel* von 1940 mit Edward G. Robinson in der Hauptrolle erzählt die Geschichte von Paul Ehrlichs Arbeiten.) Als sich herausstellte, daß Salvarsan für Menschen zu giftig ist, entwickelte Ehrlich das Neosalvarsan, das für die Spirochäten immer ebenfalls toxisch ist, für Menschen jedoch eine geringere Gefahr darstellt. Es blieb das Standardmedikament gegen Syphilis, bis das Penicillin klinische Verwendung fand.

Bang und Vilhelm Ellerman um die Jahrhundertwende: Wie sie feststellten, lösen Extrakte von Hühner-Leukämiezellen, die man filtriert und dann in andere Hühner bringt, dort erneut die Leukämie aus. Der dafür verantwortliche Bestandteil des Extrakts wurde zu jener Zeit nicht isoliert, aber was es auch war – es konnte bestimmte Filter passieren und war demnach vermutlich kleiner als die kleinsten damals bekannten Bakterien; mit anderen Worten: Der Erreger gehörte wahrscheinlich in die Gruppe der Viren.

Ein paar Jahre später, nämlich 1911, isolierte Peyton Rous in New York eine Mikrobe aus einem Huhn mit Sarkom, einer Krebserkrankung des Muskelgewebes. Er konnte ebenfalls zeigen, daß der Erreger die Krankheit erneut auslöst, wenn man ihn einem anderen Huhn injiziert.

Zu der Zeit, als diese Versuche stattfanden, wußte niemand, auch nicht die Wissenschaftler selbst, daß man damit zum erstenmal an Tieren die Wirkungsweise einer Gruppe übertragbarer Erreger untersucht hatte, die gegen Ende des 20. Jahrhunderts für die Infektionskrankheiten eine überragende Rolle spielen sollten. Die Pioniere der Krebsforschung hatten damals ein RNA-Tumorvirus entdeckt, also ein Virus mit einem Genom aus RNA und einer eigentümlichen Art, sich zu vermehren, wenn es sich erst einmal in einer Zelle befindet; gleichzeitig verleiht ein solches Virus der Zelle die Fähigkeit, bei Tieren und (wie in meinem Labor zum erstenmal gezeigt wurde) auch bei Menschen eine ernste Erkrankung auszulösen. Erst zu Beginn der fünfziger Jahre konnten die Wissenschaftler DNA- und RNA-Viren unterscheiden. Und erst seit den sechziger Jahren, besonders aber nach 1970, als die RNA-Tumorviren genauer untersucht und als Retroviren bezeichnet wurden, wandten sich die Wissenschaftler nochmals den bahnbrechenden Experimenten vom Anfang des Jahrhunderts zu; erst jetzt fing man an, ihre Bedeutung zu verstehen. Am Ende unseres Jahrhunderts gehören die RNA-Tumorviren, auch Retroviren genannt, anerkanntermaßen zu den wichtigsten mikrobiellen Krankheitserregern beim Menschen.

Bis zu den neuen Untersuchungen und bis zu einem gewissen Grade auch noch lange danach hatte – nicht ohne wissenschaftliche

Grundlage – eine andere Sichtweise vorgeherrscht: Danach lösten Viren beim Menschen keinen Krebs aus, und menschliche RNA-Tumorviren existierten überhaupt nicht. Immerhin gab es die unbestreitbare Tatsache, daß die Wissenschaftler jahrzehntelang bei Menschen nach RNA-Tumorviren gesucht hatten – und zwar ohne jeden Erfolg. Noch in den siebziger Jahren hatten die Forscher, die sich im Labor mit Retroviren der Tiere beschäftigten, in ihrer Mehrheit einfach kein Interesse daran, die mögliche Bedeutung solcher Viren für Krankheiten des Menschen zu untersuchen; sie benutzten die Retroviren vor allem als nützliche Hilfsmittel für die molekularbiologische Grundlagenforschung.

Im Jahr 1970 gaben zwei unabhängig voneinander arbeitende Wissenschaftler der Diskussion um die RNA-Tumorviren ein völlig neues Gesicht: Wie sie zeigen konnten, bedienen sich nämlich diese besonderen RNA-Viren bei ihrer Vermehrung eines einzigartigen Enzyms, das sie als einzige unter allen RNA-Viren besitzen. Mit Hilfe dieses Enzyms durchlaufen die RNA-Tumorviren ein Zwischenstadium, in dem ihre RNA in DNA umgeschrieben wird, und deshalb können sie im Gegensatz zu allen anderen RNA-Viren ihr Genom in das Genmaterial der Zellen einbauen.

Das besondere Enzym, die Reverse Transkriptase, verschafft den Viren letztlich dauernden Zugang zu einer ganzen Palette von Zellmechanismen, mit deren Hilfe sie sich – oft auf Kosten der Zelle – vermehren können. Und, was genau so wichtig ist: Die Zelle durchläuft irgendwann auch selbst ihre normale Zweiteilung, und dabei gibt sie die Gene des Virus, mit dem sie infiziert ist, an ihre Tochterzellen weiter. Eine Retrovirus-Infektion bleibt also in einem Organismus praktisch ein Leben lang bestehen.

Howard Temin und David Baltimore, die beiden Entdecker dieses Enzyms, bekamen 1975 für ihre Arbeiten den Nobelpreis. Ihre Entdeckung war von enormer Bedeutung: Einerseits lieferte sie neue Erkenntnisse darüber, wie RNA-Tumorviren sich vermehren, und andererseits bot sie eine plausible Erklärung dafür, daß die RNA-Viren einer bestimmten Gruppe die DNA von Zellen verändern und so Krebs erzeugen können. Noch wichtiger war etwas anderes: Die Entdeckung der Reversen Transkriptase stürzte einen Lehrsatz um, den man als das »zentrale Dogma« der modernen Zellbiologie bezeichnet hatte: daß nämlich die DNA sich selbst oder eine RNA und die RNA ein Protein codiert, daß aber in umgekehrter Richtung, also von der RNA zur DNA, keine Information fließt. Deshalb änderte man die allgemeine Bezeichnung für derartige Viren von RNA-Tumorviren in Retroviren – eine zutreffende Änderung, denn wie wir bald merken sollten, können Retroviren nicht nur Tumore, sondern auch andere Krankheiten auslösen.

Im Jahr 1970, als sich die ganzen neuen Gedanken über RNA-Tumorviren und Krebs ansammelten, war ich ein junger Wissenschaftler, und ich suchte nach einem neuen Ansatzpunkt zur Untersuchung von Krebserkrankungen. Die Entdeckung, wie Retroviren sich vermehren, wirkte sich am unmittelbarsten auf das »zentrale Dogma« aus, aber für mich bedeutete sie auch einen Durchbruch für die praktische Laborarbeit; auf ihrer Grundlage konnte ich in der Folgezeit die Frage, ob Retroviren bei Menschen Krebs erzeugen können, neu stellen. Ich interessierte mich für die Frage vor allem als Krebsforscher (zu jener Zeit stießen auch die Tierärzte gerade auf zusätzliche Hinweise, daß Retroviren bei Tieren zu Krebs führen). Wie mir jedoch nach und nach klar wurde, dürften manche Krebsformen, wenn sie von Retroviren ausgelöst werden, auch ansteckend sein, selbst wenn die Viren so langsam wirken, daß die Krankheit vielleicht erst nach Jahren zum Ausbruch kommt. Und wenn zumindest manche Krebstypen übertragbar waren, wie verhielt es sich dann mit einigen anderen chronischen Krankheiten, über deren Ursachen wir noch nichts wußten? Vielleicht hatte man die Definition von ansteckenden Krankheiten bis dahin viel zu eng gefaßt.

Zusammen mit vielen anderen Wissenschaftlern, die alle unabhängig voneinander arbeiteten, entschloß ich mich, der Frage nachzugehen, ob Retroviren tatsächlich bei Menschen Krebs erzeugen können. Dazu würde man mindestens ein Retrovirus finden müssen, das zumindest bei einigen Menschen Krebs hervorgerufen hatte.

Unsere Suche nach dem ersten krebserzeugenden Retrovirus des Menschen sollte zu einer Zeit stattfinden, als die große Zeit der medizinischen Mikrobiologie nach Ansicht vieler Wissenschaftler vorüber war. Zumindest einige medizinische Fakultäten in den Vereinigten Staaten hatten ihre Abteilungen für medizinische Mikrobiologie bereits in »reine« molekularbiologische Abteilungen umgewandelt. Da konnte es auch nicht überraschen, daß mindestens an einigen Stellen die Ansicht im Umlauf war, weltweite Pandemien gehörten der Vergangenheit an; manche Lehrbücher der damaligen Zeit behaupteten, globale Epidemien einer von Mikroorganismen ausgelösten Krankheit seien nur dann möglich, wenn der Erreger leicht übertragbar sei, beispielsweise durch Tröpfcheninfektion beim Niesen und Husten oder oral durch verunreinigte Nahrungsmittel und andere Substanzen, die gegessen werden. Die Arbeit, der ich mich widmen wollte, schien also für die Fragen, die man damals in der Molekularbiologie als wichtig ansah, eher am Rande zu liegen.

Die Jagd nach dem Virus ist die Geschichte dieser Arbeiten, die zunächst zur Entdeckung des ersten krebserzeugenden menschlichen Retrovirus (bis 1980) und kurz darauf (bis 1982) zur Entdeckung eines zweiten führten; später (Ende 1983 bis Anfang 1984) mündeten sie in den überraschenden Befund, daß auch der Erreger der erschreckendsten epidemischen Krankheit des 20. Jahrhunderts – jenes Leidens, das wir heute AIDS nennen – ein Retrovirus ist, das aber zu einer neuen Gattung gehört.

Teil I, »Die Vorgeschichte«, beschreibt die Ausgangssituation, wie ich sie sah. Im Kapitel 1 erzähle ich von meiner Kindheit und Jugend, und ich werfe einen Blick auf die Personen, die mein besonderes Interesse an der biologisch-medizinischen Forschung geprägt haben. Kapitel 2 beschäftigt sich mit den Anfängen der National Institutes of Health (NIH), jener einzigartigen, aber zunehmend in Schwierigkeiten geratenen staatlichen Institution, die weltweit die größte Ansammlung von Biowissenschaftlern beherbergt. Kapitel 3 ist eine wissenschaftliche Einführung in die Welt der Mikroben.

Teil II, »Die Entdeckung krebserzeugender Retroviren beim Menschen«, beginnt mit den entscheidenden ersten Arbeiten über tierische Retroviren (Kapitel 4). Die Kapitel 5 bis 7 enthalten die Geschichte von dem oft unterhaltsamen, aber sicher auch dornenvollen Erfolgsweg unseres Labors am NIH, des Labors für Tumorzellbiologie, wo wir schließlich zwei menschliche Retroviren fanden und damit zeigen konnten, daß es so etwas wie ein menschliches Retro- und Krebsvirus gibt.

Teil III, »Die Entdeckung eines dritten menschlichen Retrovirus: Das AIDS-Virus«, handelt von den hektischen, spannungsgeladenen Jahren, in denen Wissenschaftler in Frankreich sowie meine Mitarbeiter und ich nachwiesen, daß das dritte bekannte menschliche Retrovirus der AIDS-Erreger ist. Am Ende dieses Zeitraums züchteten wir das Virus in der Zellkultur und entwickelten den höchst wichtigen Bluttest, mit dem man HIV-infizierte Personen und HIV-verseuchtes Blut identifizieren kann; zur gleichen Zeit wurde ich auch in die Auseinandersetzungen verwickelt, die mich bis heute verfolgen. Die persönlichen und beruflichen Aspekte meines Lebensweges waren von nun an unentwirrbar verflochten, und das machte mich verletzlich für bösartige Fehleinschätzungen, die in manchen Teilen der Publikumspresse verbreitet wurden.

»AIDS-Forschung und AIDS-Politik aus der Sicht des Wissenschaftlers«, der letzte Teil des Buches, beschreibt die teils vernünftigen, teils auch phantasievollen Erklärungen für die schnelle Ausbreitung von AIDS und beantwortet die dreizehn Fragen, die mir im Zusammenhang mit dieser Krankheit am häufigsten gestellt werden (Kapitel 12); dann wird der zerstörerische Krankheitsverlauf bei einer infizierten Person nachgezeichnet (Kapitel 13), Kapitel 14 erklärt die Verbindung zum Kaposi-Sarkom, und Kapitel 15 beschreibt die unwiderleglichen Hinweise, daß HIV tatsächlich AIDS verursacht. Das abschließende Kapitel 16 erörtert die medizinischen und gesellschaftlichen Möglichkeiten zur Bekämpfung der Krankheit und einige Bemühungen, die bereits begonnen haben, darunter auch die ersten Schritte zur Impfstoffentwicklung.

Während dieser ganzen Zeit war ich Leiter des Labors für Tumorzellbiologie am National Cancer Institute der National Institutes of Health. Die Geschichte gibt meine Erinnerungen und Wahrnehmungen vom Fortgang der Arbeiten wieder. Sie ist aber auch angereichert mit den Erinnerungen zahlreicher Kollegen aus dem Labor, die ich in bestimmten Kapiteln zitiert habe.

Ich nehme an, das Buch wird seinen Anteil sowohl an den Vorzügen als auch an den Nachteilen haben, die sich in den meisten Berichten unmittelbar Betroffener über dramatische oder strittige Phasen der Menschheitsgeschichte finden. Aber *Die Jagd nach dem Virus* ist nicht nur meine Geschichte. Es ist die Geschichte vieler engagierter Wissenschaftler, der Mitglieder unseres eigenen Labors ebenso wie der hinzugezogenen Mitarbeiter und der Kollegen von außerhalb; in langwieriger und manchmal gefährlicher Arbeit isolierten und charakterisierten sie das erste, zweite und dritte menschliche Retrovirus und schufen so die Voraussetzung für das Verständnis der Mechanismen, nach denen diese Erreger auf der Ebene der Zellen beim Menschen Krankheiten auslösen. Komplizierter wurden unsere Arbeiten über AIDS durch eine scharfe Auseinandersetzung mit juristischen, moralischen, ethischen und gesellschaftlichen Fragen, die schon bald die ganze Welt der wissenschaftlichen Forschung durchdrungen hatten und die Gefahr in sich trugen, daß die Beziehungen zwischen den Wissenschaftlern wie auch zwischen Forschung und Öffentlichkeit vergiftet wurden.

Wenn ich diese Geschichte erzähle, verfolge ich vor allem einen Zweck: Ich möchte den wissenschaftlichen Prozeß darstellen, wie er auch heute weiterläuft, und ich möchte den Ablauf einer Entdeckung in der biowissenschaftlichen Forschung in mindestens einem Labor darstellen. So gesehen, ist es eine Geschichte darüber, wie die heutigen Wissenschaftler, oft in Zusammenarbeit und manchmal (sogar innerhalb eines Labors) in Konkurrenz zueinander träumen, arbeiten, stolpern, fallen, wieder aufstehen und erneut träumen; sie erzählt, wie die Rhythmen der Natur und das zyklische Auf und Ab von Erfolg und Versagen, das die meisten menschlichen Unternehmungen kennzeichnet, auch unsere Suche nach Wissen beeinflußte. Ich möchte ein wenig über unser Leben, mehr über unsere Arbeit und am meisten über unser Denken mitteilen.

Es haben sich bereits andere darangemacht, über die Arbeit unseres Labors und insbesondere über unsere Rolle im Zusammenhang mit AIDS zu schreiben. Manche dieser Beschreibungen und Berichte waren ablehnend und gelegentlich sogar bösartig. In erheblichem Umfang wurde mir keine andere Sünde zum Verhängnis als meine eigene, unbedachte Arglosigkeit bei Gesprächen mit der Presse. Ich habe gelernt, daß ich vorsichtiger sein muß. Aber, was noch wichtiger ist: Durch den ständigen Dialog, der zwischen Wissenschaft und Öffentlichkeit stattfinden muß, sind andere Wissenschaftler und ich zu der Überzeugung gelangt, daß die allgemeine Presse in dieser Kommunikation keineswegs immer ein uneigennütziges Medium ist. Das war sogar einer der Gründe, warum ich dieses Buch geschrieben habe.

Das Thema des vorliegenden Berichtes ist aber wissenschaftliche Forschung und nicht die öffentliche Auseinandersetzung über Wissenschaft oder die Rolle der Medien im Verhältnis zu Forschern oder zur Öffentlichkeit. An den entsprechenden Stellen wird von den Beziehungen zwischen meinem Labor und anderen Arbeitsgruppen die Rede sein, und ich werde beschreiben, was ich tat, sagte und dachte – sowohl innerhalb des Labors als auch im Umgang mit anderen Wissenschaftlern. Es handelt sich aber um meine eigenen Erinnerungen und nicht um eine Reaktion auf diejenigen, die sich entschlossen haben, sich ihren eigenen Reim auf diese Vorgänge zu machen. Ich schreibe das Buch nicht als Antwort auf Kritiker oder weil ich darüber jammern will, daß ich zu einem Zielpunkt des Ärgers im Zusammenhang mit dem von AIDS ausgelösten Leiden wurde.

Auch diese umfangreichere Geschichte muß erzählt werden, und ich hoffe, das wird eines Tages geschehen; aber dafür bin ich nicht der Richtige. Richtig dargestellt, wird sie sich in einen viel größeren und komplizierteren Zusammenhang einordnen; dann muß unter anderem die Rede sein vom Wesen wissenschaftlicher Entdeckungen während eines allgemeinen Gesundheitsnotstandes, von der Rolle des parteiischen Journalismus in einer freien Gesellschaft, von den Grenzen, die Reportern gesetzt werden sollten, wenn sie unter Berufung auf die Informationsfreiheit staatliche Angestellte durch endlose Befragungen an ihrer Arbeit hindern, von den sich wandelnden Gesetzmäßigkeiten der biowissenschaftlichen Forschung in den letzten Jahrzehnten des 20. Jahrhunderts, vom Wesen der Führungsfunktionen an staatlichen Forschungsinstituten und davon, was mit der Wissenschaft geschieht, wenn dort die Führung fehlt, sowie von der Konkurrenz unter Wissenschaftlern und wissenschaftlichen Institutionen.

Wer diese Geschichte schreiben will, wird sie in einen größeren Zusammenhang stellen müssen; es wird zu fragen sein, inwieweit ein Wissenschaftler das Recht hat, so nach Wissen zu streben, wie Wissenschaftler immer nach Wissen gestrebt haben – nämlich vor allem nach Regeln, die andere Wissenschaftler aufgestellt haben, und mit relativ wenig Einmischung der Medien, der Regierung oder auch der Öffentlichkeit.

Von Bedeutung ist in diesem Zusammenhang auch, daß in den achtziger Jahren zahlreiche biowissenschaftlich tätige Personen und Institutionen mit ihrer Arbeit in Frage gestellt wurden. Zur gleichen Zeit gab es eine neue Welle von Gerichtsverfahren gegen behandelnde Ärzte. Zum erstenmal in der Geschichte begannen Tierversuchsgegner, Gewalt anzuwenden, um so ihre Forderung nach Veränderungen bei Experimenten mit lebenden Tieren durchzusetzen. Forschung, für die Embryonalgewebe von Feten gebraucht wird, war auf einmal in die Abtreibungsdiskussion verwickelt, eine der umstrittensten politischen Fragen unserer Zeit. Gerichte mußten entscheiden, ob Gewebe von einem Leukämiepatienten dem Kranken gehört oder dem Forscher, der wissenschaftlichen Nutzen daraus zieht. Zwei Nobelpreisträger wurden von einem ihrer Assistenten öffentlich beschuldigt, sie hätten seinen Anteil an den Arbeiten, für die sie ausgezeichnet wurden, nicht genügend gewürdigt. Die Kritik der AIDS-Aktivisten an den Regeln der Food and Drug Administration (FDA) für klinische Prüfungen neuer Arzneimittel wurde als Frontalangriff gegen die Befugnis der FDA gedeutet, darüber zu entscheiden, welche Medikamente auf dem allgemeinen Markt angeboten werden.

Sogar die seriösen Fachzeitschriften standen auf einmal im Kreuzfeuer: Nach einer alten Regel werden Ergebnisse nicht zur Veröffentlichung in der Fachpresse zugelassen, wenn sie schon vorher der allgemeinen Öffentlichkeit zugänglich gemacht wurden; nun gab es eine neue Debatte darüber, ob der Nutzen dieser Regel nicht geringer zu bewerten sei als die möglichen Gefahren einer Verzögerung bei der Übermittlung lebenswichtiger Informationen an die Öffentlichkeit.

Was uns AIDS-Forscher betrifft, so sind wohl nur wenige Wissenschaftler, die auf diesem Gebiet arbeiten, nicht irgendwann einmal kritisiert, angeschrien, niedergebrüllt, ausgelacht oder belästigt worden. Wissenschaftler, die für das von der Regierung finanzierte NIH arbeiteten, schienen in jener Zeit von vornherein verdächtige Motive zu haben, denn für viele Menschen sah es so aus, als ob die Reagan-Regierung der AIDS-Forschung bei den Finanzmitteln nicht den Vorrang einräumte, den sie verdiente. So etwas war uns in den fünfzehn Jahren zuvor, als wir uns ausschließlich mit Krebsforschung beschäftigten, nie widerfahren.

Ich habe auf diesen Seiten versucht, mich nicht vor politischen Diskussionen zu drücken, wenn die Politik ins Labor eindrang, zum Beispiel weil die französische Regierung im Namen des Pasteur-Instituts einen Prozeß anstrengte, um an den Patenterlösen für den AIDS-Bluttest beteiligt zu werden. Ich habe auch versucht, offen und fair zu diskutieren, wie wissenschaftliche Konkurrenz Entdeckungen behindern (was, wie ich glaube, selten geschieht) oder – was häufiger der Fall ist – beflügeln kann. Bei derartigen Erörterungen sollte aber meine Absicht klar erkennbar sein: nicht bei dem einen oder anderen alte Leidenschaften neu entflammen zu lassen, sondern meinen Beitrag zu leisten zu einem besseren Verständnis für alles, was in solchen Diskussionen eine Rolle gespielt hat und weiterhin spielt.

Ich sollte vielleicht auch sagen, daß dies kein Buch über AIDS als Krankheit ist. Keiner von uns war abgeschottet gegen das persönliche Unglück, Freunde, Verwandte, Kollegen und Bekannte in den besten Jahren ihres Lebens in den Fängen der unbarmherzigen Krankheit AIDS zu sehen. Aber bei meiner Laborarbeit mit dem AIDS-Retrovirus war ich mit den einzelnen Opfern dieses furchtbaren Leidens nicht konfrontiert. Ich beschäftige mich mit Wissen, mit der Wissenschaft von den Retroviruserkrankungen. In einem Forschungslabor gibt es keine Patienten, keinen Schmerz, kein Leiden, keine Krankheit, keinen Tod. Statt dessen sind dort Zellen, Viren und Moleküle; und die Fragestellungen sind wissenschaftlich – nicht moralisch, nicht politisch und noch nicht einmal humanistisch. Wer nach einer dramatischen, emotionalen Nacherzählung der internationalen menschlichen Tragödie sucht, die den Namen AIDS trägt, muß sich woanders umsehen.

Aber die Wissenschaft spielt im AIDS-Drama eine bedeutende Rolle, meiner Ansicht nach sogar die wichtigste. Und da Personen mit allen Stärken und Schwächen, die uns zu Menschen machen, für Erfolg und Mißerfolg jedes Handelns entscheidend sind, sollte auch Raum sein für die Diskussion eines Wissenschaftlers über die Wissenschaft, die zur Lösung biologisch-medizinischer Probleme führt – besonders wenn dieser Wissenschaftler während der gesamten Geschichte der Krankheit an dem betreffenden Forschungsbereich mitgewirkt hat.

R. G.
Dezember 1990
Bethesda, Maryland

I

Die Vorgeschichte

1

Arzt werden, Wissenschaftler werden

Ich wuchs in der kleinen, ethnisch gemischten Arbeiterstadt Waterbury im Neuenglandstaat Connecticut auf. Mein Stadtteil war nicht das Italienerviertel, aber dennoch hielt ich meine Freunde Shapiro und Archambault für entfernte Verwandte. Immerhin endet »Shapiro« ebenfalls mit einem Vokal, und »Archambault« klingt wenigstens so. Ich ging gerne angeln und schwimmen, aber am liebsten mochte ich Baseball, Basketball und später Verabredungen mit Mädchen.

Im Gegensatz zu den meisten anderen italienischen Immigranten, die während der großen Einwanderungswellen kurz vor der Jahrhundertwende hierher gekommen waren, stammte mein Großvater väterlicherseits nicht aus dem *Mezzogiorno*, dem armen Süden Italiens. Er kam vielmehr aus einer Familie relativ wohlhabender Grundbesitzer aus der norditalienischen Provinz Piemont. Ihr Beruf war in den Dokumenten seiner Heimatstadt mit *benestante* angegeben; ich denke, wörtlich heißt das »in gutem Stand«, aber in diesem Zusammenhang bezeichnet es die Tatsache, daß es sich um eine Familie unabhängiger Grundeigentümer handelte. Die kleine Stadt liegt westlich von Turin, am Fuße des Monte Viso in der Nordwestecke Italiens, dicht an der französischen Grenze; es ist die Gegend, wo der Po seinen Weg quer durch Italien beginnt, der ihn schließlich unmittelbar südlich von Venedig in die Adria entläßt.

Der Entschluß meines Großvaters, nach Amerika zu gehen, entsprang auch keiner wirtschaftlichen Notwendigkeit. Es war vielmehr ein nach heutigen Maßstäben vielleicht trivialer Familienstreit, der ihn veranlaßte, Italien für immer zu verlassen und so die Lebensumstände zu verändern, in die mein Vater und ich hineingeboren werden sollten.

Domenico Gallo war als junger Mann in die Armee von Viktor Emanuel eingezogen und nach Kalabrien geschickt worden, eine arme Region in Süditalien. Zum Entsetzen seiner Familie verliebte er sich dort in ein junges Mädchen. Sie kam nicht aus einer wohlhabenden Familie, und sie war keine Piemontesin – das zweite war damals noch wichtiger, denn die Vereinigung Italiens war gerade erst abgeschlossen, und man betrachtete sich nicht in erster Linie (wenn überhaupt) als Italiener, sondern als Piemonteser, Römer, Lombarde, Kalabreser oder Venetier. Als die Familie seine neue Frau nicht akzeptierte, ging er mit ihr nach Amerika. Er sehnte sich nie nach seiner alten Heimat zurück, und das gleiche galt später auch für meinen Vater.

Mein Großvater fand Arbeit in der alten Industriestadt Waterbury im Staat Connecticut. Von dem Geld, das er aus Italien mitgebracht hatte, konnte er ein großes, komfortables Haus kaufen, und nun gründete er mit meiner Großmutter eine Familie, zu der schließlich vier Söhne (Charles, mein Vater Francis, Louis und Ralph) und zwei Töchter (Elizabeth und Mary) gehörten; in ihren Namen spiegelt sich der französische Einfluß auf Piemont wider. In dieses Heim der Familie kehrte mein Vater zurück, nachdem er meine Mutter geheiratet hatte, und hier wuchs auch ich auf.

Mein Großvater Gallo starb schon vor meiner Geburt. Den Aufzeichnungen aus seiner Heimatstadt zufolge hatte er kastanienbraunes Haar, helle Augen, eine klassisch-griechische Nase und rosige Wangen. Bis vor kurzem war das alles, was ich über ihn in Erfahrung bringen konnte, denn mein Papa sprach nie viel über seinen Vater. Er bekundete auch nie besonderes Interesse an italienischer Kultur, Geschichte oder Küche, mit Ausnahme der Polenta; in den Rezepten meiner Mutter und der anderen Italo-Amerikaner kam dieses Gericht nicht vor, aber nach seinen Erinnerungen an die Kochkünste seines Vaters war es ein Hauptprodukt der piemontesischen Küche.

Nachdem ich mich als Erwachsener entschlossen hatte, meine italienischen Ursprünge zu suchen, konnte ich sogar nur unter Schwierigkeiten mit Sicherheit herausfinden, wo mein Großvater Gallo geboren worden war. Meine Mutter behauptete steif und fest, es sei ein Dorf, dessen Name so ähnlich wie Ravello klinge. Aber Ravello, eine schöne Küstenstadt, liegt bei Neapel und nicht in Piemont, und es paßte auch nicht zu dem wenigen, was ich über die Vergangenheit meines Großvaters wußte. Als nächstes fuhr ich in eine Kleinstadt nördlich von Turin namens Rivoli, die sicher zu Piemont gehörte. Der dortige Bürgermeister feierte mich zwar als heimkehrenden Helden, aber im Taufregister aus der Zeit meines Großvaters gab es keinen Domenico Gallo. Einige Monate später hörte ich von einer winzigen Stadt namens Revello, und dort war mein Großvater geboren.

Der Vater meines Vaters gab seine ernste Lebensweise an seinen Sohn weiter. Die Leute sprachen von meinem Vater und meinem Großvater mit den gleichen Worten: ruhige Männer, unglaublich diplomatisch, völlig der Arbeit und der Familie zugewandt. Eine weitere Ähnlichkeit bestand darin, daß beide Amerika für den großartigsten Ort der Welt hielten.

Mein Großvater und meine Großmutter mütterlicherseits, Nicholas und Philippa Ciancuilli, kamen aus Süditalien nach Amerika, aus einem jener umwerfend malerischen italienischen Bergdörfer; es hieß Celanza Val-Forte und liegt in der Nähe der Stadt Foggia, einem Eisenbahnknotenpunkt unweit der Hafenstadt Bari in der Provinz Apulien. Bei ihnen waren es wirtschaftliche Gründe. Sie ließen sich ebenfalls in Waterbury nieder, aber anders als die Gallos wohnten sie im Italienerviertel, in Richtung der Berge – mehr konnten sie sich in Connecticut der Lebensweise im Gebirge nicht annähern. Nicholas war groß, dunkel, stämmig und grüblerisch. Wenn er das Zimmer betrat, standen alle Schwiegersöhne auf, ohne zu zögern. Jedermann in seiner Umgebung begegnete ihm mit Ernst und Respekt. Seine Fähigkeiten – er konnte alles bauen und alles zum Wachsen bringen – beeindruckten mich tief, als ich jung war, aber ich würde sie heute nicht mehr allzu hoch einschätzen.

Meine Großmutter Philippa war in vielerlei Hinsicht das Gegenteil ihres Mannes. Klein, hellhäutig, mit Sommersprossen im Gesicht und rötlichbraunem Haar, ergänzte sie sein grübelndes Schweigen mit größter Redseligkeit und Unbekümmertheit. Nicholas und Philippa hatten elf Kinder, von denen zwei im Kindesalter starben.

Bei den Ciancuillis gab es hinter dem Haus einen kleinen Gemüsegarten, aber auf diesem winzigen Flecken Erde wuchs das Gemüse mit einer Fruchtbarkeit und Fülle, die mich immer wieder verblüffte. Weder meine Großmutter noch mein Großvater konnten die amerikanische Begeisterung für Gras verstehen. »Ein Kraut«, wie sie es nannten, »hat keine Schönheit und trägt keine Früchte.«

Als ich größer wurde, verbrachte ich die Ferien mit meinen Großeltern mütterlicherseits und ihren Kindern. Hier überwog die Lebensweise meiner Großmutter, und hier gedieh die umfangreiche Familie, die man so oft mit der Tradition der Italo-Amerikaner verbindet: gesprächig, rührend, voneinander abhängig, anhänglich und, wie mir später klarwerden sollte, langlebig. Erst nach Jahren sollte ich merken, daß wir außerhalb des Familienhauses untereinander nicht solche Wärme und Offenheit zeigten – aus Furcht, wir könnten anderen Anlaß geben, die immer gleichen Bemerkungen über die Italo-Amerikaner zu machen.

Mit Ausnahme einer Schwester meines Vaters sah ich die Onkel, Tanten und Cousins väterlicherseits nur gelegentlich; wie ich allerdings später erfuhr, stand mein Vater immer mit ihnen in Verbindung; er war für sie da, wenn sie Hilfe brauchten, und genauso war es auch umgekehrt.

Meine Großväter mütterlicher- und väterlicherseits waren beide harte Arbeiter, und beide hatten auf ihre eigene Weise Erfolg. Nicholas Ciancuilli arbeitete fast rund um die Uhr in einer Fabrik in Waterbury und konnte später jedem Familienmitglied zur Hochzeit ein Geschenk von tausend Dollar machen. Großvater Gallo war bei der Firma Scovill's Manufacturing angestellt und wurde ein angesehenes Mitglied der Gemeinde von Waterbury.

Sowohl meine Mutter als auch mein Vater wurden in Waterbury geboren. Gerüchten zufolge war mein Vater ein guter Tänzer und ein schneidiger Bursche, der Pferde zuritt. Kurz nachdem er im Jahr 1934 meine Mutter kennengelernt hatte, ging er fort, um Arbeiter in Brasilien, Argentinien, Uruguay und Chile in Metallurgie zu unterrichten. Als er ein Jahr später zurückkehrte, erwartete sein zukünftiger Schwiegervater ihn am Hafen von New York. »Was ist mit Louise?« fragte er leise. Meine Eltern heirateten noch im gleichen Jahr.

Sowohl mein Vater als auch meine Mutter waren sehr an meiner Ausbildung interessiert, die an der Sacred Heart High School in Waterbury begann. Mein Vater, der mehr oder weniger im Selbstunterricht zu einem experimentellen Metallurgen geworden war, besaß eine umfangreiche technische Bibliothek. Er arbeitete immer sehr lange und machte nie Urlaub. Deshalb verbrachte ich meine Ferien gewöhnlich mit meinem Onkel Joe Anthony und mit Margaret, der Schwester meiner Mutter, und ihrer Familie. Dieser Onkel war Zoologe und hatte sich eine kindliche Neugier für seine Arbeit bewahrt. Es konnte wohl kaum ausbleiben, daß mich mein gebildeter, hart arbeitender Vater und ein Zoologe, der Spaß an seiner Tätigkeit hatte, erheblich beeinflußten.

Aber die stärkste Erinnerung aus meiner Jugendzeit betrifft Judy, meine einzige Schwester, die an Leukämie litt und starb. Diese schwere Prüfung brachte mich in Kontakt mit der Person außerhalb der Familie, die meine Zukunft vielleicht am stärksten mitbestimmt hat: Dr. Marcus Cox, Pathologe am St. Mary's Hospital in Waterbury. Er diagnostizierte 1948 bei Judy die Leukämie.

Marcus Cox war der erste echte Skeptiker, den ich in meinem Leben kennenlernte. Mit seiner Fähigkeit, Unwichtiges beiseite zu lassen und zu den harten Fakten vorzustoßen, ähnelte er mehr als jeder andere meiner Bekannten jenem erdichteten Urbild von scharfsinnigem Rationalismus (den ich gerne mit den Briten assoziiere), das sich im Sherlock Holmes des Arthur Conan Doyle oder in Umberto Ecos William von Baskerville verkörpert. Kräftig gebaut und mit eckigen Kiefern, schätzte er knappe Gespräche, in denen er seine Worte genau und sparsam wählte. Was allerdings nicht zu seinem Charakter paßte, waren seine Schwäche für schnelle Autos und eine gewisse Schwierigkeit, einen Scotch mit Soda oder einen Manhattan mit zwei Kirschen abzulehnen. Von seiner medizinischen Fachrichtung her war er klinischer Pathologe, aber er hatte die Eigenschaften eines geborenen Wissenschaftlers: stets neugierig, immer auf der Suche nach Erklärungen, warum etwas so geschieht, wie es geschieht, mit beißender Kritik gegenüber wachsweichen Antworten. Er hatte keine Kinder – daher kam vielleicht sein ruhiges, aber intensives Interesse an jungen Menschen. Bei vielen Studenten weckte er jene schlummernde Begabung, die auf einer Wellenlänge mit seiner eigenen großen Vorliebe für das Lernen, Verstehen und Einordnen lag. Nichts machte ihn so glücklich wie ein junger Mensch, der sich unter seiner Anleitung der Medizin zuwandte.

Mein Vater wollte die unbarmherzige Diagnose und das, was Cox meiner Schwester vorhersagte, nicht wahrhaben; er mußte Ärger und Enttäuschung nach außen wenden und wurde dem Pathologen gegenüber abweisend. Aber schon kurz darauf wurden beide die besten Freunde; diese Freundschaft blieb bis zum Tod meines Vaters im Jahr 1983 bestehen und lebt heute durch mich weiter.

Dr. Cox wies meine Schwester in das Kinderkrankenhaus der Harvard-Universität ein, das damals von dem berühmten Hämatologen Dr. Sidney Farber geleitet wurde. Meine Eltern hatten nun begriffen, wie schwer Judys Krankheit war, aber sie hofften dennoch auf ein Wunder und verehrten Dr. Farber und seine Mitarbeiter. (Ich erinnere mich noch an die Namen dreier weiterer Ärzte: Diamond, Daniels und Duffy.) Auch später waren sie immer dankbar für deren Versuche, das Wunder doch noch geschehen zu lassen.

Judy war eine glückliche, mollige, gesunde und hübsche Fünfjährige gewesen. Ich war der elfjährige Bruder, den sie anbetete, und ich konnte machen, was ich wollte, um sie loszuwerden – sie folgte mir überallhin. Es war im Sommer 1948. Der Zweite Weltkrieg, der fast ein Viertel meiner jungen Lebensspanne beherrscht hatte, war seit drei Jahren vorüber. Beide Brüder meiner Mutter waren heil zurückgekehrt, der eine von einer Infanterieeinheit, die am Afrikafeldzug teilgenommen hatte, und der andere von einem Luftwaffeneinsatz in England. Überall in Amerika gab es Wachstum und Wandel, und unser Industriestädtchen blühte.

Ein heißer Tag am Meer in Milford, Connecticut – Bayview Beach hieß die Stelle. Der große Baseballspieler Joe DiMaggio kehrte wieder einmal nach einer Verletzungspause zurück und schlug sofort mit einem Lauf um sämtliche Male den fast ebenso großen Bob Feller. Plötzlich Schüttelfrost und Fieber. Dann Besserung – nur die »Sommergrippe«. Wiederkehr der Symptome. Die Diagnose, die panische Angst. Einige Monate zuvor war Judy im Haus meiner Tante mit dem Arm durch eine Glastür gerannt, und der Schnitt war tief und häßlich gewesen. Jetzt, wo von einer Blutkrankheit die Rede war, beschuldigte mein Vater zunächst meine Tante, dann einen Arzt, der Judy mit einem Sulfonamid behandelt hatte, und schließlich Dr. Cox, der die grausame Diagnose gestellt hatte.

Mir hatte man nicht gesagt, wie schwer krank meine Schwester war; deshalb war ich unglücklich und maulte während der langen Monate, die meine Eltern im Kinderkrankenhaus verbrachten. Nachdem ich nacheinander bei verschiedenen Verwandten gewohnt hatte, teilte man mir mit, es gehe meiner Schwester besser und ich könne sie in Boston besuchen. Man schrieb immer noch das Jahr 1948, und Judy gehörte zu den ersten Patienten, die mit einer Antimetaboliten-Chemotherapie behandelt wurden; dabei benutzt man Wirkstoffe, die einen normalen Bestandteil eines Stoffwechselweges nachahmen und so einen chemischen Schritt dieses Weges stören – in Judys Fall war es die DNA-Synthese. Krebszellen müssen aber DNA herstellen, bevor sie sich teilen können, und da sich bei einem Krebskranken die meisten normalen Zellen nicht vermehren, tötet ein solches Medikament vorwiegend die Krebszellen ab.

Vierzig Jahre später, 1988, erhielten George Hitchings und Gertrude Elion für genau diese Arbeiten den Medizin-Nobelpreis. Judy war eine der ersten Patientinnen überhaupt, bei denen sich der Krebs durch die Chemotherapie zurückentwickelte; ich glaube, meine Eltern hielten sie für geheilt. Es war eine Atmosphäre gehobener Stimmung, als meine Tanten und Onkel mir sagten, ich würde nach Boston fahren und sie besuchen. Aber schon während der paar Tage, bis wir hinkamen, setzte der Rückfall ein. Die fröhliche, dralle, hübsche Schwester, die ich in Erinnerung hatte, war nun ausgemergelt, gelb und mit blauen Flecken übersät. Als sie lächelte, nahm ich nur das geronnene Blut wahr, das ihre Zähne bedeckte. Es war das letzte Mal, daß ich Judy sah, und es bleibt die nachhaltigste und beängstigendste Erinnerung meines Lebens.

Einige Wochen später (oder waren es Monate? Kinder haben ein anderes Zeitgefühl), als ich wieder einmal bei meiner Tante war, sagte man mir eines Abends, ich solle inbrünstiger und länger für Judy beten, denn es gehe ihr schlechter. Ich tat es. Am nächsten Tag strömten viele Mitglieder unserer enorm umfangreichen Familie zusammen, und wieder sagte man mir, ich solle inbrünstig beten. Ich tat es. Nach der Kirche forderte Onkel Joseph, der Zoologe, mich auf, ihn und meinen Großvater in seinem Auto zu begleiten. Die Fahrt verging ohne ein Wort. Ich saß neben meinem Großvater und sah ihm zu, wie er schweigend seine seltsame lange Pfeife rauchte. Das allein war eigentlich nicht Ungewöhnliches; ich hatte oft gesehen, wie er am Radio oder Plattenspieler Opern hörte und dabei wortlos ebendiese Pfeife geraucht hatte. Bald darauf kamen wir bei mir zu Hause an. Ich war dort so lange nicht gewesen, daß mir bis zu unserer Ankunft gar nicht klar war, wohin wir eigentlich fuhren. Plötzlich sah ich, wie mein Vater und meine Mutter hinten im Hof Koffer aus ihrem Auto luden, genau unterhalb des Basketballkorbes, den mein Vater ein paar Jahre zuvor an der Garagenwand angebracht hatte. Ich rief: »Da ist meine Mama und mein Papa!« Aufgeregt und glücklich wollte ich auf sie zulaufen, aber Onkel Joseph hielt mich am Arm fest. »Robert«, sagte er zu mir, »Judy ist tot.« Es war der März 1949, wenige Tage vor meinem zwölften Geburtstag.

In seiner endlosen, tiefen Bekümmernis richtete mein Vater seine ziellosen Vorwürfe schließlich gegen sich selbst. Immerhin war er nie ein frommer, pflichtbewußter Kirchgänger gewesen. Jetzt wurde er dazu. Umgekehrt war ich als Kind gläubig gewesen, wie alle Kinder. Aber der Gott, den ich damals sah, war nicht nach meinem Geschmack. Zwar blieb die Kirche ein Teil meiner Herkunft, aber ich habe die Religion nie mehr als Quelle von Mut oder Kraft angesehen, und Gebete erschienen mir nicht als geeignetes Mittel, um etwas zu bekommen, was ich wollte, oder etwas zu vermeiden, vor dem ich mich fürchtete. Auch meine Mutter war durch den Verlust ihrer einzigen Tochter niedergeschmettert, aber wenn ich heute zurückblicke, dann war es ihre Stärke, welche die Familie in jener Zeit und in den folgenden Jahren zusammenhielt.

Mitten in dem Schrecken jener Erfahrungen gab es für mich aber auch einige positive Einflüsse. Mehr und mehr erschien mir die Wissenschaft als eine andere Art der Religion, und zwar sicherlich eine, deren Ergebnisse sich besser vorhersagen ließen, wenn man ihr nur treulich diente. Zwar hatte ich als erstes die Grenzen der Medizin kennengelernt, aber ich hatte auch eine andere Welt gesehen: akademische Zentren, bevölkert mit Ärzten, die ihr Leben dem Bestreben gewidmet hatten, die Entstehungsweise der Krankheiten kennenzulernen und sie dadurch besser heilen zu können. Ich interessierte mich zwar nicht besonders für Wissenschaft, und während des größten Teils meiner Jahre an der High School verdrängte ich Gedanken an Medizin und Kranksein. Meine Tage und Nächte waren statt dessen mit sportlichen und gesellschaftlichen Aktivitäten angefüllt, aber dennoch war die frühe Begegnung mit der Medizin offenbar nicht spurlos an mir vorübergegangen: Nach meiner Erinnerung las ich in jener Zeit Bücher wie *Mikrobenjäger* von Paul de Kruif, *Arrowsmith* von Sinclair Lewis, *The Cry and the Covenant* von Morton Thompson und *The Inquisitive Physicians* von Francis Minot Rackemann, die im allgemeinen die Befriedigung in einem der medizinischen Wissenschaft gewidmeten Leben priesen.

Diejenigen, die sich von damals an mich erinnern, werden jedoch bestätigen, daß Sport der Mittelpunkt meines Lebens war. Besonders viel Spaß hatte ich an Basketball. Ich spielte bei Tag und bei Nacht, im Sommer wie im Winter. Das Spiel gab mir die Möglichkeit, den Mantel der Einsamkeit und Verwirrung abzulegen. Wenn ich nicht mit der Schulmannschaft trainierte, legte ich Matten auf die vereiste Fläche unseres Hofes, um im Licht von der Veranda bis in die Nacht spielen zu können. Und so war ich völlig am Boden zerstört, als mich im letzten High-School-Jahr ein Kreuzbeinbruch, den ich mir eine Woche vor Beginn der Basketballsaison zuzog, aus der Mannschaft katapultierte.

Aber auch das hatte sein Gutes, ja es gab mir sogar das Gefühl, daß aus allem Negativen irgendwann etwas Positives wird, wenn man nur lange genug wartet. Zumindest war das immer wieder meine Erfahrung. Ich war nun von dem täglichen Ritual des Mannschaftstrainings befreit und hatte Zeit, über meine Zukunft nachzudenken. Meine Beziehung zu Marcus Cox wurde enger, und ich fing an, ganze Tage mit ihm im Krankenhaus zu verbringen und ihm sogar bei der Untersuchung von Leichen zu helfen. Ungefähr zu der Zeit, als ich aufs College kam, war mir klar, daß ich mich der Medizin zuwenden und in die biologisch-medizinische Forschung gehen würde. Ich wußte sogar schon, daß ich mich auf die Biologie der roten Blutzellen konzentrieren wollte. Dabei hatte ich keine Ahnung – oder jedenfalls keine bewußte Ahnung –, daß ich dabei war, mich dem Studium der Leukämie zu widmen.

Am Providence College studierte ich Biologie im Hauptfach; ich arbeitete an einem Forschungsprojekt über die Cholesterinbiosynthese mit (im Rückblick ist mir heute klar, daß ich damals nicht genau wußte, was ich eigentlich tat) und interessierte mich für die Funktion der menschlichen Thymusdrüse. Damals, Mitte der fünfziger Jahre, hatte niemand eine Vorstellung davon, was diese Drüse eigentlich bewirkt. Nach dem groben Verfahren, mit dem man seinerzeit die Wirkungsweise von Organen untersuchte, entschloß ich mich, die Drüse aus gesunden Mäusen zu entfernen und dann zu beobachten, was mit ihnen geschah. In meinem letzten Jahr am College bekam ich ein paar hundert Mäuse und schickte sie zu meiner Mutter mit der Bitte, sie möge sich darum kümmern, bis ich im Frühjahr nach Hause kam. Als gute Mutter willigte sie ein und machte sich damit zur Komplizin. Ich führte die Experimente aus; wie ich wohl nicht zu betonen brauche, überlebte kein einziges Tier mein Skalpell.

Dieser Vorfall bestätigte drei Dinge über mich, die ich selbst schon geahnt hatte: Erstens würde aus mir kein erstklassiger Chirurg werden; zweitens arbeitete ich nicht gerne mit lebenden Tieren, und ich war dafür auch nicht besonders begabt; und drittens würde ich die Funktion der Thymusdrüse nicht aufklären. Außerdem entstand bei mir der Verdacht, daß man sich auch an die einfachsten Experimente erst dann wagen soll, wenn man zuvor seine technischen Fertigkeiten gut entwickelt hat. So ließ ich die Thymusdrüse beiseite, aber das sollte nicht für immer sein. Merkwürdigerweise richtete sich das Interesse meines Forschungsteams zwanzig Jahre später auf die vom Thymus stammenden T-Zellen.

Die medizinische Fakultät der Thomas Jefferson University in Philadelphia bestärkte mein Forschungsinteresse, allerdings nicht ohne Schwierigkeiten. So mußte ich mich zum Beispiel durch die Anatomie, Histologie (mikroskopische Anatomie) und die Anatomie ganzer Organe (makroskopische Anatomie) hindurchbeißen. Die Erfahrung im Seziersaal, wo die Grobanatomie gelehrt wurde, war in der Tat grob: Leichen, die nach Formaldehyd stanken! Man sagte, man könne einem Studenten ansehen, ob er aus dem Seziersaal komme: Seine Nase blieb noch mehrere Stunden danach abwehrend gerümpft. Und wie konnte man wissen, was wir wissen mußten? Sicher war man nur, wenn man alles wußte – und das bedeutete endloses Auswendiglernen.

Es waren schwierige Jahre für mich, voller Wintergrau und Seeleneinsamkeit in meinem nächtlichen dunklen Zimmer mit der nackten Glühbirne an der Decke. Meine einzige Gesellschaft waren die Knochen, die ich aus einem der Labors mitbrachte. Vor meinem Fenster lockten Neonlichter die Halb- und Noch-nicht-Betrunkenen in die Bar nebenan, und von dort wurden sie im weiteren Verlauf irgendwie in meinen Hausflur befördert, so daß ich jeden Abend über sie hinwegsteigen mußte. Und natürlich kann ich mich genau daran erinnern, wie müde ich von dem sich unermüdlich wiederholenden Kreislauf aus Studium und häuslicher Arbeit war: täglich mindestens sechs Stunden Lernen, und das nach einem vollen Tag mit Kursen und Laborarbeit. Zwar waren da die engagierten, anregenden Lehrer, die uns zum Weitermachen anspornten, aber war es das, wofür ich gekommen war? Wo waren die richtigen Forschungslabors, die Ausrüstung, die Kennzeichen der modernen Wissenschaft?

An manchen medizinischen Fakultäten gibt es umfangreiche Forschungsprogramme, aber die Jefferson University war in den Jahren 1959 bis 1963 zwar gut in ihren klinischen Abteilungen und hatte auch einige einzelne Stärken in der Grundlagenforschung, aber das alles ging nicht genug in die Tiefe, und für die Studenten gab es nur wenig Anreize, Forschung zu betreiben.* Eine Ausnahme war das

* Was an der Jefferson University fehlte, wurde oft durch Flexibilität wettgemacht. Robert Wise, der Vorsitzende der medizinischen Fakultät, setzte ein Forschungsprogramm in Gang, in dessen Rahmen ich im letzten Jahr meines Medizinstudiums, unmittelbar vor dem Praktikum, sechs Monate an der Yale-Universität verbrachte. Als »Stoffwechselschreiber« hatte ich dort täglich mit Franklin Epstein zu tun, einem der größten klinischen Forscher der Vereinigten Staaten. (Er leitete damals in Yale die Abteilung für Herz- und Nierenkrankheiten und ist heute medizinischer Direktor am Beth Israel Hospital der Harvard-Universität.) Die Sorgfalt, mit der er sich um das Wohlergehen seiner Patienten kümmerte, und sein Einfluß, wenn es darum ging, jungen Leuten beim Bearbeiten eines klinischen Problems und bei der diagnostischen und therapeutischen Behandlung eines kranken Menschen mit einem Stoffwechselungleichgewicht zu helfen, werden mir immer in Erinnerung bleiben.

Cardeza Center, ein Institut für Blutforschung, an dem das einzige reine Forscherteam der medizinischen Fakultät arbeitete. Ich hatte das Glück, daß Alan Erslev gerade von der Harvard Medical School an dieses Zentrum kam. Stattlich, lebhaft und voller Begeisterung für seine Arbeit, war er der Blitzableiter für meine elektrische Ladung. In Harvard hatten er und einige andere Hinweise auf einen Faktor gefunden, der die Vorläufer der roten Blutzellen zur Vermehrung anregt und so bei Bedarf für einen Anstieg ihrer Zahl sorgt. Er hatte seine Entdeckung durch die Untersuchung von Kaninchen gemacht, bei denen er durch Abnehmen von Blut eine Anämie herbeigeführt hatte. Nach Erslevs Vermutung (oder vielleicht war es auch nur seine Hoffnung) würden die Kaninchen zum Abbau der Anämie ihre roten Blutzellen regenerieren und dazu in ihr Blutserum in größerer als der sonst üblichen Menge einen Faktor freisetzen, den Erslev und sein Team dann nachweisen wollten.*

Die Annahme erwies sich als richtig, und so entdeckten sie den ersten Wachstumsfaktor für Blutzellen (allerdings nicht den ersten Wachstumsfaktor überhaupt). Wie wir noch sehen werden, fand man solche Substanzen später noch für Zellen vieler anderer Typen, unter anderem auch für diejenigen, die für meine eigene Arbeit eine zentrale Rolle spielen sollten.

Mein Forschungsinteresse brachte mich auch schon sehr früh mit der Bausteinstruktur wissenschaftlicher Untersuchungen in Kontakt. Die Arbeit jedes einzelnen muß sich auf die Arbeit eines anderen gründen, sonst ist sie insgesamt nicht gut begründet. Erslevs Ideen waren aus früheren Arbeiten (aus den vierziger und fünfziger Jahren) hervorgegangen, bei denen man die physiologischen Auswirkungen des Sauerstoffmangels bei Hochlandbewohnern der Anden und des Himalaya untersucht hatte. So hatte der südamerikanische Physiologe Alberto Hurtado beispielsweise herausgefunden, daß die Zahl der roten Blutzellen bei der Gebirgsbevölkerung unmittelbar mit dem Ausmaß des Sauerstoffmangels zusammenhängt.

---

* Ähnliche, aber weniger vollständige (und größtenteils vergessene) Experimente machten andere schon zu Beginn unseres Jahrhunderts in Europa.

Lange Zeit später wurde der Blutzell-Wachstumsfaktor, den Erslev und sein Team gefunden hatten, gereinigt, und das zugehörige Gen wurde kloniert. Dank der DNA-Rekombinationstechnik ist das Erythropoietin (mit dem Handelsnamen EPO genannt) heute allgemein verfügbar und dient zur Behandlung mancher Patienten mit Anämie.*

Alan Erslev wurde schnell mein anregendster Lehrer, und er bot mir einen Weg in die Forschung. Als ich 1961 als Nachwuchswissenschaftler zum erstenmal bei ihm arbeitete, interessierte er sich gerade dafür, wo genau – also bei welchen der vielen Vorläuferzellen der roten Blutkörperchen – der neuentdeckte Wachstumsfaktor seine Wirkung ausübt. Meine Aufgabe sollte schlicht und einfach darin bestehen, den ganzen Vorgang in Gang zu setzen: Ich sollte aus einer Knochenmarksprobe die verschiedenen Zelltypen abtrennen, von den Stammzellen bis zu den letzten Vorläuferzellen, aus denen die roten Blutkörperchen hervorgehen. Dafür hatte ich ungefähr drei Monate Zeit.

Begeistert fing ich an. Mit Wärme verschloß ich ein Polystyrolrohr an einem Ende, und dann stellte ich Albumin- und Zuckerlösungen in vielen verschiedenen Konzentrationen her. Ich hoffte, ich könnte Schichten mit den einzelnen Zelltypen schaffen, indem ich die Zellen aus dem Knochenmark eines Kaninchens in den unterschiedlich schweren Lösungen sedimentieren ließ. Unterstützt durch sanftes Zentrifugieren, sollten die größeren, dichteren Zellen in einer bestimmten Höhe eine Schicht bilden, und die kleineren Zellen sollten sich auf einer anderen Höhe absetzen – mit unendlich vielen Abstufungen dazwischen. Dann wollte ich das Röhrchen an verschiedenen Stellen anschneiden, je nach der Lage der einzelnen, auf diese Weise entstandenen Schichten, und die relativ reinen Populationen der verschiedenen Zelltypen isolieren. Eigentlich kein schlechter Plan.

Sorgfältig traf ich meine Vorbereitungen, und dann ging ich sie

* Das gentechnisch hergestellte EPO ist auch in unglücklicher Weise benutzt worden. Da es bei Gesunden die Zahl der roten Blutzellen zumindest vorübergehend ansteigen läßt, kann es die Leistungsfähigkeit von Sportlern verbessern, bei denen plötzliche Energieausbrüche erforderlich sind. Einen derartigen Einsatz von EPO bezeichnet man auch als »Blutdoping«.

noch einmal durch, um mich zu vergewissern, daß alles in Ordnung war. Nach einiger Zeit wurde mir klar, daß ich meine Zeit zwanghaft, besessen und endlos damit zubrachte, Erslevs Labor in eine Glasmenagerie aus Flaschen mit Zucker- und Albuminlösungen zu verwandeln, deren Konzentrationen sich nur um winzige, nicht nennenswerte Beträge unterschieden. Ich kam nicht dazu, das eigentliche Experiment auszuführen. Mein Hauptproblem, dem ich damals noch nicht ins Gesicht sehen konnte, war Angst – Angst vor dem Versagen, Angst vor Entlarvung, Angst, ich sei nicht gut, nicht klug oder technisch nicht geschickt genug. Gleichzeitg wollte Erslev, daß ich ihm dabei half, eine seltsame Beobachtung zu bestätigen, die auch von früheren Befunden aus anderen Labors gestützt wurde: daß nämlich der Wachstumsfaktor für die roten Blutzellen aus den Nieren stammte. Mit diesen Experimenten fing ich nicht einmal an.

Schließlich, nach ein paar solchen Monaten, teilte Erslev mir an einem Freitag sein Mißfallen mit. Er schrie nicht, schimpfte nicht und hielt mir keinen Vortrag; er kochte einfach nur. Ich war verwirrt und niedergeschlagen. Der Mann, dessen Anerkennung ich brauchte, sah in mir einen Versager. Wie konnte ich es in der Wissenschaft je zu etwas bringen?

Glücklicherweise heilten mich meine Wut und meine Zielstrebigkeit über das Wochenende von der Untätigkeit. Am Montagmorgen stürzte ich mich hinein: Ich führte ein paar Vorversuche durch, aber sie liefen nicht so, wie ich gehofft hatte. Auf diese Weise, so folgerte ich schnell, würde ich das Problem nicht lösen; also sah ich mich nach einer neuen Aufgabe um.

Das war 1961. Auch heute, dreißig Jahre später, ist noch niemandem gelungen, was ich damals in Erslevs Labor versucht und nicht geschafft hatte, nämlich die verschiedenartigen Zellen des Knochenmarks zu trennen. Wie ich später erfuhr, hatten andere Wissenschaftler bei ihren Arbeiten mit Erythropoietin nachgewiesen, daß der Faktor aus Nierenzellen stammt, und noch später (nämlich Mitte der siebziger Jahre) stellte sich heraus, daß sein wichtigstes Ziel einer der einfacheren Vorläufer der roten Blutzellen im Knochenmark ist. Zu dieser Zeit war ich natürlich kein Medizinstudent mehr, und ich arbeitete auch nicht mit roten Blutzellen. Aber nach wie vor interessierte ich mich sehr für andere Wachstumsfaktoren, besonders solche für bestimmte weiße Blutzellen. Zwar stellte ich zwischen den Experimenten keine Verbindung her, aber möglicherweise gab das, was ich vor so vielen Jahren über die Herkunft des Erythropoietins gelernt hatte, mir später die Unbefangenheit, nach der Quelle des Wachtumsfaktors für weiße Blutzellen, den ich untersuchte, nicht nur in Vorläuferzellen zu suchen, sondern auch anderswo. Heute hat sich die Vorstellung, daß Zellen eines Typs aktive Moleküle zur Regulation von Entstehung, Stoffwechsel oder Funktion anderer Zellen produzieren, allgemein durchgesetzt; man spricht in diesem Zusammenhang davon, daß »die Zellen miteinander reden«. Damals war das aber, abgesehen von den Hormonen, noch ein neuer Befund. Und Hormone kannte man nicht als Wachstumsfaktoren, sondern nur als Wirkstoffe zur Veränderung des Zellstoffwechsels.

Die neue Aufgabe, um die ich Erslev gebeten hatte, bestand darin, die Reaktion bestimmter Patienten auf Sauerstoffmangel zu untersuchen. Ich besuchte die Lungenabteilung der Universitätsklinik; dort wurden viele ehemalige Kohlenbergleute wegen verschiedenartiger Emphyseme behandelt. Sie zeigten praktisch alle irgendeinen Krankheitszustand, der mit Sauerstoffmangel zu tun hatte. (Das erinnerte mich an die Arbeiten von Hurtado und anderen bei den Hochlandbewohnern.) Selbst wenn es ansonsten keine Komplikationen wie zum Beispiel Infektionen gab, fand sich bei den Bergleuten nicht die normale Vermehrung der roten Blutzellen zum Ausgleich des Sauerstoffmangels. Ich fragte mich, ob dieser Defekt auf eine ungenügende Erythropoietinproduktion zurückzuführen war oder ob der Faktor von den Vorläufern der roten Blutkörperchen nicht normal genutzt wurde. Wie sich herausstellte, traf keine dieser beiden Erklärungen zu, aber unsere Forschungsarbeiten führten zu einer genauen Untersuchung der zugrunde liegenden Anomalie, und im folgenden Jahr veröffentlichten Erslev und ich die Ergebnisse.

Meine erste wissenschaftliche Publikation! Ich war glücklich und stolz. Und, was noch wichtiger war: Von Erslev hatte ich eine ganze

Palette von Laborkenntnissen gelernt; unter anderem hatte er mir beigebracht, wie man eine biologische Fragestellung angeht und insbesondere wie argwöhnisch und kritisch man seinen eigenen Hypothesen und Annahmen gegenüber sein muß. Das Wichtigste war aber noch etwas anderes: Erslev hatte mich gezwungen, mich in ein Problem zu vertiefen, mich völlig festzulegen, ohne Angst vor Versagen.

Durch Erslev lernte ich auch die Institution der National Institutes of Health (NIH) und ihre Stipendien für Wissenschaftler nach der Promotion (»postdoctoral fellowships«) kennen. Als ich 1960 im ersten Jahr Medizin studierte, hatte ich den riesigen Komplex in Bethesda einmal besucht, und zwar zusammen mit einem Cousin (dem jüngeren Sohn des Zoologen), zwei Schwestern meiner Mutter und meiner Verlobten Mary Jane Hayes.

Auch Mary Jane war in Waterbury in Connecticut geboren und aufgewachsen; wir waren zusammen auf dieselbe High School gegangen. Ich war mit ihrem Bruder befreundet und kannte sie schon seit der Schulzeit, aber erst seit meinem ersten Collegejahr traf ich mich regelmäßig mit dieser schönen, freundlichen Frau. Vier Jahre später, im Sommer nach meinem zweiten Jahr an der medizinischen Fakultät, heirateten wir.

Aber zurück ins Jahr 1960: Als wir über das Gelände des NIH gingen, war ich von der Größe der Anlage und ihrem imponierenden Äußeren überwältigt. Als wir sie verließen, war ich völlig durcheinander; ich war mir nicht sicher, ob ich jemals gut genug sein würde, um hier zu arbeiten, aber ich spürte den starken Willen, es wenigstens zu versuchen.

Nachdem ich meine Perspektiven mit Erslev erörtert hatte, kamen wir jedoch beide zu dem Schluß, es sei meiner Karriere dienlicher, wenn ich zuerst ein medizinisches Praktikum und ein oder zwei Jahre als Assistenzarzt absolvierte, bevor ich zum NIH ging. Ich wollte mir eine Stelle an einer Universität suchen, um dort zu forschen, zu lehren und ein wenig klinisch zu arbeiten – die klassische Dreiteilung der Arbeit für einen erfolgreichen Arzt und Wissenschaftler. Wie sich später herausstellte, sollte meine wissenschaftliche Ausbildung am NIH ihren letzten Schliff erhalten. Aber zunächst wies Erslev mich auf die Universität von Chicago hin, vor allem wegen ihres hervorragenden Rufs als wichtiges Zentrum der Blutzellbiologie.

Der dortige medizinische Direktor war Leon Jacobsen, ein warmherziger, intelligenter und gefühlvoller Mann; er hatte auf einigen Gebieten der Strahlenbiologie Pionierarbeit geleistet und viele Forschungsanstrengungen dem Wachstumsfaktor der roten Blutzellen gewidmet; später wurde er Dekan der medizinischen Fakultät. Natürlich war es ein wenig naiv von mir, daß ich an Forschung dachte, obwohl ich noch die medizinische Verantwortung einer Assistenzarztstelle trug, aber irgendwie, mit großzügiger Hilfe von Jacobsen und seinem engen Mitarbeiter Cliff Gurney, schaffte ich es: Ich betrieb ein kleines Forschungsprojekt über die Synthese des Häm-Anteils im Hämoglobinmolekül; das wurde die Grundlage meiner zweiten Publikation.

Ich geriet auch unter den starken Einfluß von Rudi Schmid, der damals gerade von Harvard an die Universität von Chicago gekommen war. Er hatte wie Erslev in dem berühmten Thorndike-Labor der Harvard-Universität gearbeitet. Erslev hatte mir viel von diesem außergewöhlichen Schweizer Arzt erzählt. Charismatisch, stattlich, brillant in der Klinik und im Labor – und er hielt erfrischende, klare, kenntnisreiche Vorlesungen. Wer hätte einem solchen Lehrer widerstehen können? Ich verbrachte von nun an viele freie Stunden unter seiner großzügigen Anleitung und nahm an nächtlichen Konferenzen mit ein paar jungen Mitarbeitern aus seinem Team teil. Arroganterweise hielten wir uns für die örtliche Elite. Aber bald bekam ich auch erste Eindrücke von der Politik zwischen den Instituten, von dem Gezänk über Taktik, Räume und Finanzmittel. Schmid hatte zwar mehrere Finanzierungsquellen, aber er war auch sehr anspruchsvoll, und manche anderen müssen ihn wohl als Bedrohung angesehen haben. So verlor Chicago leider schon nach wenigen Jahren einen der großartigsten klinischen Forscher, Verwalter und Lehrer an San Francisco.

Wenn ich heute auf diesen Lebensabschnitt und auf die Zeit mit solchen Mentoren zurückblicke, erst mit Erslev in Philadelphia (oft auf Kosten meiner Pflichten an der orthopädischen oder dermatologischen Klinik) und dann mit Schmid und Jacobsen in Chicago, dann wird mir klar, daß es die härteste Zeit meines Lebens war, jedenfalls was die Arbeit angeht. Aus der sicheren Entfernung ist mir aber auch klar, daß ich ihr einige meiner aufregendsten, befriedigendsten und glücklichsten Augenblicke und viele meiner lebhaftesten Erinnerungen verdanke.

2

Die National Institutes of Health und das Labor für Tumorzellbiologie

Die National Institutes of Health gingen aus einer kaum bekannten, aber sehr wichtigen Vorläuferinstitution des staatlichen Gesundheitswesens hervor, dem Hygienelaboratorium. Es war 1887, im Jahr seiner Gründung, praktisch ein Ein-Mann-Betrieb und befand sich im Marinehospital von Staten Island in New York City, einer staatlichen Einrichtung zur medizinischen Versorgung von Seeleuten der Handelsflotte.

Vier Jahre nach der Gründung, also 1891, wurde das Hygienelaboratorium nach Washington, D.C., verlegt, und nach weiteren 13 Jahren bezog man in geringer Entfernung bessere Räumlichkeiten. Seine immer noch recht bescheidene Tätigkeit war ausschließlich praktischen Fragen des öffentlichen Gesundheitswesens gewidmet. Nach Berichten von Dr. Bernice Eddie, einer der ersten Frauen, die dort wissenschaftlich arbeiteten, bestand das Labor noch in den zwanziger Jahren aus höchstens 200 Leuten, die sich untereinander alle kannten.

In seinem Buch *The Health Century* von 1987 zeichnet Edward Shorter die Entstehung des NIH als weltweit führende biologisch-medizinische Forschungseinrichtung nach. Um 1902 unterstützte der Public Health Service, eine Regierungsbehörde, über das Hygienelaboratorium die Ärzte vor Ort bei epidemieartigen Krankheitsausbrüchen. Außerdem regelte er die Herstellung von Impfstoffen durch die Medikamentenfirmen, die vielfach in Europa zu Hause waren und damals gerade anfingen, sich in Amerika niederzulassen.

Das staatliche Gesundheitswesen der USA litt zu Beginn unseres Jahrhunderts an einem einschneidenden Mangel, den es bei den entsprechenden Institutionen der wichtigsten europäischen Länder nicht gab: Es besaß keine reine Forschungseinrichtung, wo Wissenschaftler und Universitätsärzte die grundlegenden biologischen Mechanismen von Krankheiten untersuchen konnten. Joseph Bloodgood von der Johns Hopkins Medical School und andere Universitätsangehörige argumentierten im Kongreß, die Nation brauche eine solche Einrichtung zur Ergänzung der praxisbezogenen Arbeit des Hygienelaboratoriums.

Im Jahr 1930 reagierte der Kongreß. Er gab dem Hygienelaboratorium den neuen Namen National Institute of Health und machte eine feste staatliche Zusage, die biologisch-medizinische Forschung zu finanzieren; allerdings war der Kongreß vorsichtig: Wie Shorter berichtet, legte er ausdrücklich fest, die Arbeit solle sich »mit den Problemen von Krankheiten des Menschen« beschäftigen, im Gegensatz zur rein biologischen Forschung.

Nach den Berichten von Paul Starr, Autor des Buches *The Social Transformation of America*, war die Entscheidung, ein eher herkömmliches und wesentlich umfangreicheres Institut für biologisch-medizinische Forschung zu finanzieren, zum Teil eine Reaktion auf die Erfolge des Hygienelaboratoriums bei der Bekämpfung von Epidemien. Eine seiner offenkundigsten Errungenschaften war die Entwicklung eines Impfstoffs gegen Rickettsien.

In den folgenden Jahren gab es weitere Veränderungen, die das NIH stärker und größer werden ließen. Die erste und vielleicht wichtigste: Akademiker konnten nun als normale Staatsbedienstete am NIH arbeiten; sie brauchten dazu nicht Beamte des Public Health Service zu werden, der zu den uniformtragenden Diensten gehört. Als 1937 mit dem National Cancer Institute das erste spezialisierte Institut des NIH gegründet wurde, ermächtigte man den Public Health Service aufgrund der Gesetzgebung von 1930, die ersten Forschungsprojekte außerhalb der eigenen Institution (meist an Universitäten) zu finanzieren – eine bedeutsame Neuerung. Seither sind Finanzmittel des NIH im Prinzip für jeden Wissenschaftler in den USA zugänglich, und sie stehen auch Forschern in anderen Ländern zur Verfügung, wenn sie einen Antrag stellen und ihr Projekt vom NIH begutachten lassen. Solche Gutachten läßt das NIH gewöhnlich von Fachleuten des jeweiligen Forschungsgebiets erstellen, die an Universitäten der USA arbeiten.

Über diese Sachlage wissen nur wenige Nichtwissenschaftler Bescheid; deshalb ist in der Öffentlichkeit der unzutreffende Eindruck entstanden, der enorme Etat des NIH – derzeit sind es über sieben Milliarden Dollar – fließe ausschließlich in die NIH-eigenen Forschungsprojekte, so daß die dort Beschäftigten geradezu im Geld schwimmen. In Wirklichkeit wird aus dem Gesamtetat des NIH fast die ganze biologisch-medizinische Forschung der USA unterstützt, auch der größte Teil dessen, was an den Universitäten geschieht. Überraschenderweise fördert das auch zahlreiche Projekte in anderen Ländern. Die bahnbrechenden molekularbiologischen Arbeiten von François Jacob und Jacques Monod am Pasteur-Institut (dem französischen Gegenstück zum NIH, allerdings mit einem kommerziellen Zweig) wurden zumindest teilweise durch NIH-Forschungsmittel finanziert.

Im Jahr 1938 zog das NIH zum drittenmal um, diesmal an die Stelle, wo es sich heute noch befindet; das Gelände von 180000 m^2 in Bethesda im Bundesstaat Maryland war der Regierung kurz zuvor geschenkt worden. Nun war mehr als genug Platz zum Wachsen da. Und das NIH wuchs. Mitte der achtziger Jahre, so Shorter, »waren es 46 Gebäude auf 1,2 km^2«. Als im Jahr 1948 mit dem National Heart Institute eine zweite spezialisierte Forschungseinrichtung unter dem Dach des NIH gegründet wurde, sprach man statt vom National Institute of Health von den National Institutes of Health. (Im deutschen Sprachgebrauch ist dennoch die Einzahl »*das* NIH« üblich, Anm. d. Übers.) Im Jahr 1950 richtete man fünf weitere Institute ein, und der Jahresetat sieg auf 46,3 Millionen Dollar. Drei Frauen, Mary Lasker, ihre Schwester Alice Fordyce und Florence Mahoney, nahmen sich der Unterstützung biologisch-medizinischer Forschung an und machten es sich zur Lebensaufgabe, bei der Regierung in Washington immer höhere Summen lockerzumachen und so dem NIH einen immer größeren Etat für die biowissenschaftliche Grundlagenforschung zu verschaffen. (Die größte Ehrung in der biologisch-medizinischen Forschung ist heute in den USA der Albert-Lasker-Preis, der nach Mary Laskers Mann benannt ist.)

In seinen frühen Jahren machte das NIH nur einmal einen ernsthaften Fehler. Im Jahr 1954, auf dem Höhepunkt der Poliomyelitis-Epidemie, forderte die March of Dimes Foundation nach Shorters Bericht »fünf Medikamentenfirmen auf, mit der Massenproduktion eines (Polio-)Impfstoffs zu beginnen, und zwar auf der Grundlage einer Rezeptur zur Inaktivierung des Virus mit Formaldehyd nach einem Verfahren, das der Polio-Forscher [Jonas] Salk selbst entwikkelt hatte«. Proben der inaktivierten Impfstoffe wurden an das NIH-Labor für biologische Kontrolle geschickt; es war verantwortlich für die Bescheinigung, daß die Impfstoffe tatsächlich inaktiviert und im Gebrauch ungefährlich waren. Die eigentlichen Tests führte Dr. Bernice Eddy durch, eine Wissenschaftlerin, die schon seit der Zeit des Hygienelabors an dem Institut arbeitete (und die zusammen mit der damals ebenfalls am NIH tätigen, inzwischen verstorbenen Sarah Steward als eine der ersten ein DNA-Tumorvirus entdeckte; das Virus wurde aus Labortieren isoliert und ist heute unter dem Namen Polyoma-Virus bekannt).

Eddy und ihr Team benutzten 18 Affen als Versuchstiere und spritzten ihnen die Impfstoffe der fünf Firmen ein; bei einem Impfstoff zeigten die Affen Lähmungserscheinungen – ein Zeichen, daß die betreffende Charge des Medikaments nicht ausreichend inaktiviert worden war. Bernice Eddy leitete ihre Befunde an die zuständigen Stellen des NIH weiter, aber dann hörte sie nichts mehr davon. Tatsächlich hatte einer ihrer Vorgesetzten sie gefragt, ob sie eine Impfung ihrer eigenen Kinder wünschte, denn es gab nicht genügend Impfstoff für alle Kinder der USA. Erwartungsgemäß äußerte Eddy Bedenken. Shorter zitiert sie mit den Worten: »Sie machten weiter und gaben den Impfstoff frei, eine Menge davon. Von den Affen wollten sie einfach nichts wissen.«

Das einzig Überraschende war, daß die Folgen nicht noch schlimmer waren als das, was sich daraufhin ereignete. Achtzig Kinder erhielten den aktiven Impfstoff. Sie trugen nun das aktive Virus, höchstwahrscheinlich durch die Impfung, und gaben es an etwa 120 andere Personen weiter, mit denen sie in Kontakt kamen. Als man den Irrtum bemerkte, waren drei Viertel der Betroffenen bereits gelähmt, und elf waren gestorben.

Es folgte ein nationaler Sturm der Entrüstung. Als er sich legte, hatte der Direktor des Instituts für Mikrobiologie seine Stelle verloren, und der Gesundheitsminister sowie der Direktor des NIH waren zurückgetreten. Das einzig Gute, das sich aus dieser Katastrophe ergab, war die Tatsache, daß James Shannon die Leitung des NIH übernahm; er sollte zu einem seiner wichtigsten und machtvollsten Direktoren werden.

Starr erwähnt noch eine andere Entwicklung, die eindeutig mit der Entstehung des NIH als Forschungsinstitution zusammenhängt: das »bemerkenswerte Ausmaß«, in dem »die Kontrolle über die Forschung an die Gemeinschaft der Wissenschaftler abgetreten wird. Die Genehmigung von Forschungsgeldern, aber auch grundlegende taktische Fragen wurden zum größten Teil [gewöhnlich sogar ganz] Kommissionen nicht regierungsgebundener [d.h. nicht am NIH beschäftigter] Wissenschaftler übertragen. Auch der einzelne Wissenschaftler genoß Autonomie, die nur durch den Wettbewerb innerhalb des Berufsstandes eingeschränkt wurde.« Erst Ende der achtziger Jahre begann man, diese Freiheit in Frage zu stellen oder anzugreifen.

Als ich 1965 ans NIH kam, war Shannons Position gesichert, und das Gelände in Bethesda sah im wesentlichen noch so aus wie das schöne, gepflegte Privatanwesen, das es früher gewesen war. Abgesehen von einem Hochhaus bestand es nur aus ein paar flachen Laborbauten, die sich auf den riesigen Freiflächen verteilten. Das Gebäude 1, das als erstes fertiggestellt wurde und heute die Verwaltung beherbergt, hatte man in »James A. Shannon Building« umbenannt, aber alle anderen Gebäude waren mit wenigen Ausnahmen in der Reihenfolge ihrer Fertigstellung numeriert und werden nach wie vor mit diesen Zahlen benannt. Unser Labor liegt im Gebäude 37, das als siebenunddreißigstes gebaut wurde.

Ein Haus hob sich schon 1965 von allen anderen ab: das Gebäude 10, auch klinisches Zentrum genannt. Mit seinen 14 Stockwerken ist es meines Wissens das größte Gebäude der Welt, das der biowissenschaftlichen Forschung dient. Es ähnelt auch auf dem ganzen Gelände am stärksten einem Krankenhaus. Jeder, der zu einer Behandlung ans NIH kommt, wird im Gebäude 10 untergebracht, und außerdem befinden sich dort die Versorgungseinrichtungen für die Patienten. Nur in seinen Seitenflügeln und im Korridor N (Nord) liegen auch Labors für Grundlagenforschung, ebenfalls für alle Institute.

Ich war voller Erregung und Vorfreude, als ich schließlich, vor allem durch die Unterstützung von Erslev, Jacobsen und Schmid, an das National Cancer Institute des NIH kam. Zu jener Zeit schwärmten viele junge M.D.s (Doktoren der Medizin) in diesem Land von akademischer Forschung – eine Mentalität, die inzwischen anscheinend das gleiche Schicksal erlitten hat wie die Dinosaurier. Nach Ansicht der meisten war eine Zeit am NIH geradezu eine Voraussetzung für eine medizinische Akademikerlaufbahn. Man mußte das werden, was *clinical* oder *research associate* (wissenschaftlicher Mitarbeiter in Klinik oder Forschung) genannt wurde. Durch den Vietnamkrieg wurden solche Stellen noch begehrter. Auch wer sich gar nicht besonders für eine Wissenschaftlerkarriere interessierte, versuchte ans NIH zu kommen, denn der Dienst bei einem Programm für staatliche Gesundheitsbedienstete wurde als Ersatz für den Militärdienst anerkannt. Die Konkurrenz um Stellen wurde mörderisch.

Nach ein oder zwei Monaten waren Glanz und Erregung verflogen, und mir wurde klar, daß ich fast meine gesamte Zeit nicht für Forschung, sondern für die Versorgung schwerkranker Krebspatienten aufwandte. Wie ich bald erfuhr, sollte das ein ganzes Jahr so bleiben. Und, was noch schlimmer war: Nach sechs Monaten wurde ich der Station für Kinderleukämie zugeteilt und kümmerte mich um todgeweihte Jungen und Mädchen. Wir mußten nicht nur den Vätern und Müttern unserer Patienten unsere eigene Fehlbarkeit und Unzulänglichkeit offenbaren, wenn die Behandlungsversuche nicht anschlugen; zu unseren Aufgaben gehörte es auch, den Eltern die schlimme Nachricht zu überbringen, wenn ein Kind gestorben war, und das geschah oft. Solche Erlebnisse forderten von jedem von uns ihren Tribut, beim einen mehr, beim anderen weniger. Ein Mitarbeiter lief buchstäblich von der Station weg, wenn bei einem seiner Patienten ein kritischer Zustand zu drohen schien, und überließ es dem Kollegen, der gerade Dienst hatte, mit dem Problem fertig zu werden. Wir waren ihm deswegen böse, aber irgendwie konnten wir ihn verstehen. Ein anderer ging in ein Hotel in der Nähe und brachte sich mit Morphium um. Das war meine letzte unmittelbare Beteiligung an klinischer Medizin.

Im Rückblick hatte dieses Jahr aber auch einige höchst positive Seiten. Die Krebs-Chemotherapie für Leukämien des Kindesalters und einige Formen des Lymphoms bei Erwachsenen befand sich damals gerade im Aufschwung. Gefördert wurde sie von dem jungen Vincent DeVita (er war später Direktor des NCI) sowie den Doktoren Emil (Tom) Frei, Paul Carbone und besonders Emil (Jay) Freireich, die damals alle am NCI arbeiteten, und von anderen.* Anfangs fühlte ich mich abgestoßen von dem aggressiven Charakter der Medikamentenbehandlung mit all ihren vergiftenden Nebenwirkungen; aber sie führte schon bald zu Heilungsmöglichkeiten für die Hodgkin-Krankheit, einige andere Lymphome und manche Formen der kindlichen Leukämie – darunter auch diejenige, an der meine Schwester fast zwanzig Jahre zuvor gestorben war.

Die klinischen Forscher des NCI gehörten auch zu den ersten, die sich um Verbesserungen bei der allgemeinen unterstützenden Pflege bemühten. So hatte man beispielsweise zu der Zeit, als meine Schwester krank war, noch keine Möglichkeit, mit der starken Blutungsneigung umzugehen, die auf einen Mangel an Blutplättchen (eine Auswirkung der Leukämiezellen im Knochenmark) zurückzuführen ist. Wie man aber damals schon wußte, lassen sich die Blutplättchen, die ja einen Bestandteil des normalen Blutes bilden, durch Bluttransfusionen teilweise ersetzen. Um eine ausreichende Blutplättchenzahl zu erreichen, mußte man aber so große Blutmengen übertragen, daß die Aufnahmefähigkeit des Kreislaufs bei einem Kind überfordert wurde; gelegentlich kam es deshalb zu Herzversagen. In den sechziger Jahren fanden die Wissenschaftler eine Lösung für dieses Problem: Das Blut, das man den Kindern gab, wurde nun so vorbehan-

* Die Erfolge jener Jahre waren sicher zu einem großen Teil auch das Verdienst von Dr. Gordon Zubrod, des Direktors der Abteilung für Krebsbehandlung. Er bleibt für mich das Musterbeispiel für einen Abteilungsdirektor, denn er half seinen Untergebenen und spornte sie gleichzeitig zu Höchstleistungen an. Später trug Zubrod zu der entscheidenden Unterstützung bei, die ich in der ersten Zeit meines eigenen Labors erhielt.

delt, daß es die Blutplättchen in besonders hoher Konzentration enthielt; das Volumen, das man für die Transfusion brauchte, wurde dadurch geringer. Mehr als jeder andere machte sich Jay Freireich um derartige Fortschritte bei der unterstützenden Pflege verdient.

Die zielgerichtete, praxisorientierte Forschung dieser Art war aber so stark an Lösungen orientiert, daß sie einigen Puristen nicht als wirklich intellektuelle Beschäftigung erschien, und deshalb genoß sie unter den Akademikern leider kein besonders großes Ansehen. Tatsächlich riet man mir mehr als einmal, ich solle um jeden Preis vermeiden, in solche Arbeiten hineingezogen zu werden. Ich hatte Verständnis für diese Haltung, die einem Teil der akademischen Gemeinschaft entstammte, und bis zu einem gewissen Grade machte ich sie mir auch zu eigen. Immerhin war derartige Forschung notwendigerweise vorwiegend empirisch, nicht sehr intellektuell und manchmal ziemlich krude. Aber schon bald erkannte ich, daß kein Forschungszweig ein Recht hat, sich über andere zu erheben; vielmehr ist manchmal zähe Hartnäckigkeit, auch angesichts geringer Anerkennung oder sogar offener Kritik, ein wichtiger Bestandteil der meisten Erfolgswege, wenn sie nicht gerade von ungewöhnlichem Glück begünstigt sind. Als ich ans NIH kam, hoffte ich auf eine Karriere auf dem Weg der bedeutenden Vorbilder, die es in den fünfziger und sechziger Jahren in der wissenschaftlichen Medizin der USA gegeben hatte; deshalb verfolgte ich die Dreiteilung der Arbeit eines Universitätsprofessors der Medizin mit Lehre, Patientenversorgung und Forschung. Aber wie ich bald bemerkte, lag meine Neigung mehr in der Laborforschung, und ich ahnte, daß solche Forschungsarbeiten immer komplizierter werden und ungeteilte Aufmerksamkeit erfordern würden. Genau das trat tatsächlich ein. Heute gibt es in der akademischen Medizin nur noch wenige, die alle drei Tätigkeiten gut ausführen können. Deshalb sah ich keinen Grund, schnell wieder an eine Universitätsklinik zurückzukehren; das NIH war der richtige Ort für mich.

Die erste Stelle, auf der ich mich ausschließlich mit Forschung beschäftigte, trat ich im Juli 1966 an, als Mitarbeiter von Seymour (Sy) Perry, der damals die medizinische Abteilung leitete. Zufälligerweise hatte Sy durchaus Ähnlichkeit mit Alan Erslev, allerdings nicht in seiner Persönlichkeit. Ein wenig scheu und sanft, war er nicht jemand, der kritisierte. Er war aus dem Süden Kaliforniens gekommen, wo er an der Biologie der Blutzellen gearbeitet hatte, und in der Abteilung für Krebsbehandlung, zu der ich gehörte, war er einer der wenigen, die sich nicht mit Chemotherapie beschäftigten. Sein Spezialgebiet war die Vermehrung der weißen Blutzellen bei den verschiedenen Formen der Leukämie.

Zu viert oder fünft arbeiteten wir bei Sy an verschiedenen Einzelfragen dieses allgemeinen Themas, vor allem an der »Zellkinetik«: Wir untersuchten die Vermehrungsgeschwindigkeit verschiedenartiger Leukämiezellen bei Patienten mit fortschreitender Krankheit, während der Therapie und so weiter. Ich wählte einen etwas anderen Weg. Perry arbeitete seit kurzem mit dem Biochemiker Ted Breitman vom NCI-Labor für Physiologie zusammen, der sich mit der Biochemie der Bausteine für die DNA-Synthese beschäftigte. (Diese Bausteine sind die Purin- und Pyrimidin-Nucleotide und -Nucleoside.) Breitman hatte nur mit Bakterien gearbeitet. Das Cancer Institute interessierte sich viel stärker für Blutzellen als für Bakterien, und zwar für weiße Blutzellen mehr als für rote, denn Krebserkrankungen (Leukämien und Lymphome) betreffen meistens die unentwickelten Vorläufer der weißen Blutzellen im Knochenmark und treten nur selten bei den ebenfalls im Knochenmark liegenden Vorläufern der roten Blutzellen auf. Da war es nur natürlich, daß Breitman und ich uns dem Studium der weißen Blutzellen zuwandten; für mich bot sich damit eine Gelegenheit, ein wenig Biochemie zu lernen – mit diesem Gebiet mußte ich für meine zukünftige Arbeit vertraut sein. Bei Breitman hatte ich meine erste echte Begegnung mit einigen allgemeinen Grundlagen der Biochemie und insbesondere auch mit der Enzymologie, also der Untersuchung der Enzyme, jener Proteine, die alle chemischen Reaktionen der Zellen katalysieren.

Sy war großzügig. Er förderte die Ausweitung meiner Arbeiten und gab mir beträchtliche Freiheiten – sein Verhalten stand nach meinem Dafürhalten im Zusammenhang mit meiner zunehmenden wissenschaftlichen Reife. Außerdem wurden die Möglichkeiten besser Sy war nicht nur Leiter der Abteilung für Medizin, sondern auch Mitdirektor für alle Zweige der medizinischen Krebsforschung.

Ende der sechziger Jahre gründete er den Bereich für menschliche Tumorzellbiologie, den er zunächst ebenfalls leitete; später sollte er aber für mich die Gelegenheit darstellen, mein eigenes Labor zu führen.

Die Bausteine der DNA nennt man Nucleo*tide*. Ihre Moleküle bestehen aus einer Verbindung, die man als Purin- oder Pyrimidinbase bezeichnet, und einem daran gekoppelten Zucker (der Desoxyribose); das Ganze ist außerdem mit einer, zwei oder drei Phosphatgruppen verbunden. Das Molekül aus Base und Zucker, also ohne Phosphat, bezeichnet man als Nucleo*sid*. Wir beschäftigten uns vor allem mit Enzymen, die am Auf- und Abbau des Nucleosids und Nucleotids mit der Base Thymin beteiligt sind; Thymin (so nennt man die Base ohne Zucker) stellt das *T* in dem vierbuchstabigen DNA-Alphabet dar. (Die anderen Buchstaben sind *A* für Adenin, *C* für Cytosin und *G* für Guanin. In den DNA-Vorläufern sind diese Basen jeweils mit einem Desoxyribose-Zucker verknüpft.)

Unter anderem stießen wir auf Schwierigkeiten bei der Präparation des Enzyms, das wir untersuchen wollten. Die meiste Zeit verbrachten wir damit, das Enzym zu »reinigen«, indem wir es von den meisten anderen Zellbestandteilen abtrennten. Das ist Schwerarbeit: Man muß dazu einen beträchtlichen Teil des Tages in einem Raum verbringen, der ungefähr Kühlschranktemperatur hat, damit das Enzym nicht inaktiviert wird. In dieser Atmosphäre lernte ich viele biochemische Verfahren kennen, unter anderem die Säulenchromatographie: Dabei füllt man gewöhnlich eine feste Substanz in ein Glasrohr (das wenige Zentimeter oder auch mehrere Meter lang sein kann) und läßt dann verschiedene Lösungen hindurchlaufen. Man kann zum Beispiel oben auf die Säule eine Probe aufbringen, die ein Gemisch der chemischen Inhaltsstoffe von Zellen enthält, und dann schüttet man ständig – manchmal auch unter Druck – eine Lösung darüber, so daß das Gemisch durch die Säule sickert. Die verschiedenartigen Moleküle treten mit dem festen Säulenmaterial und den Flüssigkeiten in unterschiedlicher Weise in Wechselwirkung und verlassen die Säule deshalb zu unterschiedlichen Zeitpunkten, so daß man sie getrennt auffangen kann. Mit dieser Methode lassen sich Proteine voneinander und von vielen anderen Molekülen der Zellen trennen.

Läßt man ein Gemisch durch eine Säule laufen, kommen manche Bestandteile schneller heraus als andere.

Mehr als eine Nacht verbrachte ich glücklos und ohne Hoffnung im Kaltraum, weil eine Glassäule zerbrach oder weil sich eine Schlauchverbindung löste. Damit die Lösung schneller floß, gab ich manchmal zu viel Druck auf das System. Ich suchte Zuflucht bei Breitmans ungeheurer Geduld und Toleranz, und er erzählte mir die Geschichte von einem jungen Doktor der Medizin, der vor Jahren in demselben Raum wie ich gearbeitet hatte und sich vom Abteilungsleiter für Biochemie eine heftige Standpauke anhören mußte. Der Geschichte zufolge hatte der Arme beim Spülen seiner Glasgeräte im Labor eine Überschwemmung verursacht, und sein Chef hatte behauptet, aus ihm würde nie ein Biochemiker werden. Ein paar Jahre später entdeckte derselbe junge Mediziner die Enzyme, die DNA herstellen (die DNA-Polymerasen, von denen später noch die Rede sein wird), und erhielt dafür den Nobelpreis. Sein Name ist Arthur Kornberg.

Die »sauberen« Ergebnisse, die man bei der Arbeit mit Enzymen erhält, haben etwas sehr Befriedigendes. In meinem ersten Jahr bei Breitman war ich an vier biochemischen Veröffentlichungen als Co-Autor beteiligt, und drei davon erschienen in dem renommierten *Journal of Biological Chemistry*. In allen vier Publikationen wurde ich als erster Autor genannt. Breitman vermittelte mir Kenntnisse, die ich dringend brauchte, und neues Selbstvertrauen. Auch mit dem neuen Begriff *Allosterie**, von dem damals an der vordersten Front der biochemischen Enzymforschung viel die Rede war, und mit seinen Schöpfern am Pasteur-Institut in Paris, den Franzosen Jean-Pierre Changeaux, François Jacob und Jacques Monod, machte Breitman mich bekannt. Ihm und Sy Perry verdanke ich viel. Im Laufe der Zeit spürte ich aber immer stärker, daß die Fragen der Enzymforschung für meinen Geschmack nicht biologisch genug waren; ich fand die Ergebnisse nicht besonders überraschend, und sie waren zu

* Als *Allosterie* bezeichnet man die Eigenschaft mancher Enzyme, ihre Wirksamkeit als Katalysatoren einer chemischen Reaktion unter bestimmten Bedingungen drastisch zu verändern.

selten. Außerdem konnte ich nicht erkennen, daß ich für dieses Gebiet eine besondere Begabung hatte. Bis zu einem gewissen Grade setzte ich mich für meine Schwächen ein und nicht für das, was ich für meine Stärken hielt: die weiter gefaßten biologischen Fragestellungen, besonders wenn sie mit Erkrankungen des Menschen zu tun hatten.

Nach und nach wurde mir klar, daß ich mich für Leukämien und ihre Verwandten, die Lymphome, interessierte und mich nicht davor fürchten sollte, mich unmittelbar an ihrer Untersuchung zu beteiligen. Was war ihre Ursache? Oder gab es viele Ursachen? Waren Umweltfaktoren beteiligt? Immer? Nie? Auf welche der vielen Leukämiearten sollte ich mich konzentrieren? Sollte ich Tiermodelle benutzen oder mich unmittelbar mit menschlicher Leukämie beschäftigen?

Nach meiner Vermutung beruhten Leukämien und Lymphome, von denen Menschen betroffen sind, auf Anomalien in der Differenzierung der weißen Blutzellen. Was auch immer die Ursache sein mochte, im Endeffekt konnten die weniger entwickelten, vermehrungsfähigen Vorläuferzellen nicht mehr ordnungsgemäß ausreifen (und dann absterben), so daß die Zellpopulation nach und nach immer größer wurde. Wie man bereits wußte, werden im Verlauf der Zelldifferenzierung in programmierter Folge ganz bestimmte neue Proteine produziert, und die Herstellung anderer wird vermutlich abgeschaltet. Ich wollte wissen, ob die Steuerung solcher Vorgänge bei Leukämien anormal verläuft. Nachdem ich mir die Grundlagen der Biochemie angeeignet hatte, wollte ich nun aus erster Hand Erfahrungen in Molekularbiologie sammeln; in diesem wachsenden, aufregenden Forschungsgebiet wurden offenbar die besten Werkzeuge geschmiedet, mit denen sich derartige Fragen beantworten ließen. Angeregt wurde ich durch die Arbeiten von Marshal Nirenberg am NIH; ihm war gerade für seine Forschungen, die zur Entschlüsselung des genetischen Codes geführt hatten, der Nobelpreis verliehen worden. Aber als ich so weit war, daß ich hätte wechseln können, hatte Nirenberg sich der Neurobiologie zugewandt, und die war von meinem Interessengebiet zu weit entfernt. Aber Sidney Pestka, einer seiner früheren Mitarbeiter, zog gerade vom Heart and Lung Institute des NIH, wo Nirenberg arbeitete, an das National Cancer Institute. Durch das, was er bei Nirenberg gelernt hatte, war Pestka zu einem Experten für Transfer-RNA-Moleküle (tRNA) und alle Mechanismen der Proteinsynthese geworden. So entschloß ich mich, bei ihm zu arbeiten.

Die Arbeit mit der tRNA bei Sid Pestka brachte mir technische Erfahrung, ein Gespür für Molekularbiologie und einen neuen Hang, fast allem und jedem zu mißtrauen. Jedesmal, wenn ich bei einer Chemiefirma eine Substanz bestellte, fragte mich Sidney, woher ich so genau wußte, was ich da hatte. Woher sollte ich zum Beispiel wissen, ob mein radioaktives Tryptophan, eine Aminosäure, wirklich Tryptophan war? Er wies mich an, zunächst einige Tests vorzunehmen und unter anderem die Beweglichkeit der Verbindung im Hochspannungsfeld der Elektrophorese zu überprüfen. Nachdem ich mich dabei einmal fast durch einen elektrischen Schlag umgebracht hätte, fragte ich Sidney, ob wir das Mißtrauen nicht vielleicht doch zu weit trieben. Woher wissen wir, so witzelte ich, ob unser Wasser wirklich Wasser ist? Woher wissen wir, ob unsere Mutter wirklich unsere Mutter ist? Aber Sidney fand das gar nicht lustig.

Pestka ist für mich nach wie vor ein Musterbeispiel für die unabdingbare Vorsicht bei wissenschaftlichen Experimenten, aber er besaß auch das entscheidende Gespür. Jenseits seiner Ansprüche und seiner Neigung zum Kritisieren konnte er philosophische Diskussionen durch verblüffende praktische Einsichten unterbrechen. Was ich von ihm lernte, war mir in den folgenden Jahren sehr von Nutzen, als ich nicht mehr als Nachwuchswissenschaftler unter der Leitung eines anderen arbeitete, sondern mein eigenes Labor führte.

Ende der sechziger und Anfang der siebziger Jahre wuchsen scheinbar schnell und überall neue Gebäude empor, aber damit fing das NIH erst an, sich auf den Bedarf einer wieder breiter werdenden nationalen wissenschaftlichen Anstrengung einzustellen. Junge Wissenschaftler, die sich noch nicht bewährt hatten, konnten sich und ihre Mitarbeiter schnell in zu engen Räumlichkeiten oder sogar in Behelfsunterkünften wiederfinden. Ich erinnere mich noch lebhaft an mein erstes »Büro« aus dem Jahr 1970 im Gebäude 10. Ich gehörte immer noch zu Sy Perrys Abteilung und teilte das Büro mit zwei anderen Postdocs*; es war ungefähr 1,20 m mal 1,50 m groß und hatte gerade Platz für einen Schreibtisch. Wenn man die Tür öffnete, stieß man unweigerlich gegen meinen Stuhl (oder meinen Kopf), und deshalb blieb sie gewöhnlich offen. Aber daraus ergaben sich auch wieder Probleme, denn das Büro grenzte unmittelbar an das Labor, und damals rauchte ich. Prem Sarin, der 1971 zu uns kam, erinnerte mich kürzlich, wie es selbst später noch zuging, als das Büro schon ein wenig größer geworden war: Jedesmal, wenn jemand in dem Labor ein Experiment machen wollte, mußte er zuerst »den Gallo aus seinem Büro werfen«, damit der Zigarettenrauch die Versuche des anderen nicht störte.

Im Verlauf dieser ersten Jahre, als junge Postdocs zu mir stießen, wurden die Arbeitsbedingungen nicht besser. Marjorie Robert-Guroff, die im Februar 1971 als Stipendiatin der Leukemia Society zu uns kam, erinnert sich an einen Sommer in einem Flügel des Gebäudes 10, wo sie »eine Laboreinheit von 30 Quadratmetern mit acht anderen teilte, darunter einem Freiwilligen, einem gelangweilten Patienten aus dem Gebäude 10, der herüberkam und uns im Labor half. Wir konnten damals jede Hilfe gebrauchen, die wir bekommen konnten.«

Als ich ankündigte, unsere Gruppe würde umziehen, gab es deshalb erwartungsgemäß keine Widerstände, obwohl unser neues Quartier sich nicht auf dem NIH-Gelände befand. Zwar macht die Nähe zu anderen Wissenschaftlern die Arbeit auf einem solchen Campus intellektuell besonders anregend, aber dennoch erinnern sich alle gerne an unsere Jahre in der Pearl Street in der Innenstadt von Bethesda.

Äußerlich war das Haus in der Pearl Street nichts Besonderes. Marvin Reitz, ein anderer Postdoc des Labors, erinnert sich: »Das Labor in der Pearl Street sah von außen wie eine Rollschuhbahn aus.

* Als »Postdoc« (postdoctoral fellow) wird im US-Bildungssystem ein junger Wissenschaftler bezeichnet, der nach seiner Promotion zum erstenmal in eigener Verantwortung ein Forschungsprojekt bearbeitet und dabei u. U. auch über eigene Mitarbeiter verfügt (Anm. d. Übers.).

Ich glaube, es war ursprünglich eine Eislaufhalle.« Aber Pearl Street sollte zu einer wunderbaren Erfahrung werden, und unsere Jahre dort waren außergewöhnlich produktiv.

Praktisch jedes Labor des NIH hat vertragliche Beziehungen zur Privatindustrie; oft erhält eine Arbeitsgruppe von einer Firma die Erlaubnis, bei ihr spezielle technische Einrichtungen zu benutzen, so daß sie nicht selbst riesige Summen in Geräte oder Personal investieren muß, die sie nicht ständig braucht. Solche Vertragsverhältnisse sind seit langem Bestandteil der staatlichen biowissenschaftlichen Forschung.

Die Aufsichtsgremien der Regierung sehen es allerdings nicht gerne, wenn Angestellte des NIH zu eng mit den Leuten zusammenarbeiten, mit denen sie über solche Verträge verbunden sind; deshalb dürfte unser Umzug in die Pearl Street Anlaß für einiges Stirnrunzeln gewesen sein, denn die dortigen Räumlichkeiten gehörten der Firma Litton Bionetics, mit der wir vertraglich verbunden waren.

Aber die Möglichkeit, als große Gruppe zusammenzuarbeiten, glich die Nachteile der isolierten Lage aus. Eine andere Annehmlichkeit des Hauses in der Pearl Street war die räumliche Flexibilität: Wenn beispielsweise ein Labor vergrößert werden mußte oder ein Büro für einen neuen Mitarbeiter gebraucht wurde, ließ sich das mit vertretbarem Zeitaufwand bewerkstelligen. Das verdarb unseren Charakter. Regierungsbehörden haben ein anderes Trägheitsmoment. Als wir wieder auf das NIH-Gelände zurückkehrten, wo man ein Anforderungsformular ausfüllen mußte, wenn eine Glühbirne ausgewechselt werden sollte, hatten wir Schwierigkeiten beim Eingewöhnen.

Selbst heute ist der Platz auf dem Campus des NIH so begrenzt, daß Arbeitsgruppen der Verwaltung und der Epidemiologie regelmäßig in Räumlichkeiten in der Umgebung untergebracht werden. So gab es zum Beispiel für die Mitarbeiter des NCI, an dem ich arbeite, eine besondere Übereinkunft mit der Frederick Cancer Research Facility in Frederick (Maryland); dort stellte man den NCI-Angehörigen Laborräume in einem Gebäude zur Verfügung, das vorwiegend von Leuten mit Industrieverträgen benutzt wurde. Soweit ich weiß, war es die einzige Einrichtung, wo man sich von vornherein einig war, daß dort Staatsbedienstete und Angestellte der Privatwirtschaft unmittelbar nebeneinander arbeiteten. Enge Kontakte dieser Art sind bei anderen Regierungsbehörden nicht ungewöhnlich, sondern nützlich und notwendig; bei den Beamten des Gesundheitsministeriums entstand daraus aber die Befürchtung, derartige Vereinbarungen könnten zum Angriffspunkt für Leute werden, die nach Fehlentwicklungen oder Interessenkonflikten suchten.

Heute ist das NIH ohne Frage das größte und produktivste von einer Regierung finanzierte Labor der Welt. Als man im Jahr 1987 den hundertsten Jahrestag der staatlich geförderten biowissenschaftlichen Forschung feierte, schrieb die Zeitung *The Scientist*: »Wissenschaftler und Politiker lobten das NIH gleichermaßen als Prunkstück der staatlichen biologisch-medizinischen Forschung in den USA«.

Wie *The Scientist* noch später mitteilte, »beherbergt das NIH nicht weniger als zehn Prozent der 100 weltweit am häufigsten zitierten Biowissenschaftler«. Gleichzeitig wurden die Wissenschaftler des NIH aber auch zur Zielscheibe scharfer Kritik, besonders für die Sprecher von Gruppen, nach deren Ansicht die staatlich finanzierte Forschung nicht mehr auf kritische Situationen in der Öffentlichkeit reagiert, und für diejenigen, die ihr eigenes Süppchen kochen, wie zum Beispiel die Tierversuchsgegner.

Innerhalb des NIH nimmt der Ärger andere Formen an. Nie zuvor mußten die Mitarbeiter, von Sekretärinnen und Verwaltungsangestellten über technische Assistentinnen, Postdocs und ältere Wissenschaftler bis hoch zu den Abteilungs- und Institutsleitern, mit so vielen von außen aufgezwungenen Vorschriften über Dokumentation und Ethik fertig werden. Der Entscheidungsprozeß unterliegt auf allen Ebenen einer durch das Verfahren vorgegebenen skeptischen Überprüfung, die in dieser Form nur von wenigen gutgeheißen wird.

Der Sinn für akademische Freiheit und Individualität, der die Anfänge des NIH gekennzeichnet hatte, setzte sich für mich fort in der Gründung und dem Aufbau neuer Labors innerhalb der einzelnen Institute und in den informellen Beziehungen, die sich manchmal zwischen den Labors und Instituten entwickelten. So arbeiten zum Beispiel manche Arbeitsgruppen innerhalb des National Cancer Institute mit anderen Labors zusammen; andere sind dagegen völlig unabhängig. Manchmal sind an der Kooperation die Laborleiter beteiligt, in anderen Fällen findet sie auf der Ebene der Postdocs statt. Ebenso wichtig ist, daß sich die Labors auch in ihrer Organisation unterscheiden; das galt besonders Anfang der siebziger Jahre, als das Labor für Tumorzellbiologie seine Arbeit aufnahm.

Ich hatte Glück, daß ich gerade damals ans NIH kam. Im Jahr 1971 verabschiedete die Nixon-Regierung den National Cancer Act. Darin wurde die Finanzierung der Krebsforschung zu einem vorrangigen nationalen Ziel erklärt, und damit war sichergestellt, daß Stellen und Forschungseinrichtungen am NIH ständig verfügbar waren. Aber für das NCI waren andere Bestimmungen des neuen Gesetzes noch wichtiger, denn sie stärkten seine Position gegenüber dem NIH und gaben ihm Freiheit und Selbständigkeit in einem Umfang, der in späteren Jahren zunehmend wichtig werden sollte.*

Eine der wichtigsten Vorschriften des neuen Gesetzes besagte, daß der Etatentwurf des NCI unmittelbar an den Präsidenten weitergeleitet werden mußte; auf diese Weise wurden die normalen Prüfungsinstanzen umgangen, unter anderem das Büro des NIH-Direktors und das Office of Management and Budget (OMB). Aber der einzige Präsident, der auf diese Weise unmittelbar einen Etat des NCI einsetzte, war Nixon; die späteren Regierungen kehrten zu dem alten Verfahren zurück, und der Etatentwurf des NCI durchlief den üblichen Dienstweg; nach dem Cancer Act besteht aber in jedem Jahr erneut die Möglichkeit, daß der Präsident sich den Entwurf vom NCI unmittelbar unterbreiten läßt.

Anderen Bestimmungen des Gesetzes erging es besser. So wurde das NCI Advisory Board geschaffen, ein Beratergremium, in das der Leiter des NCI ohne Konsultation des NIH-Direktors Berater berufen kann. Noch bedeutsamer war möglicherweise eine andere durch das Gesetz geschaffene Instanz, das President's Panel, das dem NCI unmittelbaren Zugang zum Weißen Haus verschaffte – eine Be-

* Mein Labor gehörte damals offiziell zur Abteilung für Krebsbehandlung des National Cancer Institute, aber John Moloney, der das Krebsviren-Forschungsprogramm an der Abteilung für Krebsursachen und Vorbeugung leitete, übertrug unserem Labor Finanzmittel aus seinem Etat, denn er hoffte, unsere Arbeit würde seinem Vorhaben nützen.

stimmung, die sich in stark politisch bestimmten Phasen zunehmend als wichtig erweisen sollte. Erwartungsgemäß waren die beiden Jahrzehnte nach der Verabschiedung dieses Gesetzes für das NCI und die gesamte Krebsforschung eine sehr produktive Zeit. Meiner Ansicht nach kann man mit Fug und Recht behaupten, daß die durch das Gesetz begründeten Verbesserungen bei Finanzausstattung und Ansehen ein bedeutender Faktor für das Vorankommen der Molekularbiologie waren, insbesondere für das Gebiet, das man als molekulare Medizin bezeichnen könnte. Gleichzeitig hat aber der besondere Status des NCI gelegentlich auch zu Konflikten mit dem Gebäude 1 geführt, wie das Büro des NIH-Direktors auf dem Campus manchmal genannt wird.

Natürlich ist der besondere Status des NCI (das gleiche gilt heute bis zu einem gewissen Grade auch für das Heart and Lung Institute) zwangsläufig ein zweischneidiges Schwert. Aber jede andere Lösung wäre wahrscheinlich noch schlechter gewesen. Zwischen den fünfziger und siebziger Jahren wurde aus dem NCI, das anfangs das einzige Institut gewesen war, eine unter über einem Dutzend solcher Einrichtungen. Ein gleicher Status für alle Institute sähe auf den ersten Blick vielleicht gerecht aus, aber er wäre nicht immer angemessen, denn dieser Zustand bedeutet oft mehr Verzögerungen, weniger Finanzmittel und größere Bürokratie – und das auf einem Gebiet, auf dem das Land ganz klar beschleunigtes Handeln forderte. Das drängende Verlangen nach Durchbrüchen in der Krebsforschung war so schrill, daß man die Arbeit nicht fortsetzen konnte, als sei nichts geschehen.

Mit Ausnahme meines ersten Jahres, als ich im Gebäude 10 klinisch arbeitete, erhielt ich in der frühen Zeit am NCI meine Forschungsmittel als Mitglied von Sy Perrys Abteilung. Zu ihr gehörte ich offiziell sogar noch, als ich in verschiedenen anderen Labors ein- und wieder auszog, die anderen Abteilungen des NCI angegliedert waren und von anderen Wissenschaftlern geleitet wurden, darunter Sid Pestka und Ted Breitman. Damals gab es innerhalb des NCI drei Hauptabteilungen: für Biologie und Diagnose, für Ursachen und Vorbeugung und für Behandlung; eine weitere, externe Abteilung befaßte sich mit der Verwaltung der Forschungsgelder und mit Vertragsangelegenheiten. Perry war in der Abteilung für Behandlung der Leiter der medizinischen Unterabteilung. Als Mitdirektor für medizinische Krebsforschung trug er aber auch zur Gründung einer neuen Abteilung für menschliche Tumorzellbiologie bei, und im Jahr 1972 berief er mich zu deren Leiter. Ich änderte den Namen sofort in Labor für Tumorzellbiologie. Im wesentlichen ist die Organisationsstruktur am NCI heute noch die gleiche, nur gibt es für die Krebsursachen inzwischen eine eigene Abteilung mit dem Namen Krebsätiologie. Diesem Teil des NCI wurde mein Labor Mitte der achtziger Jahre vernünftigerweise zugeordnet.

Damals war es durchaus nichts Ungewöhnliches, daß ein großes Labor um eine einzelne wissenschaftliche Fragestellung herum aufgebaut war; eine solche Frage konnte zum Beispiel die Raumstruktur der Proteine sein. Zum Personal gehörten dann in der Regel alle älteren Wissenschaftler, die im wesentlichen selbständig arbeiteten, mit ihren jungen Schützlingen (Postdocs). Andere Labors waren im Umfeld eines einzigen technischen Verfahrens entstanden, zum Beispiel der Elektronenmikroskopie, der Gewebekultur oder der Biologie der Primaten. Zwar ziehen solche Institute sowohl Doktoren der Medizin als auch der Naturwissenschaften an, aber in Einrichtungen, die vorwiegend Grundlagenforschung wie Molekularbiologie oder Biochemie betreiben, sind die Naturwissenschaftler im allgemeinen in der Überzahl. Labors, an denen vorwiegend Mediziner arbeiten, sind im allgemeinen mehr klinisch ausgerichtet, das heißt, sie arbeiten in ihren Versuchsprogrammen unmittelbar mit Patienten oder sie befassen sich mit einer Frage der Grundlagenforschung, die aber unmittelbare klinische Bedeutung hat. Aber solche Faustregeln gelten bei weitem nicht immer. Arthur Kornberg, der Entdecker des ersten DNA-Polymerase-Enzyms, ist ein M.D. (entspricht dem Dr. med.; Anm. d. Übers.) und begann seine Laufbahn am NIH. Umgekehrt wird die praktisch-medizinische Arbeit am NCI, die zur Entwicklung von Anti-Krebsmedikamenten führt, zum großen Teil von promovierten Naturwissenschaftlern ausgeführt.

Anfang der siebziger Jahre hatte ich nur eine sehr allgemeine Vorstellung davon, wie man ein Labor aufbaut. Ich war zwar promovierter Mediziner, aber mir war klar, daß ich nicht mit Patienten in der klinischen Medizin arbeiten würde. Wie ich aus meinen Jahren in der reinen Forschung aber auch wußte, wollte ich mich nicht ausschließlich mit biologischen Fragestellungen beschäftigen, jedenfalls nicht völlig losgelöst von ihrer medizinischen Bedeutung. Ich war und bin bis heute an grundlegenden biologischen Phänomenen interessiert, aber immer mit dem Hintergedanken, daß das Wissen darüber zum Verständnis der anormalen Biologie – also der Krankheiten – beiträgt.

Das Forschungslabor, das ich schließlich aufbaute, war einer medizinischen Fragestellung gewidmet. Wir wollten – so jedenfalls meine Hoffnung – mit den Hilfsmitteln der Molekularbiologie und Biochemie die grundlegenden Mechanismen aufklären und verstehen, die beim Menschen für die Entstehung bestimmter Krankheiten verantwortlich sind, selbst wenn wir die eigentliche Ursache nicht finden konnten. Zu den Krankheiten, die ich dabei im Auge hatte, gehörten Anomalien der Blutzellen: vor allem die Leukämien und Lymphome, die durch anormales Wachstum der weißen Blutzellen gekennzeichnet sind, und Defekte der weißen Blutzellen, d.h. ihre Unfähigkeit, sich zu vermehren.

Das Labor für Tumorzellbiologie (heute häufig einfach LTCB genannt) war von Anfang an ein Anziehungspunkt für die verschiedensten klinischen Wissenschaftler, Naturwissenschaftler ebenso wie die verschiedensten Ärzte, Leute mit Interesse an Grundlagenforschung und gelegentlich auch Epidemiologen. Wie in vielen anderen Labors des NIH, so bildete sich auch bei uns eine wirklich internationale Gruppe aus älteren Wissenschaftlern und Postdocs. Der Entschluß, hier zu arbeiten, wurde ihnen durch den früheren Kongreßabgeordneten John Fogarty aus Rhode Island erleichtert: Er sorgte zusammen mit einigen anderen Abgeordneten und Senatoren für eine Gesetzgebung, die das Wachstum des NIH förderte und daraus mehr machte als nur eine Vorzeigeinstitution der Regierung für die biowissenschaftliche Forschung. Fogarty war besonders daran interessiert, den weltweiten Einfluß des NIH auszuweiten.

Fogarty-*Scholars* sind ältere Wissenschaftler, die fast immer aus dem Ausland kommen und mit Finanzmitteln der US-Regierung ein Jahr am NIH verbringen. Sie haben meistens Lehr- oder Schreibverpflichtungen und werden häufig gebeten, sich am geistigen Leben des NIH zu beteiligen. Fogarty-*Fellows* sind dagegen junge ausländische Wissenschaftler, die nach ihrer Promotion bei uns im Labor arbeiten; sie bleiben meist ein bis zwei Jahre und werden ebenfalls vom NIH finanziert. Darüber hinaus kommen in unser Labor auch Postdocs, deren Gehälter von ihrem jeweiligen Heimatland gezahlt werden. Anders als in Universitätsinstituten gibt es bei uns keine Doktoranden, und deshalb sind wir stärker auf die Postdocs angewiesen. Abgesehen von den wenigen, die ihr eigenes Gehalt mitbringen, bläht das natürlich den Etat eines NIH-Labors im Vergleich zu Universitätsinstituten auf, denn Doktoranden arbeiten gewöhnlich ohne oder mit geringer Bezahlung. Im Laufe der Jahre hatten ausländische Postdocs bei uns viele Positionen inne, besonders in den letzten Jahren, als bessere Gehälter die amerikanischen Nachwuchswissenschaftler sofort in die Industrie lockten. Derzeit gibt es in meinem Labor ältere Wissenschaftler und/oder (gewöhnlich) Postdocs, aber auch technische Assistentinnen aus der Volksrepublik China, Taiwan, Iran, Japan, Ungarn, Indien, Pakistan, Schweden, Israel, Nigeria, Italien, Frankreich, Deutschland, den Philippinen, Belgien und Australien; die meisten von ihnen kamen über das Fogarty-Programm. In den vergangenen Jahren hatte ich außerdem Mitarbeiter aus Bulgarien, der Tschechoslowakei, der Sowjetunion, Spanien, Venezuela, Kolumbien, Peru, Schottland, England, der Schweiz, Kanada, Jamaika, Trinidad und anderen Ländern.

Zu der Zeit, als das Labor seine Arbeit aufnahm, befand sich die Molekularbiologie in hitziger Entwicklung; schon bald wurde deutlich, daß ich bestimmte grundlegende Entscheidungen über die Arbeit des Labors treffen mußte, und das bedeutete, daß ich die Experimente nicht mehr eigenhändig ausführen würde.

Das eigenhändige Experimentieren, die praktische Laborarbeit, ist nur ein Teil wissenschaftlicher Arbeit. Praktische Laborarbeit kann eine der zermürbendsten und anstrengendsten Tätigkeiten sein, die zu wenig oder gar keinen Ergebnissen führt. Sie kann aber auch zermürbend und gleichzeitig anregend sein, wenn sie eine Sammlung von Erkenntnissen über eine bestimmte wissenschaftliche Fragestellung liefert. Gelegentlich ist sie auch dramatisch und aufregend, besonders wenn man nach harter Arbeit einen echten Durchbruch erzielt. In allen drei Fällen ist sie aber die mühsamste und langwierigste Tätigkeit, die es in der Wissenschaft gibt.

Jeder junge Wissenschaftler leistet im Labor praktische Arbeit. In den Jahren, als ich das tat, habe ich viel gelernt, und ich erinnere mich lebhaft an diese Zeit – nicht nur wegen der Erkenntnisse, sondern auch wegen der langen, einsamen Stunden. Wie ich bereits beschrieben habe, verbrachte ich einen großen Teil meiner Zeit in einem Kühlraum, also eigentlich einem großen Kühlschrank; dort reinigte ich Enzyme und andere Zellbestandteile, die bei einer für Menschen angenehmen Umgebungstemperatur nicht lange überleben, wenn man sie aus den Zellen freisetzt. Anfang der siebziger Jahre entwickelte sich die Molekularbiologie so schnell, daß man besondere Anstrengungen darauf verwenden mußte, sich mit möglichst vielen neuen Methoden vertraut zu machen, sonst wäre man in wenigen Jahren gegenüber den Studenten der größeren Universitäten hoffnungslos ins Hintertreffen geraten. So kam damals beispielsweise gerade die Gensequenzierung auf, und auch in der Immunologie gab es größere Fortschritte, unter anderem die monoklonalen Antikörper.*

Kein etablierter Wissenschaftler mit breitem biologischem Interesse konnte es sich leisten, diese neuen Methoden nicht zur Kenntnis zu nehmen, denn dafür hätte er einen hohen Preis zahlen müssen: Er hätte sich selbst zur Arbeit auf einem eingeschränkten Forschungsgebiet verdammt und das Spektrum der biologischen Fragestellungen, die er bearbeiten konnte, stark beschnitten. Aber wenn man sich damals, wie es bei mir der Fall war, für weitgefaßte biolo-

---

* Ein Gen *sequenzieren* heißt, daß man die genaue Abfolge seiner Bausteine (der Nucleotide) bestimmt, von denen es vier Typen gibt und die in genau festgelegter Reihenfolge (z. B. ATCCGT…) das Gen bilden, d. h. einen Abschnitt des DNA-Moleküls, der ein bestimmtes Protein codieren kann. *Monoklonale Antikörper* sind Antikörper, die von einem *Klon* der B-Lymphocyten produziert werden. Sie sind hochspezifisch und reagieren gewöhnlich nur mit einem bestimmten Abschnitt oder einer Anordnung eines Proteins.

gische Probleme interessierte, war es fast unmöglich, das Labor zu leiten und gleichzeitig zum Fachmann für all diese neuen Methoden zu werden.

Schon nach kurzer Zeit wurde mir klar, daß es nur eine Möglichkeit gab, um in den neuen Techniken, die von verschiedenen Seiten auf uns zukamen, an der Spitze zu bleiben: Ich mußte das Labor um mehrere junge Postdocs herum aufbauen, von denen einige unmittelbar mir und andere den älteren Mitgliedern meiner Arbeitsgruppe unterstanden. Nun suchten wir nach Postdocs, die ein Interesse erkennen ließen, neue Methoden zu lernen. Sobald wir in der wissenschaftlichen Literatur über eine neue Methode in einem anderen Labor lasen, schickten wir einen von ihnen dorthin, damit er sich die entsprechenden praktischen Fähigkeiten aneignete. Wenn der betreffende Mitarbeiter dann zurückkam, brachte er uns anderen die Methode bei. Diese frühe organisatorische Entscheidung, die Fachkenntnisse zu dezentralisieren, war möglicherweise die wichtigste Grundlage für den Erfolg unseres Labors in den folgenden Jahren.

Auf molekularbiologischem Gebiet waren David Gillespie und dann auch Marv Reitz die ersten Experten, die in unserem Labor die molekulare Hybridisierung als Hilfsmittel bei genetischen Fragestellungen einsetzten. Die Molekularbiologin Flossie Wong-Staal kam als Postdoc in das Labor und wurde später zu einer der wichtigsten Personen meiner Arbeitsgruppe. Mit ihren Kenntnissen und Führungsqualitäten übernahm sie nach und nach übergeordnete Aufgaben; in dieser Funktion arbeitete sie dann mit einigen hervorragenden Postdocs. Riccardo Dalla Favera und Edward Gelman gehörten in unserem Haus zu den ersten, die die Künste der DNA-Rekombinationstechnik beherrschten, darunter auch die Klonierung von Genen. Steven Josephs beschäftigte sich damit, die Methodik des Gensequenzierens zu entwickeln. Mary Harper führte in unserer Gruppe eine besondere Abwandlung der Methode des molekularen Hybridisierens ein, die sogenannte *in situ*-Hybridisierung; damit kann man die Lage der Gene auf den menschlichen Chromosomen und auch die Aktivität bestimmter Gene ermitteln. Es war eine aktive, aufregende Zeit: Einzeln und als Gruppe eigneten wir uns ständig neue Methoden an und fügten sie in die wachsenden technischen Fähigkeiten des

Labors ein. Und, was noch wichtiger war: Mit Hilfe dieser Techniken konnten wir uns auf molekularer Ebene mit faszinierenden biologischen Fragestellungen befassen.

Und noch ein anderer Lernprozeß fand statt. Im Jahr 1971 war Marjorie Robert-Guroff, eine promovierte Biologin, in unser Labor gekommen, um sich mit der Reversen Transkriptase zu beschäftigen. Für das Vorstellungsgespräch mit ihr schäme ich mich noch heute: Ich hielt es für nötig, sie zu fragen, ob sie sich »als Frau und Mutter oder als Wissenschaftlerin« betrachtete. Ich muß ihr hoch anrechnen, daß sie zurückfragte: »Kann man nicht beides sein?« Hätte Marjorie mich damals wegen meiner albernen Frage als Chef abgelehnt und nicht ihren Beitrag zu unserer Arbeit geleistet – wer weiß, wie lange ich noch für die Erkenntnis gebraucht hätte, daß heute kein Labor konkurrenzfähig ist, wenn es nicht von dem enormen Begabungspotential profitiert, das zunehmend von Frauen verkörpert wird.

Innerhalb weniger Jahre wurde mir auch klar, daß ich mich nur dann auf wissenschaftliche Arbeit und Verwaltung konzentrieren konnte, wenn ich die Verantwortung für Personalfragen, den täglichen finanziellen Kleinkram und die Überwachung der Vertragsangelegenheiten einem erfahrenen Verwaltungsleiter übertrug. Glücklicherweise brachte Prem Sarin Anfang der siebziger Jahre genau diese Qualifikation mit.

In den folgenden zehn Jahren nahmen meine Kollegen und ich am Labor für Tumorzellbiologie an einer historischen Suche teil – der Suche nach dem ersten krankheitsauslösenden Retrovirus, das Menschen infizieren kann. Aber bevor ich diese Arbeit beschreibe, möchte ich ein wenig Hintergrundwissen über die Welt der Mikroben vermitteln, besonders über die Viren, mit denen wir uns beschäftigen.

3

Die mikroskopischen Eindringlinge

Mikroben leben mit Menschen und Tieren in einer ununterbrochenen, dynamischen Beziehung; manche dieser Kleinstlebewesen waren nützlich, und viele waren harmlos. Andere waren unter bestimmten Umständen schädlich, und einige konnten unter für sie idealen Bedingungen sogar tödliche Wirkung haben. Auch in Größe, Aufbau und biologischem Verhalten unterscheiden sich die Mikroorganismen stark. Viele gleichen in Struktur und Funktion den Zellen, die man im Mikroskop beobachten kann: Sie enthalten einen Zellkern und Cytoplasma, sie führen Stoffwechselfunktionen aus – zum Beispiel den Aufbau mancher Moleküle und den Abbau und die Ausscheidung anderer Verbindungen –, und sie können sich selbständig außerhalb anderer Zellen vermehren.

In diese Gruppe gehören die Parasiten aus der Gruppe der Protozoen, unter ihnen zum Beispiel die verschiedenen harmlosen und gefährlichen Arten der Amöben. Die größten Mikroorganismen sind etwa 10^4 Nanometer (nm) groß. (Ein Nanometer ist der millionste Teil eines Millimeters.) Das gleiche gilt für die einzelligen Pilze, die ebenfalls zu den Mikroorganismen mit einem Zellkern gehören. Entscheidend anders sind die Bakterien: Zwar sind sie wie die Zellen der Tiere in der Lage, sich selbständig zu vermehren, aber in Größe und Komplexität unterscheiden sie sich deutlich von Protozoen und einzelligen Pilzen. Die Bakterien sind wesentlich kleiner als diese Einzeller und auch kleiner als menschliche Zellen. Außerdem sind sie in ihrem Inneren weniger stark unterteilt. Unter anderem sind ihre Funktionen nicht so stark spezialisiert, und ihnen fehlt der Zellkern.

Steigt man auf der Leiter der Größe und Komplexität weiter hinab, so stößt man als nächstes auf die Rickettsien und Chlamydien. Auch sie können manchmal Krankheiten hervorrufen: Das Rocky-Mountain-Fleckfieber wird zum Beispiel von Rickettsien ausgelöst, und manche Geschlechtskrankheiten gehen auf Chlamydien zurück. Sie sind, wie die Bakterien, einzellige Mikroorganismen ohne Zellkern, die sich durch Zweiteilung vermehren. Aber es gibt zwischen ihnen und den Bakterien auch einen grundlegenden Unterschied, der sie in mancherlei Hinsicht eher in die Nähe der Viren rückt: Sie sind fast immer obligatorische Parasiten, das heißt, sie sind für ihre Vermehrung auf eine Zelle angewiesen. Allein können sie nicht genug Stoffwechselreaktionen ausführen, um sich selbst zu erhalten, und anders als Protozoen, Pilze und Bakterien können Rickettsien und Chlamydien sich ohne andere Zellen nicht vermehren.

Eine weitere Gruppe von Mikroben, die mit ihren Eigenschaften zwischen lebenden Zellen und Viren stehen, sind die Mycoplasmen. Man nennt sie auch Pleuropneumonie-artige Organismen, abgekürzt PPLO (für engl. pleuro-pneumonia-like organisms). Sie sind die kleinsten lebenden Zellen, die man kennt (sie erreichen schon die Winzigkeit von Viren), aber im Gegensatz zu Viren, Rickettsien und Chlamydien können sie sich außerhalb anderer Zellen fortpflanzen. Deshalb kann man sie wie Bakterien und Pilze in einem zellfreien Nährmedium züchten.

Man kennt beim Menschen viele Arten von Mycoplasmen. Eine davon löst Lungenentzündung aus, aber die anderen richten offensichtlich keinen Schaden an. Sie machen zur Zeit vor allem deshalb von sich reden, weil sie im Labor häufig als lästige Verunreinigung von Viruspräparationen und Zellkulturen auftreten. Mycoplasmen besitzen nicht die feste Zellwand der Bakterien und können deshalb verschiedene seltsame Formen annehmen; das führt dazu, daß man sie oft mit Viren verwechselt. Die Wissenschaftler wurden einige Male durch Berichte verwirrt, nach denen Mycoplasmen an dieser oder jener Krankheit beteiligt sein sollten, nur um hinterher festzustellen, daß diese Organismen dabei nur zufällige Zaungäste waren.

Die nächste Gruppe der Mikroben sind die Viren, die im Mittelpunkt meiner Geschichte stehen; sie wurden als Bindeglied zwischen Leben und Unbelebtem bezeichnet. Viren sind kleiner als die zuvor erwähnten Mikroorganismen. Robert Shapiro, ein DNA-Chemiker,

Genetiker und Autor des Buches *Origins*, hat diese Größenverhältnisse zur Verdeutlichung einmal im Maßstab $10^6:1$ dargestellt: Dann ist ein Bakterium ungefähr mannshoch, und das Virus hat etwa die Größe eines Arms. Diese allgemeine Regel trifft aber nicht immer genau zu, denn die größten Viren erreichen mit 300 nm fast die Größe der kleinsten Bakterien (500 nm). Andere Wissenschaftler fanden noch drastischere Vergleiche: Einer besagt zum Beispiel, daß 100 Milliarden kleinere Viruspartikel in einen Tischtennisball passen. Setzt man dieses Verhältnis in Zeiträume um, dann entspricht ein Virus einer Viertelsekunde und der Tischtennisball dem Alter der Erde. Sehen kann man Viren nur mit der besonders starken Vergrößerung des Elektronenmikroskops (EM), die gewöhnlich bei 50000fach oder noch höher liegt. Viele Viren sind etwa 100 nm groß, und das ist auch fast genau die Ausdehnung des AIDS-Virus. Auch im Aussehen unterscheiden sich die Viren stark, von stäbchenartigen und kugeligen Partikeln bis zu interessanteren, komplexeren geometrischen Formen.

Es sind aber nicht die Größen- und Formverhältnisse, die uns bei den Viren am meisten interessieren, sondern ihre biologischen Eigenschaften. Wie Rickettsien und Chlamydien sind die Viren obligate Zellparasiten. Sie sind aber in dieser Eigenschaft besonders wirksam, und sie tun das, was sie tun müssen, zum größten Teil ohne die Hilfsmittel, die Rickettsien und Chlamydien mit sich führen. Außerhalb der Zellen ist ein Virus ein Stück Nucleinsäure, das in ein paar Proteine eingehüllt ist – ein chemisches Gebilde, das den Gesetzmäßigkeiten der physikalischen Chemie gehorcht. In einigen Fällen konnte man Viren in Kristallform gewinnen; das ermöglicht eine Untersuchung ihrer wirklichen Form. Manchmal tragen sie zusätzlich eine äußere Membranhülle, welche die Übertragung von einer Zelle zur nächsten erleichtert.

Wenn sie in die Zelle gelangt sind, programmieren die einzelnen Viren den zelleigenen biochemischen Apparat zum Vorteil ihrer eigenen Vermehrung um, gewöhnlich auf Kosten der ordnungsgemäßen Zellfunktion. Sie bedienen sich bei ihrem Parasitentum raffinierter, spezifischer und hochentwickelter Mechanismen, die im Laufe der Evolution entstanden sind, damit bestimmte Viren in spezifische

Zielzellen eindringen und sich dort vervielfachen können. Diese Mechanismen sind bei den einzelnen Virustypen unterscheidlich. Viren sind die perfekten biologischen *Agents provocateurs*, denn sie werden von der Zelle offenbar mit offenen Armen empfangen.

Die Zielscheiben der Viren, also die spezifischen Zellen, die sie infizieren (die Wissenschaftler nennen dieses Phänomen den *Tropismus* der Viren), sind bei den einzelnen Virustypen sehr unterschiedlich. Aber alle Gruppen des Tier- und Pflanzenreiches beherbergen diese oder jene Virusart, und viele Virusfamilien sind sowohl bei Wirbeltieren als auch bei Wirbellosen heimisch; die Viren eines bestimmten Typs innerhalb einer Familie können allerdings gewöhnlich nur ein sehr enges Artenspektrum infizieren. Ursprünglich wurden die Viren von Wissenschaftlern entdeckt, die Infektionskrankheiten bei Pflanzen untersuchten. Andere stellten beim Studium der Bakterien fest, daß diese ebenfalls von eigenen Viren infiziert werden können. Solche Bakterienviren, *Bakteriophagen* genannt, wurden 1916/1917 von D'Herrelle in Frankreich und von Twort in England entdeckt; schon bald waren sie die Grundlage der wichtigsten Laborsysteme, mit denen man die Molekularbiologie zu erforschen begann – begründet wurde diese Ära durch Max Delbrück und Salvatore Luria in den Vereinigten Staaten.

Anfangs klassifizierte man die Viren ausschließlich nach ihrer Wirkung auf Tiere. (Der erste, der das tat, war Pasteur; er studierte die Tollwut bei Mäusen und Hunden, aber er wußte nicht, daß er es mit einem Virus zu tun hatte.) Als dann in den vierziger Jahren die Elektronenmikroskopie aufkam, konnte man sie auch anhand ihrer Größe und Form oder sogar aufgrund feinerer Einzelheiten ihrer Struktur einordnen. Nun brauchte man nicht mehr bei Tieren die Krankheit auszulösen, um die biologischen Auswirkungen einer Virusinfektion zu beobachten. Um Arbeiten mit Laborsystemen von Untersuchungen an lebenden Tieren zu unterscheiden, verwendet man in der Wissenschaft die Begriffe *in vitro* für die erste und *in vivo* für die zweite Art von Experimenten.

Durch die Entwicklung von *in vitro*-Systemen wurde der Fortschritt auf diesem Gebiet sehr erleichtert, denn nun konnte man die Virusmenge in einer Probe quantitativ besser abschätzen, die Zielzellen eines bestimmten Virus ermitteln und beobachten, ob die Viren einen cytopathischen Effekt hervorrufen (das heißt ob sie ihre Zielzellen töten oder deren Form und Funktion anderweitig stark verändern).

In den ersten Laborsystemen züchtete man die Viren häufig in Hühnerembryonen, also strenggenommen immer noch *in vivo*. Später konnte man viele Viren auch in tierischen oder menschlichen Zellkulturen zur Vermehrung bringen, also in Zellen aus dem Blut oder Gewebe infizierter Individuen. Ohne weitere Maßnahmen der Wissenschaftler bleiben solche Zellkulturen gewöhnlich nur kurze Zeit am Leben, meist höchstens für ein paar Tage. Deshalb nennt man sie oft auch kurzfristige oder primäre Zellkulturen.*

Gelegentlich geschieht aber aus Gründen, die man noch nicht ganz versteht, ohne weiteres Zutun des Wissenschaftlers (abgesehen von ständiger Nährstoffversorgung) etwas anderes: Eine kurzfristige Kultur entwickelt sich weiter, und ihre Zellen, die normalerweise nach wenigen Tagen absterben würden, erlangen die Fähigkeit zu unbegrenztem Wachstum. Wenn das geschieht, spricht man von *immortalisierten* (»unsterblichen«) Zellen, und eine solche Kultur bezeichnet man als *Zellinie*.

Schon bald wurde den Virologen (und anderen Wissenschaftlern) klar, welche Bedeutung Zellinien als Hilfsmittel für die Forschung haben. Wenn man ein Virus auf eine Zellinie übertragen kann (ohne die Zellinie dabei völlig zu zerstören, was manchmal geschieht), sind viele Schwierigkeiten im Zusammenhang mit den kurzfristigen Kulturen gelöst. Die Kultur besteht dann aus Zellen eines einzigen Typs, die sich ständig teilen. Das Virus läßt sich in relativ reiner Form herstellen. Und, was am wichtigsten ist: Der Wissenschaftler kann nun immer wieder, praktisch nach Bedarf, ausreichende Mengen des Virus herstellen und so dessen Vermehrungszyklus und seinen chemischen Aufbau studieren.

* Methoden für die Gewebekultur entwickelte man schon in den dreißiger Jahren, aber die Verfahren wurden bis heute ständig verfeinert. Einen großen Fortschritt brachten die fünfziger Jahre, als John Enders das Poliovirus in Zellkulturen züchtete. Wegen dieser Fortschritte bei der Zellkultur wurden die fünfziger und sechziger Jahre zu einer Blütezeit der medizinischen Virologie.

Die Tatsache, daß man den chemischen Aufbau eines Virus untersuchen kann, hat für die klinische Medizin eine wichtige Folge: Die Wissenschaftler können nun die Proteine im Inneren und in der Hülle identifizieren, die für das jeweilige Virus charakteristisch sind. Sind sie bekannt, können die Mediziner in der allgemeinen Bevölkerung nach Infektionen mit dem Virus suchen, indem sie das Blut der einzelnen Personen auf Antikörper gegen diese Virusproteine testen. Wenn man ein Virus in Zellinien züchtet, kann man es für solche und andere Untersuchungen in ausreichenden Mengen herstellen.*

Wenn eine ausreichende Menge des Virus verläßlich für die Arbeit zur Verfügung steht, können die Wissenschaftler auch einem Tier entweder das ganze Virus oder einen ungefährlichen Bestandteil davon injizieren, um so die Produktion von Antikörpern gegen den Erreger in Gang zu setzen. Die Antikörper, die das Tier produziert (auch *Hyperimmunserum* genannt), sind immer spezifisch für den Virustyp, der injiziert wurde. Solche Hyperimmunseren waren ein weiteres wichtiges Hilfsmittel für die Klassifikation von Viren: Wenn sie zum gleichen Typ gehörten, zeigten sie genaue immunologische Kreuzreaktionen mit dem gleichen Antikörper. Bei entfernteren Verwandten des jeweiligen Virus ist die Kreuzreaktion schwächer, und bei noch geringerer Verwandtschaft verschwindet sie ganz. Später, seit den siebziger Jahren, konnte man mit der von dem Deutschen Georges Köhler und dem Engländer César Milstein entwickelten Methode hochspezifische monoklonale Antikörper herstellen, die nur mit einem bestimmten Abschnitt eines Proteins reagieren.

Ungefähr zur gleichen Zeit, als die ersten Laborsysteme entwickelt wurden, konnte man Viren auch zum erstenmal chemisch analysie-

* Eine Zellinie bleibt im wesentlichen über lange Zeit gleich; ihre Proteinbestandteile ändern sich nicht nennenswert. Das ist wichtig, wenn man Seren auf Antikörper gegen ein bestimmtes Virus testet, weil man feststellen will, ob eine Person infiziert ist oder mit dem Virus Kontakt hatte; wenn man das Virus auf primären Zellen züchtet, sterben diese bald ab. Dann muß man jedesmal neue Zellen von einem neuen Spender benutzen, die sich in einigen Proteinen von den zuvor verwendeten Zellen unterscheiden. Das kann den Test auf Antikörper gegen das Virus stören. In diesem Zusammenhang kann man beispielsweise mit Sicherheit sagen, daß die Zucht des AIDS-Virus in Zellinien der entscheidende Durchbruch war, der die Entwicklung eines Bluttests für das Virus erst ermöglichte.

ren; so gelangte man zu einer großen Unterklassifizierung je nach ihrer Nucleinsäure: DNA-Viren enthalten Desoxyribonucleinsäure als genetisches Material, bei den RNA-Viren erfüllt Ribonucleinsäure diese Funktion. Außerdem brachte man mehr über die Vorgänge in Erfahrung, die man als Lebenszyklus vieler Viren bezeichnen könnte. Manche Viren werden freigesetzt, wenn ihre Wirtszelle aufplatzt und dabei stirbt. Andere »schnüren« oder »knospen« sich von der Zellmembran ab und erhalten dabei eine zusätzliche äußere Umhüllung, die auch fettartige Bestandteile aus der Zellmembran enthält.

Irgendwann zwischen 1950 und 1960 konnte man Viren dann nach mehreren Kriterien beschreiben: nach den Krankheiten, die sie auslösen, nach ihrer Nucleinsäure, dem Erscheinungsbild ihrer Struktur, ihrer chemischen Zusammensetzung, ihren durch immunologische Kreuzreaktionen ermittelten Verwandtschaftsbeziehungen untereinander oder ihrer fehlenden oder vorhandenen äußeren Membranhülle. Diese Fortschritte und die Entwicklung der molekularbiologischen Methodik seit 1960 haben dazu geführt, daß man auch die Gene der Viren, die Funktion der von diesen Genen codierten Proteine und ihren Vermehrungszyklus kennenlernte.

Die Menge an genetischer Information in einem Virus (Größe des Genoms und Zahl der Gene) kann sehr unterschiedlich sein. Kleinere Viren enthalten nur wenige Gene, aber die größeren Typen, wie zum Beispiel manche Herpesviren, besitzen mehr als hundert solche Einheiten.

Anders als tierische Zellen und die meisten anderen Mikroorganismen vermehrt sich ein Virus nicht, indem es an Größe zunimmt und sich dann teilt. Es dringt vielmehr in eine Zelle ein, stellt mit ihrer Hilfe alle Moleküle her, die es braucht, und setzt diese Bausteine dann zu neuen Viruspartikeln zusammen. Zwei Hauptelemente müssen produziert werden, damit die Virusvermehrung vorankommt: erstens die Proteine, die der Viruspartikel Hülle und Struktur geben und die anderen biochemischen Vorgänge ermöglichen, und zweitens neue Kopien des Virusgenoms. Das Virus ist zwar in der Lage, bestimmte Faktoren und Enzyme der Zelle für diese Aufgaben zu benutzen, aber es kann den Apparat der Wirtszelle nicht unbeschränkt einsetzen. Alle Viren müssen in die Wirtszelle zumindest die Gene mitbringen, die ihre eigenen Proteine codieren, und sie müssen das »Know-how« für die Verdoppelung ihres eigenen Genoms besitzen, das in Form von Virus-RNA oder -DNA vorliegen kann.

Nach einer vereinfachten Aussage, die man aber bequemlichkeitshalber für die meisten Zwecke beibehalten kann, müssen alle Viren in ihrem Genom die Gene für die Herstellung der Virusproteine tragen. Oder genauer: Diese Gene müssen die richtige Messenger-RNA für die Virusproteine darstellen oder sie codieren können. Der zelleigene biochemische Apparat »translatiert« diese mRNA dann in Virusproteine. Für DNA-Viren (zum Beispiel die verschiedenen Typen der Herpesviren sowie Hepatitis-, Pocken- und Papillomviren) bedeutet das, daß sie in den Zellkern gelangen müssen, denn nur dort kann die Zelle anhand der DNA die mRNA herstellen (mit der DNA-Polymerase, einem Enzym im Zellkern). Manche RNA-Viren können dagegen auch Proteine produzieren, ohne in den Zellkern zu wandern, denn bei ihnen kann ein Teil der RNA aus der Viruspartikel als mRNA dienen und die Produktion der Virusproteine in Gang setzen, sobald sie in das Cytoplasma der Zelle gelangt ist.

Eine besondere Schwierigkeit ergibt sich für tierische und menschliche RNA-Viren bei der zweiten Aufgabe, der Verdoppelung ihres RNA-Genoms. Anders als Pflanzen können tierische Zellen nämlich RNA nicht anhand einer RNA-Matrize aufbauen. (Dazu besitzen die Zellen von Tieren und Menschen nicht das erforderliche Enzym.) Um seine genetische Information in tierischen Zellen zu vermehren, muß ein RNA-Virus deshalb ein besonderes Enzym (oder auch mehrere) mitbringen, das ihm diesen Vorgang ermöglicht. Auch manche DNA-Viren besitzen ein eigenes Enzym zum Kopieren ihrer DNA, aber sie können dafür in einigen Fällen auch das entsprechende Enzym der Zellen (eine zelleigene DNA-Polymerase) benutzen. Wie man sieht, haben die Viren also verblüffend vielfältige, kluge Strategien entwickelt, um ihre Schwierigkeiten zu umgehen.

Unter den vielen verschiedenen RNA-Viren gibt es einen besonderen Typ – wie sich noch herausstellen wird, spielt er für manche Krebserkrankungen und auch für AIDS eine Schlüsselrolle –, der ein einzigartiges Enzym enthält, die Reverse Transkriptase. Mit ihrer Hilfe können solche RNA-Viren ihre genetische Information in DNA umwandeln (RNA → DNA). Man spricht davon, daß diese RNA-Viren in ihrem Vermehrungszyklus eine DNA-Zwischenstufe durchlaufen, denn sie gehen von der RNA- in die DNA-Form über und werden dann wieder in RNA zurückverwandelt. (Diese neue RNA ist einerseits *Messenger-RNA*, die zur Herstellung der Virusproteine dient, und andererseits *genomische RNA*, die sich bald darauf, im letzten Stadium der Virusentstehung, mit den Virusproteinen zusammenschließt.) Diese besondere Gruppe der RNA-Viren nennt man Retroviren, weil sie den Schritt von der RNA zurück zur DNA vollziehen können, also in der Gegenrichtung zu dem früher als »Einbahnstraße« geltenden Fluß der genetischen Information von DNA zu DNA oder von DNA zu RNA.

Trotz unterschiedlicher Einzelheiten sind die wichtigsten Schritte bei der Infektion einer Zelle durch verschiedene Viren immer die gleichen; sie lassen sich folgendermaßen zusammenfassen: Der erste Schritt ist die *Anheftung* des Virus an die Membranoberfläche seiner Zielzelle. Bei Viren, die selbst eine Membranhülle besitzen, kommt sie gewöhnlich durch spezifische Wechselwirkungen zwischen einem Proteinabschnitt der Virushülle und einem Proteinmolekül auf der Zelloberfläche zustande. Wenn die Bindung stattgefunden hat, dringen manche Bestandteile des Virus durch einen nur vage bekannten Vorgang in die Zelle ein; dabei verschmilzt der fettartige Anteil der Virushülle mit einer ebenfalls aus Fettsubstanzen aufgebauten Schicht der Zellmembran. Die Stelle auf der Zelloberfläche, an der sich ein solcher Vorgang abspielen kann, bezeichnet man als *Rezeptorstelle* für das Virus. Sie muß normalerweise offensichtlich Funktionen erfüllen, die für das Leben der Zelle nützlich sind.

Statt dessen kann der Vorgang des Eindringens (*Penetration*) bei den Viren ohne Membranhülle und manchmal auch bei solchen mit dieser Schicht auch über die sogenannte *Endocytose* ablaufen; dann wird die Viruspartikel von einer Einstülpung der Zellmembran aufgenommen und schließlich völlig umschlossen.

Das weitere Schicksal der Partikel in der Zelle ist bei den einzelnen Viren unterschiedlich, aber zwei Vorgänge sind für das Überleben des Virus unentbehrlich: die Synthese seiner Proteine und die Vermehrung seines Genoms. Wie bereits erwähnt, ist zur Herstellung der Virusproteine eine Virus-RNA erforderlich, und zwar in einer Form (der Messenger-RNA) und an einem Ort (dem Cytoplasma), die das »Ablesen« (auch Translation genannt) ermöglichen. Die Reihenfolge der Nucleotide in der Messenger-RNA bestimmt, welche Moleküle der Transfer-RNA (tRNA) angefordert werden, und diese bringen dann die Aminosäuren mit, die Bausteine der Proteine, die nun in der richtigen Reihenfolge verknüpft werden. Bei manchen RNA-Viren wirkt das genetische Material unmittelbar als mRNA. Bei anderen muß die RNA des Virus zunächst verändert werden.

Zu den letzten Vermehrungsstadien aller Viren gehören die *Montage* von Virus-Nucleinsäure und Proteinen. Viren, die noch innerhalb der Zelle vollständig zusammengebaut werden und so ihre volle Infektionsfähigkeit erlangen, werden nur dann *freigesetzt,* wenn die Zelle platzt; dann gelangen alle Virusnachkommen gleichzeitig in die Umgebung, und die Zelle stirbt ab. Zum Platzen kommt es wahrscheinlich durch die schädlichen Wirkungen, welche die Proteine solcher Viren auf die Zelle ausüben, aber unser Wissen um diesen Vorgang ist noch lückenhaft.

Viren mit einer Membranhülle vollenden ihren Zusammenbau im allgemeinen nicht innerhalb der Zelle, und sie verlassen die Zelle auf eine wirtschaftlichere und ästhetischere Weise. Das letzte Stadium ihrer Montage spielt sich im Zusammenhang mit ihrem Austritt aus der Zelle ab, bei dem sie durch Abschnüren in die Zellumgebung gelangen.

Die Viren dieser zweiten Gruppe wirken sich auf Struktur und Funktion der Zellen in vielfältiger Weise aus, und nur gelegentlich bringen sie eine Zelle um. Das AIDS-Retrovirus ist eine Ausnahme von dieser allgemeinen Regel: Es besitzt eine Membranhülle und schnürt sich von der Zellmembran ab, aber seine Vermehrung führt bei manchen seiner wichtigsten Zielzellen häufig zum Absterben.

Wenn ein Virus seinen Vermehrungszyklus abgeschlossen hat und aus der Zelle freigesetzt wurde, kann es eine weitere Zielzelle infizieren. Manche Viruspartikel haben dabei Erfolg; anderen gelingt es nicht, weil sie defekt sind, das heißt, sie enthalten nicht die vollständige genetische Information, die zur Produktion kompletter, infektionsfähiger Viruspartikel erforderlich ist. Solche Partikel entstehen, weil die Viren dazu neigen, ihren genetischen Informationsgehalt zu verändern oder Teile davon zu verlieren. Andere kommen nicht zu einer erfolgreichen Infektion, weil sie nicht rechtzeitig eine Zielzelle erreichen, sondern vorher vom Körper abgebaut oder durch einen Angriff des Immunsystems »gefesselt« werden. Wenn zu einem Zeitpunkt große Mengen des Virus gebildet und freigesetzt werden, findet man die Partikel auch »frei« (also nicht in Zellen) im Blutplasma – ein Phänomen, das man als Virämie bezeichnet. Dieser Zustand tritt gewöhnlich nur vorübergehend auf und ist mit klinischen Symptomen wie Fieber und Kopfschmerzen verbunden. Es gibt aber auch Viren, die nie in so großen Mengen entstehen, daß es zur Virämie kommt. Manche werden anscheinend sogar von einer Person zur anderen vorwiegend durch Zellen übertragen; dabei dringt das Virus nur dann in eine neue Zelle ein, wenn zwei Zellen in unmittelbaren Kontakt kommen.

Woher die Viren ursprünglich stammen, wissen wir nicht, aber glücklicherweise sind die alten Diskussionen, ob Viren leben oder nicht, offensichtlich langweilig geworden, denn man hört sie nicht mehr. Man braucht sich auch nicht zu überlegen, ob Viren in der Evolution das Bindeglied zwischen unbelebter Materie und Lebewesen darstellen. Sie sind auf eine lebende Zelle angewiesen, um zu überleben und sich zu vermehren; deshalb können sie als Lebensform nicht existiert haben, bevor es die ersten lebenden Zellen gab.

Nach den Spekulationen mancher Wissenschaftler stammen die Viren durch einen sonderbaren Prozeß umgekehrter Evolution von komplizierteren Parasiten ab, die im Verlauf der Anpassung immer mehr Bestandteile verloren haben, bis die kleinste überlebensfähige Einheit übrigblieb und zu dem Dieb in der Nacht wurde, den wir heute kennen. Eine andere Hypothese besagt das Umgekehrte: Danach haben sich die Viren aus noch einfacheren Formen (den *Viroiden,* von denen noch kurz die Rede sein wird) entwickelt und nach und nach größere Komplexität erlangt. Ich selbst bin mit vielen anderen Retrovirusforschern der Ansicht, daß Viren »entflohene«

Zellgene sind, deren Fähigkeit zur Ausbildung neuer Formen mit ihrer Vermehrungsweise zusammenhängt. Möglicherweise hatte ihre »Flucht« in der Evolution eine nützliche Funktion, vielleicht weil so Gene von einem Tier zum anderen und sogar zwischen den Arten übertragen werden konnten. Wenn man diese Theorie bevorzugt, sind die Retroviren der beste Beleg, denn sie sind bei tierischen Zellen weit verbreitet und haben, wie ich später noch erläutern werde, die außergewöhnliche Fähigkeit, ihre Gene in die DNA der Zellchromosomen einzubauen.

Ein Stück Nucleinsäure-Genmaterial, geschützt von einer so oder so gestalteten Proteinhülle – man könnte annehmen, damit seien die Viren die einfachsten denkbaren infektiösen Erreger. Ein reines Protein kann nicht infektiös sein und auch keine Krankheit auslösen, denn es trägt keinen Bauplan – keine Gene – für sich selbst und kann sich demnach definitionsgemäß nicht vermehren. Nucleinsäuren allein können aber andererseits nicht infektiös sein, denn sie sind zwar im Zellkern sehr wirksam, aber sie sind nicht in der Lage, sich an eine Zelle anzuheften oder in sie einzudringen. Außerdem würde eine ungeschützte Nucleinsäure in der Zelle sehr schnell abgebaut.

Solche Behauptungen wären bis 1970 sicherlich gerechtfertigt gewesen. Wie wir heute wissen, sind sie falsch. Wie man erstaunlicherweise zeigen konnte, sind manche nackten Gene, also Nucleinsäuren (in Form von RNA) ohne Proteinhülle, in der Lage, bei Pflanzen übertragbare Krankheiten hervorzurufen. Sie stellen heute die extremste Form von Zellparasiten dar. Diese RNA-Moleküle sind sehr klein und kaum in der Lage, auch nur ein kleines Protein zu codieren. Sie wurden von T.O. Diener in Beltsville (Maryland) entdeckt und als *Viroide* bezeichnet; in manchen Pflanzen kommen sie in einem nichtpathogenen (keine Krankheit auslösenden) Zustand vor. Wenn sie aber zur falschen Zeit in die falsche Pflanzenzelle gelangen, führen sie zur Erkrankung. Wie und warum, versteht niemand – oder zumindest ist es mir nicht bekannt. Die meisten Viroidkrankheiten sind anscheinend neu. Sie werden offensichtlich vorwiegend durch mechanische Manipulationen übertragen, wie in folgendem Zitat von J.S. Semancik deutlich wird: »Den Stamm in irgendeiner Form mit Rasierklingen anzuritzen oder mit Nadeln einzustechen hat sich als die wirksamste Methode erwiesen, das Viroid in die Pflanze zu bringen.«

Solche Infektionen gibt es nicht nur im Labor. Infektiöse RNA-Moleküle wurden zum Beispiel durch verunreinigte Schneidegeräte von einer Pflanze zur anderen übertragen, so daß es zu umfangreichen »epidemischen« Zerstörungen kam; das gleiche geschah manchmal aber auch, wenn eine verseuchte Ausgangspflanze zur Zucht verwendet wurde. Das erinnert sicher an das Eindringen eines menschlichen Retrovirus in den Körper (durch Drogeninjektion, Bluttransfusion oder andere medizinische Eingriffe) und an die Übertragung des Rinder-Leukämievirus durch Tierärzte, die mehrere Impfungen mit derselben infizierten Nadel vornahmen. Die Ausbreitung einiger neuartiger Viruserkrankungen kann man als Problem des zwanzigsten Jahrhunderts ansehen, und in gleicher Weise läßt sich auch die Verbreitung der Viroide und ihre zerstörerische Wirkung auf Pflanzen betrachten. (Eine Krankheit namens Kadang-Kadang soll schon eine halbe Million Kokospalmen in einem Jahr zerstört haben.)

Den Mechanismus der von Viroiden verursachten Pflanzenkrankheiten kennt man noch nicht genau, aber über die Vermehrungsweise dieser Erreger sammeln sich langsam einige Erkenntnisse an. So vervielfachen sie zum Beispiel ihre RNA (RNA → RNA) mit einem von den Pflanzenzellen produzierten Enzym. Menschliche Zellen besitzen kein derartiges Enzym und dürften deshalb gegen eine Invasion von Viroiden geschützt sein, zumindest wenn das Enzym unbedingt erforderlich ist.

Vor kurzem hat man aber auch in menschlichen Zellen eine Struktur nachgewiesen, die eine viroidartige RNA enthält. Schon seit mehreren Jahren kennt man ein defektes Virus, das sogenannte Delta-Agens; es kann sich nur vermehren, wenn ein Hepatitisvirus als »Helfer« vorhanden ist, und es kann auch selbst Hepatitis verursachen. Wie Forscher der Rockefeller- und der Georgetown-Universität kürzlich zeigen konnten, ähnelt die RNA dieser defekten Viren in ihrer Form sehr stark der seltsamen Struktur der Pflanzenviroide. Das Delta-Agens besitzt zwar Proteine und hat demnach eine eher virusähnliche Struktur (deshalb kann man es nicht als echtes Viroid bezeichnen), aber da seine RNA der von Viroiden ähnelt, kann man vermuten, daß wir das Ende der Vielfalt bei den Krankheitserregern noch nicht erreicht haben.

Ob das Delta-Agens durch einen unbeabsichtigten Eingriff des Menschen auch in Form nackter RNA zu einem übertragbaren Krankheitserreger werden kann, ist eine faszinierende Frage. Wie erwähnt, fehlt den menschlichen Zellen das Enzym, das die Umsetzung RNA → RNA katalysiert, und deshalb wird sich ein solches Problem vermutlich nicht stellen. Es ist aber nicht undenkbar, daß ein zweiter Mikroorganismus, der ein solches Enzym trägt, als Helfer wirkt und die RNA wie ein Viroid verdoppelt. Es wäre auch möglich, daß durch ein menschliches Mißgeschick die Kontrolle über eine andere Gruppe von Krankheitserregern verlorengeht, die ich hier ebenfalls kurz beschreiben will: Sie heißen *Prionen*, und sie sind Proteine ohne Nucleinsäure! Wenn eines von beiden in nächster Zeit eintritt, wird die medizinische Wissenschaft sich sehr anstrengen müssen, um eine wirksame Antwort zu finden.

In dem Bemühen, die Suche nach Viroiden in tierischen Zellen zu verstärken, äußerten einige führende Wissenschaftler die Vermutung, solche Erreger könnten auch die Ursache der Krankheit Scrapie bei Schafen sowie von Kuru und ähnlichen Gehirnerkrankungen des Menschen sein. Wie man bereits wußte, werden diese Krankheiten durch etwas übertragen, das kleiner ist als ein Virus und das, anders als Viren, auch sehr hohe Temperaturen und eine normalerweise zerstörerische Strahlen- oder Chemikalienbehandlung übersteht. Da erschienen Viroide als Hauptverdächtige. In Wirklichkeit war der Erreger aber kein Viroid, sondern ein Prion; es kann außerordentlich lebensfeindliche Bedingungen (zum Beispiel Temperaturen von über 280° C) überleben, weil es keinen genetischen Informationsgehalt hat – also keine DNA und keine RNA – und weil sein Protein besondere Eigenschaften besitzt.*

Den derzeitigen Hinweisen zufolge ist das Eindringen dieser be-

* Zur Prionenforschung haben mehrere Arbeitsgruppen wichtige Beiträge geliefert. Ich kenne vor allem diejenigen von Stanley Prusiner und seinen Kollegen am University of California, San Francisco Medical Center, und von Carleton Gajdusek und seinen Mitarbeitern an den National Institutes of Health.

sonderen Proteine in die falschen Zellen zum falschen Zeitpunkt tatsächlich das Ereignis, das zum Ausbruch der schweren Gehirnerkrankungen Scrapie bei Schafen und Kuru beim Menschen führt. Niemand weiß bisher genau, wie die Prionen sich fortpflanzen, aber es gibt dazu mehrere interessante Theorien. So werden Prionen anhand eines normalen, aber abgewandelten Zellgens gebildet, und wenn man sie in bestimmte Zellen einbringt, dereprimieren sie die Gene für ihre eigene Produktion (d.h., sie schalten Repressorgene ab). Auf diese Weise setzen sie ihre eigene Synthese in Gang. Man kennt einzelne Fälle sowohl von natürlich auftretenden Prionenerkrankungen als auch von solchen, die im Zusammenhang mit Eingriffen des Menschen in das Zentralnervensystem entstehen.

Nach Auskunft von Carleton Gajdusek gehören in die zweite Gruppe seltene Fälle im Zusammenhang mit Hornhauttransplantationen, Zahnwurzelbehandlungen, Implantation von Hirnelektroden, Injektionen menschlichen Wachstumshormons (das aus Gehirnextrakten gewonnen wurde) und Hirnkannibalismus. Iatrogene (durch ärztliche Behandlung entstandene) Prionenerkrankungen waren schon durch die ersten Arbeiten von Gajdusek und seinen Mitarbeitern bekannt, und er erhielt dafür den Nobelpreis, noch bevor man über das seltsame Wesen des Erregers genau Bescheid wußte. Die Struktur des Prionenproteins wurde inzwischen aufgeklärt. Es kann mit anderen Molekülen in Wechselwirkung treten und bildet dann Strukturen ähnlich denjenigen, die man bei der Alzheimer-Krankheit und anderen Alterserkrankungen des Gehirns beobachtet; allerdings entstehen solche Erkrankungen wahrscheinlich nicht wie bei einer Virusinfektion durch das anormale Eindringen eines Proteins, sondern durch eine in den Zellen angelegte Proteinabweichung, die sich im Laufe der Zeit, vielleicht genetisch oder durch Umweltfaktoren bedingt, immer stärker ausprägt.

In den letzten Jahren ist bei Rindern eine Krankheitsepidemie ausgebrochen, die offensichtlich auf Prionen zurückgeht; sie hat die britische Rindfleischindustrie bereits erheblich geschädigt und greift inzwischen auch in anderen Ländern um sich. In Mechanismus und Verlauf ähnelt die Krankheit offenbar Kuru und verwandten Erkrankungen des Menschen. Wie nicht anders zu erwarten, scheint diese

Epidemie ein Produkt der heutigen Zeit zu sein. Gajdusek und andere sind der Auffassung, sie sei auf das Verfüttern von Rinder- und Schafknochenmehl zurückzuführen – also auf eine Art Rinder-Kannibalismus.

Noch zahlreicher und vielfältiger als die krankheitsauslösenden Mikroben sind die Mechanismen, mit denen solche Erreger, insbesondere Viren, die Krankheiten erzeugen. Viele von ihnen zerstören die Zellen einfach oder sorgen für ihren fortschreitenden Verfall. Die verschiedenen Hepatitisviren zerstören beispielsweise das Leberparenchym; Rhinoviren sorgen für die Degeneration der Epithelzellen in der Nase, die Viren der venezolanischen Enzephalitis lassen Nervenzellen platzen, Rotaviren schädigen die Zellen der Darmschleimhaut, und Pockenviren (Vaccinia) töten Hautzellen ab. Die Anzeichen und Symptome der Infektion stehen mit diesen Wirkungen im Zusammenhang.

Viren tun aber auch genau das Gegenteil von Zellzerstörung: Sie regen das Zellwachstum an. Wie man in Laborexperimenten zeigen konnte, wandeln die Viren mehrerer Typen normale Zellen in solche mit den Eigenschaften von Krebszellen um (man sagt auch, sie »transformieren« die Zellen). Zur Gruppe der Papovaviren gehören zum Beispiel Viren, die bei den Zellen eine morphologische Veränderung (d.h. eine Veränderung der Form) herbeiführen und sie auch in anderer Hinsicht so abwandeln, daß sie Tumorzellen ähneln. Einige Typen menschlicher Blutzellen (nämlich manche T-Lymphocyten) gehen nach einer Infektion mit dem Retrovirus HTLV-1 in der Labor-Gewebekultur zu unbegrenzter Vermehrung über (ein Beispiel für die zuvor beschriebene Immortalisierung). Die Zellen eines anderen Typs (manche B-Zellen) werden durch eine Infektion mit EBV (Epstein-Barr-Virus) ebenfalls immortalisiert.

Noch vielfältiger sind die indirekten Wirkungen der Mikroben. Wenn beispielsweise das Epstein-Barr-Virus in B-Lymphocyten eindringt, kann das zu anormaler Vermehrung der T-Lymphocyten führen, und zwar *als Reaktion* auf die Gegenwart des Epstein-Barr-Virus in B- und Epithelzellen. Diese Reaktion, die Überproduktion der T-Lymphocyten, führt dann zu der verbreiteten, sich aber gewöhnlich selbst begrenzenden Krankheit der infektiösen Mononucleose.

Betrachten wir auch einmal das Diphtherie-Bakterium. Im Hals von Kindern, die damit infiziert sind, findet man oft bakterienbesetztes Membranmaterial, aber den Gehirnschaden verursacht ein Toxin, das von den Bakterien freigesetzt wird. Viele Bakterien und auch einige andere Mikroben können Lungenentzündung auslösen, aber die wichtigsten Krankheitserscheinungen dürften dabei nicht durch die unmittelbare Auswirkung der Mikroben auf die infizierten Zellen entstehen, sondern durch die eingelagerten, uninfizierten Zellen, die auf den Erreger reagieren.

Bei manchen Mikroben kann die krankheitsauslösende Wirkung sogar noch indirekter sein. Manchmal verbinden sich Antikörper, die als Reaktion auf eine Infektion gebildet werden, mit einem Bestandteil der Mikrobe, so daß Antigen-Antikörper-Komplexe entstehen. Wenn solche Komplexe in großen Mengen vorliegen, können sie manchmal Hautanomalien, Nierenleiden, Blutkrankheiten und andere medizinische Probleme verursachen.

Ein weiteres Beispiel für einen indirekten Mechanismus ist das Phänomen, das man sehr treffend als *Autoimmunität* bezeichnet. Mikroorganismen können auf viele verschiedene Arten einzelne Bestandteile des Immunsystems dazu bringen, nicht gegen den Erreger, sondern gegen den eigenen Organismus vorzugehen. Viele unerklärliche Krankheiten des Menschen, zum Beispiel manche Formen von Arthritis und Diabetes sowie manche Gehirnleiden, sind nach Ansicht einiger Mediziner das Ergebnis solcher »Ungenauigkeiten« in dem ansonsten höchst raffinierten Wirkungsmechanismus unseres Immunsystems – Ungenauigkeiten, die zu einem Angriff unseres Immunsystems gegen uns selbst führen.

In ihrer Mehrzahl sind die vielen pathogenen Wirkungen von Mikroben noch nicht in allen Einzelheiten bekannt. Von besonderer Bedeutung ist diese Tatsache für meine Betrachtung von Kochs Postulaten in Kapitel 15 und für die Argumente, die gegen das menschliche Immunschwächevirus (HIV) als Erreger von AIDS angeführt werden.

II

Die Entdeckung krebserzeugender Retroviren beim Menschen

4

Die Geschichte von Retroviren und Krebs: von Hühnern zu Menschen

Bei Säugetieren fand man krebserzeugende Viren erst Jahrzehnte, nachdem man sie Anfang dieses Jahrhunderts bei Hühnern entdeckt hatte. Das Gebiet der Retrovirologie, also der Untersuchung von RNA-Tumorviren, begann sich sogar erst in den sechziger Jahren zu entwickeln. Für diese Verzögerung gibt es mehrere Gründe.

Wie Peyton Rous 1911 in einer Versuchsreihe mit Hühnern entdeckte, läßt Tumorgewebe aus einem Huhn, das an einem Sarkom leidet, in einem gesunden Huhn recht schnell (nämlich innerhalb weniger Monate) wieder einen Tumor entstehen. Andere Wissenschaftler versuchten, die Experimente mit Mäusen, Ratten und anderen Säugetieren zu wiederholen, aber sie konnten die Ergebnisse von Rous nicht nachvollziehen.

Wie wir heute wissen, hat das Retrovirus, das für das Hühnersarkom verantwortlich ist, irgendwann bei der Übertragung von Tier zu Tier ein neues Gen aus der DNA einer Zelle aufgenommen, die es vor langer Zeit einmal infiziert hatte. Wenn dieses besondere Gen, *Onkogen* genannt, in die genetische Information des Virus eingebaut wird, verleiht es ihm eine seltene Eigenschaft: die Fähigkeit, eine normale Zelle schnell und vollständig in eine Zelle mit krebsartigen Eigenschaften zu verwandeln.

Zum Glück für Tiere und Menschen entstehen solche Viren nur selten, und dann sind sie fast immer defekt. Viele derartige Viren, die sehr schnell Krebs erzeugen, können entweder keine Wirtszellen infizieren oder sich nur mit einem Helfervirus vermehren; ein solches Virus müssen die Wissenschaftler gewöhnlich zusetzen, wenn sie das

Virus mit dem Onkogen im Labor weiterzüchten wollen. Außer in Laborexperimenten wird Krebs fast nie von derartigen Retroviren übertragen. Im Gegensatz zu dem, was bei Krebserkrankungen des Menschen abzulaufen schien, entstand der Krebs bei Hühnern eigenartig schnell; außerdem sahen die Ärzte keinen Hinweis, daß Krebs möglicherweise ansteckend sein könnte, und da Rous' Befunde sich auch nicht leicht nachvollziehen ließen und bei Säugern überhaupt nie reproduziert wurden, geriet die Beobachtung, daß Viren bei Tieren (und vielleicht auch bei Menschen) Krebs erzeugen können, in Vergessenheit.

Nur ein paar Leute blieben der Sache auf der Spur. Die bei weitem wichtigsten Arbeiten leistete Ludwik Gross Anfang der fünfziger Jahre. Der polnisch-jüdische Flüchtling experimentierte in einer kleinen Abteilung des Bronx Veterans Administration Hospital geduldig mit Mäusen; er wollte herausfinden, warum sich Rous' Ergebnisse mit den Hühnern bei anderen Tieren nicht wiederholen ließen. Jahrelang prüfte er mögliche Gründe: Waren die Viren vielleicht bei neugeborenen Tieren stärkere Krebserreger als bei älteren? War die Zeit bis zur Krebsentstehung ungewöhnlich lang? Wurden die Viren vielleicht vertikal, das heißt durch Geburt, Infektion in der Gebärmutter oder Übertragung auf das Neugeborene weitergegeben, so daß sich keine epidemiologischen Befunde über die Ansteckungswirkung erheben ließen? Seine ersten vorläufigen Erfolge bei der Übertragung von Tumoren deuteten jedoch auf eine noch andere Möglichkeit hin. Möglicherweise waren manche Inzuchtstämme der Mäuse aus genetischen Gründen empfindlicher als andere.

Stark unterstützt wurden die Arbeiten von Gross durch die Jackson Laboratories in Bar Harbor, Maine, wo solche Mäuse gezüchtet wurden, und durch die Beiträge, die einige andere Wissenschaftler leisteten, vor allem Jacob Furth von der Columbia-Universität, ein weiterer New Yorker, und John Bittner, dessen Arbeiten weitere Hinweise auf Maus-Tumorviren lieferten; Bittner fand unter anderem einen Erreger, der anscheinend bei manchen Mäusestämmen an der Entstehung von Brustkrebs beteiligt war.

Aber Gross war derjenige, der das Forschungsgebiet wirklich begründete; er konnte als erster schlüssig zeigen, daß Viren in der Lage sind, bei Säugetieren Leukämien und Lymphome auszulösen. Das Virus, das bei seinen Mäusen die Tumoren hervorrief, und der Bittner-Erreger, der bei Mäusen den Brustkrebs auslöste, gehörten zu der gleichen großen Gruppe wie das Virus, das in den Experimenten von Rous die Sarkome der Hühner erzeugt hatte. Ein paar Jahre zuvor hatten Rous, Vilhelm Ellerman und Oluf Bang einen Leukämieerreger aus Extrakten von Hühner-Leukämiezellen beschrieben, ohne ihn jedoch näher zu charakterisieren. Auch er gehörte, wie sich später herausstellte, zum gleichen Typ. Schon bald bezeichnete man solche Erreger als RNA-Tumorviren oder manchmal auch einfach als Leukämieviren, denn diese Art von Krebs erzeugten sie am häufigsten. Später taufte man sie in Retroviren um.

Es dauerte ungefähr zehn Jahre, bis man die Bedeutung von Gross' Arbeiten in vollem Umfang erkannte. Wie man mir erzählt hat, wurden sie in jenen frühen Jahren sogar häufig verlacht. Aber zu dieser Zeit beteiligten sich auch immer mehr andere Wissenschaftler an der Jagd. Auf den Spuren von Gross untersuchten sie verschiedene Mäusestämme und Leukämietypen, und dabei entdeckte man wichtige Varianten des Gross-Leukämievirus. Jeder neue Stamm des Mäusevirus konnte einen Tumor oder auch mehrere auslösen, aber nicht immer handelte es sich dabei um Leukämien. Beispiele für solche Retroviren, benannt jeweils nach dem Namen des Wissenschaftlers, der sie isolierte, sind das Moloney-, Rauscher- und Friend-Leukämievirus, das Kaplan-Strahlungsleukämievirus und das Rich-Leukämievirus. Fast zur gleichen Zeit entdeckte man bei Säugern auch Viren, die dem Rous-Sarkomvirus der Hühner stärker ähnelten als einem Leukämievirus: das Moloney-Sarkomvirus, das Kirsten-Sarkomvirus und den Harvey-Stamm.*

Der Beginn der sechziger Jahre brachte den nächsten großen Fortschritt der Retrovirologie; er ergab sich nicht aus der »reinen« Grundlagenforschung oder der klinischen Forschung am Men-

* Die seltsame Gewohnheit, fast jedes Isolat eines Retrovirus nach seinem Entdecker zu benennen, ging glücklicherweise etwa Mitte der sechziger Jahre zu Ende, zu der Zeit, als die Katzen-Leukämieviren entdeckt wurden.

schen*, sondern aus der Arbeit der Tiermediziner. Wie sich bei ihren Untersuchungen herausstellte, ist die Übertragbarkeit von Krebserkrankungen durch Viren nicht auf Laborexperimente beschränkt. William Jarrett aus Glasgow fand bei Katzen ein Retrovirus (das Katzen-Leukämievirus), das Leukämien und einige andere Krebstypen hervorruft. Seltsamerweise konnte Jarrett aber auch noch etwas anderes zeigen: Das gleiche Virus erzeugt bei den Zellen des Immunsystems und des Blutes Anomalien, die nicht wie bei der Leukämie und anderen von dem Virus erzeugten Krebserkrankungen zu übermäßigem Zellwachstum führen, sondern zu vorzeitigem Absterben oder zu geringem Wachstum der Zellen, also fast dem Gegenteil von Krebs! Diese Befunde waren für uns nicht ohne Bedeutung, denn wir hielten später einen Erreger dieses Typs für die Ursache der Krankheit, die in der Folgezeit den Namen AIDS erhielt. Aber die wichtigste Folge von Jarretts Ergebnissen war meines Erachtens die Erkenntnis, daß Retroviren unter natürlichen Bedingungen außerhalb des Labors bei Tieren Krebs und bestimmte andere Krankheiten hervorrufen können.

Diese Entdeckung wurde schon bald bestätigt und erweitert, und zwar durch Myron (Max) Essex aus Boston, William Hardy aus New York, Oswald Jarrett (Williams Bruder) aus Glasgow und Ed Hoover aus Ohio; ihre Befunde unterstützten die Vorstellung, daß derartige Viren nicht nur vertikal von Eltern auf Nachkommen weitergegeben

* Als biowissenschaftliche Grundlagenforschung bezeichne ich hier Forschungsgebiete, die sich mit grundlegenden biologischen Fragen beschäftigen, gewöhnlich ohne Anwendungsbezug oder irgendwelche Nützlichkeitsüberlegungen. Bei derartigen Arbeiten bedient man sich im allgemeinen der einfachsten biologischen Systeme, wie in den ersten Jahren der Molekularbiologie, als man sich auf die einfachen Viren konzentrierte, die Bakterien infizieren (und deshalb Bakteriophagen genannt werden). Dagegen arbeitet die *klinische* Forschung mit Menschen oder ihren Zellen und Geweben, und zwar mit dem Ziel, Menschen zu helfen; sie ist anwendungsbezogen. Ironischerweise stammen nützliche medizinische Fortschritte häufig aus der Grundlagenforschung. Manchmal schätze ich eher die Definitionen des berühmten Medizinwissenschaftlers und Autors Lewis Thomas; danach ist Grundlagenforschung das, dessen Antwort man nicht vorhersagen kann, während die Ergebnisse der angewandten Forschung vorhersehbar sind. So gesehen ist das, was ich »Grundlagenforschung« genannt habe, häufig »angewandt«, und klinisch »angewandte« Forschung ist paradoxerweise oftmals »Grundlage«.

werden können, wie Gross es bei seinen Arbeiten mit den Mäusen beobachtet hatte, sondern auch horizontal, von einer erwachsenen Katze zur anderen; möglicherweise war es sogar sexuell übertragbar.

Auch diese Arbeiten wurden, wie es in der Retrovirologie gar nicht so selten ist, nicht sofort allgemein anerkannt. Aus ihnen ergab sich nämlich eine Schlußfolgerung, die vielen absurd erschien: daß nämlich manche natürlich vorkommenden Krebserkrankungen, zumindest bei Tieren, auf eine Infektion zurückgehen könnten – eine Vorstellung, die nicht nur ignoriert, sondern sogar verspottet wurde. Nach allem, was Ärzte und Wissenschaftler über Krebserkrankungen beim Menschen wußten, waren sie nicht von einer Person auf die andere übertragbar. Auch bei den Labormodellen für tierische Retroviren, an denen die meisten Virologen ihre Studien trieben, insbesondere im Maus-System, beobachtete man nichts Derartiges. Aber auch die sich langsam ansammelnden, allerdings nicht allgemein bekannten Ergebnisse der Arbeit mit dem Hühner-Leukämievirus (das Ellerman und Bang als erste entdeckt hatten) legten den Verdacht nahe, daß dieses Virus offensichtlich unter natürlichen Bedingungen bei Hühnern durch Infektion die Leukämie auslösen kann. Gewöhnlich handelte es sich dabei zwar um vertikale Infektion (von der Henne zum befruchteten Ei), aber gelegentlich kam auch horizontale Infektion vor, wie bei jedem gewöhnlichen Virus.

Ende der sechziger und Anfang der siebziger Jahre stellten dann die Virologen Robert Huebner und George Todaro, die damals beide am National Cancer Institute arbeiteten, eine Theorie auf, die zunächst den Schlußfolgerungen aus den Arbeiten von Jarrett und anderen am Katzensystem und an den Hühnerleukämien zu widersprechen schien. Die neue Theorie wurde unter dem Namen »Virusgen-Onkogen-Hypothese« bekannt und sollte die Ursache aller Krebserkrankungen erklären; im weiteren Verlauf entstand im Wortschatz der Retrovirologie ein neuer Begriff: das *endogene* Retrovirus.

Die tierischen Retroviren, die Gross und andere Tiermediziner gefunden hatten, bezeichnete man nun als *exogen*, weil sie wie andere infektiöse Erreger von außen in die Zellen gelangen. Sie müssen einen Weg finden, um eine Zelle zu infizieren, sich zu vermehren und die Krankheit auszulösen. Als man aber dann die DNA der Chromosomen aus verschiedenen Zellen der untersuchten Wirbeltiere zu studieren begann, zeigte sich etwas sehr Interessantes.

In den Zellen aller untersuchten Arten, von Hühnern bis zum Menschen, gibt es anscheinend, unauffällig eingelagert in die übrige DNA, das vollständige oder unvollständige Genom mindestens eines artspezifischen Retrovirus. Solche Virussequenzen in DNA-Form bezeichnete Howard Temin als *Proviren*. Woher sie stammen und warum sie als »normale« genetische Elemente in den Zellen der Tiere überlebt haben und sogar wie jedes beliebige Gen mit den Keimzellen (Ei- und Samenzellen) von Generation zu Generation weitergegeben werden – all das wußte man schlicht und einfach nicht. Vielleicht waren sie schon seit der Entstehung der Zellen als normale Gene vorhanden, die einem nützlichen Zweck dienten und sich in der Evolution langsam zu den Vorläufern der heutigen Retroviren entwickelt haben. Möglicherweise handelt es sich bei solchen allgegenwärtigen Retrovirus-Stücken aber auch um Überbleibsel einer Infektion früherer Lebensformen, die irgendwann zu normalen Genen wurden. Sie werden nur selten exprimiert, und nur gelegentlich, unter besonderen Laborbedingungen, konnte man an ihnen die Produktion freier RNA-Viruspartikel beobachten. Meistens scheinen sie inaktiv zu sein.

Das Problem war, daß niemand wußte (und daran hat sich bis heute nichts geändert), ob endogene Provirus-DNA-Elemente heute für die Biologie ihres Wirtsorganismus eine nützliche Funktion haben, ob sie als solche an Krankheiten der Tiere und Menschen beteiligt sein können oder ob sie nur entwicklungsgeschichtliche Überbleibsel von »DNA-Schrott« sind. Huebner und Todaro vermuteten, für alle Krebserkrankungen sei die Aktivierung dieser endogenen Provirus-DNA verantwortlich.

Als Huebner mit seiner Virusgen-Onkogen-Hypothese an die Öffentlichkeit trat, hatte er bereits viele Jahre lang sehr erfolgreich am Institut für Infektionskrankheiten der National Institutes of Health gearbeitet. Der Entschluß, den er zu jener Zeit faßte, ans National Cancer Institute – ebenfalls am NIH – zu wechseln, fiel mit der Erklärung des »großen Krieges gegen Krebs« durch Präsident Nixon im Jahr 1971 zusammen.

Einige Jahre später hatte das National Cancer Institute, angeregt vor allem durch die Arbeit an exogenen tierischen Viren (sowohl an Retroviren oder RNA-Tumorviren, wie sie damals genannt wurden, als auch an DNA-Tumorviren*), sein Krebsviren-Forschungsprogramm formuliert. Es wurde zu einem besonderen, sehr publikumswirksamen und gut finanzierten Programm; als solches war es auch besonders vielen Überprüfungen unterworfen. Frank (Dick) Rauscher, sein erster Leiter, wurde bald darauf Direktor des National Cancer Institute; ihm folgte als Leiter des Krebsviren-Programms sein Mitarbeiter John Moloney, der durch die Isolierung und Untersuchung des Maus-Moloney-Leukämievirus und des Moloney-Sarkomvirus, eines anderen Maus-Retrovirus, bekannt geworden war. Nachdem Huebner und Todaro ihre Virusgen-Onkogen-Hypothese vorgestellt hatten, wurden im Rahmen des Krebsviren-Programms vorwiegend Arbeiten mit endogenen Viren gefördert, aber auch einige Untersuchungen an exogenen Viren wurden weiterhin finanziert.

Huebner und Todaro selbst blieben unbeeindruckt von der Idee, exogene Viren könnten als Krebserreger in Frage kommen, und das mit einiger Berechtigung, denn im Vergleich zu den endogenen Viren sind sie relativ selten. Die beiden vertraten weiterhin ihren Standpunkt, die allgegenwärtigen endogenen Viren seien die entscheidende Ursache. Deren Übergang, so ihre Argumentation, aus einer ruhenden DNA-Form in einen aktiven Zustand, in dem einige Sequenzen exprimiert werden, führe zur Entstehung besonderer krebserzeugender Proteine. Das konnte nach ihrer Theorie mit gleichzeitiger Bildung vollständiger Viren oder auch ohne sie geschehen. Dieser letzte Punkt war wichtig, denn damals hatte noch niemand das Vorkommen freier Retroviruspartikel beim Menschen nachgewiesen.

Aktiviert wurden die endogenen Retroviren nach den Vorstellungen von Huebner und Todaro durch chemische Karzinogene, Strah-

---

* Ungefähr zur gleichen Zeit, als man bei Mäusen die RNA-Tumorviren fand, wurden auch andere Virusformen (die DNA-Tumorviren) entdeckt, die bei Tieren ebenfalls Krebs erzeugen können. Manche DNA-Tumorviren wurden später, wie wir noch sehen werden, ebenfalls mit einigen Krebserkrankungen des Menschen in Zusammenhang gebracht.

lung oder sogar durch andere Viren (das hätte die seltenen Fälle erklärt, in denen Krebserkrankungen bei Tieren durch Infektion mit echten exogenen Viren entstanden waren). Zur genetischen Ausstattung des endogenen Retrovirus-Materials gehörte nach ihrer Theorie *ein* besonderes Gen, *das* Onkogen, die Quelle der krebserzeugenden Proteine und vielleicht der Schlüssel zu allen Krebserkrankungen.

Es war eine reizvolle Theorie, und sie brachte viele Wissenschaftler zu diesem Forschungsgebiet, besonders Molekularbiologen; nun konnten sie die molekularen Vorgänge bei der Genexpression untersuchen, die ein aktuelles und anziehendes Teilgebiet der Molekularbiologie darstellen, und gleichzeitig eine publikumswirksamere und, was die Forschungsfinanzierung betrifft, auch lukrativere Laufbahn als Krebsforscher einschlagen.

Zu Beginn dieser aufregenden Ära konzentrierte ich mich noch für längere Zeit auf meine Arbeit mit der Transfer-RNA, die ihre Aufgaben außerhalb des Zellkerns erfüllt. Vor allem meiner Freundschaft mit Bob Ting, einem Wissenschaftler aus dem Stammpersonal des NCI, war es zu verdanken, daß ich überhaupt über Viren nachzudenken begann. Ich kannte ihn schon privat, bevor wir Kollegen wurden. Kennengelernt hatten wir uns 1966, kurz nachdem ich ans NIH gekommen war. Im Herbst 1967 – damals arbeitete ich noch in Sid Pestkas Gruppe an der tRNA – hielt Bob einen Vortrag über die Eigenschaften krebserzeugender DNA- und RNA-Viren – von Tieren natürlich.

Bob stammt aus einer großen, wohlhabenden Familie von Hongkong-Chinesen; sein Vater war eine Zeitlang der Arzt von Tschiang Kai-schek gewesen. Bob hatte aber in den USA studiert und dabei das Glück gehabt, seine Doktoranden- und Postdoc-Zeit bei zwei hervorragenden Wissenschaftlern zu verbringen, die beide Nobelpreisträger waren: Salvatore Luria am MIT hatte Bob mit *Phagen* vertraut gemacht, Viren, die Bakterien infizieren, und als Postdoc hatte er am Cal Tech bei Renato Dulbecco gearbeitet und dort tierische DNA-Tumorviren untersucht.

Dulbeccos Arbeiten waren von großer Bedeutung gewesen, denn er hatte Methoden ausgearbeitet, mit denen man die Fähigkeit mancher DNA-Tumorviren, normale tierische Zellen in Krebszellen zu verwandeln, in Gewebekultursystemen im Labor untersuchen kann; er hatte dazu quantitative Tests entwickelt, wie Temin und Harry Rubin es für das Rous-Sarkomvirus getan hatten. Vorher waren die Wissenschaftler, darunter Ellerman und Bang, Rous, Gross und Jarrett, bei solchen Untersuchungen vorwiegend auf lebende Tiere angewiesen.

Durch Dulbeccos Arbeiten konnte man die grundlegenden Vorgänge beim Übergang einer Zelle vom normalen zum neoplastischen* Zustand studieren. Selbst wenn Viren beim Menschen überhaupt keinen Krebs erzeugen konnten – was damals noch die vorherrschende Meinung war –, erwiesen sich solche Untersuchungen als unschätzbar wertvoll für die Aufklärung der Vorgänge beim Krebs.

Bob sprach in seinem Vortrag über viele faszinierende Dinge, aber ich interessierte mich, wie er mir Jahre später wieder ins Gedächtnis rief, besonders für eine seiner Beobachtungen: Onkogene RNA-Tumorviren, also Viren wie das Rous- und das Moloney-Sarkomvirus, die in ihrer RNA ein Onkogen tragen**, können Zellen anscheinend *in vitro* in wenigen Tagen transformieren und bei Hühnern oder Mäusen innerhalb einiger Wochen Krebs entstehen lassen. Interessant fand ich auch die Tatsache, daß Viren einer einzigen Gruppe, nämlich die RNA-Tumorviren, bei mehreren verschiedenen Tierarten Leukämie hervorrufen.

In den folgenden Wochen und Monaten brachte Bob mir das Tennisspielen bei und führte mich in die höheren Gefilde der chinesischen Küche ein. Und er hörte endlos zu, als ich von meinen Experimenten mit menschlichen Leukämien berichtete. Er schlug vor, ich solle die Virussysteme benutzen, die er bei Dulbecco kennengelernt hatte, und er erklärte mir, wie man normale, uninfizierte tierische Zellen in Gewebekulturen züchtet und dann einen Teil von ihnen in

---

* Der Begriff *neoplastisch* bezeichnet anormales Zellwachstum, das nicht nur übermäßig stark ist (wie bei gutartigen Tumoren), sondern die Zellen auch krebsartig entarten läßt.

** Damals wußte man noch nicht, daß diese Viren ein Onkogen besitzen. Tatsächlich hatte niemand eine Ahnung, warum sie Zellen *in vitro* transformieren und bei Tieren so schnell Krebs erzeugen.

Tumorzellen umwandelt, indem man einfach ein transformierendes, also onkogenes Virus zusetzt.

Wenn man in den Zellen nach der entscheidenden Veränderung suchen wollte, die für den krebsartigen Zustand verantwortlich ist, dann, so die allgemeine Meinung, war es einfacher und klarer, dafür ein solches kontrolliertes System zu benutzen, als den Versuch zu unternehmen, menschliche Krebszellen (zum Beispiel Leukämiezellen) mit ihrem normalen Gegenstück (gesunden menschlichen Blut- oder Knochenmarkszellen) zu vergleichen; Zellen, die man einander dabei gegenüberstellt, könnten nämlich auch andere Unterschiede aufweisen, die mit der untersuchten Frage nichts zu tun haben, und das würde es unmöglich machen, die entscheidende Veränderung zu finden.

Ich war nicht sofort überzeugt, aber nach einiger Zeit entschloß ich mich, meine Vergleiche normaler und leukämischer Blutzellen fortzusetzen und gleichzeitig Arbeiten mit Dulbeccos Tiervirus-Systemen zu beginnen. Es war der Beginn einer Reihe von Untersuchungen in Zusammenarbeit mit Bob Ting: Wir benutzten onkogene DNA-Viren und suchten nach den biochemischen Veränderungen, die sich während der Krebsentstehung abspielen. Wie viele andere Wissenschaftler fanden wir einige solche Umwandlungen, aber jedesmal drängte sich die gleiche Frage auf: Wie konnten wir bedeutsame Veränderungen von Nebeneffekten unterscheiden, die für die Entstehung der krebsartigen Entartung der Zelle keine ursächliche Rolle spielten?*

Während wir uns mit diesen Fragen beschäftigten und dabei immer noch DNA-Tumorviren benutzten, begann Bob, mir mehr über eine ganz andere Klasse tierischer Viren zu berichten: die RNA-Tumorviren. Er machte mich mit Huebner bekannt, und zwar sowohl mit dem Menschen als auch mit seinen Ideen.

Für mich wurde Huebner zu einer gewaltigen Erscheinung: Er war eine beherrschende Kraft und ein Mann mit unbegrenzten Ideen. Er

* Seit damals hat sich herausgestellt, daß Veränderungen der Transfer-RNA nicht von entscheidender Bedeutung für die Proteinsynthese sind. Es ist deshalb sehr unwahrscheinlich, daß Unterschiede in ihrer Menge und Art etwas mit der Umwandlung in eine Krebszelle zu tun haben.

war groß, hatte einen liebenswürdigen Humor und die Augen eines Cockerspaniels. Da er schon viele Viren untersucht und einige neue isoliert hatte, gehörte er in meiner Vorstellung zu den größten aller Virusforscher. Er hatte in der gesamten Virologie von sich reden gemacht, und Ende der sechziger Jahre wurde mir klar, daß er seine Zukunft in der Krebsforschung sah.

In der Wissenschaft zahlt sich eine investierte Idee, auch wenn sie nicht richtig ist, oftmals an irgendeiner anderen Stelle aus. Huebners wichtigste Theorie traf, wie sich später zeigte, nicht zu. Viele Ereignisse können die endogenen Proviren bei Tieren aktivieren, ohne jedoch gleichzeitig Krebs zu erzeugen, und andererseits entsteht oft Krebs, ohne daß endogene Proviren aktiviert sind. Onkogene gibt es zwar tatsächlich, aber nicht im Zusammenhang mit den endogenen Viren; man findet sie vielmehr an anderen Stellen der Chromosomen. Mit anderen Worten: Endogene Viren haben normalerweise nichts mit Onkogenen zu tun; in seltenen Fällen werden solche Gene allerdings tatsächlich von einem exogenen Retrovirus »eingefangen«. So etwas hat sich beim Rous-Sarkomvirus der Hühner und einigen *Mäuseviren* abgespielt, zum Beispiel beim Moloney- und Kirsten-Sarkomvirus, und das ist auch die Erklärung dafür, warum diese Viren so enorm schnell Krebs hervorrufen. Häufiger haben Onkogene beim Krebs aber eine andere Bedeutung: Sie werden in anormaler Weise aktiviert, und zwar durch Mutationen oder andere genetische Veränderungen, die durch Karzinogene hervorgerufen werden oder zufällig entstehen.

Aber Huebner veranlaßte viele von uns, ernsthaft über endogene Viren nachzudenken, und damit trug er wenigstens teilweise dazu bei, daß wir uns ernsthaft mit Onkogenen beschäftigten und auch einige neue fanden (man kennt heute über 30 solche Gene) – sicher ein bedeutsamer Beitrag. Der Reiz, der von Huebners und Todaros Theorie ausging, hatte aber auch eine Schattenseite: Man glaubte nun noch weniger an die Bedeutung von Systemen, die infektiöse exogene Retroviren mit der Krebsentstehung in Verbindung brachten, und das gleiche galt auch für alle anderen infektiösen Viren einschließlich der DNA-Tumorviren; zu viele Anstrengungen wurden nun darauf verwendet, bei Tieren und Menschen nach endogenen Retroviren zu suchen. So blieben einige Fragen offen, die auf eine Theorie oder experimentelle Befunde oder am besten beides warteten: Wie verursachen diejenigen infektiösen, exogenen Retroviren Krebs, die kein Onkogen besitzen? Und gibt es noch mehr von ihnen? Schon bald sollten wir einige Antworten auf solche Fragen erhalten. In der Zwischenzeit konnten wir beobachten, daß solche Retroviren den Schaden oft erst lange Zeit nach der Infektion anrichten, und das stimmte wesentlich stärker mit dem überein, was wir über die Krebsentstehung beim Menschen nach Einwirkung von chemischen Karzinogenen oder Strahlung wußten.

Dennoch führte Huebners Arbeit für mich (und auch für andere) zu einem überwiegend positiven Ergebnis: Er hatte meine Neugier auf Viren im allgemeinen geweckt und mich dazu angeregt, möglichst viel darüber zu lesen – und das zu einer Zeit, als die Tiermediziner enorm wichtige neue Erkenntnisse über exogene Retroviren bei Tieren gewannen. Es kommt nicht häufig vor, daß die Arbeiten der Tierärzte so viel Material für die Erforschung menschlicher Krankheiten liefern, aber hier war es so. Dort, in der Welt einiger der besten tiermedizinischen Wissenschaftler, entdeckte ich den Keim der Idee, daß auch Menschen von derartigen Viren infiziert und dadurch krank werden könnten.

Die Arbeiten, die mich damals beeinflußten, stammten von William und Oswald Jarrett aus Schottland und später von Essex, Bill Hardy, Ed Hoover und anderen (sie alle arbeiteten mit dem Katzen-Leukämievirus); außerdem von Peter Biggs in England und Creighton in den USA (Hühnerleukämievirus), von Janice Miller, Carl Olson (USA) und V. Van der Maaten (USA) sowie später Arsene Burny aus Brüssel (Rinderleukämievirus) und Tom Kawakami (Gibbonaffen-Leukämievirus); außerdem interessierte ich mich für einige frühere Veröffentlichungen von Ludwik Gross und anderen über die Mäuseleukämie. Aber trotz aller Vorhersagen der Elektronenmikroskopiker und anderer Virusforscher, welche die Existenz menschlicher Tumorviren postuliert hatten, brauchte mich natürlich niemand daran zu erinnern, daß es für Virologen eine blinde Fährte war, ein Friedhof von Experimenten. Noch fragte ich mich nur nach den Möglichkeiten, ohne schon mit ihnen zu arbeiten.

Die meiste Zeit betrieb ich nun in Ruhe meine vergleichenden biochemischen Studien mit normalen und transformierten Zellen. Außerdem gab es die Experimente mit der tRNA, aber diese Untersuchungen gingen in meiner Arbeitsgruppe langsam zu Ende. Etwa 1968 oder 1969 begann ich mit der Untersuchung von Enzymen, welche die Herstellung der DNA katalysieren und *DNA-Polymerasen* genannt werden. Sie wirken bei der Zellteilung mit und werden auch zur Reparatur beschädigter DNA-Moleküle gebraucht. Es bestand durchaus die Möglichkeit, daß eines dieser Enzyme sich für das anormale Wachstum der Leukämiezellen als wichtig erweisen könnte. Ich studierte sie und verglich erneut.

Aber irgendwie war ich nicht zufrieden. Immer mehr sah es so aus, als würde diese ganze vergleichende Biochemie nicht alles wirklich Wichtige aufklären, oder zumindest würde mir das nicht gelingen. Und ich war mit meiner Unzufriedenheit nicht allein: Zu jener Zeit rätselten die meisten Krebsforscher darüber, welche Experimente wirklich von Bedeutung waren. Das Tor zum Haus der Molekularbiologie hatte sich vielleicht geöffnet, aber die meisten von uns konnten sich nicht entscheiden, in welches Zimmer sie eintreten sollten.

Anfang 1970 lief mir Sol Spiegelman über den Weg, ein großartiger Molekularbiologe von der Columbia-Universität; ihm teilte ich meine Bedenken über die vergleichenden biochemischen Arbeiten mit. Auch er äußerte die Befürchtung, die tRNA könne sich für die Steuerung der Proteinsynthese als nicht besonders wichtig erweisen. Das Entscheidende, so seine Vermutung, dürfte eher im Zellkern ablaufen, auf der Ebene der Aktivierung verschiedener Gene mit der nachfolgenden Bildung unterschiedlicher Messenger-RNA-Moleküle. Er riet mir dringend, die Arbeit mit der tRNA aufzugeben. Das tat ich auch. Aber ich konnte mich nicht entscheiden, welche Arbeitsrichtung ich nun verfolgen sollte: die DNA-Polymerase der Zellen oder einen neuen Gesichtspunkt der Molekularbiologie.

Houston... Mai 1970 ...ein warmer Tag auf einem Krebskongreß, und auf einmal ist alles anders.

Natürlich hatte ich durch Ting von Howard Temin gehört. Die beiden waren zur gleichen Zeit Studenten bei Dulbecco gewesen, und Temin war dann an die University of Wisconsin gegangen. Von Ting wußte ich, daß er ein glänzender Biologe war. Und ich wußte auch, daß um den berühmtesten Teil seiner Arbeit gestritten wurde. Später sah ich in ihm einen der kenntnisreichsten und wichtigsten Biologen unserer Zeit. In den sechziger Jahren hatte Temin mit einigen anderen die Idee entwickelt, RNA-Tumorviren könnten etwas in der ganzen Biologie Einmaliges tun: nämlich sich über eine DNA-Zwischenstufe vermehren. Mit anderen Worten: Nach seiner Hypothese konnten diese Viren die genetische Information ihrer RNA irgendwie in DNA umwandeln. Dieser Vorstellung begegnete man fast einmütig mit Unglauben.

Nach dem, was man damals wußte, fließt genetische Information nur von DNA zu DNA oder von DNA zu RNA; das war der Hauptgrund, daß manche Kritiker sogar noch weiter gingen und sowohl die Idee als auch die Experimente lächerlich machten. (Man bezeichnete die Theorie als *DNA-Provirus-Hypothese*, denn die DNA-Form wurde Provirus genannt.) Aber auf der Tagung in Houston gab Temin bekannt, was er zusammen mit seinem Mitarbeiter Satoshi Mizutani entdeckt hatte: eine besondere DNA-Polymerase, die in dem RNA-Virus enthalten ist und aus seiner RNA eine DNA herstellen kann! Temin nannte sie RNA-abhängige DNA-Polymerase, aber John Tooze, ein schlauer Biochemiker, der damals Editorials für die Zeitschrift *Nature* schrieb, taufte sie auf den Namen, der zur Grundlage für die Bezeichnung einer ganz neuen Virusklasse werden sollte. Er nannte das Enzym *Reverse Transkriptase*, und die Virusgruppe wurde später unter dem Namen *Retroviren* bekannt.

Das waren aufregende Neuigkeiten; sie wurden durch gemeinsame Veröffentlichungen von Temin und Mizutani in *Nature* und gleichzeitig, aber unabhängig davon, von David Baltimore bekannt gemacht; Baltimore war ein brillanter Wissenschaftler, der sich mit mehreren Enzymen aus verschiedenen Virusklassen beschäftigt hatte. Nun blieben von den Ungläubigen und Spöttern nur noch ein paar Dickköpfe übrig. Baltimore arbeitete damals am MIT und ist heute Präsident der Rockefeller-Universität. Zusammen erhielten Temin und Baltimore später für die Entdeckung der Reversen Transkriptase den Nobelpreis.

Nach einigen nächtelangen Diskussionen mit Bob Ting war ich entschlossen, mich an dem Wettbewerb zu beteiligen. Mein eigenes Labor, das sich damals noch im Anfangsstadium befand und als einziges Personal ein paar technische Assistentinnen und Postdocs beschäftigte, wurde sofort so eingerichtet, daß wir die Eigenschaften der Reversen Transkriptasen vieler verschiedener tierischer Retroviren vergleichen konnten. Ich hatte schon Erfahrung mit DNA-Polymerasen, jenen Zellenzymen, welche die DNA-Herstellung katalysieren; das bot mir einen Einstieg für das Gebiet der Retrovirologie, und ich mußte nicht gerade bei den allereinfachsten Grundlagen beginnen. Immerhin war die Reverse Transkriptase ein Enzym, das die Herstellung einer DNA katalysierte, also eine DNA-Polymerase, wenn auch eine mit einer sehr speziellen Eigenschaft. Auch die DNA-Polymerasen menschlicher Zellen wollte ich weiterhin eingehend untersuchen; dabei würden sich sicher charakteristische Merkmale zeigen, die den DNA-Polymerasen der Zellen und der Reversen Transkriptase gemeinsam sind. Ich wollte aber auch vergleichende Untersuchungen zum Evolutionsmuster der Reversen Transkriptasen bei verschiedenen Retroviren anstellen und bei einer Reihe von Tieren nach Hinweisen auf eine Reverse Transkriptase in den Zellen suchen.

Da sich Viren und Zellen in der Evolution gemeinsam entwickelt haben, gibt es zwischen ihren genetischen Bestandteilen (das heißt den Nucleinsäuren) gewöhnlich einige Ähnlichkeiten. Demnach konnte man mit gutem Grund annehmen, daß Zellen das Gen für ein ähnliches Enzym wie die Reverse Transkriptase enthalten und daß man dieses Enzym manchmal auch in Zellen findet. Tatsächlich hatte Temin fast sofort diese Vermutung geäußert und sogar neue Theorien aufgestellt, wozu ein solches Enzym in den Zellen dienen könnte. So braucht eine Zelle manchmal ein Gen in vielen Kopien und nicht nur in einer. Tatsächlich hatte man in einigen Fällen bereits mehrere Exemplare mancher Zellgene beobachtet. Nach Temins Vermutung könnte eine Funktion der vermuteten Reversen Transkriptase in den

Zellen darin bestehen, mit einem Messenger-RNA-Molekül als Matrize die zugehörige DNA-Kopie aufzubauen, die dann in die DNA der Chromosomen integriert werden müßte. Wenn sich solche Vorgänge mehrfach wiederholten, würden viele Genkopien entstehen. An diesen Zug hängte ich mich an, so fest ich nur konnte: Ich wollte nicht nur die Reverse Transkriptase aus vielen verschiedenen tierischen Retroviren charakterisieren, sondern auch versuchen, in den Zellen das Gegenstück zu dem Virusenzym zu finden und es dann, falls mir das gelingen sollte, ebenfalls in vielen verschiedenen tierischen Zellen genauer studieren.

Mein zweites Vorhaben würde längere Zeit in Anspruch nehmen und war weniger gut begründet. Die ältere, anerkannte Methode zum ersten Nachweis eines Retrovirus in einer Zelle bestand darin, elektronenmikroskopische Aufnahmen von der Zelle zu machen. Oft bestätigten solche Bilder die Vermutung des Wissenschaftlers nicht, selbst wenn er recht hatte; der Grund: Viele Viren vermehren sich explosionsartig, und man mußte schon außerordentliches Glück haben, um in einem solchen Augenblick der Virus-Neuproduktion mit dem Elektronenmikroskop zur Stelle zu sein. Und wenn man Gewebe in Kulturschalen bringt, bildet sich das Virus dort oft nur für kurze Zeit. Die Methode war nicht nur unempfindlich – das heißt, wenn nur wenige Viren vorhanden waren, konnte man sie leicht übersehen –, sondern sie führte häufig zu Fehlern, weil man manche normalen Zellstrukturen mit Viren verwechseln konnte, wenn man nicht besondere Sorgfalt walten ließ, um sie zu unterscheiden. Außerdem hatte die Elektronenmikroskopie auch Nachteile für mich, weil wir in unserem Labor kein Elektronenmikroskop hatten. Jedesmal, wenn wir ein solches Gerät benutzen wollten, mußten wir uns auf eine Zusammenarbeit mit anderen Arbeitsgruppen einigen, und das erwies sich oft als kostspielig, zeitaufwendig und uneffektiv. Mit der Entdeckung der Reversen Transkriptase ergab sich eine Möglichkeit, wie man die Probleme der Elektronenmikroskopie vielleicht umgehen konnte: Warum sollte man, wenn man nach Indizien für die Anwesenheit eines Retrovirus suchte, nicht zunächst einfach feststellen, ob das virusspezifische Enzym vorhanden ist – gewissermaßen die »Fußspur« des Virus? Das wäre ein einfacher Nachweis, den man mit einem chemischen Enzymtest* immer wieder leicht und billig durchführen könnte. Zwar würden wir, zumindest am Anfang, häufig DNA-Polymerasen der Zellen fälschlicherweise für die Reverse Transkriptase der Viren halten, aber nach und nach könnten wir den Test vielleicht empfindlicher und spezifischer gestalten. Wie ich bereits erwähnt habe, gibt es zu Virusbestandteilen häufig eine Entsprechung in den Zellen. Gewöhnlich lassen sie sich aber leicht unterscheiden.

Im gleichen Maße, wie der Test für das Enzym empfindlicher und spezifischer würde, hätte ich letztlich zumindest ein vorläufiges Nachweisverfahren für ein menschliches Retrovirus. Vielleicht hätte ich dann immer noch den Wunsch, meine Ergebnisse mit dem Elektronenmikroskop zu bestätigen, aber es wäre ein grundlegender Nachweis, der sich in meinem eigenen Labor ausführen ließ und mit dem ich anfangen konnte, nach Hinweisen auf menschliche Retroviren zu suchen. Das wurde mein langfristiges Ziel.

Die Geschichte der nächsten zehn Jahre handelt nicht nur davon, wie in unserem Labor ein krankheitsauslösendes Retrovirus des Menschen entdeckt wurde. Es ist auch die Geschichte darüber, wie es unserer Gruppe gelang, die biologische Untersuchung der weißen Blutzellen mit den neuen Entwicklungen der Retrovirologie zu verbinden – im Laufe vieler Jahre und mit zahlreichen Experimenten, mit der Hilfe vieler klinischer Kollegen und vieler Epidemiologen,

* Enzymtests bedienen sich biochemischer Methoden. Viele Proteine wirken als spezifische Enzyme, das heißt, sie machen ganz bestimmte biochemische Reaktionen möglich, die man nachweisen und quantitativ erfassen kann. Ob eine Reaktion stattfindet, und wenn ja, mit welcher Geschwindigkeit, ist ein Maß für die Anwesenheit (oder das Fehlen) des Enzyms und für seine Menge, denn als unentbehrlicher Katalysator setzt es die Reaktion erst in Gang. Zu solchen Messungen setzt man oft eine chemische Substanz (das Substrat) ein, die »markiert« ist; dann fügt man das Zell- oder Virusmaterial hinzu, das man auf die Anwesenheit des fraglichen Enzyms untersuchen möchte, und verfolgt die Veränderungen der Markierung. Manchmal handelt es sich dabei um eine chemische Verbindung, die eine Farbänderung durchmacht. Heute verwendet man bei den Testsubstraten gewöhnlich eine radioaktive Markierung. Der Nachweis der Reversen Transkriptase ist so kompliziert, wie Enzymtests nun einmal sind. Als Substrate dienen im wesentlichen die Bausteine der DNA, und mindestens einer davon ist radioaktiv. In Gegenwart von RNA (als Vorlage oder Matrize) entsteht DNA – aber nur, wenn das Enzym vorhanden ist. Sie ist radioaktiv, und man kann sie leicht abtrennen; ihre Menge, die sich ebenfalls einfach bestimmen läßt, spiegelt die Konzentration der Reversen Transkriptase wider.

unterstützt durch den Austausch von Information, technischem Know-how und neu entwickelten Laborkunstgriffen zwischen den Arbeitsgruppen. Bevor wir zeigen konnten, daß es in leukämischen weißen Blutzellen des Menschen ein menschliches Retrovirus gibt, mußten wir zunächst eine Methode ausarbeiten, mit der wir ein Retrovirus im Labor in primären Zellen – das heißt in Zellen, die unmittelbar aus einem Patienten stammten – vermehren konnten. Wenn uns das gelang, wenn wir also wußten, wie man die verschiedenen Arten menschlicher Blutzellen züchtet, hatten wir einen Weg, um das Virus mit dem Test auf Reverse Transkriptase nachzuweisen, und konnten so wenigstens einige vorläufige Hinweise auf die Eigenschaften des Virus erhalten. Aber da die Zucht von Blutzellen über längere Zeiträume hinweg oft schwierig ist, sollten wir später auch lernen, wie man das Virus auf andere Zielzellen überträgt; vielleicht, so unsere Vermutung, mußte man dazu die virushaltigen weißen Blutzellen zusammen mit anderen Zellen in die Gewebekultur bringen, und zwar mit solchen, die zu einer unsterblichen Zellinie menschlichen oder tierischen Ursprungs gehörten. Aber zunächst wollten wir menschliche weiße Blutzellen züchten; dazu mußten wir geeignete Wachstumsfaktoren finden, und diese Arbeit führte uns in das faszinierende Gebiet der Lymphokine (von denen die Zellwachstumsfaktoren eine Untergruppe darstellen), biologisch aktiver Substanzen, die über eine Entfernung hinweg auf ganz andere Moleküle wirken. (Die Bezeichnung *Lymphokine* gab es allerdings zu der Zeit, als unsere Arbeiten begannen, noch nicht.) Im Verlauf dieser Untersuchungen fingen wir auch an, menschliche Onkogene zu studieren und uns mit ihrer möglichen Funktion bei der Ausbildung von Leukämien und Lymphomen zu beschäftigen. Wie grundlegende Tierversuche anderer Arbeitsgruppen* gezeigt hatten, würden sich diese Gene vermutlich bei allen Krebserkrankungen, seien sie nun durch eine Virusinfektion, einen chemischen oder anderen Umwelteinfluß

---

* Es ist nicht möglich, hier eine Liste aller wichtigen, an der Untersuchung von Onkogenen beteiligten Wissenschaftler aufzustellen; der interessierte Leser findet aber viele zusammenfassende Darstellungen dieses Themas, beispielsweise den Artikel von Robert Weiberg in *Spektrum der Wissenschaft*.

oder aber durch zufällige genetische Veränderung entstanden, als Dreh- und Angelpunkt erweisen.

Eine derartige Studie aus unserer Arbeitsgruppe* führte zu einer wichtigen Entdeckung (das gleiche entdeckte unabhängig von uns auch Phil Leder, der damals ebenfalls am NIH war und heute an der Harvard Medical School arbeitet): Wahrscheinlich ist eine größere Veränderung in einem solchen Zellgen namens *myc* das entscheidende Ereignis, das zur Entstehung des Burkitt-Lymphoms führt; diese besondere Form eines B-Zell-Lymphoms kommt vor allem bei Kindern in bestimmten Teilen Äquatorialafrikas vor.

Am Burkitt-Lymphom zeigen sich deutlich die verschiedenen Stadien bei der Entstehung menschlicher Krebserkrankungen, denn es bildet sich nur äußerst selten – es sei denn, zwischen dem Epstein-Barr-Virus und einer schweren Form endemischer Malaria findet ein Wechselspiel statt. Mit vereinten Kräften steigern diese beiden Faktoren drastisch die Wahrscheinlichkeit für die entscheidende Veränderung im *myc*-Gen. Tatsächlich war das einer der ersten Fälle, in denen man ein für menschliche Krebserkrankungen wichtiges Gen nachweisen konnte. Darüber hinaus vervollkommneten wir in jener Zeit die wichtigen Labormethoden zur Untersuchung weißer Blutzellen, die sich später für die AIDS-Forschung als nützlich erweisen sollten.

Im Laufe des ersten Jahres gab es weitere Fortschritte bei der Erforschung tierischer Retroviren, und sie verstärkten meine Absicht, bei Menschen nach einem krebserzeugenden Retrovirus zu suchen. Die ersten neuen Befunde stammten von Carl Olson, Janice Miller und ihren Mitarbeitern an der University of Wisconsin: Sie entdeckten ein Retrovirus, das bei Kühen Leukämie verursacht. Wie sich später zeigen sollte, handelte es sich dabei ebenfalls um ein infektiöses exogenes Retrovirus, und das weckte neues Interesse an den Arbeiten von William Jarrett und ähnlichen Experimenten, die andere mit

---

* Sie wurde vor allem von Riccardo Dalla Favera ausgeführt, der damals als Postdoc im ersten Jahr mit Wong-Staal und mir arbeitete; heute ist er Professor an der Columbia University School of Medicine.

Hühnern und Mäusen vorgenommen hatten. Von besonderem Interesse war für mich die Beobachtung, daß das Rindervirus nur in sehr geringen Mengen vorkam und deshalb schwierig nachzuweisen und zu isolieren war. Das legte auch den Verdacht nahe, daß eine weit verbreitete Meinung nicht zutraf: Umfangreiche Virusvermehrung mit der Folge einer Virämie, wie ich sie im 3. Kapitel definiert habe, ist für die Entstehung der Leukämie möglicherweise nicht erforderlich – zumindest gilt das für manche Leukämien. Am wichtigsten war vielleicht, daß sich wieder einmal die bohrende Frage stellte, ob man ein menschliches Retrovirus – oder auch mehrere – übersehen hatte.

Erwartungsgemäß wurden Olsons und Millers Befunde nicht sofort anerkannt. Es gab Einwände, sie hätten keine echte Beobachtung gemacht; da das Virus so schwierig nachzuweisen war, behaupteten die Kritiker, es könne ein Irrtum vorliegen. Außerdem gab es eine andere, eher praktische Schwierigkeit: Welcher angesehene Wissenschaftler sollte ein Interesse daran haben, Kühe in sein Labor zu bringen und die Ergebnisse experimentell zu bestätigen?

Weiter verstärkt wurde mein Vorsatz, nach menschlichen Retroviren Ausschau zu halten, als man ähnliche Viren aus verschiedenen Primaten isolierte; Anfang der siebziger Jahre gab es mehrere solcher Isolationsexperimente. Am wichtigsten war, daß man infektiöse exogene Retroviren bei Gibbonaffen fand, wo sie auch verschiedene Formen der Leukämie auslösen. Die Geschichte dieser Viren erwies sich für meine Kollegen und mich als besonders interessant, denn man hatte sie bei einer Tierart gefunden, die dem Menschen eng verwandt ist, und die Leukämien, die sie hervorriefen, ähnelten stark entsprechenden menschlichen Erkrankungen. Die Arbeiten lieferten auch erste überzeugende Hinweise, daß Retroviren von einer Art auf eine andere übertragen werden können. George Todaro, Raoul Beneviste und ihre Mitarbeiter am NIH konnten durch molekulare Analysen zeigen, daß die Gibbonaffen-Viren eng mit Retroviren asiatischer Mäuse verwandt sind! Demnach, so konnte man aus solchen und anderen Ergebnissen schließen, sind die Retroviren, die bei den Gibbons Leukämie erzeugen, wahrscheinlich vor langer Zeit durch eine Übertragung von Mäusen auf Affen entstanden.

Noch erstaunlicher waren Befunde mit einem Virus, das man in demselben Haushalt aus zwei Haustieren isolierte. Eines der Tiere, ein Wollaffe, hatte Krebs bekommen. Aus der Geschwulst isolierten Gordon Theilen und seine Mitarbeiter in Oregon etwas, das sie für ein neues Retrovirus hielten. Bald darauf zeigte Fritz Deinhard, der damals an der University of Illinois war und heute in München arbeitet, daß das Virus Zellen in der Gewebekultur transformieren und bei manchen Neuweltaffen Sarkome hervorrufen kann. Man bezeichnete den Erreger als Wollaffenvirus, aber es ist auch unter dem Namen Affen-Sarkomvirus bekannt.* Als meine Mitarbeiter und ich dieses Virus analysierten, entpuppte es sich als ein weiteres Gibbonaffen-Leukämievirus – wiederum ein Hinweis auf eine Übertragung von Art zu Art.

Nun war zwar klar, daß das Wollaffen- und das Gibbonaffenvirus ähnlich waren, aber völlig gleich waren sie nicht. Bei einem Teil der Viruspartikel aus dem Wollaffen fanden wir im Genom ein Gen, das zu einem Gen des Wollaffen paßte – damit hatten wir ein Onkogen gefunden –, und wir konnten auch zeigen, daß dieses Gen tatsächlich aus dem neuen Wirt des Virus, nämlich dem Wollaffen, stammte!

Viele Arbeitsgruppen einschließlich unserer eigenen trugen dazu bei, die Beziehung zwischen Krebs und Viren weiter aufzuklären. Am Beispiel des Wollaffen hatten wir etwas Neues gelernt: Was wir für ein leukämieerzeugendes Virus gehalten hatten, rief in diesen Tieren keine Leukämie, sondern ein Sarkom hervor, eine viel schneller wachsende Krebsgeschwulst des Typs, den Rous so leicht von einem Huhn zum anderen übertragen konnte. Die Wollaffen lebten nie so lange, daß sie hätten Leukämie bekommen können. Die Zeit, bis ein Retrovirus ohne Onkogen die Leukämie hervorruft, ist nicht nur wesentlich länger als die Phase, bis die Retroviren mit Onkogen das Sarkom auslösen, sondern der Prozentsatz der infizierten Tiere, die überhaupt den Krebs bekommen, ist bei der Leukämie ebenfalls wesentlich geringer.

* Ein *Sarkom* ist ein Krebstyp, gewöhnlich der Muskeln, der Knochen oder des Bindegewebes. Das Wollaffenvirus erzeugt ein Sarkom des Bindegewebes. Retroviren, die Onkogene enthalten, rufen meistens Sarkome hervor; ein anderes Beispiel ist das Rous-Sarkomvirus der Hühner.

Die Erklärung, warum ein Leukämievirus auf einmal Sarkome hervorruft, stammte vor allem von Stuart Aaronson und seiner Arbeitsgruppe, die ebenfalls am National Cancer Institute arbeiteten, sowie von Russell Doolittle und seinen Kollegen von der University of California in San Diego. Wie sie zeigen konnten, enthielt die neue Zell-DNA, die sich mit dem Wollaffenvirus verbunden hatte, das Gen für einen bereits bestens bekannten Zellwachstumsfaktor: ein Protein namens Blutplättchen-Wachstumsfaktor (platelet derived growth factor, PDGF), das bei Zellen mehrerer Typen das Wachstum anregt. Das PDGF-Gen wurde seitdem zu einem der am genauesten untersuchten Onkogene und erhielt von Wong-Staal und mir den Namen *sis* (von *si*mian *s*arcoma, Affen-Sarkom).

Ich brauche wohl nicht besonders zu erwähnen, daß es sich bei dem zweiten Tier in dem Haushalt, aus dem der infizierte Wollaffe stammte, um einen Gibbon handelte. In der Wissenschaft hatte man sich nun schon mehr daran gewöhnt, daß bei Primaten infektiöse Retroviren beobachtet wurden. Und damit lag der Gedanke nicht mehr fern, ein tierisches Retrovirus könne auch auf Menschen übertragen worden sein. Immerhin sind Gibbons dem Menschen im Evolutionsstammbaum recht nahe verwandt.

Als wir von diesen Entdeckungen erfuhren, setzten wir und andere Labors* jeweils unabhängig voneinander unsere Bemühungen fort, uns langsam und sorgfältig mit der Reversen Transkriptase (RT) aller bekannten tierischen Retroviren vertraut zu machen; wir wollten sie von den normalen DNA-Polymerase-Enzymen unterscheiden können, die in allen menschlichen Zellen vorhanden sind (und die wir weiterhin charakterisierten), und natürlich wollten wir den Test (also den Nachweis) für RT so empfindlich wie möglich machen.

Nachdem wir Anfang der siebziger Jahre die besten Testbedingungen für verschiedene RT-Enzyme ermittelt hatten, war der Nachweis in seiner Unterscheidungsfähigkeit wesentlich empfindlicher als die

* Dazu gehörten vor allem Sol Spiegelman und Mitarbeiter an der Columbia University, Maurice Green von der St. Louis University und die Entdecker der Reversen Transkriptase Howard Temin (mit seinem neuen Studenten Yung Kang, der heute Leiter der mikrobiologischen Abteilung an der Universität Ottawa ist) und David Baltimore.

Elektronenmikroskopie (EM), das ältere Verfahren zum Aufspüren aller Viren. Aber bei einem neu entdeckten Virus – und das wäre heute noch genauso, wenn wieder ein neues Retrovirus auftaucht – bestand die erste Aufgabe darin, mit den Testbedingungen herumzuprobieren und die beste Kombination für die Suche nach der RT des Virus zu ermitteln. (*Testbedingungen* sind die Konzentrationen der verschiedenen Bestandteile in dem Reaktionsgemisch für RT sowie pH-Wert, Puffer, Salzbestandteile, Zeit und Temperatur der Reaktion.) Da wir bis dahin noch kein menschliches Retrovirus isoliert hatten, waren wir zu jener Zeit gezwungen, ein breites Spektrum an Reaktionsbedingungen auszuprobieren.

Im Jahr 1972 sah es so aus, als habe unsere Geduld sich gelohnt. Vor allem aufgrund der Arbeiten meiner Mitarbeiter M. Sarngadharan (er wurde im Labor kurz Sarang genannt) und Marvin Reitz hatten wir Grund zu der Annahme, wir hätten den ersten klaren Hinweis auf ein Retrovirus in menschlichen Krebszellen.

Sarang stammte aus Kerala in Indien und war erst ein Jahr zuvor in unser Labor gekommen, um an RT-Tests zu arbeiten. Auch Reitz war 1971 als junger Biologie-Postdoc zu uns gestoßen. Die beiden erhielten eine Zellprobe von einem Patienten mit einer Leukämie der Lymphocyten (Lymphocyten sind ein Typ weißer Blutzellen). Obwohl wir das damals noch nicht genau wußten*, untersuchten wir wahrscheinlich genau die Gruppen der Lymphocyten, die, wie sich später herausstellen sollte, das Ziel der menschlichen Retroviren sind. Zu unserer Freude, aber auch zu unserer Überraschung stellten wir fest, daß wir aus den Zellen ein Enzym mit allen damals bekannten Eigenschaften einer Virus-RT isoliert hatten.

Mit nicht geringer Begeisterung wollten wir unsere Ergebnisse veröffentlichen, und so schickten wir einen Artikel an die angesehene und weit verbreitete Zeitschrift *Nature*. Bald darauf kam die Antwort, er sei angenommen. Unsere Stimmung war blendend. Hier war zumindest ein Beleg für unsere Überzeugung, daß es in menschlichen Leukämiezellen tatsächlich ein Retrovirus gibt. Begierig warteten

---

* Die technischen Möglichkeiten zur Unterscheidung der Lymphocyten-Untertypen steckten damals noch in den Kinderschuhen.

wir, wie die wissenschaftliche Welt die Veröffentlichung unserer Befunde aufnehmen würde.

Zu unser aller – und vor allem meiner eigenen – Verblüffung und Ernüchterung stießen unsere Ergebnisse nur auf wenig Interesse. Nachdem wir die erste Enttäuschung überwunden hatten, fanden wir bald heraus, was geschehen war. Es war nicht das erste Mal, daß jemand Ergebnisse veröffentlicht hatte, die auf das Vorkommen einer Reversen Transkriptase in menschlichen Leukämiezellen schließen ließen: In vorangegangenen Publikationen hatten andere Arbeitsgruppen und auch unsere eigene mit der gleichen Begeisterung, aber mit weniger eindeutigen Befunden dieselbe Schlußfolgerung für sich in Anspruch genommen, und jedesmal waren bei weiteren Untersuchungen wieder Zweifel aufgetaucht.

In jenen Tagen konnte man eine Virus-RT leicht mit normalen DNA-bildenden Enzymen der Zellen (den DNA-Polymerasen) verwechseln, und die meisten frühen Befunde über Virus-RT wurden mit der Begründung abgelehnt, es handele sich in Wirklichkeit vermutlich um DNA-Polymerase-Enzyme der Zellen. Auch wir hatten tatsächlich zwei Jahre zuvor in einem Fall solche Ergebnisse ausdrücklich als vorläufig bezeichnet, und unsere eigene Interpretation hatte damals die Möglichkeit in Betracht gezogen, daß es sich um eine Zell-DNA-Polymerase mit einigen Eigenschaften einer Reversen Transkriptase handeln könnte. Aber unsere Befunde von 1972 waren anders. Die RT war eindeutig keines der bekannten Zellenzyme; sie hatte alle Eigenschaften einer Reversen Transkriptase. Aber anscheinend waren nur wenige bereit, auf uns zu hören.

Unser erster Gedanke war, weitere Beispiele zu suchen, die unsere Behauptung untermauerten. In den folgenden Jahren fanden wir noch ein paar andere, ähnliche Fälle. Aber im Laufe der Zeit mußten wir uns damit abfinden, daß die positiven Ergebnisse zwar uns selbst darin bestärkten, weiter in menschlichen Zellen nach solchen Viren zu suchen, daß aber der ganze Ansatz allgemein nicht als schlüssig angesehen wurde. Eine mutmaßliche Spur (in Form des RT-Enzyms) eines menschlichen Leukämievirus war schlicht und einfach kein Ersatz für die Isolierung und Vermehrung des Virus selbst in einer Labor-Zellkultur.

Aber das erforderte erst einmal größere Anstrengungen bei der Gewebekultur der verschiedenartigen menschlichen Blutzellen. Wir würden solche Zellen über lange Zeit hinweg und vermutlich in großen Mengen züchten müssen. Zu jener Zeit (1973/1974) konnte man aber nur eine kleine Untergruppe der B-Lymphocyten überhaupt in langfristigen Gewebekulturen wachsen lassen, und auch das nicht mit vorhersagbarem Ergebnis. Es handelte sich dabei um die relativ seltenen B-Zellen, die mit EBV infiziert waren, einem DNA-Virus aus der Herpesfamilie, das Tony Epstein in den sechziger Jahren entdeckt hatte; es spielt, wie er ebenfalls nachgewiesen hatte, eine Rolle beim Burkitt-Lymphom und ist die unmittelbare Ursache der infektiösen Mononucleose.

Teilerfolge hatte man auch mit Blutzellen eines anderen Typs erzielt. Leo Sachs in Israel und wenig später auch Donald Metcalf und seine Mitarbeiter in Australien beschrieben eine Methode zur Zucht myelischer (knochenmarksähnlicher) Zellen; sie gründete sich auf ein von ihnen entdecktes Protein (einen Wachstumsfaktor), welches das Wachstum dieser Zellen anregte.* Die myeloischen Zellen konnten aber in diesem neuen Gewebekultursystem nur in kleinen Mengen, für kurze Zeit und in kleinen Zell»kolonien« auf einer festen Oberfläche wachsen. Zwar waren und sind diese Arbeiten wichtig, und sie stellten eine Pionierleistung dar, aber sie lieferten nicht die Voraussetzungen, die für unser Vorhaben nützlich gewesen wären. Was wir brauchten, war im Idealfall ein Wachstumsfaktor, mit dem wir unsere primären Zellen – leukämische weiße Blutzellen – ständig in einer Lösung weiterwachsen lassen konnten.

Die Aufgabe, einen solchen Wachstumsfaktor zu finden, fiel an Robert Gallagher und Zaki Salahuddin. Zaki war Anfang der siebziger Jahre als technischer Assistent in das Labor gekommen. Gallagher machte den klugen Vorschlag, wir sollten mit menschlichem Embryonalgewebe arbeiten, denn dort sei die Chance, einen solchen

---

* Wachstumsfaktoren für die Epidermiszellen der Haut und für bestimmte Nervenzellen waren schon etwas früher zum erstenmal entdeckt worden, und zwar von Rita Levi-Montalcini in Rom und von Stanley Cohen an der Vanderbilt University; sie bekamen dafür 1986 den Nobelpreis.

Faktor zu finden, am größten. Seiner Vermutung zufolge könnten Leukämiezellen, wie unreife weiße Blutzellen, Rezeptoren für artspezifische Wachstumsfaktoren ausbilden, die normalerweise nur während der Embryonalentwicklung entstehen. Ich stimmte zu. Zu unserem Glück gab es damals bei der Verwendung menschlichen Embryonalgewebes für solche Zwecke noch nicht die Beschränkungen, die später erlassen wurden.

Während Gallagher und Salahuddin nach einem Wachstumsfaktor suchten, hielten Sarang, Reitz und andere weiterhin bei anderen Leukämiezellen Ausschau nach Hinweisen für eine Reverse Transkriptase von Viren.

Alle weißen Blutzellen gehören zu zwei Abstammungslinien: entweder zu den knochenmarksähnlichen myeloischen Zellen oder zu den Lymphocyten. Die myeloische Linie umfaßt die Granulocyten (das sind die Eiterzellen, die sich als Reaktion auf eine Infektion bilden) und die Monocyten/Makrophagen, die für Entzündungsreaktionen und viele andere komplexe Aktivitäten der Immunabwehr von Bedeutung sind. B- und T-Zellen gehören zu den Lymphocyten. Ungefähr seit jener Zeit konnte man bei den Lymphocyten bestimmte Untergruppen unterscheiden. Die T-Zellen teilt man in Typen ein, die sich durch ihre Funktion und das Vorkommen beziehungsweise Fehlen bestimmter Proteine auf ihrer Oberfläche unterscheiden. Die T4-Helferlymphocyten, manchmal auch »Piloten des Immunsystems« genannt, steuern die Funktion ihrer eigenen Gruppe und anderer Blutzellen, und zwar vor allem durch die Ausscheidung bestimmter Proteine, der Lymphokine. Diese Substanzen rufen bei anderen Zellen, deren Oberflächenrezeptoren ihnen den Zugang gestatten, interessante biologische Wirkungen hervor. Manche Lymphokine sind Wachstumsfaktoren. Die Ausgangs- oder Stammzellen, aus denen alle Abstammungslinien der weißen Blutzellen hervorgehen, befinden sich vor allem im Knochenmark, und dort liegen auch viele der ersten Vorläuferzellen für die verschiedenen Gruppen weißer Blutzellen und für die roten Blutkörperchen. Die reifen, funktionsfähigen Zellen verteilen sich dann mit dem Blut überall im Körper und sind leicht zugänglich.

Leukämien sind bösartige Erkrankungen der weißen Blutzellen; es gibt von ihnen so viele Typen, wie es Gruppen weißer Blutzellen gibt, oder vielleicht sogar noch mehr. Eine Leukämie kann einen Zelltyp in einem Differenzierungsstadium und einen zweiten in einem anderen Stadium betreffen. Der Reifungszustand der betroffenen Zellen bestimmt die klinischen Merkmale der Leukämie, und deshalb tragen Leukämien, an denen die gleichen Zellen in unterschiedlichen Stadien beteiligt sind, auch verschiedene Namen. Konnte man aus dem unterschiedlichen klinischen Bild schließen, daß die Krankheit, die Ursache oder der Mechanismus anders sein mußte? Wir wußten es nicht.

Einfacher wurden die Probleme auch nicht durch die Erkenntnis, daß man Leukämien bei Tieren im Labor durch mehrere Auslöser hervorrufen kann, zum Beispiel durch Strahlung, Viren, manche Chemikalien, spontane genetische Mutationen oder bestimmte Inzuchtkreuzungen. Mit anderen Worten: Hatten wir vielleicht nach *einer* Ursache für eine Krankheit gesucht, obwohl wir gar nicht wußten, ob es sich nicht vielleicht in Wirklichkeit um drei oder zehn Krankheiten handelt, selbst wenn nur ein Zelltyp beteiligt ist und sich die klinischen Befunde ähneln? Darüber hinaus ergab sich aus den Tierexperimenten noch eine weitere Komplikation: Es gab keinen Zweifel, daß derselbe Typ der Leukämie im Labor durch mehrere Ursachen ausgelöst werden kann.

Unsere klinischen Kollegen baten wir deshalb um alle nur denkbaren Gewebeproben von Patienten mit Leukämien und Lymphomen. In seltenen Einzelfällen war der Test auf RT-Aktivität bei solchen Zellen positiv. Aber keine der Gewebeproben zeigte so klare Hinweise auf RT-Aktivität wie die Zellen des jungen Mannes mit adulter Lymphocytenleukämie, in denen wir das erste Mal eine virusartige RT gefunden hatten. Ich zog daraus nicht den Schluß, daß wir uns auf diese Leukämieform konzentrieren sollten, was ich vielleicht hätte tun sollen. Nach meinem damaligen Gefühl hatten wir das positive Ergebnis einfach dem Glück oder vielleicht der besseren Methode zu verdanken. (Wie uns erst nach und nach klar wurde, hatte dieser Patient vermutlich die Art von Leukämie, aus der wir später das erste menschliche Retrovirus isolierten.)

Wir arbeiteten weiter mit weißen Blutzellen aus allen Arten der

Leukämie, sowohl aus der myeloischen als auch aus der lymphatischen Abstammungslinie. Dann, an einem Tag des Jahres 1973, hatten Gallagher und Salahuddin Erfolg: Aus einer Nährlösung, in der sie ihre embryonalen Zellkulturen gezüchtet hatten, isolierten sie einen Wachstumsfaktor. Wenn wir diesen Faktor regelmäßig zusetzten, konnten wir die primären myeloischen Leukämiezellen ständig zum Wachsen anregen. Das war ein aufregendes Ergebnis. Zur gleichen Zeit kam Steve Collins zu uns, ein neuer Postdoc, der sich an diesen Arbeiten beteiligte.

Dann kam die eigentliche Überraschung. Aus Gründen, die niemand versteht, wurde eine Probe der primären myeloischen Zellen, mit denen Steve arbeitete, plötzlich unsterblich, das heißt, sie war auf einmal von keinerlei Wachstumsfaktoren mehr abhängig. Die Zellen teilten sich ohne jegliche Unterstützung der Wissenschaftler, abgesehen von der üblichen Versorgung mit Zellkultur-Nährlösung (dem *Medium*). Die erste menschliche myeloische Zellinie war entstanden! Diese besondere Zellprobe lieferte nie irgendwelche Viren. Wir nannten die neue Zellinie HL-60 (für human leukemia, menschliche Leukämie) und stellten sie sofort auch anderen Arbeitsgruppen zur Verfügung. Sie ist weltweit in Gebrauch und stellt eine der wertvollsten Zellinien für biologische Untersuchungen an derartigen Zellen dar.

Noch interessanter war für uns eine andere myeloische Leukämiezellprobe, der wir die Bezeichnung HL-23 gaben. Sie zeigte das übliche Wachstumsverhalten, das heißt, sie blieb immer auf den Wachstumsfaktor angewiesen und wurde nie zu einer unsterblichen Zellinie; ihre Zellen waren aber im Test auf RT-Aktivität positiv, und wie wir durch sorgfältige Überwachung feststellten, behielten sie diese Eigenschaft auch bei. Jetzt gab es in unserem Labor große Aufregung, besonders als sich in elektronenmikroskopischen Aufnahmen bestätigte, daß die Zellen ein Retrovirus des Typs C enthielten, den gleichen Typ, der bei vielen Tieren Leukämie hervorruft. Offenbar hatten wir genau die Art von Retrovirus gefunden, die wir erwartet hatten: Es war, wie wir sofort feststellten, mit den leukämieerzeugenden Retroviren der Primaten verwandt, besonders mit dem der Gibbonaffen. Andererseits schienen David Gillespies erste Analysen aber darauf hinzuweisen, daß es nicht mit dem Affenvirus identisch war.* Wir reichten unsere Ergebnisse zur Veröffentlichung ein.

Aber die Katastrophe zeichnete sich ab. Die meisten Wissenschaftler waren der festen Überzeugung, es gebe keine menschlichen Retroviren. Die Last des Beweises, daß sie doch existieren, lag voll und ganz auf unseren Schultern. Erschwert wurde unsere Aufgabe noch durch Spannungen in der wissenschaftlichen Welt, die sich nicht auf die Frage der menschlichen Retroviren beschränkten. Sie drehten sich vielmehr um den eindeutigen Nachweis eines Zusammenhangs zwischen Viren und Krebs.

Wenn menschliche Retroviren existierten, dann konnten sie auch Krebs auslösen – deshalb suchten wir sie in Leukämiezellen. Und wenn irgendwelche Krebserkrankungen von Retroviren hervorgerufen werden, dann könnte es auch viele andere Krebsleiden geben, bei denen man ebenfalls Viren als Ursache finden könnte. In den Geschichten der Publikumspresse wurde schon seit Jahren behauptet, die Wissenschaftler stünden vor der Entdeckung, daß Viren Krebs erzeugen – und zwar *alle* Arten von Krebs. Die Öffentlichkeit wartete auf die langersehnte Behandlungs- oder Heilmethode. Der Hintergrund: Einige Zeit zuvor hatten Wissenschaftler Indizien für einen direkten Zusammenhang zwischen wenigen Viren und wenigen Krebserkrankungen präsentiert, zum Beispiel zwischen dem Herpes simplex-Virus (einem DNA-Virus) und dem Cervixkrebs sowie zwischen EBV (das, wie bereits erwähnt, ebenfalls zu den Herpesviren gehört) und dem Burkitt-Lymphom.

Aber schon bald verkehrten sich die positiven Befunde bei Herpes simplex ins Gegenteil; es bleiben keine klaren Hinweise übrig, daß dieses Virus tatsächlich am Cervixkrebs beteiligt ist. EBV ist zwar

* Gillespie war ebenfalls 1970 in das Labor gekommen, als es erweitert wurde. Er hatte sein Examen bei Sol Spiegelman an der University of Illinois gemacht und mit diesem eine erstklassige Veröffentlichung geschrieben; es war eine der entscheidenden Arbeiten über die Entwicklung der molekularen Hybridisierung, einer höchst wichtigen Methode. Der Wissenschaftler kann damit feststellen, ob zwei Nucleinsäuren miteinander verwandt sind, und wenn man eine solche verwandte Nucleinsäure als Sonde einsetzt, kann man damit sogar ein einzelnes Gen aus einem riesigen Gemisch von Genen heraussuchen.

auch nach unserem heutigen Wissen beim Burkitt-Lymphom von Bedeutung, aber es hat an Wichtigkeit verloren, denn es ist offensichtlich nur einer von mehreren Faktoren, die zusammen diesen Tumor entstehen lassen. Außerdem ist das Burkitt-Lymphom geographisch auf einen Teil Afrikas begrenzt, und deshalb wurde seine Bedeutung heruntergespielt. Außerdem hatten in der Zeit zuvor schon mehrere Wissenschaftler die Entdeckung eines menschlichen Retrovirus für sich in Anspruch genommen, darunter auch einige sehr bekannte und angesehene Virologen. Am Ende hatte sich jedesmal herausgestellt, daß die Zellinien mit tierischen Viren verunreinigt waren.

Vor diesem Hintergrund traten wir mit unseren Ergebnissen auf, die auf ein neues Retrovirus als mögliche Ursache der Leukämie hinwiesen. Die Katastrophe, die bald darauf über uns hereinbrechen sollte, war so, wie sie kam, in diesen vielen negativen Ergebnissen begründet; vielen Wissenschaftlern hätte sie das weitere Interesse an der Frage, ob Viren die Ursache von Krebs sein können, verleidet. Die Krebsvirologie konzentrierte sich im folgenden fast ausschließlich auf die schnell fortschreitende, wichtige Untersuchung der Onkogene. Man studierte zwar auch weiterhin tierische Retroviren, aber nur als Hilfe zum Verständnis der biologischen Mechanismen von Krebserkrankungen bei Tieren und nicht als Modelle für einen möglichen Weg, wie die Krankheit bei Menschen durch ähnliche Viren ausgelöst werden könnte.

Die Katastrophe brachte die Wissenschaft von menschlichen Retroviren und auch mich selbst auf einen Tiefpunkt; an meine persönliche Reaktion darauf erinnere ich mich naturgemäß nur ungern, aber sie ist ein unverzichtbarer Bestandteil dieser Geschichte.

5

Erfolg, Fehlschlag, Erfolg

Nach einem geruhsamen und glücklichen langen Wochenende, das ich im Haus meiner Eltern in Connecticut verbracht hatte, erfuhr ich als erstes, man habe die Tiefkühltruhe, in der Gallagher und Salahuddin ihren Wachstumsfaktor aufbewahrten, mit herausgezogenem Stecker vorgefunden. Was das bedeutete, war sofort klar: Wenn die primären Leukämiezellen der Kultur HL-23 nicht mit dem Wachstumsfaktor gefüttert wurden, würden sie absterben oder zumindest die Vermehrung für immer einstellen. Wir würden das Virus verlieren.

Wir hatten die üblichen Vorsichtsmaßregeln gegen einen Verlust des Wachstumsfaktors getroffen und sowohl einen großen Vorrat der Embryonalzellen, die den Faktor produzierten, als auch zahlreiche einzelne Gefäße mit dem bereits gewonnenen Faktor eingefroren. Die Lösung mit dem Wachstumsfaktor konnten wir jederzeit auftauen und verwenden. Und wenn dieser Vorrat zur Neige ging oder aus irgendeinem Grund unbrauchbar wurde, konnten wir Embryonalzellen aus dem tiefgefrorenen Vorrat erwärmen, zum Wachsen bringen und das Medium gewinnen, in dem sich die Zellen vermehrten. Dieses Medium enthielt dann unseren wertvollen Wachstumsfaktor in großer Menge. Rückblickend gesehen, hätten wir die Vorräte des gefrorenen Wachstumsfaktors und der tiefgekühlten Embryonalzellen in getrennten Gefriertruhen aufbewahren sollen, um einem solchen Ereignis vorzubeugen. Aber so sorgfältig plante ich damals noch nicht. Heute tue ich es.

Ohne Wachstumsfaktor konnten wir weder die primären myeloischen Leukämiezellen am Leben erhalten noch die weitere Fortpflanzung des Virus sicherstellen, und das bedeutete, daß wir nicht in der

Lage waren, die erforderlichen Folgearbeiten auszuführen: Wir konnten nicht feststellen, ob es tatsächlich dieses Virus war, das bei dem Patienten die Leukämie ausgelöst hatte. Und, was ebenso wichtig war: Wir konnten die HL-23-Zellen und die Viren nicht an andere Wissenschaftler weitergeben, die sie unabhängig von uns hätten überprüfen können.

Als sich im Labor herumsprach, was geschehen war, äußerte jeder von uns andere Gefühle. Ich selbst reagierte im ersten Moment mit Angst: Hatte es irgend jemand absichtlich getan? Und wenn ja, warum? Oder – was wahrscheinlicher war – war es einfach ein dummer Zufall, zum Beispiel, weil jemand von der Putzkolonne nachts die Steckdose für den Staubsauger brauchte und deshalb den Stecker der Gefriertruhe herausgezogen hatte? Dann brach der Trübsinn herein. Die Ausmaße des Verlustes waren enorm.

Nach ungefähr einem Tag war die düsterste Stimmung verflogen, und ein paar von uns beschlossen, sich von diesem Ereignis nicht unterkriegen zu lassen. In der Vergangenheit hatte sich für mich oft, vielleicht sogar regelmäßig, aus einer negativen Situation etwas Positives entwickelt. Auch jetzt, so sagte ich mir, könnte irgendwo irgendwie irgend etwas Gutes daraus entstehen.

Seit der Zeit, als wir das Embryonalgewebe zur Gewinnung des Wachstumsfaktors erhalten hatten, war die Frage der Embryonalforschung im Zusammenhang mit der Abtreibungsdiskussion zum Gegenstand heftiger öffentlicher Auseinandersetzungen geworden, und es wurde immer schwieriger, menschliches Embryonalgewebe zu beschaffen. Selbst innerhalb des Labors waren die Meinungen über die ethischen Fragen der Arbeit mit Embryonalgewebe nicht ungeteilt. So führte ich zum Beispiel mit Phil Markham, der einige Jahre später ins Labor gekommen war, lange Diskussionen darüber, ob es ethisch vertretbar sei, Embryonen zu benutzen, obwohl wir uns beide des wissenschaftlichen Wertes solcher Forschungen bewußt waren.

Es gelang uns dennoch, etwas Embryonalgewebe zu erhalten, und fast ein Jahr lang suchten wir immer wieder nach einer neuen Quelle für unseren ursprünglichen Wachstumsfaktor für myeloische Zellen. Aber schließlich mußten wir uns mit der Erkenntnis abfinden, daß wir den Faktor nie wiederfinden würden. Wenn wir die Arbeiten mit dem Virus fortsetzen wollten, würde uns nichts anderes übrigbleiben, als das Virus von den primären leukämischen weißen Blutzellen auf irgendwelche anderen Zellen zu übertragen, und zwar möglichst auf solche, die wir und andere ohne Schwierigkeiten ständig weiterzüchten konnten, also auf eine bereits immortalisierte Zellinie. Wir hatten begründete Hoffnung, daß sich das Virus in einer solchen neuen Umgebung vermehren würde. Die erste Zellinie, der wir uns wieder zuwandten, war natürlich HL-60. Sie war menschlichen Ursprungs; sie war aus einer Abstammungslinie myeloischer weißer Blutzellen hervorgegangen; sie war sorgfältig auf Viren untersucht und für »sauber« befunden worden; und sie gehörte uns. Aber wir konnten das Virus darin nicht zur Vermehrung bringen. Wir probierten auch andere Zellinien aus, die wenigen damals verfügbaren menschlichen ebenso wie die weitaus zahlreicheren aus Tieren: Wir versuchten es mit Zellinien aus Mäusen, Ratten, Fledermäusen, Hunden und Affen. Jedesmal suchten wir nach Hinweisen auf Reverse Transkriptase, und jedesmal war das Ergebnis am Ende negativ. Wir waren entmutigt. Schließlich kamen Robin Weiss und Natalie Teich aus London in unser Labor. Sie arbeiteten mit verschiedenen tierischen Zellinien und erreichten schon bald das, was uns viele Monate lang nicht gelungen war: Eine Probe nach der anderen war im RT-Test positiv. Bemerkenswerterweise verzeichneten Salahuddin und Gallagher zur gleichen Zeit ebenfalls die ersten Erfolge.

Wäre ich damals ein wenig klüger gewesen, ich hätte mich über manche dieser Ergebnisse gewundert – nicht über die Wissenschaftler, für die ich nur die größte Hochachtung hege, aber über das große Ausmaß der Virusproduktion und die plötzliche Freisetzung der Viren; ein solches Verhalten ist eher typisch für Zellen, die seit langer Zeit mit einem bekannten, schon zuvor in Kulturen vermehrten Retrovirus infiziert sind, und nicht für die Neuinfektion einer Zellkultur. Woher kamen auf einmal diese schnellen Erfolge, nachdem Gallagher und Salahuddin, die ja mit denselben tierischen Zellinien gearbeitet hatten, monatelang nicht weitergekommen waren? Hatten die beiden anfangs einen methodischen Fehler gemacht? Oder hatten wir gar keine echten Hinweise auf eine RT in menschlichen Leukämiezellen gefunden? Solche Fragen stellte ich damals nicht. Ich glaubte vielmehr weiterhin an unsere positiven Ergebnisse. Es war uns schon einmal gelungen, und jetzt, so meine Überzeugung, hatten wir es erneut geschafft.

Eifrig bereiteten wir für die bevorstehende Jahrestagung des Krebsvirenprogramms in Hershey (Pennsylvania) einen Bericht über unsere Ergebnisse vor. Im Vorfeld der Tagung begannen wir mit unseren eigenen Folgeexperimenten und schickten Proben zur unabhängigen Überprüfung und Bestätigung an andere Wissenschaftler.

Als die Tagung heranrückte, ergaben unsere eigenen Folgeuntersuchungen die ersten Hinweise auf das, was wir zuvor nicht in Erwägung gezogen hatten: nämlich die Möglichkeit, daß es sich bei dem, was wir gefunden hatten, um Verunreinigungen durch tierische Retroviren handelte, die in unserem Labor ebenfalls untersucht wurden.

Verunreinigungen sind ein sehr verbreitetes Problem in allen Viruslabors, in denen mehrere Mikrobenarten untersucht werden, und besonders häufig sind sie bei Retroviren in sehr aktiven Arbeitsgruppen. Aber wir waren bei unseren ursprünglichen menschlichen myeloischen Zellen sehr sicher gewesen, daß keine Verunreinigung vorlag, denn es hatte sich um *primäre* menschliche Leukämiezellen gehandelt, die unmittelbar aus dem Blut stammten, und ihre elektronenmikroskopische Untersuchung hatte unsere Überzeugung bestätigt; und nun blieben wir bei der Meinung, unsere Befunde seien auch diesmal echt.

Die ersten Ergebnisse der Analysen wiesen jedoch auf ein Problem hin, und zur Zeit der Tagung kamen auch mir selbst die ersten Zweifel. Aber auf das, was sich dort ereignete, war ich nicht vorbereitet. Mehrere Wissenschaftler standen nacheinander auf und gaben bekannt, was die unabhängige Überprüfung der Zellen, die wir ihnen geschickt hatten, ergeben hatte: Sie waren nicht nur mit einem, sondern mit zwei oder im Fall einer Zellinie sogar mit drei verschiedenen tierischen Primaten-Retroviren verunreinigt.

Was mich überraschte, waren nicht so sehr die Befunde – wie gesagt, mir waren selbst schon Zweifel gekommen –, sondern die Heftigkeit, mit der sie vorgetragen wurden. Mehrere Referenten nutzten unseren Mißerfolg aus, um die ganze Idee von menschlichen Retroviren lächerlich zu machen. Es schien, als gebe man sich besondere

Mühe, nicht nur auf unseren Fehler hinzuweisen, sondern die Suche nach solchen Viren endgültig zu beerdigen. Ein geflügeltes Wort ging um: »Menschliches Tumorvirus? Oder menschliches Humorvirus?« Tatsächlich ging die ganze Vorstellung, Retroviren könnten bei Menschen ernsthafte Krankheiten auslösen, den Bach hinunter. Und anderen möglichen menschlichen Tumorviren (den DNA-Tumorviren, die nicht zu den Retroviren gehören) erging es nicht viel besser.*

Noch heute fällt es mir schwer, an jenen Tag zurückzudenken. Jahre später, nachdem ich mich in die AIDS-Forschung begeben hatte, sollte ich weit umfangreicheren, persönlicheren und bösartigeren Angriffen ausgesetzt sein; und ich würde sogar eine lange, nervtötende Untersuchung des NIH erdulden müssen, weil ein Journalist einen bizarren, besessenen Schmähartikel geschrieben hatte. Aber das alles läßt sich nicht mit den Gefühlen vergleichen, die mich überkamen, als ich an jenem Tag in Hershey, Pennsylvania, saß und zuhören mußte, wie nicht nur HL-23, sondern ein großer Teil meiner Lebensarbeit, die Suche nach krebserzeugenden RNA-Viren beim Menschen, systematisch und geringschätzig zerpflückt wurde. Zwar hatten wir andere nützliche Beobachtungen gemacht, von denen manche mit Retrovirologie zu tun hatten und andere nicht, aber nichts davon schien damals noch irgendeine positive Bedeutung zu haben.

Warum war das alles so schmerzlich? War es der nicht wiedergutzumachende Schaden des Gefriertruhen»unfalls«, der mich erst jetzt wirklich einholte? War es nur persönlicher Stolz und das Gefühl, mich selbst, meine Familie, mein Labor der Lächerlichkeit preisgegeben zu haben? Um es mit einem Ausspruch von Abraham Lincoln zu sagen, den auch Adlai Stevenson 1952 in seiner Antrittsrede gebraucht hatte: Ich war zu alt, um zu weinen, aber es schmerzte zu sehr, als daß ich hätte lachen können.

---

* Nachdem gezeigt war, daß es sich bei unserem Isolat um ein Affenvirus handelte, berichteten seltsamerweise auch mehrere Arbeitsgruppen in Europa und mindestens eine weitere in den USA (nämlich die Gruppe von Werner Kirsten an der Universität Chicago) ebenfalls über die Isolierung von Affenviren des gleichen Typs aus menschlichen Zellen; nach meiner Vermutung handelte es sich dabei ebenfalls um Verunreinigungen.

Als der letzte Vortrag zu Ende war, kam Ludwik Gross zu mir hinauf und legte mir ruhig den Arm um die Schulter. Er sagte, wenn ich an mich selbst glaubte und davon überzeugt sei, daß meine Ideen und die Grundlagen unserer Arbeit in die richtige Richtung wiesen, solle ich mir keine Sorgen machen. Ich solle das gleiche tun wie bisher. Er erinnerte mich daran, wie auch seine Arbeiten und die von Temin anfangs ausgelacht wurden, und was für ein hartes Spiel die Wissenschaft ist; auf einem Gebiet mit so viel Konkurrenz könne man nicht viel Wohlwollen erwarten; wenn sich herausstellen sollte, daß Viren mit den Ursachen menschlicher Krebserkrankungen nichts zu tun hätten, dann könne auch die Überzeugung eines guten Freundes daran nichts ändern; wenn sich jedoch zeigen sollte, daß sie beteiligt sind, dann könne aller Spott daran ebenfalls nichts ändern.

Aber es dauerte noch ein paar Wochen, bis ich begriff, was in Hershey geschehen war. Es war nicht nur ein Schaden für mich selbst gewesen, sondern für uns alle, die wir am Labor für Tumorzellbiologie arbeiteten, und für die Wissenschaftler, die anderswo Zeit und Mühe in die Arbeit mit menschlichen Retroviren investiert hatten.

Wäre ich ein einsamer, unabhängiger Forscher gewesen, ich hätte wahrscheinlich die Monate nach der Tagung von Hershey damit zugebracht, meine Wunden zu lecken. Aber ich mußte mich um meine Leute kümmern; sie waren zutiefst erschüttert durch das, was geschehen war. Auch ihre Karrieren standen auf dem Spiel. Jahre später sprach Zaki Salahuddin, dessen Gefriertruhe damals ohne Strom gewesen war, über die Ereignisse mit Mark Caldwell, einem Englisch-Professor der Fordham-Universität in New York, der gleichzeitig Schriftsteller war und eine Geschichte über unser Labor schrieb. Salahuddin erzählte ihm, unter welchem Schock die ganze Gruppe nach der Hershey-Tagung stand: »Ich war gerade aus Bangladesch in das Labor gekommen. Ich erinnere mich, wie ich durch die Räume ging und mich fragte, was los war; dann lud Bob eines Tages die ganze Belegschaft zum Mittagessen ein und forderte alle auf, die Kritik von außen zu ignorieren. Unsere Aufgabe bestand darin, wieder zur richtigen Laborarbeit zurückzukehren und weiterhin nach menschlichen Retroviren zu suchen.«

Während der nächsten Monate, so die Erinnerung von Marv Reitz, »war die Stimmung im Labor insgesamt deprimiert«. Alle hatten wir die gleichen Gedanken. Daß die Viruskulturen nicht nur eine Verunreinigung enthielten, sondern gleich drei – ein Wollaffenvirus, ein Gibbonaffen-Leukämievirus und ein endogenes Pavianvirus –, war fast unglaublich. Entweder war HL-23 ein völliges Kunstprodukt gewesen oder ein echtes menschliches Retrovirus war übersehen worden. »Zu dieser Zeit«, fährt Marv Reitz fort, »hatten wir aber auch das Vergnügen, Hugo kennenzulernen, einen Gibbonaffen mit T-Zell-Leukämie.« Das ist ein großartiger Gesichtspunkt in der Wissenschaft: Es gibt immer etwas Neues.

Wie die meisten Zell- und Molekularbiologen haben auch die Wissenschaftler in unserem Labor nur selten die Gelegenheit, mit lebenden Tieren zu arbeiten. Das hat uns eine der schmerzlichsten Seiten wissenschaftlicher Forschung erspart, nämlich die Auseinandersetzung mit der Frage von Tierversuchen im Dienste menschlicher Forschung. Man hat mich oft nach meinem Standpunkt zu diesem schwierigen Problem gefragt. In der Zeit, seit ich mich mit AIDS-Forschung beschäftige, wurde ich oft mit der Bemerkung zitiert: »Wenn ich den letzten Schimpansen ausrotten müßte, um das AIDS-Virus oder eine Heilmethode für AIDS zu finden, würde ich das tun.« Diese Aussage bezieht sich natürlich auf eine extreme, hypothetische Situation und gibt deshalb mein Gefühl nicht genau wieder. Wenn ich es für weitere wissenschaftliche Ziele für notwendig hielte und wenn es keinen anderen Weg für solche Arbeiten gäbe, würde ich lebende Tiere verwenden – und sie dann so human wie möglich behandeln. Aber zweifellos hatte ich in den wenigen Situationen wie der, von der ich jetzt berichten möchte, wo wir mit Versuchstieren arbeiteten, beträchtliche Bedenken.

Phil Markham gibt die Geschichte von Hugo so wieder: »An die Einzelheiten erinnere ich mich nicht mehr, aber wir bemerkten in einer Primatenkolonie auf den Hall Islands vor der Südostküste der USA einen verdächtig kranken Gibbon namens Hugo. Wir traten mit der Firma Litton Bionetics in Kontakt, die eine kleine Gibbonkolonie besaß und das Tier in besonders isolierten Räumen unterbringen konnte, und so erreichten wir, daß uns der kranke Gibbon unter

Quarantänebedingungen geschickt wurde.« Als Hugo ankam, war er schon fast tot, und kurz danach starb er wirklich – aber vorher eroberte er noch unsere Herzen.

Wie der japanische Wissenschaftler Tom Kawakami kurz zuvor gezeigt hatte, kann man bei Gibbonaffen, die an verschiedenen Arten der Leukämie erkrankt sind, mehrere Retrovirus-Stämme finden. Jetzt, so erinnert sich Reitz, »gab Hugo uns wirklich etwas zu untersuchen, und möglicherweise konnte er uns auch eine neue Variante des Gibbonaffen-Leukämievirus liefern. Außerdem konnten wir die Methoden ausprobieren, die wir fünf Jahre lang entwickelt hatten, zum Beispiel die Tests für Reverse Transkriptase und molekulare Hybridisierung, und das an einem richtigen Primaten, mit richtiger Leukämie und einem richtigen Virus. Kurz gesagt: Wir konnten eine molekulare Obduktion vornehmen.«

»Unsre Annahme«, so Reitz weiter, »war nicht falsch. Als mehrere Wissenschaftler seine verschiedenen Gewebe untersuchten, kamen sie aus dem Staunen nicht mehr heraus. Hugo war das reinste Viruslager. In seinem Herzen war die Virusproduktion beispielsweise für zehn Prozent der gesamten Messenger-RNA verantwortlich. Ich erinnere mich an ein Mittagessen in einem griechischen Restaurant in der Innenstadt von Bethesda; wir diskutierten Befunde der Hugo-Gruppe, wie diejenigen, die mit seinen Gewebeproben arbeiteten, damals genannt wurden. Dr. Tad Aoki, ein Japaner, der aber ebenfalls am NIH arbeitete und die elektronenmikroskopischen Untersuchungen durchführte, stand auf, um seine Befunde zu präsentieren. Er hielt elektronenmikroskopische Aufnahmen in die Höhe, zeigte darauf und erzählte uns Dinge wie ›die Zungenoberfläche des Affen ist völlig mit Viruspartikeln bedeckt‹. Andere Restaurantbesucher fingen an, unbehaglich zu uns hinüberzublicken; vielleicht fragten sie sich, ob wir gefährlich waren.

Aber die Zeit mit Hugo war gut und produktiv; wie sich herausstellte, enthielt er tatsächlich eine neue Variante des Gibbonaffen-Leukämievirus. Das gab uns allen den notwendigen Schuß Selbstvertrauen: Zumindest konnten wir ein Virus finden, wenn es uns ins Gesicht sprang. Der einzige Nachteil war, daß sich wieder einmal eine unter Retrovirusforschern verbreitete Meinung zu bestätigen schien: Danach gehörte zu einem Virus, das an einer Leukämie beteiligt war, ein Umfeld mit überwältigend starker Virusvermehrung. Diese Annahme erwies sich später für die menschlichen Retroviren – nachdem sie endlich entdeckt waren – als unzutreffend.«

Robert Gallagher und andere Mitarbeiter testeten weiterhin Dutzende von Gewebeproben menschlicher Embryonen daraufhin, ob eine davon den Wachstumsfaktor freisetzte, den die menschlichen myeloischen Zellen brauchten. Die Ergebnisse waren weiterhin negativ. Dann kam Doris Morgan neu in unsere Gruppe; sie hatte ihr Examen in einem ungewöhnlichen Fach gemacht, nämlich in hämatologischer Technik, und zwar am M.D. Anderson Hospital and Tumor Institute in Houston; sie wollte bei mir als Postdoc arbeiten und beteiligte sich an den Bemühungen. Ich ließ sie nicht auch noch an den Embryonen arbeiten, sondern machte sie auf eine andere Möglichkeit aufmerksam.

Wie Peter Nowell von der University of Pennsylvania in den sechziger Jahren entdeckt hatte, hat ein Pflanzenextrakt namens Phytohämagglutinin (*phyto* bedeutet »Pflanze« und *häm* »rote Blutzellen«), von den Wissenschaftlern kurz PHA genannt, eine besondere Eigenschaft: Er kann einerseits dafür sorgen, daß rote Blutzellen sich zusammenballen (agglutinieren), und anderseits kann er manche Lymphocyten, die man aus gesunden Menschen gewinnt, dazu bringen, daß sie durch eine Stoffwechselumstellung ihren »Ruhezustand« verlassen und sich in der Gewebekultur ein- oder zweimal teilen.

Ein paar Jahre zuvor hatte ich mich gefragt, ob diese PHA-stimulierten Zellen (wie sich später herausstellte, handelte es sich um T-Lymphocyten) vielleicht Wachstumsfaktoren freisetzen. Wie ich bald feststellte, tun sie das tatsächlich; bei einer dieser Substanzen handelt es sich um einen Wachstumsfaktor, der schon lange zuvor von Sachs und Metcalf entdeckt worden war und heute als Granulocyten-Makrophagen-koloniestimulierender Faktor (GM-CSF) bezeichnet wird. Wie Sachs und die Arbeitsgruppe in Australien herausgefunden hatten, wird dieser Faktor von den Zellen weniger Gewebetypen ausgeschieden. Eine wichtige Quelle waren nach

Sachs' Vorstellungen beispielsweise die voll ausgereiften, im Endstadium befindlichen myeloischen Zellen, die Granulocyten. Ein Granulocyt kann sich allein nicht vermehren. Sein »genetisches Programm« ist darauf ausgelegt, bei der Infektionsbekämpfung mitzuwirken, besonders wenn es sich um Bakterieninfektionen handelt. Normalerweise sterben Granulocyten dann nach ein bis zwei Wochen ab. Sie werden aber aus den weniger ausgereiften myeloischen Zellen des Knochenmarks ständig nachgeliefert.

Daß Granulocyten GM-CSF herstellen, erschien logisch. Der Faktor würde dann durch »Rückkopplung« die unreiferen myeloischen Zellen im Knochenmark dazu anregen, zu wachsen und sich zu differenzieren, so daß sie die im Endstadium befindlichen Granulocyten ersetzen können – theoretisch ein gutes Beispiel für ein »Fließgleichgewicht«. Sachs und seine Mitarbeiter hatten aber keine Hinweise und äußerten auch keine Vermutung, daß T-Zellen (die, wie wir gesehen haben, zu den Lymphocyten gehören, einer ganz anderen Abstammungslinie der weißen Blutzellen) den Faktor in sonderlich großen Mengen produzieren. Das wäre damals auch nicht plausibel erschienen. Warum sollten ganz andere Zellen, nämlich die T-Lymphocyten, an der Wachstumsregulation der myeloischen Zellen beteiligt sein? (Später kam ich auf die Idee, ich hätte mich für diese Frage vielleicht unter anderem wegen meiner Erfahrungen mit dem Erythropoietin interessiert, das ja merkwürdigerweise von Nierenzellen produziert wird und für rote Blutzellen als Wachstumsfaktor wirkt.)

In Wirklichkeit gibt es natürlich eine Menge Beispiele dafür, daß ein Gewebe eine Substanz produziert, die über eine Entfernung hinweg ein anderes Gewebe reguliert – das ganze endokrine System funktioniert auf diese Weise. Die Schilddrüse im Hals und die auf den Nieren liegenden Nebennieren produzieren Moleküle, die ins Blut gelangen und überall im Körper, weit entfernt vom Ort ihrer Entstehung, auf viele Zellen wirken. Aber solche endokrinen Drüsen sind mit ihrem Gewebe ganz offensichtlich auf derartige Zwecke spezialisiert: Ihre Aufgabe ist die Herstellung und Ausscheidung der Regulationsmoleküle, die man Hormone nennt, und solche Moleküle sind im allgemeinen recht klein. Das Neue beim Erythropoietin war, daß nicht spezialisierte Hormondrüsen, sondern die Nieren seine Moleküle produzieren; außerdem wirkt es nicht auf Zellen und Gewebe mehrerer Typen, sondern nur auf ganz bestimmte Zellen (nämlich die Vorläufer der roten Blutzellen), und das Erythropoietinmolekül ist groß – ein Protein. Noch extremer sind die Verhältnisse bei den T-Zellen: Sie sind einzelne Zellen, die Regulationssubstanzen für andere Zellen herstellen, und diese Substanzen sind ebenfalls Proteine mit großen Molekülen.

Im Jahr 1974 veröffentlichte ich diese Ergebnisse zusammen mit Joan Prival, einem Postdoc, und meinem neuen Mitarbeiter Alan Wu; damit war gezeigt, daß menschliche T-Zellen GM-CSF produzieren und freisetzen. Ungefähr zur gleichen Zeit beschrieben andere Arbeitsgruppen ähnliche Substanzen, die ebenfalls von den T-Zellen stammten und offensichtlich biologisch bedeutsame Wirkungen auf die Immunfunktion ausüben. Rückblickend gesehen, war damit zum erstenmal eine Substanzklasse entdeckt worden, die man heute als Lymphokine bezeichnet. Im Jahr 1975 wollte ich dann wissen, ob die gleichen T-Zellen vielleicht auch den Wachstumsfaktor für myeloische Zellen freisetzten, den wir von dem menschlichen Embryonalgewebe kannten. Unser Faktor unterschied sich von dem, den Sachs und Metcalf entdeckt hatten, denn GM-CSF fördert das Wachstum der myeloischen Zellen in kleinen Kolonien (das sind kleine Zellhaufen) auf einer festen Agaroberfläche, und zwar nur für kurze Zeit; dagegen ermöglicht er ihnen nicht die langfristige Vermehrung in einem Flüssigkeits-Zellkultursystem, in dem wir unsere beabsichtigten Experimente hätten durchführen können.

Ich bat Doris Morgan, ein einfaches Experiment zu machen: Sie sollte sich Blut- oder Knochenmarksproben von gesunden Spendern beschaffen (Knochenmark und Blut enthalten, wenn sie gesund sind, natürlich in großen Mengen alle Abstammungslinien der weißen Blutzellen, und wie wir aus unseren früheren Arbeiten wußten, fördert der Faktor nicht nur bei leukämischen, sondern auch bei normalen myeloischen Zellen die Vermehrung); die Zellen sollte sie in eine Nährlösung bringen und die T-Lymphocyten mit PHA stimulieren; nach unterschiedlich langen Wartezeiten sollte sie dann Proben der

Nährlösung entnehmen* und auf ihre Fähigkeit testen, das langfristige Wachstum menschlicher myeloischer Zellen anzuregen. Das System hatte unter anderem die positive Eigenschaft, daß sowohl unser Wachstumsfaktor (der ja aus den T-Zellen stammte) als auch die myeloischen Zellen, die sein Ziel darstellten, aus einer einzigen Probe menschlichen Blutes oder Knochenmarks hervorgehen würden.

Doris Morgan pflegte geduldig ihre Zellkulturen und trug schließlich zu einer wichtigen Entdeckung bei. Solange man den PHA-stimulierten Zellen eine Quelle für konditioniertes Medium zusetzte, vermehrten sich einige von ihnen weiter. War die Flüssigkeit mit dem Wachstumsfaktor angereichert, konnte man sie entweder von den stimulierten Zellen abtrennen und zur späteren Verwendung aufbewahren oder man konnte sie der Probe wieder zusetzen und damit das Wachstum bestimmter anderer Zellen weiter anregen.

Nun stand uns eine große Überraschung bevor. Wir untersuchten unsere Zielzellen mit einem gewöhnlichen Mikroskop und stellten dabei fest, daß das, was wir für stimulierte myeloische Zellen gehalten hatten, in Wirklichkeit Lymphocyten waren. Mit anderen Worten: Der Wachstumsfaktor aus den T-Lymphocyten simulierte Lymphocyten und nicht myeloische Zellen.

Zunächst reagierte ich gelangweilt auf diese Neuigkeit. Aus naheliegenden Gründen glaubte ich, die stimulierten Zellen würden sich bei näherem Hinsehen als die seltenen, aber bereits wohlbekannten B-Zellen entpuppen, die durch EBV (Epstein-Barr-Virus) immortalisiert waren. Die Zucht solcher Zellen war schon mehreren Arbeitsgruppen gelungen. Im Mikroskop lassen sich B- und T-Zellen nicht unterscheiden. Aber schon bald zeigten weitere Tests, in denen sich die beiden Typen auseinanderhalten lassen, daß wir es mit T- und nicht mit B-Zellen zu tun hatten, und T-Zellen waren noch nie zuvor in langfristigen Gewebekulturen gezüchtet worden. Wir hatten einen Wachstumsfaktor von T-Zellen

* Man kann solche Nährlösungen, in denen Zellen gewachsen sind, zur Gewinnung biologisch aktiver Moleküle benutzen; solche Flüssigkeiten bezeichnet man als konditionierte Medien.

für T-Zellen gefunden, und für diese Zellen hatte es noch nie zuvor einen solchen Faktor gegeben.

In den nächsten paar Monaten charakterisierten wir die neue Substanz und bezeichneten sie zusammen mit anderen als T-Zell-Wachstumsfaktor. Wir veröffentlichten unsere Ergebnisse 1976 in der Zeitschrift *Science* und 1977 mit mehr Einzelheiten im *Journal of Immunology*; die zweite Publikation war das Ergebnis peinlich genauer Arbeiten von Francis Ruscetti, eines weiteren Mitarbeiters, der Mitte der siebziger Jahre als Postdoc an das Labor für Tumorzellbiologie gekommen war. Im Jahr 1980 berichtete ich dann zusammen mit James Mier, einem anderen Postdoc, über die Reinigung des Faktors.*

Meinen Mitarbeitern und mir hätte, nachdem wir einen T-Zell-Wachstumsfaktor gefunden hatten, vielleicht ein Licht aufgehen sollen. Unser erster eindeutig positiver Nachweis einer virusartigen RT – die Grundlage des *Nature*-Artikels von Sarang, Reitz und mir aus dem Jahr 1972 – hatte sich der Zellen eines Patienten mit einer Leukämie der Lymphocyten bedient. Wir waren aber damals nicht in der Lage gewesen, diese Zellen weiter zu charakterisieren und zu klären, ob es sich um B- oder um T-Zellen handelte, unter anderem deshalb, weil die Methoden zur Unterscheidung der beiden Zelltypen noch nicht vollkommen ausgereift waren. Außerdem waren solche Arbeiten an dem Krankenhaus in Houston, wo der Patient versorgt wurde, nicht möglich. Rückblickend paßt auf diesen Patienten die Beschreibung einer adulten T-Zell-Leukämie.

* Schon bald nach dieser Entdeckung im Jahr 1976 wies ich einige klinische Immunologen darauf hin, besonders Steven Rosenberg vom NCI. T-Zellen sind für die Immunologen von großer Bedeutung, denn sie spielen im Immunsystem eine lebenswichtige Rolle, und deshalb erregte unsere Entdeckung großes Aufsehen. Der T-Zell-Wachstumsfaktor wurde bald darauf in Interleukin-2 umbenannt und fand Eingang in die meisten Labors für Immunologie und klinische Krebsforschung. Er wurde dort ein wichtiges Hilfsmittel für die Therapie menschlicher Krebserkrankungen; dieses Verfahren wurde von Rosenberg am National Cancer Institute in großem Umfang entwickelt und brillant eingesetzt. T-Zellen, die Krebszellen angreifen, kann man heute in großen Mengen züchten und dann wieder in die Patienten bringen – ein vielversprechender Ansatz in der Krebsbehandlung.

Im Jahr 1978 kam ein neuer klinischer Postdoc zu uns. Bernard Poiesz hatte ein Jahr an der medizinischen Abteilung des National Cancer Institute verbracht. Er hatte als Student mit Enzymtests einige wissenschaftliche Erfahrungen gesammelt und war begierig, an den Labortisch zurückzukehren. Und er interessierte sich für unseren neuen T-Zell-Wachstumsfaktor. Vor allem wollte er sich aber an unseren Bemühungen beteiligen, menschliche Retroviren zu finden.

Poiesz' Entschluß, in unsere Arbeitsgruppe zu kommen, und seine Begeisterung für das, was wir taten, gaben uns allen den dringend benötigten Auftrieb. »Seit Anfang der siebziger Jahre«, erinnert sich Sarang, »gab ein Wissenschaftler nach dem anderen die Beschäftigung mit menschlichen Retroviren auf, und 1977 war das Gebiet nur noch dünn besetzt. Und, was noch schlimmer war: Wer es verlassen hatte, zeigte sich überzeugt, er habe eine Menge Zeit vergeudet, und es werde nie ein menschliches Retrovirus geben.«

Tatsächlich fand ungefähr zur gleichen Zeit auch das Krebsviren-Forschungsprogramm, das mit so großen Erwartungen begonnen hatte, ein wenig ruhmreiches Ende. Das wissenschaftliche Problem bestand darin, daß niemand einen klaren Hinweis auf irgendeine Art menschlicher Tumorviren liefern konnte, auch nicht auf ein DNA-Virus, und die meisten Wissenschaftler weigerten sich zuzugeben, daß Viren irgendeine besondere Bedeutung für menschliche Krebserkrankungen haben könnten. Politisch war das Krebsvirenprogramm angreifbar, weil es eine Menge Geld und Aufmerksamkeit auf sich gezogen hatte, ohne spektakuläre, publikumswirksame Ergebnisse zu liefern. Als Anschuldigungen erhoben wurden, im Rahmen des Programms seien Vertragsangelegenheiten lasch beaufsichtigt worden, setzte man eine unabhängige Kommission ein; ihr Leiter war Norton Zinder von der Rockefeller University. Als der Bericht der Kommission vorlag, wurde das Programm eingestellt.

Aber das Krebsviren-Forschungsprogramm kam und ging nicht, ohne Spuren zu hinterlassen. In seinen ersten sieben Jahren wurde auf verschiedenen Gebieten wichtige Arbeit geleistet, unter anderem bei der Untersuchung der Onkogene. Viele wichtige Methoden und Reagenzien wurden von Wissenschaftlern entwickelt, die Finanzmittel aus dem Krebsvirenprogramm erhielten – Methoden und Reagenzien, die sich, wie wir bald sehen werden, für die Zukunft als äußerst nützlich erwiesen. Dick Rauscher, John Moloney und Robert Huebner trugen dazu bei, daß Geld in bis dahin unbearbeitete, wichtige Gebiete der Krebsforschung floß. Aber auch in anderer Hinsicht hinterließ das Krebsvirenprogramm sein besonderes Kennzeichen in der biowissenschaftlichen Forschung. Sein Ende und die Angriffe auf seine Leiter hatten auf diejenigen von uns, die am NCI im Rahmen ähnlicher Programme arbeiteten, eine besondere Wirkung. Die Botschaft war deutlich. Wenn es am NIH keine sehr kraftvolle Führung der Art gibt, wie James Shannon sie ausgeübt haben soll, können Entscheidungen über Richtung und Finanzierung der biologisch-medizinischen Forschung plötzlich sehr politisch werden, und wehe dem Wissenschaftler, der sich dann im Schußfeld befindet!

Mit Poiesz hatten wir nun einen jungen Wissenschaftler, der etwas erreichen mußte; er investierte in seine eigene Zukunft und hoffte, er werde an der Entdeckung des ersten menschlichen Retrovirus beteiligt sein. In Zusammenarbeit mit Ruscetti und anderen Labormitarbeitern begann er mit Versuchen, die Zellen menschlicher T-Zell-Leukämien mit IL-2 (Interleukin-2) zum Wachsen zu bringen. Damals war uns schon klar, daß normale T-Zellen auf IL-2 nicht ansprechen und sich nicht vermehren, wenn man sie nicht mit PHA oder bestimmten Antigenen stimuliert. Wir hatten den Verdacht und berichteten später auch über stichhaltige Hinweise, daß dies auf das Fehlen von IL-2-Rezeptoren bei den »ruhenden« T-Zellen zurückzuführen ist; demnach bilden sich solche Rezeptoren nur dann auf der Oberfläche einer T-Zelle, wenn sie zuvor als Reaktion auf ein fremdes Antigen oder ein Stimulans wie PHA aktiviert wurde.

Überraschenderweise konnten wir von einigen erwachsenen Patienten mit T-Zell-Leukämien *leukämische* T-Zellen gewinnen, die unmittelbar und ohne vorherige Stimulation auf IL-2 reagierten. Um sie zu züchten, brauchten wir nur das Interleukin zuzusetzen. Später fanden Warner Greene und Thomas Waldmann mit ihren Mitarbeitern am NCI den zweifelsfreien Beweis, warum das so war: Die leukämischen T-Zellen exprimieren anormal und ständig auf ihrer Oberfläche das Rezeptormolekül, das IL-2 bindet. Und in genau solchen Leukämien sollte unsere Arbeitsgruppe kurze Zeit später das erste menschliche Retrovirus finden.

Man hat mich oft gefragt, was wir im Augenblick der Entdeckung gefühlt haben, ob wir wohl aufgesprungen seien und »Heureka!« gerufen hätten. Die Anwort lautet Nein. In der Wissenschaft sind das Finden und das Bestätigen des Fundes zwei getrennte Vorgänge. Auch mit HL-23 hatten wir vor der Veröffentlichung eine Reihe bestätigender Experimente durchgeführt, und dennoch hatten wir uns die Finger verbrannt. Niemand im Labor brauchte die anderen daran zu erinnern, daß es noch viel zu tun gab, bevor wir überzeugt sein konnten, daß wir wirklich ein Retrovirus und kein Artefakt gefunden hatten; daß es sich um ein menschliches Retrovirus und nicht um eine Verunreinigung mit einem tierischen Virus handelte; daß wir einen Krankheitserreger gefunden hatten und nicht etwas völlig Bedeutungsloses – bedeutungslos, so glaubte ich, wäre beispielsweise ein endogenes Retrovirus; und daß sich unsere Beobachtung reproduzieren ließ. Reitz erinnert sich lebhaft daran, was wir damals alle empfanden.

»Unsere Gefühle wurden durch eine Menge Angst gedämpft, wegen der Katastrophe mit HL-23. Es war nicht nur Hershey, es war die ganze Phase von einem oder zwei Jahren, in der es sich auf alles, was irgend jemand im Labor tat, ausgewirkt hatte. Man hatte das Gefühl, niemand würde irgend etwas glauben, was aus diesem Labor kam. Oder irgend etwas, worüber wir berichten würden. Wegen HL-23, das wußte ich, wäre es für das Labor tödlich, wenn wir im Zusammenhang mit diesem neuen menschlichen Retrovirus irgend etwas übersehen würden. Noch eine Chance würde es nicht geben.«

Es ist jetzt an der Zeit, den Bericht über die Entwicklungen in meinem Labor zu unterbrechen. Ich werde später auf diese Ereignisse zurückkommen. Zunächst muß ich aber einige physikalische Eigenschaften eines typischen Retrovirus beschreiben und seine mögliche Herkunft erörtern. Seine Umhüllung besteht aus vorstehenden, knopfartigen Strukturen, die sich aus zwei Untereinheiten zusammensetzen: einem äußeren Teil und einer stabförmigen Struktur, die in das Innere der Viruspartikel ragt und dabei eine doppelte Lage aus fettartigem Material (die sogenannte Lipid-Doppelschicht) durchstößt. Chemisch ist die Virushülle ein Glycoprotein, also ein Protein, an dessen Moleküle mehrere zuckerartige Bestandteile geheftet sind. Die Hülle ist eine äußerst wichtige Struktur. Sie bestimmt im wesentlichen darüber, welche Zellen das Virus infizieren kann, denn es heftet sich zunächst mit seiner Hülle an der Zielzelle an. Dabei bindet sich das Virus nach unseren heutigen Vorstellungen mit seiner Außenseite an einen Bestandteil der Zellmembran, den man als Virusrezeptor bezeichnen kann. Dieser Membranbestandteil ist aber ursprünglich sicher nicht zu dem Zweck entstanden, dem Virus das Eindringen zu erleichtern, sondern um für die Zelle eine nützliche Funktion zu erfüllen, zum Beispiel als Ziel für Wechselwirkungen mit anderen Zellen oder als Ankoppelungsstelle für den Empfang äußerer Signale. Andererseits haben sich aber auch Antikörper entwickelt, die dem Virus gewissermaßen ein X für ein U vormachen: Sie heften sich an seine Hülle und blockieren so die Infektionswirkung. Deshalb ist die Virushülle im allgemeinen der Zielpunkt bei Bemühungen, Impfstoffe zu entwickeln.

Die Bestandteile der Hülle von Retroviren werden nach ihrer Größe benannt. Der Hüllbaustein des AIDS-Virus hat beispielsweise ein Molekulargewicht von 160 000. Dazu trägt der äußere Teil 120 000 und der innere, stabförmige Abschnitt etwa 41 000 bei. Deshalb bezeichnet man diese Moleküle als gp (für Glycoprotein) 160, gp120 und gp41.

Die Lipid-Doppelschicht, die von den Hüllbausteinen durchstoßen wird, legt sich das Virus zu, wenn es sich im letzten Stadium seines Vermehrungszyklus von der Zellmembran abschnürt. Der Innenteil des Virus besteht aus dem Viruskern (auch Core genannt); er enthält die genetische Information des Virus (also sein Genom), verpackt in die Core-Proteine.* Das Virusgenom besteht aus zwei

* Ein Core-Protein namens p7 ist eng mit der Virus-RNA verbunden und bildet mit ihr das sog. Nucleocapsid. Ein anderes mit der Bezeichnung p27 ist der Baustein der Core-»Wand«. Außerhalb davon, also unmittelbar unter der Virushülle, befindet sich eine weitere »Schale«; sie besteht aus dem Protein p17, das auch als Matrixprotein bezeichnet wird.

identischen RNA-Strängen. Eng mit ihnen gekoppelt sind die Moleküle der Reversen Transkriptase (RT). Das Core setzt sich aus wenigen Arten relativ kleiner Proteinmoleküle zusammen, die ebenfalls nach ihrer Größe benannt werden. So hat beispielsweise das mengenmäßig wichtigste Core-Protein aller menschlichen Retroviren ein Molekulargewicht von etwa 24000 und wird deshalb als p24 bezeichnet. Außerdem gibt es kleinere Core-Proteine, deren besondere Strukturaufgaben in diesem Zusammenhang nicht erläutert werden müssen.

Die Lipid-Doppelschicht erhält das Virus, wie bereits erwähnt, von der Zelle, aber seine Proteine, also die Core-Proteine, die Reverse Transkriptase und die Bestandteile der Hülle, muß es selbst in jedem Vermehrungszyklus neu herstellen. Sie sind die Produkte von Genen des Virus. Tierische Retroviren besitzen in ihrer großen Mehrzahl nur drei Gene: *gag* codiert die Core-Proteine, *pol* enthält die Information für ein paar Enzyme einschließlich der RT, und *env* codiert die Bestandteile der Virushülle. Sie liegen in dieser Reihenfolge in dem RNA-Genom. Die Bluttests zum Nachweis des AIDS-Virus und der Leukämieviren beim Menschen haben das Ziel, im Blut die Antikörper aufzuspüren, die spezifisch mit diesen Strukturproteinen des Virus reagieren.

Die wichtigsten Schritte im Vermehrungszyklus tierischer Retroviren kann man in zwei Phasen einteilen: Der Vorgang des Eindringens, der mit dem Einbau des DNA-Provirus in die Zell-DNA endet, wird vor allem von den Bestandteilen des Virus vorangetrieben; die zweite Phase dagegen, an deren Ende die vollständigen Viruspartikel entstanden sind und die Zelle verlassen, ist vom biochemischen Apparat der Wirtszelle abhängig.

Die erste Phase kann man noch weiter untergliedern: Wenn sich die äußeren Bestandteile der Virushülle an die Rezeptorstellen auf der Zellmembran geheftet haben, dürfte es in einem noch wenig bekannten Vorgang zu einer schnellen Verschmelzung der Virushülle und der Zellmembran kommen. Das führt dazu, daß der Viruskern in die Zelle eindringen kann; er wandert in den Zellkern, und irgendwann beginnt dort die Synthese der Virus-DNA.

Bei der Herstellung der DNA dient die Virus-RNA als Matrize, und das Enzym RT katalysiert die Reaktion. In Gang gesetzt wird sie wahrscheinlich, wenn die richtigen Desoxyribonucleotide verfügbar sind, die Bausteine jeder DNA. Da diese Moleküle nur in der Zelle vorkommen, können die Bestandteile des Virus auch nur dort die DNA aufbauen.

Wenn die beiden Stränge der DNA fertig sind, integriert sich die Virus-DNA in die chromosomale DNA der Wirtszelle (und wird in dieser Form nun als Provirus bezeichnet); der Einbaumechanismus ist bekannt für seine Genauigkeit und Wirksamkeit. In der Virus-RNA liegen beiderseits der Virusgene immer Regulationssequenzen, die bei der Herstellung der Virus-DNA verdoppelt werden. Diese Abschnitte bezeichnet man als lange terminale Sequenzwiederholungen oder LTR-Sequenzen (LTR=long terminal repeat). Sie sind für die Integration des Provirus wichtig und steuern auch die weiteren Schritte im Vermehrungszyklus des Virus. Außerdem werden die Zellsequenzen bei der Integration über die LTR-Abschnitte mit der Virus-DNA verbunden.

Die zweite Phase der Virusvermehrung beginnt mit der Herstellung von Virus-RNA im Zellkern, wobei das integrierte Provirus als Matrize dient. Diese Reaktion wird von Signalen in den LTR-Sequenzen in Gang gesetzt und benötigt Bestandteile der Zelle, insbesondere die RNA-Polymerase II, ein Enzym, das die RNA-Synthese katalysiert. Ein Teil der neugebildeten Virus-RNA wird zerschnitten; bestimmte Teile werden aus den Molekülen entfernt, die restlichen Abschnitte werden wieder zusammengefügt (ein Vorgang, den man als »RNA-Spleißen« bezeichnet), und dann werden die Moleküle ins Cytoplasma transportiert; dort dienen sie als Messenger-RNA, d.h. als Matrize zum Aufbau der Virusproteine; auch dieser Vorgang beruht vollständig auf dem Aufbewahrungs- und Syntheseapparat der Wirtszelle.

Andere RNA-Moleküle bleiben ungespleißt. Einige dieser Moleküle, welche die volle Länge umfassen, dienen ebenfalls als Messenger-RNA, aber andere werden zur neuen genomischen RNA, d.h., sie werden in die neugebildeten Viruspartikel verpackt. Sie gelangen zunächst ins Cytoplasma und verbinden sich dort in der Nähe der Zellmembran mit den frisch synthetisierten Virusproteinen. Dann bilden sich in einem nur vage bekannten Vorgang die fertigen Viren, die sich von der Zellmembran abschnüren; damit ist der Vermehrungszyklus abgeschlossen.*

Retroviren sind nicht reinrassig. Wenn zwei oder mehrere von ihnen dieselbe Zelle infizieren, mischen sie häufig auf unterschiedliche Weise ihre Proteine und sogar ihre Gene. Sie können auch mutieren, indem sie irrtümlicherweise einzelne Nucleotide austauschen, unter anderem weil das Enzym RT bei der Synthese der DNA manchmal Fehler macht. Gelegentlich verlieren sie auch Teile ihrer genetischen Information. Und sie können, wie bereits erwähnt, auch eine DNA-Sequenz ihrer Wirtszelle aufnehmen. Damit ein Retrovirus jedoch seine Fähigkeit behält, in bestimmte Zellen einzudringen und sich zu vermehren – also kurz gesagt, zu überleben –, müssen all diesen Möglichkeiten zur Veränderung gewisse Grenzen gesetzt sein.

Alle Retroviren ähneln sich stark in Größe, Aussehen, Bestandteilen, großen Teilen ihres Genoms und Vermehrungszyklus. Den Virologen ist es dennoch gelungen, sie in Untergruppen einzuteilen, und zwar aufgrund der Beobachtung, daß Retroviren trotz ihrer ähnlichen Eigenschaften unterschiedliche biologische Wirkungen ausüben. Anfangs bezog sich eine solche Einteilung nur auf die Krankheiten, die sie auslösen: Man unterschied Leukämie-, Sarkom-, Karzinom- und andere Viren. Dann erlaubte das erweiterte Wissen über ihre Struktur eine elektronenmikroskopische Klassifizierung: Den Typ A kennt man bisher nur von Mäusen und den Typ B nur von Mäusen und Ratten; am verbreitetsten ist der Typ C, der sich bei vielen Arten findet; in diese Gruppe gehören die meisten krebserzeugenden und endogenen Retroviren; den Typ D schließlich, der vor allem bei manchen Affen vorkommt, hat man mit Krebs und anderen Krankheiten in Verbindung gebracht, aber bisher wurde in keinem Fall nachgewiesen, daß sie die wirkliche Ursache sind.

Fast vergessen war bis vor kurzem eine weitere Unterfamilie der

---

* Über die Genetik und den Vermehrungszyklus der Retroviren weiß man so viel, daß ich im Rahmen dieses Kapitels nicht alles erklären kann. Leser, die sich für mehr Einzelheiten interessieren, seien vor allem auf zwei Veröffentlichungen verwiesen: einen Übersichtsartikel (in englischer Sprache) von Howard Varmus in der Zeitschrift *Science* (1989) und das Dezemberheft 1988 der Zeitschrift *Spektrum der Wissenschaft*.

Retroviren, die man nur von bestimmten Huftieren (nämlich Schafen, Ziegen, Pferden und Kühen) kannte; sie waren fast ausschließlich die Domäne einiger spezialisierter Tierärzte. Man nennt sie Lentiviren – nach dem lateinischen Wort für »langsam«; die Bezeichnung ist aber möglicherweise unzutreffend, denn auch die meisten anderen Retroviren verursachen Krankheiten ebenso langsam oder vielleicht sogar noch langsamer. Die Lentiviren sind vor allem Erreger chronisch-degenerativer Nervenkrankheiten. Die Erforschung des menschlichen AIDS-Virus, das zu dieser Untergruppe gehört, führte in jüngster Zeit auch zur Entdeckung von Lentiviren bei mehreren anderen Tierarten, besonders bei Affen.

Eine noch andere Einteilung der Retroviren gründet sich auf ihre Wirkung in Labor-Zellkulturen. Aber jede strenge Klassifizierung ist mit Problemen behaftet. So weiß man beispielsweise inzwischen, daß Leukämieviren manchmal auch Krankheiten erzeugen, die nicht bösartig sind. Das Katzenleukämievirus kann Anämie, Immunschwäche, Fehlgeburten und mehrere Formen der Leukämie auslösen. Welche Krankheit das einzelne Virus hervorruft, kann von kleinsten Abweichungen in seiner genetischen Ausstattung abhängen. Solche Unterschiede, die mit verschiedenartigen Krankheiten im Zusammenhang stehen, betreffen meistens die Virushülle, aber die genauen Ursachen kennen wir gewöhnlich nicht.

Dank neuer Methoden haben die Wissenschaftler auch neuartige Einteilungskriterien geschaffen. Durch die Entwicklung neuer immunologischer und molekularbiologischer Verfahren lassen sich Verwandtschaftsbeziehungen zwischen Viren heute viel genauer ermitteln. Meist hat sich dabei die frühere Einteilung bestätigt und erhärtet, aber in manchen Fällen war auch ein Umdenken nötig. Die meisten Retroviren mit dem Erscheinungsbild des Typs C sind onkogene Viren (d.h., sie erzeugen Krebs), und die meisten Viren mit der Lentivirus-Morphologie gehören zu einer anderen Verwandtschaftsgruppe. Diese beiden Gruppen sind heute die wichtigsten Klassen der Retroviren, *und sie sind die einzigen, von denen man weiß, daß sie bei Menschen vorkommen*. Aber auch Retroviren, die nicht zum Typ C gehören, können zumindest bei einigen Tieren ebenfalls Krebs erzeugen, und manchmal ruft ein Virusstamm des Typs C (und vermutlich gilt das gleiche auch für manche Stämme der Lentiviren) eine unerwartete Krankheit oder überhaupt keine Krankheit hervor. Unsere Vorstellungen beschränken sich heute mit Sicherheit nicht mehr auf die engen Grenzen der Idee »eine Mikrobe – eine Krankheit«, die sich aus Robert Kochs Postulaten ergibt (siehe Kapitel 15).

Wie ich bereits erläutert habe, können Retroviren wie jedes echte Virus außerhalb der Zellen als Partikel weitergegeben werden; eine Übertragung kann aber manchmal auch durch infizierte Zellen erfolgen, zum Beispiel, wenn das Blut zweier Personen in Kontakt kommt. Damit stehen solche exogenen Viren im Gegensatz zu den endogenen Retroviren, die in Form von DNA-Proviren genetisch über die Keimbahn (Ei- und Samenzelle) weitergegeben werden. Wie erwähnt, sind endogene Proviren allgegenwärtig: In voller Länge oder in Teilen hat man sie bei allen Wirbeltierarten gefunden, in denen man nach ihnen gesucht hatte. Nach unserem heutigen Wissen sind die LTR-Teile der Proviren wahrscheinlich mit einer großen Klasse genetischer Elemente verwandt, die sich in der normalen DNA der Zellen von einer Stelle zu anderen bewegen können.*

Solche Elemente nennt man *Retrotransposons*. Sie wurden zuerst bei niederen Lebensformen wie der Hefe entdeckt und ähneln den *Transposons*, genetischen Elementen, die ihre Position wechseln können; Transposons fand man zuerst beim Mais – Arbeiten, für die Barbara McClintock den Nobelpreis erhielt.

Solche beweglichen DNA-Stücke können wichtige biologische Funktionen haben; je nachdem, wo sie sich zu einem bestimmten Zeitpunkt befinden, können sie das Verhalten einzelner Gene beeinflussen. Vielleicht haben sich die Retroviren aus Retrotransposons entwickelt, indem sie komplizierter wurden. Nach einer anderen reizvollen Theorie sind die Retroviren fast von Anfang an parallel zu den lebenden Organismen entstanden und wurden dann zu Retroviren, die im Laufe der Zeit zu unvollständigen Proviren und Retrotransposons degenerierten. Umgekehrt könnte ein endogenes Retro-

* Wichtige Teile der genetischen Ausstattung (d.h. der Nucleotidsequenzen) von Viroiden (siehe Kapitel 3) ähneln diesen Retrovirus-Sequenzen. Nach Ansicht mancher Wissenschaftler sind die Viroide degenerierte Formen früherer Retrovirus-Proviren.

virus, das die gesamte Information zur Bildung eines Virus enthält, dieses Virus auch produzieren; dann können sich mit einiger Wahrscheinlichkeit auch Varianten bilden, die für die gleiche Tierart infektiös sind oder sogar auf eine andere Art übergehen und dadurch zu exogenen Retroviren werden. Das kann, wie bereits erläutert, zur Krankheitsentstehung führen, besonders wenn das Empfängertier bisher mit dieser Art von Retroviren noch nicht in Berührung gekommen ist. Ich frage mich, ob sich hier vielleicht ein zyklischer Prozeß entwickelt: die Abfolge exogenes Virus → Krankheit → Anpassung → Infektion über die Keimbahn → endogenes Virus → Retrotransposons; anschließend würde sich demnach aus dem Retrotransposon wieder ein vollständiges endogenes Virus entwickeln und aus diesem schließlich ein infektiöses Virus entstehen.

6

Ein Krebsvirus wird entdeckt: das erste menschliche Retrovirus

Es erforderte über ein Jahr sorgfältiger Arbeit, bis bestätigt war, daß wir ein menschliches Retrovirus gefunden hatten; an diesem Vorgang waren mehrere Mitarbeiter meines Labors beteiligt. Ursprünglich hatte sich der Nachweis von HTLV-1 ausschließlich auf einen positiven Test für eine Reverse Transkriptase-artige Aktivität in der Nährlösung einer leukämischen Linie von T-Zellen gestützt; die Zellen stammten von einem Patienten mit einem Lymphom der T4-Lymphocyten, die man auch als T-Helferzellen bezeichnet.*

Diese ersten Tests auf Reverse Transkriptase mußten unter sorgfältiger Beachtung der Testbedingungen wiederholt werden, um das Enzym von den normalen DNA-Polymerasen der Zellen zu unterscheiden. Es wurde entschieden, daß Poiesz diese Aufgabe übernehmen sollte; ich schlug ihm vor, er solle zusätzlich Antikörper verwenden, um noch überzeugendere Hinweise zu gewinnen; die Antikörper hatten frühere Postdocs im Verlauf mehrerer Jahre hergestellt, und jedes dieser Reagenzien war spezifisch für die Reverse Transkriptase eines anderen tierischen Retrovirus. Mit ihrer Hilfe konnten wir zeigen, daß das Enzym aus den menschlichen Leukämie-

* Da Patienten mit einem solchen Lymphom häufig sehr viele weiße Blutzellen besitzen, bezeichnet man das Krankheitsbild oft als Leukämie. Bei Tieren erzeugen Retroviren, die Leukämie hervorrufen, oft ein Krankheitsbild, das Kliniker als Lymphom bezeichnen würden. Solche Lymphome sind zwar oft mit einem »Überlaufen« der Tumorzellen ins Blut verbunden, aber manche Hämatologen unterscheiden sie dennoch gerne von den echten Leukämien, deren Ursprung eindeutig im Knochenmark liegt. Dagegen enstehen Lymphome wahrscheinlich in vielen Fällen weder im Blut noch im Knochenmark, sondern beispielsweise in den Lymphknoten.

zellen nicht zu einem der tierischen Retroviren gehörte. Schon früher hatten andere Mitarbeiter meines Labors, besonders Marjorie Robert-Guroff, auch spezifische Antikörper für die normalen menschlichen DNA-Polymerasen entwickelt. Poiesz setzte auch diese Reagenzien ein, und sie zeigten ebenfalls nur geringe oder gar keine Kreuzreaktion mit der Reversen Transkriptase, die von den leukämischen T-Zellen in die Nährlösung freigesetzt wurde.

Jetzt konnten wir einigermaßen sicher sein, daß wir es mit einer neuen Reversen Transkriptase zu tun hatten. Nun war es sicherlich klug, die Eigenschaften dieses Enzyms im gereinigten Zustand zu untersuchen, und dafür brauchten wir jemanden mit größerer Erfahrung in Enzymologie. H. Rho, der 1978 in das Labor kam und heute wieder in seinem Heimatland Korea arbeitet, reinigte die Reverse Transkriptase und zeigte mit biochemischen Methoden, daß sie alle Eigenschaften eines Virusenzyms besaß. Außerdem testete er sie noch gründlicher mit mehreren verschiedenen Antikörpern, die früher gegen die Reversen Transkriptasen verschiedener tierischer Retroviren hergestellt worden waren. Erneut konnte er zeigen, daß sich sein Enzym von allen zuvor bekannten aus tierischen Viren unterschied.

Indessen konnte Poiesz allein nicht beweisen, daß die Partikel, in der wir die Reverse Transkriptase gefunden hatten, wirklich ein Virus war. Dazu wäre zweierlei erforderlich gewesen: Erstens hätte man die Struktur elektronenmikroskopisch aufklären müssen, und zweitens wäre die biologische Aktivität – zum Beispiel die Übertragbarkeit – zu zeigen gewesen. Schon einige Zeit zuvor hatte ich mit einer anderen Arbeitsgruppe eine Zusammenarbeit vereinbart, und dorthin schickten wir nun unsere Proben zur elektronenmikroskopischen Untersuchung. Erwartungsgemäß ließen sich mit den ersten Aufnahmen keine Retrovirus-Partikel nachweisen, aber schließlich erhielten wir doch Bilder, die überzeugend zeigten, daß Viruspartikel vorhanden waren, und diese Partikel wurden als Retroviren der Klasse C eingestuft. Nun waren die Hinweise wirklich überzeugend, und man konnte die Viren sogar sehen, aber ich hatte immer noch Zweifel. Einen entscheidenden Beitrag leistete Poiesz: Er vereinbarte eine enge Zusammenarbeit mit einer klinischen Arbeitsgruppe, die von einem Mediziner namens John Minna geleitet wurde. Wir hatten zwar vorher schon vielfach mit klinischen Gruppen zusammengearbeitet, aber diese hatte sich erst relativ kurze Zeit zuvor am NCI gebildet, und ihr besonderes Interesse galt damals der Therapie von Leukämien und Lymphomen der T-Zellen. Die Gruppe besaß eine Zellinie von einem Patienten mit T-Zell-Leukämie. Mit der Nährlösung dieser Zellinie erzielte Poiesz ebenfalls positive Ergebnisse. Nun hatten wir eindeutig bewiesen, daß Retrovirus-Partikel vorhanden waren, und unsere Befunde mit der Reversen Transkriptase waren ein deutlicher Hinweis, daß die Partikel nicht von einem der wohlbekannten tierischen Retroviren stammten.

Aber jetzt fing ich an, mir um die Nährlösung Sorgen zu machen, die wir verwendet hatten: Konnte sie die Quelle eines verunreinigenden tierischen Virus sein? Solche Nährlösungen enthalten im allgemeinen ein Medium, eine im Handel erhältliche Flüssigkeit, die in genau abgemessenen Mengen zahlreiche Mineralstoffe, Vitamine und andere Nährsubstanzen enthält. Der zweite Bestandteil ist tierisches Serum, gewöhnlich von Kälbern. Stammte das Kälberserum, das wir verwendet hatten, vielleicht von einem Tier, das mit dem Rinderleukämie-Retrovirus infiziert war? Diese Möglichkeit hatte noch niemand in Betracht gezogen.

Ich kannte nur einen, der mir die notwendigen Hilfsmittel (Reagenzien) zur Verfügung stellen konnte, um diese Frage zu beantworten: Arsene Burny. Ich hatte Arsene 1970 zum erstenmal kennengelernt; damals war er einer der Brillantesten und Besten in Sol Spiegelmans Gruppe. In den Jahren danach war er in seinem Heimatland Belgien zu einem Fachmann für Rinderleukämieviren und für mich zu einem engen Freund geworden. Ohne an die Uhrzeit zu denken – in Brüssel war es zehn Uhr abends, und außerdem war Weihnachten –, rief ich ihn an.

»Arsene, ich brauche deine Hilfe«, erklärte ich ihm. »Ich glaube, wir haben das erste menschliche Retrovirus gefunden, und wir haben normale tierische Viren ausgeschlossen, aber für unsere Nährlösung haben wir fetales Kälberserum benutzt. Was ist, wenn es mit dem Rinder-Leukämievirus verunreinigt war?«

Mit dieser Geschichte amüsiert Arsene die Zuhörer in seinen Vorlesungen bis heute. Natürlich schickte er mir sofort die Reagenzien. Und natürlich stellte sich heraus, daß unser Isolat kein Rinder-Leukämievirus war. Aber bevor wir den Hörer auflegten, fragte er mich, ob mir eigentlich klar sei, was für einen Tag und welche Uhrzeit wir hätten. Dann sagte er: »Wir sind wohl die beiden einzigen Verrückten, die zu Weihnachten arbeiten!«

Nun hatten wir Verunreinigungen mit allen verbreiteten Labor-Retroviren und auch eine mögliche Kontamination des Kälberserums ausgeschlossen. Worüber ich mir jetzt noch Sorgen machte, war eine Verunreinigung mit einem weniger gut bekannten oder noch gar nicht entdeckten tierischen Retrovirus, für das wir vielleicht keine Reagenzien besaßen, keine spezifischen Antikörper für die Reverse Transkriptase. Dieses Problem packte ich von zwei Seiten an. Erstens wollte ich, daß wir das Virus auch in *frischem* Blut unseres ursprünglichen Patienten fanden. Ich wußte, daß ein zweiter Kollege vom NCI, der Immunologe Tom Waldmann, den Kranken gesehen und untersucht hatte. Er stellte uns sofort Blutproben zur Verfügung, die unmittelbar von dem Patienten stammten und noch nicht in der Zellkultur gewesen waren. Poiesz fand Partikel in der Nährlösung von T4-Lymphocyten, die er aus diesem Blut neu mit IL-2 in die Kultur genommen hatte, und konnte darin leicht das verräterische Merkmal nachweisen, die Aktivität der Reversen Transkriptase.

Wichtige Zellkulturarbeiten führte in meiner Arbeitsgruppe auch Michiyuki Maeda aus; er kam 1981 als Gastwissenschaftler ans Labor für Tumorzellbiologie, um einige Fragen der Wechselwirkungen zwischen unserem neuen Virus und den T-Zellen zu untersuchen. (Heute arbeitet er an der Universität von Kyoto in Japan.) Michi stellte viele Einzelzellklone von virusinfizierten Zellen her und vermehrte sie einzeln in der Zellkultur. Das war eine wichtige Hilfe für die weiteren Untersuchungen meiner Mitarbeiter, die zeigten, daß es sich tatsächlich um ein menschliches Retrovirus handelte.

Weitere Hinweise kamen aus einer anderen Richtung. Wie ich bereits erläutert habe, besteht der Kern (»Core«) jedes Retrovirus aus mehreren Proteinen, und eines davon (das sogenannte Haupt-Core-Protein) ist besonders gut untersucht. Bei allen damals bekannten Retroviren des Typs C zeigten diese Proteine untereinander eine gewisse Ähnlichkeit. Aber es gibt Methoden, um sie zu unterscheiden. Ich bat V. Kalyanaraman (im Labor kurz »Kaly« genannt) und Sarang, sich auf die Analyse dieses Proteins aus dem mutmaßlichen menschlichen Retrovirus zu konzentrieren.

Kaly war 1974 als Postdoc zu uns gekommen. Wie Sarngadharan stammte er aus Südindien, und wie dieser war er ein begeisterter, exzellenter Proteinchemiker. Die beiden arbeiteten zusammen. In recht kurzer Zeit reinigten sie das Protein und untersuchten es mit verschiedenen Antikörpern (das gleiche Verfahren wie bei der Reversen Transkriptase). Später klärten sie seine chemische Struktur (die Reihenfolge der Aminosäuren) auf und wiesen so nach, daß das Virus nach diesen Kriterien neu war.

Der eindeutigste Test, der alle diese Zweifel endgültig beseitigt hätte, wäre der Nachweis gewesen, daß im Blut des Patienten, aus dem wir das Virus isoliert zu haben glaubten, Antikörper gegen dieses Virus vorhanden waren; damit wäre bewiesen gewesen, daß der Patient mit dem Virus infiziert war. Ein zweites, gleichermaßen eindeutiges Ergebnis wäre der Befund gewesen, daß die Virusgene in die DNA der frischen leukämischen Blutzellen integriert war. Marjorie Robert-Guroff (sie arbeitete damals mit Larry Posner, einem neuen Postdoc), Kaly und später Carl Saxinger gingen diese Fragen unabhängig voneinander mit unterschiedlichen Methoden an, und alle konnten zeigen, daß Antikörper aus dem Blutserum des Patienten spezifisch mit den Proteinen des Virus reagierten. Gleichzeitg führten Marv Reitz und später Flossie Wong-Staal die molekularen Analysen der Virusgene durch. Eine solche Untersuchung (von Reitz) zeigte, daß Nucleotidsequenzen des Virus in der DNA der Zellen aus dem Patienten vorhanden waren. Dieses Ergebnis und die Antikörpertests mit dem Blutserum zeigten nun endgültig, daß wir es nicht mit einer Verunreinigung zu tun hatten, sondern daß der Patient wirklich mit einem Retrovirus infiziert war.

Das Virus ließ sich in der Zellinie aus dem Patienten ständig weiter vermehren. Deshalb konnten wir die Virusproteine in recht großen Mengen gewinnen – sie reichten aus, damit Robert-Guroff, Posner und Kaly Blutseren von vielen verschiedenen Menschen (Gesunden und solchen mit Leukämien und Lymphomen) aus verschiedenen

Erdteilen testen konnten. Zwar isolierten wir das Virus bald darauf noch mehrmals, aber wenn es gelang, die Serumtests empfindlich und spezifisch zu gestalten (das gelang tatsächlich), brauchte man das Virus selbst nicht unbedingt immer wieder erneut zu reinigen, mit dem ganzen Kosten- und Zeitaufwand und der Gefahr von Verunreinigungen. Man konnte vielmehr große Bevölkerungsgruppen mit einem einfachen, billigen Test untersuchen. Solche seroepidemiologischen Studien brachten uns fast täglich mit William Blattner in Berührung, dem Epidemiologen des NCI, der von nun an einer der wichtigsten Beteiligten an unserer Arbeit werden sollte. Diese Serum-Antikörpertests, die wir 1980 entwickelten, wurden die Grundlage des Bluttests für dieses Leukämievirus, den die Blutbanken der USA Jahre später (nämlich 1988) übernahmen. Außerdem waren sie die grundlegenden Vorläufer des 1984 entwickelten Tests für das AIDS-Virus, aber das ist natürlich eine andere Geschichte.

Unabhängig davon, wie eindeutig die Befunde sind, kann man eine Partikel aber nur dann als Virus bezeichnen, wenn man ihre biologische Aktivität nachgewiesen hat, zum Beispiel ihre Übertragbarkeit auf ein Tier (im Labor) oder ihren Übergang von einer Zelle zu einer neuen Zielzelle oder irgendeine einschneidende Wirkung auf eine solche Zelle. Zwar hatte Poiesz in der Zellinie, die er aus Minnas Labor erhalten hatte, die ständige Produktion einer Reverse-Transkriptase-Aktivität nachgewiesen, und auch bei frischen primären Blutzellen des Patienten, die mit IL-2 gefüttert wurden, hatte er nun kurzfristig die Entstehung dieser Enzymaktivität beobachtet; er hatte aber bisher nicht gezeigt, daß das Virus infektiös war oder einen anderen biologischen Effekt hatte. (Das gelang erst Ende 1981 / Anfang 1982 durch die Arbeiten des neu zu uns gekommenen Mikulas Popovic sowie durch Markham, Salahuddin und die dänische Gastwissenschaftlerin Gunhild Vejlsard, die heute an der Universität Kopenhagen arbeitet.) Wir hatten aber viele *indirekte* Indizien für die biologische Aktivität, nämlich die Antikörper im Serum des Patienten (nachgewiesen durch Kaly, Posner, Robert-Guroff und Saxinger) und die Virusgene in der DNA der Leukämiezellen (entdeckt von Reitz). Diese klaren Hinweise zeigten, allerdings indirekt, daß der

Patient infiziert war; es handelte sich also tatsächlich um ein infektiöses, exogenes Virus.

Reitz beschreibt seine Reaktion, nachdem er seinen Teil der Arbeit abgeschlossen hatte, so: »Als Student interessierte ich mich für Höhlenforschung. Einmal gingen wir in eine Höhle, um nach einem unerforschten Durchgang zu suchen. Es war ein recht niedriger Raum, von dem in drei Richtungen Gänge abzweigten. Zwei davon untersuchten wir, aber es waren Sackgassen; die anderen wollten gehen, aber ich sagte ›Nein, nein, ich möchte den letzten Gang auch noch untersuchen.‹ Ich kroch ein Stück hinein, dann war da ein Felshaufen, und als ich über den Haufen schaute, blickte ich ins Leere. Irgendwie wußte man, wenn man über die Felsen kletterte, daß nie zuvor jemand dort gewesen war. Es gab keine Fußspuren, keine Kritzeleien an den Wänden, einfach nichts; das war irgendwie erstaunlich, ein erstaunliches Gefühl. Ich rief den anderen hinter mir zu, sie sollten nachkommen, aber sie dachten, ich wolle sie nur in einen schrecklichen Kriechgang locken – so etwas tun die Höhlenforscher oft. Deshalb sprang ich auf und nieder, damit sie hören konnten, daß der Gang hier Stehhöhe hatte, und als sie dann über den Steinhaufen gekrochen kamen, konnte ich ihre Gesichter sehen, und ich wußte, daß sie alle das gleiche fühlten. Wissen Sie, ein ähnliches Gefühl hatte ich auch, als nach und nach die Erkenntnis wuchs, daß wir tatsächlich das erste menschliche Retrovirus gefunden hatten.«

Meine eigene Reaktion war durch die Erfahrungen der Vergangenheit gedämpft. Ich wollte sehen, daß das Virus unabhängig aus einem zweiten Patienten isoliert wurde. Ich wußte zwar, daß ich recht hatte, aber ich wollte die Sicherheit haben, daß auch andere nach unserer Methode das gleiche erreichen konnten. Schon bald hatten wir ein zweites Isolat. Kurz danach verließ Poiesz das Labor und ging an das State University of New York Medical Center in Syracuse. Dafür kam Popovic zu uns; er machte in rascher Folge zahlreiche weitere Isolate, und das gleiche gelang auch Markham und Salahuddin. Außerdem stimmten die Ergebnisse unserer vorläufigen Antikörpertests völlig mit der Vorstellung überein, daß dieses Virus für die Entstehung der Leukämien eine Rolle spielt.

Schließlich standen mir diese Befunde fast vollständig zur Verfügung, und wir hatten sie wieder und wieder diskutiert. Erst jetzt gelangte ich zu der Ansicht, es sei Zeit, unsere Ergebnisse öffentlich darzustellen und die Publikation des ersten Artikels vorzubereiten; er sollte zu der Schlußfolgerung führen, daß wir jetzt ein menschliches Retrovirus dingfest gemacht hatten. Mein Plan war einfach. Wir mußten die Kritiker so schnell wie möglich überzeugen. Dazu sollten vier oder fünf Artikel für die Veröffentlichung geschrieben und kurz nacheinander eingereicht werden, um jede bedeutende Frage, die wir uns vorstellen konnten, zu beantworten. Ich beschloß, Poiesz solle einige Ergebnisse bei wissenschaftlichen Tagungen des Jahres 1979 vortragen. Die meisten Veranstalter reagierten mit vorsichtigem Interesse, einige auch mit einem Kichern. Den ersten Artikel reichte ich Mitte 1980 bei der Zeitschrift *Proceedings of the National Academy of Sciences USA* ein, denn dort, so meine Überzeugung, würde er sicher veröffentlicht werden. Gewöhnlich kann ein Angehöriger der Akademie für die Veröffentlichung sorgen. Ich selbst wurde zwar erst 1988 Mitglied, aber unser Artikel wurde von dem inzwischen verstorbenen Henry Kaplan unterstützt und erschien im Dezember 1980.*

Aber auf einem Bein, das wußte ich, kann man nicht stehen. Fast gleichzeitig wurden weitere Artikel an Spezialzeitschriften für Virologie und Immunologie geschickt. Der wichtigste – er betraf das Core-Protein, das Sarngadharan und Kaly untersucht hatten – stieß auf eine ungewöhnlich schroffe Reaktion. Der Herausgeber der Zeitschrift lehnte ihn ab und schrieb uns, er habe keine andere Wahl. Er erklärte, er könne unser Manuskript in keiner Form berücksichtigen, denn es heize die Kontroverse um die Existenz menschlicher Retroviren wieder an, und das sei von keinerlei Nutzen.

»Wir waren geschockt«, erinnert sich Sarngadharan. »Welcher Lohn für den Aufbruch in ein neues Zeitalter der menschlichen Retrovirologie. Es erforderte sechs Monate und eine Menge Diskussio-

---

* Henry Kaplan von der Stanford University war einer der größten Krebsforscher der USA. Er betrieb nicht nur Grundlagenforschung an Mäuse-Leukämieviren und in der Zellbiologie, sondern mehr als irgendeinem anderen ist ihm auch die Methode zur Strahlenbehandlung der Hodgkin-Krankheit und anderer Lymphome zu verdanken – eine Methode, die manchmal zur Heilung führt.

nen, aber dann wurde das, was zuerst völlig abgelehnt worden war, doch noch angenommen.«

Nachdem die Veröffentlichung des Artikels 1980 verweigert worden war, wurde er am 6. März 1981 von derselben Zeitschrift endgültig zur Publikation angenommen. Bis 1981 hatten wir sogar schon mehrere Artikel veröffentlicht und, wie erwähnt, das Virus auch aus anderen Patienten isoliert. Wir nannten es Menschliches T-Zell-Leukämievirus (Human T-Cell Leukemia Virus, HTLV), in Übereinstimmung mit den Prinzipien, die sich seit langem für die Nomenklatur tierischer Retroviren eingebürgert hatten (feline leukemia virus oder Katzenleukämievirus, murine leukemia virus oder Mäuse-Leukämievirus, gibbon ape leukemia virus oder Gibbonaffen-Leukämievirus, bovine leukemia virus oder Rinder-Leukämievirus usw.). Den Namenszusatz mit den T-Zellen wählten wir, weil an allen bekannten Fällen T-Zellen beteiligt waren, und zwar fast immer eine Untergruppe davon, die sogenannten T4- oder $CD4^+$-T-Zellen. Später stellte sich heraus, daß das Virus auch andere Krankheitsformen hervorrufen kann, und deshalb hielten wir und andere dann die Bezeichnung *lymphotrop* für geeigneter als *Leukämie*. Zunächst war ich allerdings nicht davon überzeugt, daß diese Umbenennung wirklich sinnvoll war, denn die meisten tierischen Retroviren, die Leukämie hervorrufen, können ebenfalls auch andere Krankheiten auslösen. Heute werden beide Begriffe benutzt.

Unser erstes HTLV-Isolat stammte aus den T-Zellen eines jungen Farbigen aus Alabama, der am National Cancer Institute von Klinikern und Laborwissenschaftlern untersucht wurde. Der Mann hatte eine aggressive, bösartige Erkrankung der T4-Zellen. Er war heterosexuell, und in seiner medizinischen und persönlichen Vorgeschichte gab es nicht Auffälliges. Von demselben Patienten konnten wir noch zwei weitere Isolate gewinnen. Das nächste Viruspräparat stammte von einer farbigen Frau mittleren Alters aus der Karibik; der dritte Patient war ein weißer ziviler Seemann, ebenfalls in mittleren Jahren, der früher häufig nach Japan und in die Karibik gereist war und dort auch Kontakt mit Prostituierten hatte. Es folgten noch mehrere weitere Fälle aus dem Bereich der Karibik. Die klinischen Merkmale waren immer die gleichen: Von der bösartigen Veränderung waren stets die $CD4^+$-Zellen (T4-Zellen) betroffen, die Krankheit entwickelte sich sehr schnell, und häufig fanden sich Hautveränderungen, besonders knotige Verdickungen, die auf das Eindringen der leukämischen Zellen in die Haut zurückgingen.

Inzwischen berichtete uns der hervorragede Immunologe Thomas Waldmann vom National Cancer Institute, mit dem wir zusammenarbeiteten, über die Arbeiten eines neuen japanischen Mitarbeiters in seinem Labor. H. Uciyama hatte mit Professor Kiyoshi Takatsuki an epidemiologischen Studien bei japanischen Leukämiepatienten gearbeitet. Im Jahr 1977 hatten sie über eine Häufung von Leukämien der T-Zellen (und zwar insbesondere der T4-Zellen) im Südwesten Japans berichtet; besonders betroffen waren die Inseln Kyushu, Shikoku und Okinawa. Sie nannten den Tumor adulte T-Zell-Leukämie/Lymphom oder kurz ATL. Und nun ergab sich eine Parallele zu unserer Patientengruppe.

Vor Takatsukis Berichten hatten epidemiologische Studien zur Leukämie in Japan, was die Zahl und Art der Erkrankungen anging, keine besonderen Unterschiede zu Amerika, Europa und den meisten anderen Ländern erkennen lassen; eine Ausnahme machten nur einige Formen der Leukämie, die in der Umgebung von Nagasaki und Hiroshima als Folge der Strahlung aus den Atombombenexplosionen vorübergehend häufiger auftraten. Aber epidemiologische Untersuchungen sollten überprüft werden, wenn sich die Methoden weiterentwickeln, und dafür gibt es in der Medizin kein besseres Beispiel als unsere Geschichte.

In den früheren Untersuchungen hatte man nicht zwischen T- und B-Zellen unterschieden, und die Untertypen der T-Zellen konnte man erst recht nicht auseinanderhalten, weil man sie noch gar nicht kannte. Leukämien der Lymphocyten wurden je nach ihrer Aggressivität einfach als akute oder chronische lymphocytäre Leukämien eingestuft. Takatsuki überprüfte die Leukämiefälle noch einmal, nachdem verbesserte Reagenzien für eine genauere Untereinteilung zur Verfügung standen. Seine Befunde zeigten schnell einen Anstieg der T-Zell-Leukämien im Süden Japans, und noch dramatischer wurde das Ergebnis, als er bei diesen Fällen zwischen T4-, T8- und weniger ausgereiften Zellen unterschied.* Bei den japanischen Fällen war die Krankheit oft aggressiv und betraf auch die Haut. Die Ähnlichkeit zu unseren wenigen HTLV-positiven Fällen in den USA war offensichtlich, obwohl die Krankheit hier einen anderen Namen trug und obgleich in den Vereinigten Staaten keine Häufung zu erkennen war.

Ungefähr im Sommer 1980 begann ich eine Zusammenarbeit mit einem langjährigen Freund, dem inzwischen verstorbenen Yohei Ito; er war damals Leiter der Mikrobiologie und Dekan der medizinischen Fakultät an der Universität von Kyoto, und als Virologe hatte er jahrelange Erfahrung mit zwei Arten der DNA-Viren, nämlich mit EBV und bestimmten Papillomviren. Ungefähr Ende 1980/Anfang 1981 untersuchten wir acht japanische Fälle dieser Art und stießen bei allen acht auf die Serumantikörper gegen HTLV. In einer kleinen Übersichtsuntersuchung fanden wir außerdem positive Ergebnisse, die auf eine Infektion schließen ließen, bei drei bis zehn Prozent »gesunder« Personen von den südlichen Inseln; in anderen Teilen Japans gab es nur geringe Hinweise auf Infektionen, und dort kam auch die ATL nach Takatsukis Befunden praktisch nicht vor. Unseren Hinweisen zufolge traten Häufungen von HTLV-Infektionen und ATL in genau den gleichen Gegenden auf, und die Infektionen waren zu 100 Prozent mit der Krankheit gekoppelt. Und außerdem wußten wir, daß Retroviren bei Tieren häufig Leukämien auslösen. Diese Befunde sprachen stark für eine unmittelbare Beteiligung von HTLV an derartigen Krebserkrankungen.

Anfang März 1981 organisierte Professor Ito in der wunderschönen Berglandschaft um den Miwasee in der Nähe von Kyoto eine kleine Tagung; sie sollte unsere Zusammenarbeit mit anderen Arbeitsgruppen in Japan erleichtern, und wir sollten den japanischen Wissenschaftlern einige wichtige Reagenzien geben. Eines davon war ein Serum von Tieren, das spezifische Antikörper gegen HTLV enthielt; wir hatten es gewonnen, indem wir den Tieren einen Monat

* T-Zellen stammen von unentwickelten und vermutlich nicht funktionsfähigen Vorläuferzellen des Knochenmarks ab; diese Zellen wandern in die Thymusdrüse und reifen dort zu funktionsfähigen Zellen heran. Die reifen Zellen befinden sich im Thymus und lassen sich auch im Blut leicht finden.

zuvor HTLV-Partikel oder gereinigte Proteine aus HTLV und virusproduzierenden Zellinien injiziert hatten. Wir hatten die Absicht, die Ergebnisse über die japanischen Patienten so lange nicht zu veröffentlichen, bis eine umfangreichere Studie zusammen mit vielen japanischen Wissenschaftlern abgeschlossen war. Auch mit William Blattner und seiner epidemiologischen Arbeitsgruppe am National Cancer Institute hatte sich bereits eine enge Zusammenarbeit entwikkelt, besonders für Serumuntersuchungen bei Bewohnern der westlichen Welt. Blattner, ein promovierter Mediziner, der sich für das staatliche Gesundheitswesen und Epidemiologie interessierte, war ein Mann mit umfassenden Kenntnissen und großem Engagement für seine Arbeit; er wurde zur treibenden Kraft für diese und praktisch alle weiteren epidemiologischen Studien, durch die Verbindungen zwischen den in meinem Labor isolierten Viren und verschiedenen menschlichen Krankheiten hergestellt oder ausgeschlossen wurden. An den japanischen Untersuchungen war er aber nicht beteiligt, und er begleitete mich auch nicht nach Japan. Einige andere Mitarbeiter und Kollegen waren jedoch auf der ereignisreichen Reise zum Miwasee dabei.

Die Tagung bestand vorwiegend aus einer Reihe langer Vorträge, in denen meine Kollegen und ich über unsere bereits veröffentlichten Arbeiten mit HTLV berichteten; außerdem diskutierten wir unsere neueren, noch nicht publizierten Ergebnisse, die mit den Serumproben aus Japan zu tun hatten. Einige japanische Pathologen und Epidemiologen erörterten hauptsächlich gewisse chronische parasitäre Krankheiten als mögliche Ursache für ATL, aber wir erfuhren von ihnen eine Menge über Pathologie, klinische Eigenschaften und Epidemiologie dieser Leukämie. Man kannte jedoch keinen einzigen Parasiten, der jemals bei Tieren oder Menschen eine Leukämie ausgelöst hatte (auch aus theoretischen Gründen ist diese Vorstellung nicht sehr plausibel), während Retroviren bei Tieren als Leukämieerreger verbreitet sind. Deshalb war die Idee derer, die einen Parasiten für den Erreger hielten, meiner Ansicht nach verfehlt; es wäre höchstens denkbar gewesen, daß der Parasitenbefall eine Nebenursache war, die vielleicht die Virusvermehrung beschleunigte und die Ausbreitung der Viren durch Aktivierung der Lymphocyten begünstigte.

Am Ende der Tagung gab Yorio Hinuma von der Universität Kyoto jedoch bekannt, er habe den Titel seines Vortrags geändert. Ursprünglich sollte er über seine Forschungsarbeiten mit Herpesviren berichten, die während seiner gesamten Laufbahn sein Spezialgebiet gewesen waren. Aber nun verkündete er, er habe ebenfalls ein neues Retrovirus gefunden, isoliert aus einem japanischen ATL-Fall. Vorläufigen Befunden zufolge hatten seine Kollegen und er, ähnlich wie wir, auch Antikörper im Serum des Patienten gefunden; seine Ergebnisse gründeten sich jedoch auf einen Immunfluoreszenztest, ein einfacheres, aber weniger genaues Verfahren. Er war nicht bereit, mit uns zusammenzuarbeiten. Er hatte noch nichts darüber veröffentlicht. Statt dessen präsentierte er seine Ergebnisse einige Wochen später in Japan auf einer Pressekonferenz; dort gab er bekannt, er habe das erste menschliche Leukämievirus isoliert und es sei das erste Virus überhaupt, das bei Menschen unmittelbar Krebs auslöst. Er nannte sein Virus ATLV (adultes T-Zell-Leukämievirus), aber es war wahrscheinlich mit HTLV identisch.

Später begannen wir eine Studie in Zusammenarbeit mit mehreren japanischen Kollegen unter der Leitung von Mitsuyaki Yoshida vom Krebsinstitut in Tokio; dabei stellte sich heraus, daß ATLV und HTLV gleichartige Viren waren. Japanische Wissenschaftler, unsere Gruppe und Vertreter aus England kamen überein, das Virus HTLV und die Krankheit ATL zu nennen; außerdem war man sich einig, daß weitere Zusammenarbeit unumgänglich war.

Die Isolierung von HTLV durch die japanische Gruppe wurde im Juni 1981 publiziert. Das war aus vielen Gründen wichtig. Erstens war es die nützliche und vielleicht notwendige Bestätigung unserer Ergebnisse. Zweitens brachte es das Virus mit einer Häufung von Krankheitsfällen in Verbindung. Und drittens erfuhren wir, daß die T-Zellen, in denen die Japaner auf das Virus gestoßen waren, sich in der Gewebekultur ohne IL-2 weiter vermehrt hatten! Die dafür entscheidende Beobachtung machte Isao Miyoshi, der damals vorübergehend mit Hinuma zusammenarbeitete.

Miyoshi hatte die Zellen dazu gebracht, das Virus zu produzieren und ständig in der Zellkultur zu wachsen, indem er ATL-Zellen zusammen mit normalen Zellen züchtete. Sein Ziel: Die gesunden menschlichen Zellen sollten den erhofften Wachstumsfaktor liefern, der die ATL-Zellen wachsen ließ. Er wußte nicht, daß HTLV in den ATL-Zellen vorhanden war; das Virus ging auf die normalen Zellen über und verwandelte sie in ständig weiterwachsende Linien von T-Zellen.

»Normale« Zellen, die neu mit HTLV infiziert werden, »überwuchern« aus bis heute unbekannten Gründen die ATL-Zellen, denn die neu infizierten Zellen werden von dem Virus immortalisiert; genau das war auch in diesem Fall geschehen. Es handelte sich um die Zellinie, die Hinuma, Miyoshi und Yoshida in Japan für ihren HTLV-Nachweis verwendet hatten, aber Miyoshis Experimente legten den Verdacht nahe, daß HTLV ein transformierendes Virus war oder zumindest einen Schritt auf dem Weg zur krebsartigen Immortalisierung der Zellen bewirkte. Demnach konnte man im Labor mit Hilfe eines Virus mindestens einen Schritt der Zell- und Molekülveränderungen beobachten, die sich bei einer virusinduzierten Krebserkrankung des Menschen abspielen.

Daß dieses Laborergebnis, die Immortalisierung von Zellen, für die Krankheit höchstwahrscheinlich von Bedeutung war, ergab sich aus der Tatsache, daß die Zielscheiben von HTLV in den Experimenten T-Lymphocyten gewesen waren, und gewöhnlich waren es die T4-Lymphocyten, die in dem Zellkultursystem bevorzugt immortalisiert wurden. Es waren also Zellen genau des gleichen Typs, der auch bei Patienten mit einer HTLV-Infektion leukämisch wurde. Deshalb bestärkten uns diese Befunde erneut in der Überzeugung, daß HTLV auch die Leukämie auslöste.

Die Tschechoslowakei hat in unserem Jahrhundert zum wissenschaftlichen Fortschritt mehr beigetragen, als man es nach ihrer Größe, ihrer Bevölkerungszahl und besonders nach ihren politischen Schwierigkeiten erwarten sollte. Die Virologie war dabei eines der Gebiete, auf denen sie besonders viele Beiträge leistete. Einer ihrer führenden Virusforscher war Jan Svoboda aus Prag; er gehörte zu den wenigen, die schon in den sechziger Jahren Temins Provirus-Hypothese ernst nahmen und unterstützten. Einige andere Arbeiten von ihm waren hilfreich für unsere Vorstellungen und Methoden bei der Übertragung von Viren auf Zellinien. Im Jahr 1968, mit der gewaltsamen Absetzung der Dubcek-Regierung, nahm Svobodas Einfluß auf die Virologie ab. Er blieb aber in einem kleinen Labor weiterhin aktiv, und in den siebziger Jahren hatte er den Vorteil, daß er von dem Druck gegen Arbeiten und Gedanken über menschliche Retroviren weit entfernt war. Einige Mitglieder seiner »Schule« hielten es sogar für aussichtsreich, sich um die Entdeckung solcher Viren zu bemühen. Einen dieser Leute lernte ich Mitte der siebziger Jahre in einem Gasthaus in Norwegen kennen.

An jenem Abend erzählte mir Mikulas Popovic bei einem Slivovitz von seinen Interessen. Und schon eher, als wir beide erwartet hatten, kam Popovic in unser Labor. Kurz darauf nahm er das HTLV-System und Miyoshis Ergebnisse mit der Transformation und machte die *in vitro*-Transformation (Immortalisierung) der T-Zellen zu einem präzisen Routine-Laborsystem.

Mit den vielen Nachweismöglichkeiten für HTLV, die nun in unserem Labor zur Verfügung standen, und mit unserer umfangreichen klinischen Zusammenarbeit konnte er außerdem viele weitere unabhängige Virusisolate herstellen. Dazu benutzte er zunächst unser IL-2-Verfahren (Zucht primärer Leukämiezellen, gewöhnlich aus dem Blut, mit IL-2), und wenn er HTLV auf diese Weise nachgewiesen hatte, übertrug er das Virus auf T4-Zellen in menschlichem Nabelschnurblut. Dabei werden die Zellen immortalisiert, und die so entstandene Zellinie produziert normalerweise ständig HTLV.* Mit anderen Worten: Er kombinierte mehr oder weniger unser altes Verfahren mit den Methoden, die sich aus Miyoshis Experimenten ergaben. Nun weitete sich das Forschungsgebiet der menschlichen Retroviren rasch aus. Wissenschaftler aus mehreren europäischen Ländern,

* Warum T4- und andere T-Zellen aus dem Nabelschnurblut eines Babys durch HTLV leichter immortalisiert werden als T-Zellen aus dem Blut eines Erwachsenen, weiß ich nicht. Man könnte sich unter anderem vorstellen, daß das eigentliche Ziel des Virus unreifere T-Zellen sind, die im Blut eines Neugeborenen in größerer Menge vorkommen, während sie beim Erwachsenen nach der Reifung den T4-Marker (das CD4-Molekül) auf ihrer Oberfläche tragen. Eine andere Möglichkeit bestünde darin, daß das Immunsystem bei Erwachsenen stärker entwickelt ist und das Wachstum der infizierten Zellen wirksamer verhindern kann als die Immunzellen eines Kleinkindes.

viele Teams aus Japan und den USA und einige in anderen Ländern Nord- und Südamerikas begannen mit Untersuchungen auf der Ebene der Moleküle und Zellen sowie mit klinischen und epidemiologischen Studien.

Während einer kurzen Europareise im Jahr 1981 wurden mein Kollege William Blattner und ich von dem älteren, wohlbekannten Hämatologen Sir John Dacie gebeten, an einer in mehrfacher Hinsicht ungewöhnlichen Tagung teilzunehmen: Sie war klein, das Thema war eng begrenzt, und sie sollte später erhebliche Auswirkungen haben. Zu uns stießen ein paar klinische Hämatologen, darunter Daniel Catovsky vom Hammersmith Hospital, der sich wie Sir John Dacie für Leukämien und ihre Entstehung interessierte; außerdem waren einige Virologen anwesend, nämlich William und Oswald Jarrett, Robin Weiss und Tony Epstein sowie Mel Greaves, ein Zellbiologe mit Erfahrungen auf dem Gebiet der Leukämiezellen. In der ersten Stunde erklärte Catovsky, er habe eine Gruppe von acht oder neun Patienten mit ähnlichen Krankheitssymptomen wie bei den ATL-Fällen in Japan und den vereinzelten HTLV-positiven T-Zell-Tumoren, die wir in den USA gefunden hatten. Das war interessant, aber wichtig war vor allem, woher die Patienten stammten: Sie waren alle Einwanderer oder Nachkommen von Einwanderern von verschiedenen karibischen Inseln.

Es war einer der wenigen Augenblicke, die ich in der Wissenschaft erlebt habe, wo sich eine schnelle Schlußfolgerung als völlig richtig erweisen sollte. Wir wußten sofort, daß alle diese Patienten HTLV-positiv sein würden (das waren sie tatsächlich), und damit war auch erklärt, warum wir die Krankheit und das Virus in den USA so häufig bei Personen mit afrikanischer oder karibischer Herkunft gefunden hatten. Die Karibik war ein Endemiegebiet! Schnell dachte ich über die wissenschaftlichen und epidemiologischen Folgen nach.

Blattner ging daran, überall im karibischen Becken Verbindungen herzustellen – besonders konzentrierten sich unsere Arbeiten auf Jamaika, Trinidad und Panama; so sammelten sich in den folgenden Jahren umfangreiche Informationen über die klinisch-epidemiologischen Eigenschaften der HTLV-Krankheit auf dem amerikanischen Kontinent an. Sie zeigten zusammen mit den Befunden der japanischen Wissenschaftler, daß das Virus durch Blut, Sexualkontakte und von der Mutter auf die Nachkommen weitergegeben wird. Bei Heterosexuellen kommt es über die Samenflüssigkeit zu einer wirksamen Übertragung vom Mann auf die Frau; in umgekehrter Richtung ist die Ansteckung seltener. Männer werden häufiger schon durch die Muttermilch und möglicherweise schon vor der Geburt im Mutterleib infiziert.

Auch die Latenzzeit der Krankheit, also die Zeit von der Infektion bis zum Ausbruch der Krankheitssymptome, ist unterschiedlich: Es kann sich um einige Jahre handeln, aber häufiger sind es Jahrzehnte. Ein Baby, das von seiner Mutter infiziert wird, bekommt die Leukämie gewöhnlich erst mit dreißig oder vierzig Jahren! Andererseits entwickelte sich die Leukämie in einigen Fällen, die wir untersuchten, bei einer Person aus einer nicht betroffenen Region schon wenige Jahre nach einem Sexualkontakt in einem HTLV-Endemiegebiet. Ich fragte mich, ob Personen aus einem vom Virus nicht befallenen Gebiet vielleicht empfindlicher waren, so daß die Krankheit bei ihnen schneller fortschreitet. Ungefähr zu jener Zeit kam Jörg Schüpbach, ein junger Postdoc aus Zürich, in unser Labor. Er wurde später sehr wichtig für unsere bahnbrechenden Arbeiten zur Entwicklung des AIDS-Bluttests. Meine Mitarbeiter Carl Saxinger, Kaly und Marjorie Robert-Guroff führten die meisten Antikörpertests mit den Seren durch, die Blattner und seine Mitarbeiter von ihren klinischen Kollegen erhalten hatten; unter diesen waren besonders Nigel Gibbs in Jamaika und Courtenay Bartholomew in Trinidad wichtig. Wie sich später durch die Untersuchungen von Guy de Thé aus Lyon bestätigte, findet man auf manchen karibischen Inseln eine erhebliche Infektionshäufigkeit (zwei bis fünf Prozent der Bevölkerung), wie wir in einer kleineren Studie schon gezeigt hatten, während es auf anderen Inseln überhaupt kein HTLV gibt.

Die Studien wurden ausgeweitet. In den Vereinigten Staaten fand sich das Virus verstreut hier und da – vor allem, aber nicht ausschließlich, bei der farbigen Bevölkerung und im Südosten. Bart Haynes, Dani Bolognesi und ihre Mitarbeiter von der Duke University waren in den USA die ersten, die unsere Ergebnisse bestätigten und erweiterten. Sie berichteten über die gelungene Isolierung von HTLV-1 aus einer Frau mit ATL. Sie lebte in North Carolina, aber geboren war sie im südlichen Japan.

In Europa waren die Tests bei der einheimischen Bevölkerung meistens negativ. Ein Bericht aus Amsterdam bestätigte das, was wir von Catovsky wußten: Die HTLV-Leukämie fand sich gehäuft bei Einwanderern, die von den westindischen Inseln in die Niederlande gekommen waren. In geringer Häufigkeit gibt es Infektionen in der einheimischen Bevölkerung Spaniens, und eine seltsame, bis heute unerklärliche Häufung von Infektionen wurde von italienischen Wissenschaftlern (Vittorio Manzari und unabhängig davon Olivier Varnier, jeweils mit Kollegen) aufgespürt: Es handelt sich um die Bevölkerung einer kleinen Gegend in Süditalien, und zwar in der Umgebung der Stadt Lecce in Apulien. In jüngster Zeit fanden andere auch bei bestimmten Bevölkerungsgruppen im Iran und in Ägypten, besonders wenn sie jüdischer Abstammung waren, endemische Infektionen. Noch wichtiger war aber, daß wir und andere die Krankheit besonders häufig in Zentralafrika entdeckten. Und schließlich weckten Sudien an westindischen Einwanderern in Europa ebenfalls den starken Verdacht, daß kein Umweltfaktor erforderlich ist, damit die Leukämie entsteht – das Virus reicht allein dafür aus. Erwachsene, die als Kinder infiziert worden waren und in der endemischen, subtropischen Region blieben, bekamen die Leukämie anscheinend mit der gleichen Wahrscheinlichkeit wie Personen, die als Kinder nach Europa gezogen waren.

Auch unsere Kenntnisse über den Zusammenhang zwischen Virus und Krankheit erweiterten sich. Wie sich zeigte, sind nur 50 bis 70 Prozent der HTLV-1-positiven T-Zell-Leukämien die typischen ATL-Fälle, die Takatsuki beschrieben hatte: mit akutem Krankheitsverlauf, häufiger Beteiligung der Haut, leukämischen T4-Zellen mit anormal zusammengerollten Zellkernen im Blut und oft mit einem hohen Blutkalziumspiegel. Andere Fälle verlaufen eher chronisch; dabei sind zwar ebenfalls die T4-Zellen beteiligt, aber die leukämischen Zellen besitzen nicht den zusammengerollten Zellkern, und sie »sickern« auch nicht ins Blut. Diese HTLV-Fälle ähneln vielmehr eher einem Lymphom, bei dem nur Gewebe und Lymphknoten beteiligt sind und das einen langsameren klinischen Verlauf nimmt.

Manche Epidemiologen gaben auch Schätzungen ab, wie häufig die Krankheit nach einer Infektion auftritt. Sie kamen je nach der Gegend zu unterschiedlichen Ergebnissen, möglicherweise aufgrund einer unterschiedlichen genetischen Empfänglichkeit. Nach den meisten Annahmen bekommen etwa ein Prozent der HTLV-infizierten Personen im Laufe ihres Lebens die Leukämie; nach neueren Befunden dürfte dieser Wert aber höher liegen, nämlich bei drei bis vier Prozent.

Zwei weitere wichtige klinische Fortschritte ergaben sich aus epidemiologischen Befunden und Einsichten anderer Gruppen. Im Jahr 1981 hatte ich den Fortgang der HTLV-Geschichte mit Max Essex diskutiert, meinem langjährigen Kollegen und Freund von der Harvard-Universität; er entschloß sich nun, seine Arbeiten mit dem Katzen-Leukämievirus aufzugeben und sich auf menschliche Retroviren zu konzentrieren. Einer seiner ersten Beiträge war die Beobachtung, daß HTLV-positive Personen (in einer japanischen Studie) anfälliger für Infektionskrankheiten waren. Dieser Bericht wurde durch Befunde von Takatsuki unterstützt, wonach Patienten mit ATL häufigere und schwerere opportunistische Infektionen bekamen als Patienten mit anderen Krebsarten, und diese Erkrankungen traten oft schon auf, bevor der Krebs wirklich schwerwiegend wurde.* Mit anderen Worten: Die Patienten mit ATL waren in spezifischer, aber unscharf definierter Weise immungeschwächt, und zwar so stark, daß man es nicht als Folgeerscheinung der Krebserkrankung ansehen konnte. Das ließ vermuten, HTLV könne immunsuppressiv wirken.

Diese Ergebnisse waren der Anlaß für gemeinsame Experimente meines Labors und der Immunologen von der Columbia-Universität (besonders Nicole Suciu-Foca) sowie mit Anthony Fauci und seiner Arbeitsgruppe am NIH. Wie sich bei diesen Arbeiten herausstellte, kann HTLV tatsächlich die Immunfunktion der entscheidenden T4-Zellen beeinträchtigen. Aber noch überraschender war ein zweiter klinischer Hinweis aus Frankreich.

---

* Opportunistische Infektionen werden von Erregern ausgelöst, die normalerweise nicht pathogen (krankheitserzeugend) sind. Bei einer Störung der Immunfunktion können manche nichtpathogenen Mikroben Krankheiten hervorrufen.

Es ist für einen Wissenschaftler nicht einfach, mit einem Bein in Frankreich und mit dem anderen in den USA zu stehen; Guy de Thé war das offensichtlich gelungen, und er hatte sogar noch Beine übrig. Er schaffte es, sich in Burgund mit einem Weingut, in Lyon mit guter Küche und in Afrika, der Karibik und China mit Epidemiologie zu beschäftigen, und dann auch noch mit DNA- und RNA-Tumorviren. Ursprünglich, in den siebziger Jahren, war er in Afrika an den Studien beteiligt gewesen, die einen Zusammenhang zwischen dem Herpesvirus EBV, dem Ausbruch der Malaria und einem erhöhten Risiko für das Burkitt-Lymphom hergestellt hatten. (Das Burkitt-Lymphom, ein besonderer Krebstyp, ist nach dem irischen Chirurgen Dennis Burkitt benannt, der diesen Tumor als erster beschrieb.) Später half er chinesischen Wissenschaftlern bei epidemiologischen Studien zur Rolle von EBV und einiger chemischer Karzinogene für Krebserkrankungen des Nasen-Rachen-Raumes, die in China häufig vorkommen. Er war bereit, etwas zur Epidemiologie der Retroviren beizutragen – und er trug etwas bei.

Wie ich bereits erwähnt habe, fand er HTLV auf manchen karibischen Inseln in großen Mengen und auf anderen überhaupt nicht. Nachdem Blattners Team und meine Gruppe in ersten Studien gezeigt hatten, daß HTLV in Zentralafrika endemisch ist, entdeckte de Thé, daß es sich regional erstaunlich unterschiedlich verteilt, wechselnd von Stamm zu Stamm. Wie wir aus japanischen und eigenen Untersuchungen ebenfalls wußten, wird HTLV häufig innerhalb einer Familie weitergegeben und bleibt dort oft über mehrere Generationen hinweg erhalten. Wahrscheinlich hing also die unterschiedliche Verteilung auf den karibischen Inseln damit zusammen, aus welchem Teil Afrikas ihre Bewohner genau stammten.

Später bemerkten de Thé und sein junger Mitarbeiter Antoine Gessain (er ist heute Postdoc bei mir am Labor für Tumorzellbiologie) bei ihren afrikanischen Studien einige Patienten mit einer Nervenkrankheit namens tropische spastische Paraparese (TSP), und die beiden veröffentlichten eine kleine, aber wichtige Studie. Sie stieß zunächst auf beträchtliche Zweifel, aber schon bald wurde sie bestätigt und erweitert, und heute ist HTLV anerkanntermaßen der Erreger dieser degenerativen Erkrankung von Rückenmark und Gehirn.

(Später wurde gezeigt, daß es sich um HTLV-1 handelt, das wir nun bald von einem zweiten menschlichen Retrovirus werden unterscheiden müssen.) Die Krankheit ähnelt in mehrfacher Hinsicht der Multiplen Sklerose, aber anders als beim Auf und Ab im klinischen Verlauf von MS ist die von HTLV ausgelöste Nervenkrankheit progressiv. Nach neueren Vermutungen einiger Wissenschaftler löst das Virus die Nervenerkrankung möglicherweise sogar häufiger aus als die Leukämie. Andere, besonders Carleton Gajdusek und sein langjähriger Mitarbeiter C. Joseph Gibbs, konnten zeigen, daß das Häufigkeitsverhältnis zwischen den beiden von HTLV ausgelösten Krankheiten von Region zu Region variiert.

Solche Befunde legten den Verdacht nahe, daß möglicherweise ein genetischer Faktor eine Person für die Nervenkrankheit oder die Leukämie disponiert. Bisher konnte noch niemand nachweisen, daß HTLV irgendwelche Zellen in Gehirn oder Rückenmark infiziert, und außerdem haben Personen mit der Nervenkrankheit mehr Antikörper gegen HTLV in ihrem Blut als andere Infizierte. Deshalb wäre es denkbar, daß solche Menschen aufgrund einer genetischen Veranlagung weniger gut mit der Virusvermehrung fertig werden (mehr Antikörper bedeuten vermutlich auch mehr Viren) und daß die Krankheit durch Autoimmunität entsteht. Mit anderen Worten: Wenn das Immunsystem die Viren angreift, schießt es über sein Ziel hinaus und tritt auch mit bestimmten Rückenmarks- und Gehirnzellen in (zerstörerische) Wechselwirkung.

Aber auch andere Mechanismen werden untersucht. So könnten zum Beispiel Zellen des Nervensystems, die nicht von HTLV infiziert sind, dennoch von den Proteinen beeinträchtigt werden, die beim Abbau der Viren entstehen oder von den infizierten Zellen freigesetzt werden; auch Lymphokine, die von infizierten T-Zellen ausgeschieden werden, könnten eine solche Wirkung haben.

Vielleicht unterscheidet sich das HTLV, das die Nervenkrankheit auslöst, aber auch geringfügig von dem Leukämieerreger; denn ähnliche Unterschiede hat man auch bei einzelnen tierischen Retroviren gefunden, die verschiedene Krankheiten auslösen. Allerdings wird diese Möglichkeit nach neueren Hinweisen immer unwahrscheinlicher. So kennt man inzwischen mehrere Fälle, in denen dieselbe infizierte Person sowohl ATL als auch das Nervenleiden bekam.

Das sind wichtige Erkenntnisse. Auf der Grundlage einiger vorläufiger Befunde hat man sogar die Vermutung geäußert, auch an der Multiplen Sklerose selbst könne ein HTLV-artiges Virus beteiligt sein. Für einen solchen Zusammenhang fehlt jedoch bisher der Beweis. Aber unabhängig davon, ob diese Annahme stimmt, hat sich durch die eindeutige Verbindung zwischen HTLV-1 und einem Nervenleiden, das der Multiplen Sklerose ähnelt, ein Weg zur Untersuchung der Mechanismen eröffnet, die zu derartigen Krankheiten führen, und das ist das erste Mal, daß wir bei Menschen diese Möglichkeit haben.

Im vergangenen Jahr wurde anläßlich des zehnten Jahrestages der Entdeckung von HTLV eine Tagung abgehalten. Sie brachte überraschende neue Erkenntnisse der klinischen Forscher und Epidemiologen, deren Befunde nun darauf hindeuten, daß HTLV auch mehrere andere Krankheiten fördert und möglicherweise sogar unmittelbar verursacht.* Unter anderem handelt es sich dabei um weitere Nervenleiden, eine rheumatisch-arthritische Erkrankung und bestimmte Muskelentzündungen.

* In jüngster Zeit haben Mark Kaplan und seine Mitarbeiter an der Cornell University und am North Sore Hospital in Long Island über eine Verbindung zwischen HTLV und einer sehr schweren Dermatitis (Hautentzündung) bei Kleinkindern berichtet. Kaplan war für unsere virologischen Untersuchungen über viele Jahre hinweg eine unschätzbare Hilfe; er stellte uns nicht nur Material zur Verfügung, sondern er hatte ein außergewöhnliches Verständnis für Krankheiten des Menschen und spielte, wie ich später noch berichten werde, bei der Untersuchung der menschlichen Retroviren auch eine eigenständige Rolle.

7

Die Entdeckung des zweiten menschlichen Retrovirus (und wie die HTLVs Krankheiten auslösen)

Im wunderschönen Frühjahr 1981 nahm ich in Venedig an einer Tagung über Blutzellen teil. Dort sprach David Golde, ein sehr produktiver Zellbiologe von der University of California in der Los Angeles School of Medicine, über die Eigenschaften einer neuen, ständig weiterwachsenden Zellinie, die er aus den Zellen eines Patienten mit einer seltenen Form der Leukämie hergestellt hatte. Die Krankheit wird als Haarzell-Leukämie bezeichnet, weil dabei aus den betroffenen Zellen – meist handelt es sich um Lymphocyten des B-Typs – haarähnliche Fasern herausragen. In diesem besonderen Fall waren seltsamerweise die T4-Zellen beteiligt. Die neue Zellinie, die Golde (nach den Initialen des Patienten) als MO bezeichnet hatte, war nach seinen Beobachtungen eine richtige kleine Fabrik: Sie produzierte ständig einige Wachstumsfaktoren und andere biologisch aktive Moleküle, nämlich die bereits erwähnten Lymphokine. In der Diskussion, die auf den Vortrag folgte, wies ich darauf hin, daß T4-Zellen, die mit HTLV transformiert sind (unabhängig davon, ob sie von frischen leukämischen Zellen abstammen oder ob es sich um »normale«, im Labor infizierte T4-Zellen handelt) fast immer in ganz ähnlicher Weise solche Faktoren produzieren. Das war also vielleicht nicht der interessanteste Aspekt an der MO-Zellinie.

Die bis dahin bekannten Linien tierischer und menschlicher T4-Zellen hatten fast immer mit Retroviren zu tun; die Leukämie von MO gehörte aber zu einem anderen Typ als alle damals beschriebenen HTLV-Leukämien, und deshalb äußerte ich in der Diskussion über Goldes Bericht die Frage, ob die MO-Zellen nicht zu etwas noch Wichtigerem dienen könnten: nämlich dazu, aus ihnen ein zweites menschliches Retrovirus zu gewinnen – eines, das noch zu entdecken war. Meine Vermutung wurde nicht gerade mit Begeisterung aufgenommen – vielleicht weil die Befunde mit HTLV noch nicht allen vollständig bekannt waren. Aber ein paar Monate später schickte Golde mir die Nährlösung von seiner MO-Zellinie, damit ich sie auf Viren untersuchen konnte. (Golde hatte patentrechtliche Abmachungen mit anderen, und das hinderte ihn wahrscheinlich daran, die Zellen selbst allgemein zugänglich zu machen.)

Aus Flüssigkeiten lassen sich HTLVs, anders als aus Gewebe, nur unter Schwierigkeiten isolieren. Aber er hatte uns eine bedeutende Menge Material von guter Qualität geschickt. So gelang es uns mit dem nötigen Quentchen Glück, ein Virus daraus zu gewinnen. Charakterisiert wurde es sowohl in meinem Labor als auch von Irvin Chen, der später aus Temins Labor an die University of California in Los Angeles (UCLA) kam. Wie sich herausstellte, stimmte es in 50 Prozent seiner Gensequenzen mit dem früheren HTLV überein. Wir nannten das neue Retrovirus HTLV-2, und die früheren Viren wurden nun als HTLV-1 bezeichnet.

Seither wurde HTLV-2 noch mehrmals isoliert: von Golde und Mitarbeitern, von uns, von Wissenschaftlern der Centers for Disease Control (CDC) und von Mark Kaplan und Mitarbeitern; wieder handelte es sich um Leukämien oder Lymphome, an denen die T4-Zellen beteiligt waren. Sie alle waren, wie der erste Fall, weniger aggressiv als die typische ATL im Zusammenhang mit HTLV-1. Nach epidemiologischen Studien, die Robin Weiss in London, meine Mitarbeiterin Marjorie Robert-Guroff in den USA und später viele weitere Arbeitsgruppen durchführten, kommt HTLV-2 besonders unter Drogenabhängigen in den USA und Europa häufig vor, und es breitet sich weiter aus. Kaplan und seine Mitarbeiter nehmen an, daß sich die einzelnen Isolate von HTLV-2 stärker unterscheiden als die von HTLV-1.

Tumorzellen haben zwei besondere Kennzeichen: Erstens können sie sich nicht ordnungsgemäß differenzieren und auch nicht absterben (Immortalisierung), und zweitens verhalten sie sich so, als ob sie dauernd zur Teilung angetrieben werden. Retroviren dürften zu einer dieser Eigenschaften oder auch zu beiden beitragen. Die Wege, auf denen sie das im einzelnen tun, sind unterschiedlich. Das breite Spektrum an Wirkungsmechanismen, mit denen Retroviren normale Zellen zu Krebszellen machen, ist in meinen Augen sogar eines ihrer faszinierendsten Merkmale. Einige dieser Mechanismen habe ich bereits beschrieben: So können die Retroviren manchmal ein Zellgen (das Onkogen) aufnehmen, das sich dann im Laufe der Zeit so verändert, daß das Virus eine neu infizierte Zielzelle sehr schnell in eine Krebszelle umwandelt. Glücklicherweise sind dieser Mechanismus und der zugehörige Typ von Retroviren aber äußerst selten. Die stärker verbreiteten tierischen Retroviren erzeugen den Krebs eher nach und nach, und was sich dabei abspielt, ist noch nicht in allen Einzelheiten bekannt. Die HTLVs mußten sich, das war uns damals schon klar, eher wie diese »chronischen« Leukämieviren verhalten, denn sie erzeugen die Krankheit erst nach längerer Zeit, und wir wußten auch, daß sie kein aus einer Zelle stammendes Onkogen tragen. Aber welche Kenntnisse hatten wir über die Mechanismen, mit denen tierische Retroviren die chronische Leukämie auslösen?

In manchen Fällen ist die Virushülle beteiligt, aber wir wußten nicht genau, warum und wie. Andere Viren richten das Unheil mit einem Vorgang an, den man als *Insertionsmutagenese* bezeichnet: Dabei wird die DNA des Provirus in der Nähe eines Zellgens integriert, dem man den Namen *Proto-Onkogen** gegeben hat; wird es aktiviert, kann es für das Wachstum der jeweiligen Zielzelle wichtig sein. Die Integration des Provirus führt irgendwie zu genetischen Mutationen in der Nähe des Proto-Onkogens, die dann dieses Gen fälschlicherweise »anschalten« und so das anormale Wachstum in Gang setzen. Aber das ist vermutlich nur der erste Schritt in einer Reihe genetischer Veränderungen, die zur Krebsentstehung führen. Man vermutet, daß das verstärkte, vom Virus in Gang gesetzte Zellwachstum die Wahrscheinlichkeit für eine zweite genetische Veränderung (einen »genetischen Unfall«) erhöht.

---

* Als *Proto-Onkogen* bezeichnet man oft das Onkogen in der DNA einer Zelle in seinem normalen Zustand, also ohne Mutationen oder andere Veränderungen.

Die Provirus-DNA wird in die DNA der Zelle nicht an ausgewählten Stellen integriert, sondern der Einbau erfolgt fast zufällig; je mehr Proviren entstehen, desto größer ist also die Chance, daß eines davon in die Nähe des entscheidenden Zellgens gelangt. Und die Zahl der neugebildeten Proviren ist natürlich vom Ausmaß der Virusvermehrung abhängig. Nach meiner Überzeugung war das der Grund, warum manche Wissenschaftler glaubten, beim Menschen müsse ein Virus, wenn es existierte, leicht zu finden sein. Sie beschäftigten sich mit Systemen, in denen der Leukämie eine Virämie (Virusvermehrung, die so stark ist, daß im Blutplasma freie Viruspartikel auftauchen) vorausgehen muß, denn der Entstehungsmechanismus der Leukämie *erforderte* nach diesen Vorstellungen eine starke Virusvermehrung.

Die menschlichen Retroviren sind, wie sich herausstellen sollte, anders: Sie erzeugen die Leukämie nicht nach diesem Mechanismus. Erste Hinweise darauf ergaben sich aus der Untersuchung der Stelle, wo die Provirus-DNA von HTLV-1 in die Chromosomen eingebaut wird. (Diese Stelle kann man mit molekularbiologischen Methoden genau ermitteln.)

Bei tierischen Retroviren ist die Integrationsstelle im wesentlichen immer gleich, denn die Leukämie entsteht ja nur dann, wenn das integrierte Provirus ein bestimmtes Zellgen aktiviert. Dagegen machten Mitsuyaki Yoshida und sein Kollege M. Seiki die wichtige Beobachtung, daß die Integrationsstelle von HTLV-1 in den Leukämiezellen bei jedem Patienten woanders liegt. Bei ein und demselben Patienten ist das Provirus aber in allen Zellen in der gleichen Position eingebaut; demnach stammen alle Zellen eines Tumors von einer einzigen transformierten Vorläuferzelle ab (der Tumor ist also *monoklonal*). Da die Integration fast zufällig erfolgt, muß demnach das Virus, das die ursprüngliche Vorläuferzelle infizierte, diese auch transformiert haben; die Transformation ist also nicht das Ergebnis der Viren, die später als »Passagiere« in die Leukämiezellen kamen. Dieser molekularbiologische Befund ist ein weiteres starkes Argument für eine unmittelbare Beteiligung von HTLV-1 als Ursache dieser Art von Leukämie.

Aber das Provirus liegt bei einem Patienten vielleicht im Chromosom Nummer 5, beim nächsten in einem anderen Chromosom, und so weiter. Die Wirkung des Provirus beruht nicht darauf, daß es ein Onkogen in die Zelle bringt, wie man es erwarten würde, aber es wird auch nicht in der Nähe eines Proto-Onkogens eingebaut, das es aktivieren könnte. Demnach entspricht der Mechanismus, mit dem menschliche Retroviren die Leukämie erzeugen, nicht dem, was man damals von tierischen Retroviren kannte.

Meine Kolleginnen Flossie Wong-Staal, Beatrice Hahn und Genoveffa Franchini erzielten schon bald ähnliche Ergebnisse. Die Schlußfolgerung lag auf der Hand: Die HTLVs wirken nicht durch Insertionsmutagenese. Allgemein betrachtet, ähnelte ihr Wirkungsmechanismus (Anschalten eines Zellgens) dem der tierischen Retroviren, aber sie erreichten diesen Effekt offensichtlich auf andere Weise. Die Lösung des Rätsels begann mit der molekularen Analyse der HTLV-Genome.

Neben den drei Genen *gag, pol* und *env*, in denen bei allen Viren die Virus-Strukturproteine codiert sind, besitzen die menschlichen Retroviren zusätzliche Regulationsgene. Bei den HTLVs wurden zwei davon gut charakterisiert, und zwar von Yoshida und Mitarbeitern in Tokio, Wong-Staal und ihren Kollegen in meinem Labor und von William Haseltine und seinen Mitarbeitern in Harvard.* Diese beiden Gene erhielten die Bezeichnungen *tax* und *rex*. Wie wir heute wissen, besteht ihre Aufgabe nicht nur darin, die Strukturgene des Virus anzuschalten, sondern besonders *tax* ist auch an der Aktivierung einiger Zellgene beteiligt, die für die Vermehrung der T-Zellen sorgen. Ironischerweise wußten wir schon gut darüber Bescheid, welche Zellgene aktiviert werden, lange bevor die Ergebnisse dieser molekularen Analysen vorlagen. Es waren die ersten zellbiologischen Untersuchungen, die in unserem Labor an den leukämischen T-Zellen vorgenommen wurden.

Wie wir bereits wußten, wird die Vermehrung der T-Zellen von einem Protein namens IL-2, unserem T-Zell-Wachstumsfaktor, vor-

* Später lieferten auch andere Wissenschaftler entscheidende Informationen über die Einzelheiten der beteiligten Mechanismen, zum Beispiel Warner Greene, John Brady, Irvin Chen, Thomas Waldmann, Honjo, Tanaguchi und George Pavlakis.

angetrieben; außerdem hatte sich bei unseren ersten Untersuchungen an den HTLV-1-positiven Leukämiezellen gezeigt, daß diese im Unterschied zu normalen T-Zellen unmittelbar auf IL-2 ansprechen. Eine vorherige Aktivierung der leukämischen T-Zellen mit PHA oder Antigenen war gewöhnlich, anders als bei normalen Zellen, nicht erforderlich. Die Erklärung schien einfach: Normale, ruhende T-Zellen besitzen vor ihrer Aktivierung keine Rezeptoren für IL-2; die HTLV-1-positiven Leukämiezellen müssen dagegen die anormale Eigenschaft besitzen, die Rezeptoren für den Wachstumsfaktor IL-2 ständig zu produzieren. Unsere weiteren Untersuchungen und bald darauf auch detailliertere, elegantere und schlüssigere Studien von Thomas Waldmann, Warner Greene und Mitarbeitern erweiterten diese vorläufigen Ergebnisse und machten sie quantitativ. Bald wiesen molekular- und zellbiologische Experimente in die gleiche Richtung: Das Gen *tax*, das man damals nur von menschlichen Retroviren kannte, wird von diesen zur Herstellung der mRNA-Moleküle für die Virus-Strukturproteine gebraucht; es schaltet aber nicht nur die Virusgene an, sondern auch mehrere Gene der Wirtszelle, inbesondere die für IL-2 und die IL-2-Rezeptoren.

Das führt dazu, daß der Wachstumsfaktor nicht nur freigesetzt, sondern von diesen T-Zellen auch gebunden wird, und das wiederum läßt die T-Zellen anormal stark wachsen. Nach meiner Überzeugung steigt durch dieses ständige An- und Abschalten des T-Zell-Wachstums die Wahrscheinlichkeit für eine zweite genetische Veränderung; eine solche Mutation läßt dann in Verbindung mit der Wirkung von *tax*, die über die Produktion von IL-2 und seinem Rezeptor zu verstärktem Wachstum führt, die bösartigen T-Zellen entstehen. Um was für eine Mutation (oder Mutationen) es sich bei dieser zweiten Veränderung handeln könnte, weiß man aber noch nicht. Wie bei den tierischen Retroviren, die Leukämie erzeugen, versteht man auch den von HTLVs ausgelösten Übergang zur Bösartigkeit nur teilweise. Ich war immer der Meinung, daß hier noch einige andere, unbekannte Vorgänge mitwirken müssen. Wie ließe sich sonst erklären, daß von dem Zeitpunkt an, wo die Leukämie ausbricht, keine weitere Expression der HTLV-Gene (einschließlich *tax*) mehr erforderlich ist? Zumindest haben wir und andere genau das beobachtet: Wenn sich die Leukämie entwickelte, fanden wir nicht einmal mehr die HTLV-Proteine, von vollständigen Viren ganz zu schweigen – es sei denn, wir züchteten die Zellen in geeigneter Weise in der Gewebekultur.

Einige völlig unerwartete, faszinierende Antworten auf diese Fragen ergaben sich auf der Jahrestagung des Labors für Tumorzellbiologie im August 1990. Mit neuen, empfindlicheren Methoden kann man das *tax*-Protein in den Leukämiezellen von Patienten nachweisen. Außerdem berichtete Prakash Gill von der University of Southern California über einige Patienten mit AIDS, die zusätzlich eine T-Zell-Leukämie bekommen hatten. Sie waren sowohl mit dem AIDS-Virus als auch mit HTLV-1 infiziert. Die AIDS-Erkrankung behandelte er mit antiviraler Therapie (AZT und Interferon). Dieses Verfahren ist vernünftig (mehr darüber in Kapitel 13), aber es hat meist wenig Sinn, die Leukämie mit virushemmenden Medikamenten zu behandeln, denn nach allgemeiner Überzeugung kommt eine Behandlung der Krebsursachen zu spät, wenn der Krebs schon ausgebrochen ist. (Lungenkrebs geht nicht mehr zurück, wenn man das Rauchen aufgibt.)

Die Überraschung: Die T-Zell-Leukämien, über die Gill berichtete, sprachen auf die Behandlung an und etwickelten sich zurück, obwohl dieser Typ der Leukämie bisher auf keine Chemotherapie reagiert hatte (abgesehen von einem neuen, besonderen Verfahren mit einer »Präzisionskugel«, das von Tom Waldmann und seinen Mitarbeitern entwickelt wurde und auf das ich noch zurückkommen werde). Diese Ergebnisse schienen übereinzustimmen, und wenn man in der Wissenschaft eine solche Übereinstimmung erkennt, dann hat das gewöhnlich mit einem bedeutsamen Fortschritt zu tun. Die Befunde legen demnach den Verdacht nahe, daß das Anschalten (und die dauernde Aktivität) des *tax*-Gens von HTLV-1 entscheidend ist, weil dadurch das *tax*-Protein ständig vorhanden ist. Liegt dieses Protein nur in sehr geringer Menge vor, reicht es möglicherweise nicht aus, um die anderen Gene von HTLV-1 anzuschalten (was die »normale« Funktion von *tax* ist), aber dennoch könnten Zellgene aktiviert werden, die für das anormale Wachstum sorgen. Aber wie wird das *tax*-Gen von HTLV angeschaltet, und zwar nur dieses Gen? Die Antwort kennen wir nicht.

Auf dieser letzten Tagung gab es auch noch andere Berichte über HTLV, die mit *tax* zu tun hatten. Die Befunde meines Postdoc Ron Gartenhaus und frühere, detailliertere Untersuchungen von John Brady und seinen Mitarbeitern (sie arbeiten ebenfalls am NCI) haben gezeigt, daß das *tax*-Protein von HTLV-1-infizierten T-Zellen freigesetzt wird; es kann dann Stoffwechselveränderungen beeinflussen und verstärken und zum Beispiel benachbarte, uninfizierte Zellen zum Wachsen anregen. Das gleiche Phänomen – die Freisetzung eines Regulationsproteins aus Zellen und seine Einwirkung auf *andere* Zellen – beobachtete man kürzlich auch bei *tat*, einem ähnlichen Gen des AIDS-Virus (in Kapitel 10 wird ausführlicher davon die Rede sein); das ist für die Virologie eine neue Vorstellung, die, wie sich vermutlich bald herausstellen wird, von beträchtlicher Bedeutung sein dürfte, wenn man die Entstehungsmechanismen anderer Viruskrankheiten erklären will. Dennoch sind wir bisher nicht in der Lage, den großen zeitlichen Abstand zwischen Infektion und Ausbruch der Krankheit zu erklären.

In der ersten Zeit der Arbeit mit HTLV berichtete Miyoshi über eine seltsame Beobachtung: Im Blutserum einiger asiatischer Affen gab es Antikörper, die stark mit HTLV-1 reagierten. Daraus ergab sich natürlich die Schlußfolgerung, daß diese Affen mit HTLV-1 oder einem eng verwandten Virus infiziert waren und es ständig in sich trugen. Zum erstenmal hörte ich seinen Bericht über diese Befunde 1981 bei einer Tagung in Buffalo. Das Immunfluoreszenzverfahren, das er benutzt hatte, war aber für häufige falsch positive Ergebnisse bekannt, und da der Befund so seltsam war, hatten die meisten von uns das Gefühl, seine Ergebnisse seien zwar vermutlich falsch, aber dennoch so interessant, daß man sie nicht ignorieren könne. Ich hatte aufgrund einiger epidemiologischer Befunde gerade die Vermutung geäußert, HTLV-1 könne aus Afrika stammen, und deshalb untersuchten wir Blutseren von Affen, und zwar nicht nur von solchen aus Asien.

Schnell bestätigten sich Miyoshis positive Ergebnisse mit den Antikörpern im Serum asiatischer Affen; andere Wissenschaftler, unter-

ihnen Gerhart Hunsmann aus Göttingen und seine Mitarbeiter, erweiterten die Untersuchungen: Wie sie zeigen konnten, war der Test bei Neuweltaffen negativ, aber viele afrikanische Affen hatten ebenfalls solche Antikörper in ihrem Serum. Man stellte einige Virusisolate her und analysierte sie. Wie sich dabei herausstellte, waren die afrikanischen Viren enger mit den HTLVs verwandt als die aus Asien. Wie Yoshida zeigen konnte, sind insbesondere die Viren aus Schimpansen und afrikanischen Grünen Meerkatzen zu etwa 95 Prozent mit den HTLVs identisch. Mit anderen Worten: Die afrikanischen Affenviren (sie werden heute als STLV bezeichnet, und STLVch ist beispielsweise die Abkürzung für STLV aus Schimpansen) gleichen fast völlig dem menschlichen Virus.

Nach meiner Überzeugung sprechen diese Befunde für meine Theorie für eine afrikanische Herkunft der HTLVs; ursprünglich gründete sich diese Vermutung auf das häufige Vorkommen von Virusinfektionen in Zentralafrika und bei einigen schwarzen Bevölkerungsgruppen in den USA sowie auf ihr seltenes Auftreten bei anderen amerikanischen und fast allen asiatischen Bevölkerungsgruppen. Auf die südlichen Inseln Japans gelangten die HTLVs nach meiner Vermutung durch die portugiesischen Abenteurer des 16. Jahrhunderts, die Menschen und Tiere aus Zentralafrika dorthin mitbrachten. Aber später erfuhr ich von kleinen Infektionsherden bei der einheimischen Bevölkerung Apuliens in Südostitalien und bei manchen Indianergruppen sowie von einer geringeren Zahl von Infektionen in Spanien, die sich alle nicht leicht erklären lassen. Noch verwirrender war, daß japanische Epidemiologen bei der Bevölkerung der Ainu auf Hokkaido, der nördlichen Hauptinsel Japans, ebenfalls eine hohe Infektionshäufigkeit fanden. Die Ainu sind nicht nur eine andere Rasse als die Hauptmenge der japanischen Bevölkerung, sondern sie leben auch geographisch von anderen Endemiegebieten entfernt, und sie hatten nie Kontakte mit den Portugiesen.

Natürlich ist die Hypothese vom afrikanischen Ursprung damit nicht aus der Welt, wie hin und wieder voreilig geschrieben wurde, aber sie wird komplizierter. Wenn sie stimmt und wenn sich die Befunde von den Ainu bestätigen, müssen Entstehung und Verbreitung des Virus auf verwickelteren Wegen verlaufen sein. Korrekterweise muß man für die HTLVs mindestens zwei Verbreitungswege annehmen: den bereits beschriebenen und einen, auf dem Virus und Menschen viel früher wanderten und über den ich bisher nichts weiß. Meines Wissens gibt es bislang keine Veröffentlichung über die molekulare Analyse des HTLV-1 von den Ainu. Angesichts des japanischen Hanges zur Gründlichkeit frage ich mich, ob die Ainu wirklich in der vermuteten Häufigkeit mit HTLV-1 infiziert sind oder ob man mit dem Antikörpertest vielleicht etwas Ähnliches, aber nicht mit HTLV-1 Identisches entdeckt hat.

Im Jahr 1982 konnte kein ernsthafter Wissenschaftler mehr die Existenz menschlicher Retroviren anzweifeln. Es gab nun eine Fülle von Argumenten dafür, daß sie die unmittelbare Ursache einer menschlichen Krebserkrankung sind. Zunächst war schon die Entdeckung eines Retrovirus (das den neuentdeckten tierischen Retroviren des Typs C ähnelte) als solche ein deutlicher Hinweis, daß es sich um einen Krebserreger handeln könnte, denn man wußte bereits, daß Viren des gleichen Typs bei Tieren Leukämien hervorrufen. Zweitens waren die epidemiologischen Befunde eindeutig. Solche T4-Leukämien waren selten. Das Virus war nicht sehr verbreitet. Die Wahrscheinlichkeit, daß diese beiden Faktoren zufällig zusammentrafen, noch dazu in bestimmten Bevölkerungsgruppen, war sehr gering, und dennoch traten beide regelmäßig gemeinsam auf.

Drittens ließ sich bei einer bestimmten bösartigen Erkrankung der T4-Zellen, der typischen ATL, fast immer ein HTLV nachweisen. Viertens waren die Virussequenzen klonal in die DNA der Tumorzellen integriert; demnach war also die erste transformierte Zelle infiziert, und es handelte sich nicht um eine spätere Infektion mit »Passagier-Viren«. Fünftens verwandelten sich normale T-Zellen in Laborexperimenten durch die Infektion mit einem HTLV in Zellen, die ständig weiterwuchsen. Das bevorzugte Ziel der Viren waren dabei die T4-Lymphocyten, genau wie bei den Krankheitsfällen *in vivo*. Und sechstens haben auch einige Affenviren (STLVs), wie sich herausgestellt hatte, bei Affen mit bösartigen Erkrankungen lymphatischer Zellen zu tun.

Wegen ihrer Fähigkeit, infizierte T-Zellen in Labor-Kulturflaschen zu immortalisieren, wurden die menschlichen Retroviren auch zu einem wichtigen Hilfsmittel bei der experimentellen Untersuchung der Mechanismen, durch die sich eine normale Zelle in eine transformierte verwandelt. Es gibt zwar für diesen Vorgang auch andere Laborsysteme, aber kaum eines davon kann sich eines bekannten menschlichen Tumorauslösers bedienen. Außerdem wußten wir, daß sich die HTLVs durch die Verhaltensmuster des 20. Jahrhunderts ausbreiten, nämlich durch die enorme Zunahme des Reiseverkehrs, durch sexuelle Promiskuität, Rauschgiftsucht und den zunehmenden Einsatz von Blut und Blutprodukten in der Medizin; deshalb, das war uns klar, würden sich die Viren in den vor uns liegenden Jahren weiter ausbreiten.

Damit hätten wir uns nun vielleicht gemächlich auf eher akademische Fragestellungen im Zusammenhang mit diesen Viren zurückziehen können. Konnten wir mit HTLV vielleicht die molekularen Vorgänge in den späteren Stadien der Krebsentstehung aufklären? Wie verursachten sie einige andere Krankheiten, auf die Kliniker und Epidemiologen hingewiesen hatten, oder wie steigerten sie zumindest deren Häufigkeit? War HTLV-1 auch an noch ganz anderen Erkrankungen beteiligt? Und wenn ja, an welchen? Es war eine ruhige Zeit des Nachdenkens – die Ruhe vor dem Sturm.

III

Die Entdeckung eines dritten menschlichen Retrovirus: das AIDS-Virus

8

Eine einzige Krankheit mit einer einzigen Ursache

Am Anfang also keine Pest, durchaus keine, sogar das Wort auszusprechen war verboten.
Dann pestartige Fieber – das heißt Pest allerdings, aber in einem gewissen Sinne; nicht eigentlich Pest, sondern etwas, wofür man keinen anderen Namen zu finden weiß.
Endlich Pest ohne Zweifel und ohne Widerspruch, doch schon hängt sich ein anderer Begriff daran, der Begriff der Vergiftung und Hexerei, wodurch das nicht mehr zurückzudrängende Wort verfälscht und verwirrt wird.
Man braucht, glaube ich, in der Geschichte der Begriffe und Worte nicht sonderlich bewandert zu sein, um zu sehen, daß es mit vielen ähnlich verlaufen ist... Man könnte jedoch sowohl bei den kleinen als auch bei den großen Dingen diesen langen und unsinnigen Lauf größtenteils vermeiden, wenn man die schon seit geraumer Zeit vorgeschlagene Methode befolgte: zu beobachten, zu hören, zu denken, bevor man spricht.
Aber das Sprechen, diese einzige Sache, ist soviel leichter als alle jene anderen Dinge zusammen.
(Aus der Beschreibung der Pest im Mailand des Jahres 1620 in dem klassischen Roman *I Promessi Sposi* von Alessandro Manzoni aus dem 19. Jahrhundert.)

In der Geschichte der Menschheit hat es immer wieder Krankheitsepidemien gegeben. Sie tauchten auf rätselhafte Weise auf, peinigten und dezimierten große Bevölkerungsgruppen und verschwanden dann wieder, oft ebenso rätselhaft. In medizinischen und literarischen Aufzeichnungen sind die schrecklichen Verwüstungen festgehalten, die durch solche furchteinflößenden, unerklärlichen Krankheitswellen verursacht wurden. Von den zeitgenössischen Medizinern wurden sie in den meisten Fällen zusammen mit ihren auslösenden Faktoren als neuartig beschrieben, aber wir können heute keineswegs sicher sein, ob das zutrifft. Man weiß aber, daß zumindest einige der plötzlichen Epidemien zurückgingen, um später erneut aufzuflammen. So verhielt sich zum Beispiel die Beulenpest, die heimtückischste epidemische Krankheit. Es gibt zwar begründete Theorien für ihr Auftauchen, Verschwinden und Wiederauftauchen, die sich meistens auf Veränderungen in dem Verhältnis von Ratten und Menschen gründen, aber es gibt keine Möglichkeit, diese Vermutungen nach den Erfordernissen der modernen Wissenschaft zu überprüfen. Eines ist aber klar: Krankheitsepidemien werden häufig durch größere gesellschaftliche Veränderungen heraufbeschworen, zum Beispiel durch Verschiebungen in der Bevölkerungsdichte, neue Beziehungen zwischen Menschen und Tieren oder (und vor allem) durch neue Arten des Umgangs zwischen Einzelpersonen oder Personengruppen. Dafür gibt es in der Geschichte eine Reihe von Beispielen.

Ungefähr um das Jahr 430 v. Chr. berichtete der griechische Geschichtsschreiber Thukydides über eine verheerende Krankheitsepidemie in Athen. Er hielt die Krankheit für neu. Sie kam und ging in weniger als einem Jahr, nach Ansicht des Historikers William McNeill* wahrscheinlich deshalb, weil die wenigen Überlebenden eine ausreichende und lang anhaltende Immunabwehr entwickelt hatten. Es kam zu schwerwiegenden Bevölkerungsverlusten, und nach manchen Theorien haben solche Epidemien trotz ihrer kurzen Dauer den Verlauf der Geschichte in den Mittelmeerländern stark beeinflußt.

Der Ausbruch der Epidemie fällt anscheinend in eine Zeit, in der die Bevölkerung in Athen und anderen Hafenstädten des Mittelmeers anwuchs; gleichzeitig wurden die Kontakte zwischen diesen Städten häufiger. Es gab also Bevölkerungsgruppen, die bis dahin nicht mit den gefährlichen Mikroben in Berührung gekommen waren; sie stellten ein gutes Angriffsziel für ernsthafte Infektionen von außen dar,

---

* In seinem hervorragenden Buch *Plagues and People* beschreibt McNeill viele derartige Epidemien und bestimmt jeweils die Bedeutung gesellschaftlicher Veränderungen für ihr erneutes Aufflammen.

und durch die neuen Kontakte konnten sich solche Infektionen stark ausbreiten.

Aufzeichnungen über Epidemien im Mittelmeerraum gibt es auch aus dem zweiten und dritten Jahrhundert n. Chr. Die Medizinhistoriker glauben heute, daß es sich dabei um Ausbrüche von Masern und Pocken handelte. Die erste größere Epidemie, deren Beschreibung auf die Beulenpest zutrifft, dauerte insgesamt von 542 n. Chr. bis ins achte Jahrhundert.

Aber selbst während dieser Periode gab es lange Zeiträume, in denen Europa und der Mittelmeerraum anscheinend frei von ernsthaften Krankheitsepidemien waren. Offensichtlich blieben sogar ganze Jahrhunderte von größeren Pandemien verschont. Aber von 1346 an geißelte die Beulenpest Europa zum zweitenmal. Diese Krankheitswelle, die damals »Schwarzer Tod« genannt wurde, war so ansteckend, daß man das Wort »Pest«, das ursprünglich jede plötzliche Gesundheitsstörung bezeichnet hatte, nun nur noch auf diese epidemische Krankheit anwandte. Ihre Auswirkungen auf das Leben in Europa waren unabsehbar.

Die erste der Nachwelt überlieferte *Epidemie* der Syphilis im Jahr 1495 fällt mit dem Eindringen der französischen Armee in Neapel zusammen und macht in amüsanter Weise deutlich, wie man Geschichte aufzeichnen kann. Die meisten von uns würden sich wohl darüber freuen, wenn ihr Name im Zusammenhang mit einer neuen Erscheinung genannt wird, aber die wenigsten möchten sicher als Urheber einer neuartigen Krankheit gelten. So sollen die Franzosen, die den Italienern die Schuld gaben, die Syphilis als Neapolitanische Krankheit bezeichnet haben; die sittsamen Neapolitaner dagegen nannten sie die Französische Krankheit. Nach einiger Zeit sprachen dann beide von der Spanischen Krankheit. So waren die Europäer zwar begierig, ihre Nachbarn auf diese Weise zu »ehren«, aber nach Ansicht mancher Historiker ist die Tatsache, daß die Syphilisepidemie gerade im Jahr 1495 ausbrach, ein starkes Indiz dafür, daß die Krankheit von den Leuten des Kolumbus nach Europa gebracht wurde. Es mag Argumente geben, die diese Theorie stützen, aber damit ist noch nicht sofort erklärt, warum sich die Krankheit so kurz nach Kolumbus' Rückkehr in Neapel wie ein Lauffeuer ausbreitete.

Im 16. Jahrhundert hatte Europa anscheinend, was die Pest anging, das Schlimmste überstanden. Die Menschen hatten nun mit den meisten Mikroben seit langer Zeit umfangreiche und unterschiedliche Kontakte. Das galt leider nicht für die Indianer in Amerika, selbst wenn man die Syphilis als einzige bemerkenswerte Ausnahme mit in Betracht zieht. Die fast vollständige Ausrottung der nicht an Mikroben gewöhnten Indianer ist vielleicht das eindrucksvollste und bekannteste Beispiel dafür, wie plötzliche gesellschaftliche Veränderungen sich zerstörerisch auswirken können, weil sie einer Krankheit das Eindringen in eine neue Bevölkerungsgruppe ermöglichen.

Nach einer von McNeill zitierten Quelle behaupteten ältere Indianer, sie hätten vor der Ankunft der Europäer *keinerlei* Krankheiten gekannt. Ich glaube nicht, daß man eine solche Behauptung wörtlich nehmen kann, aber sie zeigt, welches Ausmaß an Veränderung die indianische Kultur Amerikas erfuhr, als die Europäer so viele Krankheiten nach Amerika brachten: Pocken, Diphtherie, Masern, Mumps, Tuberkulose, Malaria und Gelbfieber. In ihren Stammesgeschichten haben die Indianer festgehalten, wie entsetzlich sich die verheerenden Krankheiten auf ihr Leben und ihre Kultur auswirkten.

Größere Malaria- und Gelbfieberepidemien gab es in der Neuen Welt im 17. und 18. Jahrhundert. In großem Umfang waren davon die in Amerika lebenden Europäer betroffen, und das veranlaßte einige Historiker zu der Vermutung, die beiden Epidemien könnten ihren Ursprung in Amerika gehabt haben. Eine genauere Überprüfung der vorhandenen Aufzeichnungen legt jedoch den starken Verdacht nahe, daß sie sowohl für Europa als auch für Amerika neu waren; in die Neue Welt wären sie demnach mit dem Sklavenhandel gekommen. (Bei afrikanischen Primaten sind beispielsweise, anders als bei ihren amerikanischen und asiatischen Vettern, sowohl der Malariaparasit als auch die ihn übertragenden Mücken hochentwickelt und spezialisiert; das läßt auf eine lange Anpassungsgeschichte und einen afrikanischen Ursprung der Malaria schließen.)

In der Mitte des 19. Jahrhunderts raste eine Cholerawelle über Europa; sie wurde den britischen Militärexpeditionen nach Indien und dem deutlich stärkeren Schiffsverkehr zwischen Europa und Asien zugeschrieben. Dadurch wurde das herrschende Gleichgewicht zwischen dem Choleraerreger und der Eingeborenenbevölkerung durcheinandergebracht, so daß sich die Mikrobe weit ausbreiten konnte. Die zunehmende Industrialisierung und die sie begleitende Verstädterung boten der Epidemie die Möglichkeit zur Ausbreitung, besonders in England, aber auch in anderen Teilen Europas.

Die erste ernsthafte Pandemie des 20. Jahrhunderts war die Grippewelle von 1918/1919. Ihre Herkunft ist unklar, aber sie brach gegen Ende des Ersten Weltkriegs an vielen neuen Orten aus, und das legt den starken Verdacht nahe, daß sie auf das Zusammentreffen der Armeen aus verschiedenen Kontinenten zurückzuführen ist.

Wenn eine Epidemie scheinbar plötzlich aufflammt und ebenso plötzlich wieder verschwindet, kann es sich entweder um eine wirklich neue Krankheit handeln, oder aber um das Wiederauftauchen eines alten Leidens, das in der Bevölkerung jahrhundertelang geruht hat. Über die Tularämie (Hasenpest), eine oft tödliche Erkrankung, die von Mikroben ausgelöst und von Kaninchen übertragen wird, wurde Anfang unseres Jahrhunderts häufig berichtet; davor hingegen gab es sie nur selten. Den Grund kennen wir nicht. Die Poliomyelitis (Kinderlähmung) wurde als Krankheit erstmals 1840 identifiziert, aber medizinischen Untersuchungsberichten zufolge gab es sie schon früher. Warum sie vorher nie als eigenständige Krankheit beschrieben wurde, ist ein Rätsel; vielleicht war dieser Mangel einer der Gründe dafür, daß sie im 19. und 20. Jahrhundert das Ausmaß einer Epidemie annehmen konnte.

Ein anderes Beispiel aus neuerer Zeit ist die Lyme-Krankheit (Zeckenborreliose). Diese ansteckende Krankheit, die von Zecken übertragen wird, wurde in den siebziger Jahren zum erstenmal beschrieben. Ihr Erreger ist ein Bakterium aus der Gruppe der Spirochäten. Er ähnelt in mehrfacher Hinsicht dem Syphiliserreger: Unter anderem sind beide korkenzieherförmig – daher auch der wissenschaftliche Name. Woher die Krankheit stammt, ist nicht bekannt.

Im Jahr 1976 erregte die Legionärskrankheit zum erstenmal großes öffentliches Aufsehen: Sie war bei einem Treffen von Angehörigen der amerikanischen Legion in Philadelphia plötzlich ausgebrochen. Durch die brillanten Arbeiten von David Fraser von den Centers of Disease Control wurden sowohl der Erreger als auch sein Ausbreitungsweg dingfest gemacht. Durch Luft übertragbare Bakterien, die auf den Namen *Legionella* getauft wurden, nisteten in den Kühlschlangen der Klimaanlage des Hotels, in dem die Legionäre wohnten. Sie verbreiteten sich als Aerosol durch die Belüftungsschächte. Hier handelte es sich also um eine Mikrobe, die nicht unbedingt neu war; ihre Übertragung wurde aber durch die moderne Technik erleichtert.

Nach dem gesunden Menschenverstand müssen alle Krankheiten irgendwann in der Geschichte einmal wirklich neu gewesen sein, aber viele Epidemien, die neue Krankheiten zu sein schienen, wurden wahrscheinlich nur in der Bevölkerung, die sie beschrieb, für neu gehalten (wie zum Beispiel Gelbfieber und Malaria bei Europäern und amerikanischen Siedlern); in anderen Fällen erreichte die Krankheit vielleicht irgendwann zum erstenmal epidemische Ausmaße (in diese Kategorie gehört vermutlich der Ausbruch der Syphilis im Jahr 1495). Nur selten ist eine Krankheit wirklich neu, wenn sie zum erstenmal beschrieben wird.

Vermutlich seit den sechziger Jahren, vielleicht auch schon etwas früher (aber nicht viel früher) begann sich eine bis dahin nicht beschriebene epidemische Krankheit leise, aber unbarmherzig auszubreiten; sie war nur schwer übertragbar und hatte eine lange Periode scheinbarer Latenz. Woher sie genau stammt, ist nicht völlig geklärt, aber der Zeitpunkt ihres Auftauchens scheint einigermaßen gesichert zu sein. Von ein paar sehr seltenen Ausnahmen abgesehen, sind Seren von vor 1970, die überall auf der Welt in Labors aufbewahrt wurden, negativ im Hinblick auf das charakteristische Kennzeichen des Erregers dieser neuen Infektionskrankheit.

Innerhalb eines Jahrzehnts erreichte die neue Krankheit in Teilen Äquatorialafrikas epidemische Ausmaße, und die ersten Fälle tauchten mehr oder weniger gleichzeitig in den USA, Europa, Haiti und vielleicht einigen anderen Regionen der Welt auf. Für ihre Ausbreitung war die Krankheit auf gesellschaftliche Faktoren angewiesen, die sich in dieser Form erst im 20. Jahthundert entwickelt haben: ein enormes Anwachsen des internationalen Reiseverkehrs, eine stärkere sexuelle Aktivität des einzelnen, besonders mit mehreren Partnern, die verstärkte Weitergabe von Blut und Blutprodukten zu medizinischen Zwecken, nicht nur von einer Person zur anderen, sondern auch von Land zu Land, und der gesellschaftliche Irrsinn des Drogenmißbrauchs. Diese Faktoren machten die weltweite Ausbreitung einer Mikrobe möglich, die eigentlich nur schwer zu übertragen ist. Aber auch etwas anderes trug zu diesem Phänomen bei: das Wesen des Erregers selbst. Das Virus nistet sich so in seine Zielzellen ein, daß die Infektion ein Leben lang bestehenbleibt. Da es seine Wirkung langsam entfaltet, bleibt der einzelne viele Jahre lang infiziert und kann andere nicht nur ein paar Tage oder Wochen lang anstecken wie bei den meisten anderen Viren, sondern über viele Jahre hinweg.

Anfangs war es schwierig, die Krankheit als neue Epidemie einzuordnen, weil sie viele Formen annehmen kann. Da sie die weißen Blutzellen und das Immunsystem des Körpers angreift, macht sie ihre Opfer anfällig für eine ganze Palette opportunistischer Infektionen, von denen viele tödlich sein können. Zusätzlich zu der langen Latenzzeit und der Vielfalt der Symptome gibt es ein weiteres einzigartiges Merkmal, das diese neu aufgetauchte, epidemische Krankheit kennzeichnet: Ihr Erreger ist unerbittlich. Wenn überhaupt, dann überleben nur wenige von denen, die ihn sich zuzogen, mit einer natürlichen Immunität.

In den Vereinigten Staaten waren die ersten, die Anzeichen der Infektion zeigten, praktisch ausschließlich Homosexuelle, die entweder in New York oder in San Francisco lebten. Neben den Symptomen, die man am häufigsten beobachtete – Schwäche, Schüttelfrost, geschwollene Lymphknoten und die bläulichen Hautflecken einer langsam wachsenden Krebserkrankung, die man zuvor nur von älteren Männern aus dem Mittelmeerraum kannte –, gab es für die Ärzte einen weiteren Hinweis: einen jähen Abfall der Zahl weißer Blutzellen, besonders der CD4-Lymphocyten. Innerhalb weniger Jahre sollte die Krankheit, die wir heute unter dem Namen AIDS kennen, die Gemeinschaft der Homosexuellen zerstören. Kurze Zeit später wurde klar, daß auch jeder, der eine Bluttransfusion erhielt, eine Ansteckung riskierte.

Eine wirklich neue mikrobielle Erkrankung bei Menschen kann auf drei verschiedenen Wegen entstehen: Entweder geht ein Erreger, den es vorher schon bei Tieren gab, auf Menschen über, oder ein Erreger, der bereits in der menschlichen Bevölkerung verbreitet ist, wird durch eine Mutation lebensfähiger, infektiöser oder pathogener (stärker krankheitserzeugend), oder die Menschen verändern sich und werden dadurch anfälliger für einen vorher unschädlichen Mikroorganismus. Auch eine Krankheit, die für die Menschheit als Ganzes nicht wirklich neu ist, kann sich für eine Bevölkerungsgruppe oder sogar für mehrere als neu darstellen, wenn sich ein Erreger, der zuvor auf bestimmte Populationen beschränkt war, auf diese Gruppen ausbreitet. Für die weltweite Ausbreitung von AIDS waren möglicherweise oder sogar wahrscheinlich zwei dieser Faktoren verantwortlich: Der Erreger ging von Tieren auf Menschen über und breitete sich aus einer abgelegenen Gegend in die Industrieländer aus.

Ich las in der Zeitung von der neuen Krankheit und lauschte schweigend, als am NIH die ersten Diskussionen über ihre mögliche Ursache aufkamen. Ich war zu jener Zeit mit unseren Arbeiten am HTLV und einigen anderen Gesichtspunkten der Krebsforschung beschäftigt und hörte noch nicht aus beruflichem Interesse zu. Erst fast ein Jahr nach den ersten Berichten in der medizinischen Fachliteratur befaßte ich mich näher mit dieser Krankheit, denn nun zeigten sich bei ihrer Infektionsursache die ersten Parallelen zu dem, was wir über die HTLVs wußten.

Später vermutete man, die etablierten Wissenschaftler und auch ich hätten sich deshalb so langsam für die Krankheit zu interessieren begonnen, weil sie anscheinend vorwiegend die homosexuelle Bevölkerung betraf. Wer so denkt, der versteht nicht, wie Wissenschaftler die Themen ihrer Arbeit wählen. Als Wissenschaftler wendet man sich Fragestellungen zu, die vor dem Hintergrund des gegenwärtigen Wissensstandes lösbar erscheinen, besonders wenn man aufgrund seiner eigenen Fähigkeiten und Ausbildungsvoraussetzungen glaubt, einen persönlichen Beitrag leisten zu können und gleichzeitig ein gesellschaftliches Bedürfnis zu erfüllen. Auf das Gebiet der Retroviren hatten mich mehrere Gründe geführt, nämlich vor allem mein Interesse an den Arbeiten von Peyton Rous mit den Sarkomen, die nur Hühner betrafen, die Forschungen von William Jarrett, in denen ein ähnliches Virus als Leukämieerreger bei Katzen (auch sie mit recht promisker Lebensweise) nachgewiesen wurde, und die Entdeckung von Howard Temin und David Baltimore, daß ein besonderes Enzym DNA synthetisiert. Die Behauptung, ich hätte mich für eine Krankheit, die meine Mitmenschen niederwarf, nicht interessiert, nur weil einige ihrer Opfer ein anderes Sexualleben führten als ich selbst, ist ungeheuerlich und absurd.

Den ersten medizinischen Bericht über die Krankheit, die später AIDS genannt werden sollte, hörte ich im Sommer 1981, und er stammte aus der University of California in Los Angeles. Michael Gottlieb und seine Mitarbeiter beschrieben das gehäufte Auftreten von Lungenentzündung bei jungen homosexuellen Männern in Los Angeles. Der Erreger war ein Parasit aus der Gruppe der Protozoen mit dem wissenschaftlichen Namen *Pneumocystis carinii* (PC) – ein verbreiteter, aber normalerweise nicht pathogener Mikroorganismus. Zuvor kannte man nur wenige Fälle, in denen PC eine Lungenentzündung ausgelöst hatte, und dann handelte es sich immer um stark immungeschwächte Personen. Derartiges hatte man zum Beispiel bei Patienten beobachtet, deren Immunsystem man im Rahmen einer medizinischen Therapie absichtlich unterdrückt hatte, um sie auf eine Organtransplantation vorzubereiten.

Fast zur gleichen Zeit fanden Alvin Friedman-Kien und seine Mitarbeiter an der New York University Medical School bei Homosexuellen eine Häufung des zuvor recht seltenen Kaposi-Sarkoms (KS), und über ein ähnlich häufiges Auftauchen der Krankheit bei homosexuellen Männern in New York berichteten auch Fred Siegel und seine Mitarbeiter an der dortigen Mt. Sinai School of Medicine. Das Kaposi-Sarkom zeigt sich in Form blauroter, krebsartiger Hautschäden. Andere Mediziner berichteten von nun an über Lymphknotenschwellungen bei jungen Homosexuellen und über den merkwürdigen Anstieg eines ungewöhnlichen B-Zell-Lymphoms (das ist eine Krebserkrankung des B-Zell-Typs in den Lymphknoten; ich habe sie in den vorangegangenen Kapiteln schon erwähnt, allerdings nicht im Zusammenhang mit AIDS).

Diese ungewöhnlichen Befunde blieben auch bei den Centers for Disease Control (CDC) in Atlanta nicht unbeachtet; diese Einrichtung hat die Aufgabe, Verbreitungsmuster von Krankheiten zu überwachen. James Curran vom CDC und einige andere Epidemiologen waren der Ansicht, sie hätten es hier mit den ersten Anzeichen einer neu entstehenden und möglicherweise epidemischen Krankheit zu tun. Wie ich bald erfuhr, berichteten die Ärzte auch über einen anderen ungewöhnlichen Befund: Bei jungen männlichen Patienten ging die Zahl der T-Zellen im Blut zurück; besonders betroffen war die Untergruppe der T-Zellen, die man als T4-Lymphocyten oder $CD4^+$-T-Zellen bezeichnet.*

Ende 1981 besuchte Curran das NIH und berichtete über die neuen epidemiologischen Beobachtungen. Aber er hatte nicht nur die Absicht, uns zu informieren. Wenn alle diese verwirrenden Befunde tatsächlich auf eine neue Krankheit hinwiesen und wenn diese Krankheit so schwerwiegend war, wie es den Anschein hatte, dann wären für die notwendigen Arbeiten die Fähigkeiten des NIH gefordert. Aber wer konnte den nützlichsten Beitrag leisten: die Infektionsforscher, die Virologen, die Krebsforscher oder die Immunologen?

Curran gab uns eine Beschreibung dessen, was er für das Spektrum sexueller Praktiken zwischen Männern hielt – nicht aus voyeuristischen Gründen, sondern weil die Möglichkeit bestand, daß sich aus den sexuellen Verhaltensweisen ein Hinweis auf das Wesen der Krankheit ableiten ließ. Die ersten epidemiologischen Untersuchungen deuteten auf einen Zusammenhang zwischen männlicher Homosexualität und der Krankheit hin, aber niemand konnte sich vorstellen, wie das Sexualverhalten der Homosexuellen – entweder die Art der Praktiken oder die Häufigkeit der Kontakte – mit der Ursache oder der Ausbreitung der Krankheit zusammenhängen könnte –

* In der medizinischen Wissenschaft werden die T4-Zellen heute gewöhnlich als $CD4^+$-T-Zellen bezeichnet. Die beiden Bezeichnungen bedeuten also das gleiche. CD4 ist ein besonderes Proteinmolekül auf der Oberfläche mancher reifer T-Zellen. Es hat eine wichtige Funktion: Es trägt dazu bei, die T4-Zelle mit Zellen einiger anderer Typen (zum Beispiel Makrophagen) zu verbinden, weil es sich lose an ein bestimmtes Protein auf der Oberfläche dieser Zellen heftet. Auf diese Weise können die beiden Zellen während der Immunreaktion Signale austauschen. Es sei nochmals daran erinnert, daß die T4-Zellen auch die Untergruppe der T-Zellen sind, die das vorrangige Ziel der HTLVs darstellt.

wenn es einen solchen Zusammenhang überhaupt gab. Zwar war jeder, der Curran zuhörte oder die Berichte in der Presse verfolgte, bewegt von dem Unglück, das diese neue Krankheit jungen homosexuellen Männern brachte, aber nichts von dem, was Curran an jenem Tag sagte, gab mir einen Grund zu der Annahme, dies könne ein geeignetes Forschungsgebiet für unser Labor sein.

Aber Anfang 1982 kam Curran erneut, und diesmal mit wesentlich mehr – und weitaus überzeugenderen – epidemiologischen Informationen. Wenn ich mich richtig erinnere, erfuhr ich ungefähr zu jener Zeit, es gebe Grund zu der Annahme, daß die Krankheit auch bei Personen auftritt, die eine Bluttransfusion erhalten hatten; das ließ auf einen mikrobiellen Erreger schließen. Außerdem gab es inzwischen klare Hinweise, daß die Funktion der T-Zellen betroffen war, und das war ein Forschungsgebiet, das eng mit unseren Arbeiten über HTLV zusammenhing.

Es gab viele Theorien darüber, wie die Krankheit übertragen wurde; sie reichten vom Vernünftigen, aber Einfallslosen über das Fragwürdige, aber Phantasiereiche bis zum gänzlich Bizarren, aber die meisten davon nahmen keinen infektiösen Erreger an. Curran schien jedoch fest überzeugt zu sein, daß ein solcher Erreger beteiligt war, und zwar vermutlich eine neue Art. Er hatte keinerlei Befunde, die einen Hinweis auf die Art oder das Wesen des Erregers gegeben hätten und äußerte in dieser Richtung auch nie irgendwelche Spekulationen, aber seiner Ansicht nach war das die Richtung, in der wir mit der Suche beginnen sollten, und zwar schnell.

Dieser zweite Vortrag wühlte mich auf und veranlaßte mich, sehr gründlich über AIDS nachzudenken. Offen gestanden, waren es meiner Ansicht nach in jener Zeit die Bemühungen von Curran und einigen anderen, darunter Dean Mann vom NCI und Bob Redfield vom Walter Reed Hospital, die entscheidend dazu beitrugen, daß die Medizin das AIDS-Problem in seiner ganzen Tragweite zur Kenntnis nahm. Ich möchte mir nicht ausmalen, was geschehen wären, hätten sie und andere nicht diese letzte Warnung an die wissenschaftliche Welt ausgesprochen – eine Welt, die manchmal so stark an früheren Forschungsverpflichtungen hängt, daß sie glaubt, keine neuen mehr auf sich nehmen zu können.

Ich verließ Currans Vortrag angeregt und betroffen. Am interessantesten war für mich, daß die neue Krankheit, die gleichermaßen infektiös war und eine Epidemie zu werden drohte, anscheinend mit den T4-Zellen zu tun hatte, jenen weißen Blutzellen aus der Lymphocyten-Abstammungslinie. Der Ansteckungsweg bei homosexuellen Männern war noch nicht im einzelnen aufgeklärt, aber in allen anderen Fällen schien die Übertragung über das Blut zu erfolgen. Wie wir später erfahren sollten, wird die Krankheit auch schon vor oder während der Geburt von der Mutter an das Kind weitergegeben. Kurz darauf sprach ich zufällig mit meinem Kollegen Max Essex; er erinnerte mich an einige wichtige Untersuchungen, in denen sich ein Zusammenhang zwischen manchen tierischen Retroviren und einer Unterdrückung des Immunsystems gezeigt hatte. Wie William Jarrett beispielsweise schon über zehn Jahre zuvor beobachtet hatte, verursacht das Katzen-Leukämievirus bei Katzen häufiger eine AIDS-artige Immunschwäche als Leukämie. Max bestätigte diese Befunde und erweiterte sie kurz darauf, und wir äußerten die Vermutung, die Krankheit könne bei Katzen durch eine kleine Mutation im Genom des Katzen-Leukämievirus entstehen.*

Essex erzählte mir auch von seinen neuesten Studien in Japan; dort gab es auf Krankenhausstationen für Infektionskrankheiten mehr HTLV-1-positive Patienten als in anderen Abteilungen. Umgekehrt hatte Takatsuki in seinen Forschungsarbeiten bei HTLV-1-infizierten Leukämiepatienten mehr opportunistische Infektionen gefunden, als man erwartet hätte. Und mehrere Labors, nämlich mein eigenes (mit meinen Mitarbeitern Marv Reitz und Mika Popovic), David Folkman und Tony Fauci am NIH, Bo DuPont am Sloan-Kettering Institute in New York und Nicole Suciu-Foca an der Columbia-Universität, hatten Hinweise veröffentlicht, nach denen HTLV-1 *in vitro* immunsuppressiv wirken kann; d.h., es kann in Labor-Gewebekulturen die Funktion der T-Zellen beeinträchtigen.

Von nun an betrachtete ich alles, was wir über HTLV wußten,

* Im Jahr 1987 stellte sich durch die Arbeiten von James Mullins heraus, daß es sich fast genauso verhält. Bestimmte Veränderungen in der Hülle des Katzen-Leukämievirus machen daraus einen Erreger, der eine AIDS-artige Krankheit auslösen kann.

unter dem Gesichtspunkt der Erkenntnisse über die neue Krankheit. Die HTLVs werden durch Blut, Sex, Schwangerschaft, Geburt und Muttermilch übertragen. HTLVs infizieren T4-Lymphocyten und können ihre Immunfunktion unterdrücken. War der AIDS-Erreger ein Retrovirus? War dieses Retrovirus tatsächlich eine Variante von HTLV-1 (oder 2)? Oder war es vielleicht ein neues Retrovirus – ein Verwandter der HTLVs?

Ich fing an, im Geist ein Szenario durchzuspielen. Könnte AIDS auf eine Mutation in einem HTLV zurückzuführen sein, die sich über Haiti auf die Vereinigten Staaten ausgebreitet hatte? Wenn sich die Idee von der Mutation beim Katzen-Leukämievirus (FELV) als richtig erweisen sollte, könnten wir auch über einen ähnlichen Vorgang bei den HTLVs nachdenken – falls sich tatsächlich herausstellen sollte, daß der Erreger ein Retrovirus ist. Die Unterschiede zwischen der Art, wie HTLV die T-Zell-Leukämie erzeugte, und dem Weg, auf dem ein verwandtes Retrovirus AIDS hervorruft, konnten vielleicht auf eine kleine Veränderung in den zusätzlichen Regulationsgenen (heute *tax* und *rex* genannt) zurückgehen, die Yoshida in Japan, die Arbeitsgruppe in Harvard, Wong-Staal und andere in unserer Gruppe und später auch weitere Arbeitsgruppen bei den HTLVs gefunden hatten und die man von anderen Retroviren nicht kannte. Vielleicht hatte sich auch die Virushülle durch eine Mutation oder eine andere genetische Umwandlung verändert. Bei verschiedenen Stämmen ein und desselben tierischen Retrovirus können Unterschiede in der Hülle dazu führen, daß die Viren verschiedenartige Krankheiten erzeugen. Das waren viele Wenns, aber aufgrund solcher Gedanken entschieden wir uns, wo wir mit der Suche nach der Bestätigung unserer Ideen beginnen wollten.

Zunächst zögerte ich aber noch, mich hineinzustürzen. Im Rückblick ist mir heute klar, was mich damals zaudern ließ: Es war unter anderem die Erinnerung daran, wieviel Ärger es gegeben hatte, bis wir die wissenschaftliche Welt auch nur von der Existenz eines einzigen menschlichen Retrovirus überzeugt hatten. Jetzt hatten wir zwei – HTLV-1 und HTLV-2 –, und mit beiden gab es noch viel zu tun. Es war verlockend, einfach mit dieser Arbeit fortzufahren, nachdem sie nun gut lief. Ich entschloß mich, einen alten Freund zu Rate zu ziehen; er war so etwas wie ein alter Hase und hatte im wissenschaftlichen Leben mehr Erfahrung als ich.

Irgendwann Anfang 1982 traf ich mich mit meinem engen Freund, dem inzwischen verstorbenen GianPiero DiMayorca, in Bethesda zum Abendessen. In Mailand geboren und aufgewachsen, war DiMayorca ein hochintelligenter, stattlicher, frecher klinischer Virologe; aber er war zynisch – vielleicht zu zynisch. Anfang der achtziger Jahre wurde er Leiter der mikrobiologischen Abteilung an der New Jersey School of Medicine and Dentistry in Newark.

Nach allem, was man hörte, so seine Argumentation, war AIDS eine schreckliche Krankheit; wenn sie genauso verlief wie die Krankheitsepidemien der Vergangenheit, dann könne es Jahre oder vielleicht Jahrhunderte dauern, bis man ein Heilmittel finden würde. Wenn sich herausstellte, daß sie ansteckend sei – und von Tag zu Tag sah es mehr danach aus –, wie ansteckend würde sie sein, wie raffiniert würde der Erreger die bestehenden Abwehrmechanismen umgehen – die physiologischen ebenso wie die kulturellen –, die entstanden sind, um uns vor anderen gefährlichen Mikroben zu schützen? Und welche besonderen Risiken würden sich ergeben, wenn man die Krankheit untersuchte und mit Laborproben umging?

Trotz der extremen Vorsichtsmaßnahmen, die zum Umfeld jedes guten Labors gehören, so führte mein Freund aus, hatten andere Mikroben auch in der Vergangenheit Labormitarbeiter infiziert, die versucht hatten, sie zu isolieren. Er erwähnte das Marburg-Virus und andere Fälle, in denen ein unbekannter Erreger in ein Labor gebracht worden war und dort Virologen und ihre technischen Hilfskräfte geschädigt oder sogar getötet hatte.*

Das war ein neuer beängstigender Gesichtspunkt der neuen Krankheit. Bisher sah es so aus, als könne niemand von selbst wieder gesund werden. Sie hatte keinen kurzen Verlauf mit einer kritischen Phase, wobei der Patient entweder starb oder sich erholte, um dann

---

* Das Marburg-Virus gehört zu einer neuen Klasse der RNA-Viren. Es wurde 1967 nach einer Krankheitswelle in Marburg entdeckt; damals wurden 31 Personen infiziert, und sieben von ihnen starben. Sie begann, als das Virus aus afrikanischen Grünen Meerkatzen die Wissenschaftler infizierte, die im Labor mit den Nieren der Affen arbeiteten.

eine gewisse natürliche Immunität gegen eine Neuinfektion zu besitzen. Sie schien vielmehr jeden zu töten, der sie bekam. Wenn ich diese Krankheit in mein Labor holte, riskierte ich nicht nur mein eigenes Leben, sondern auch das meiner Mitarbeiter. Möglicherweise würde ich dann ungefähr in den nächsten zehn Jahren erleben, wie ein früherer Kollege nach dem anderen jene ersten Symptome bekam, die auf die mit Sicherheit tödliche Krankheit hinwiesen.

Nachdem DiMayorca mich auf solche gruseligen Gedanken gebracht hatte, wandte er sich den beruflichen Gesichtspunkten der AIDS-Forschung zu. AIDS-Patienten, daran erinnerte er mich, sind mit so vielen verschiedenen Mikroben infiziert (entweder wegen ihrer Lebensweise oder wegen des unterdrückten Immunsystems), daß sich der Nachweis eines einzigen verantwortlichen Erregers als langwierig oder sogar unmöglich erweisen würde. Kurz gesagt: Das ganze gefährliche Projekt bot, gemessen an seinen Schattenseiten, nur magere Aussichten auf beruflichen Erfolg.

»Wenn du mit der Idee vom Retrovirus recht hast«, meinte DiMayorca, »laß jemand anderen die gefährliche Arbeit machen. Du kannst dich zurücklehnen und zusehen, denn du weißt, daß die Idee von dir und deinen Leuten stammt, und ihr habt schon das erste menschliche Retrovirus entdeckt. Wenn du Unrecht hast, hast du viel zu verlieren, und wenn es stimmt, gibt es wenig zu gewinnen. Sollen sie doch dich und deine Gruppe als erfahrene Berater hinzuziehen. Das habt ihr verdient. Außerdem bist du ein Krebsforscher am National Cancer Institute. Diese neue Epidemie ist kein vorrangiges Objekt der Krebsforschung, auch wenn das Kaposi-Sarkom offenbar ein Teil davon ist. Jedenfalls ist sie bisher noch nicht vorrangig.«

Weder mein Freund noch ich zogen damals das in Erwägung, was später wirklich geschehen sollte: daß ich mich vollständig auf die Arbeit mit AIDS konzentrieren würde, daß sich meine Vermutungen im wesentlichen als richtig erweisen würden und daß mein Ruf dennoch leiden würde. Wir würden zum einflußreichsten Labor in der AIDS-Forschung werden und uns an die vorderste Front der Retrovirus-Theorie stellen; es würde sich erweisen, daß wir recht hatten, ein Retrovirus für die Ursache zu halten; wir würden erheblich zum Nachweis und zur Zucht des Retrovirus beitragen, das AIDS hervorruft; als erste würden wir das AIDS-Virus in so großen Mengen herstellen, daß die ernsthafte Arbeit mit dem Erreger beginnen konnte; als erste würden wir einen brauchbaren Bluttest für AIDS entwikkeln; wir würden die meisten Befunde liefern, die zeigten, daß das neue Virus der AIDS-Erreger ist; wir würden anfangen, den Zusammenhang zwischen der AIDS-Infektion und der aggressiveren Form des Kaposi-Sarkoms zu verstehen; wir würden ein neues Herpesvirus als möglichen weiteren Faktor entdecken. Und trotz all dieser harten Arbeit, die ich selbst und meine Kollegen leisteten, würde mein Ruf in Presseberichten über einen Rechtsstreit zwischen der amerikanischen und der französischen Regierung angegriffen werden; in diesem Prozeß, das möchte ich hinzufügen, war ich nicht Partei; das Patent, um das es ging, hatte ich nicht angemeldet, und ich versprach mir nie irgendeinen finanziellen Vorteil davon.

Und schließlich kam man auf die Idee (und wiederholte sie manchmal gedankenlos, bis Leute, die es eigentlich hätten besser wissen müssen, deshalb eine Untersuchung über mich forderten), das Pasteur-Institut in Paris habe alle Arbeit getan und das Labor für Tumorzellbiologie habe das AIDS-Virus entweder unterschlagen oder gestohlen.

Im Jahr 1982 hatte ich natürlich keine Kristallkugel, sondern ich mußte mit meinen Gefühlen fertig werden. DiMayorcas Argumente waren nicht unbegründet, aber eigentlich hatte ich mich schon vor unserem Treffen entschlossen, zumindest einen Teil der Zeit im Labor für die AIDS-Forschung aufzuwenden. Curran hatte meine Aufmerksamkeit geweckt. Er zitierte die ersten epidemiologischen Befunde des CDC und äußerte die Überzeugung, diese scheinbar zufällige Ansammlung von Symptomen, die man damals noch als Syndrom beschrieb, werde sich als eine einzige Krankheit mit einer einzigen Ursache erweisen. Mit dieser Voraussage sollten er und wenige andere recht behalten, und damit waren sie dem, was die meisten anderen damals über AIDS dachten, weit voraus. Für mich selbst war am wichtigsten, daß ich vermutete, er habe recht. Schon nach kurzer Zeit war ich sogar bereit, noch einen Schritt weiter zu gehen: Ich äußerte die Vermutung, der für diese Krankheit verantwortliche Erreger sei höchstwahrscheinlich ein Virus, und zwar eines aus der

Gruppe der Retroviren.* Beim nächsten Treffen der Arbeitsgruppe schlug ich vor, ein paar Mitarbeiter sollten sich Gewebeproben beschaffen und mit der Zellkultur beginnen und andere sollten die DNA aus dem Gewebe von AIDS-Patienten unmittelbar analysieren; dazu sollten sie Sonden aus HTLV-DNA benutzen, um möglicherweise Sequenzen aufzuspüren, die mit den HTLVs verwandt sind.** Niemand erhob Einwände.

Also fingen wir an. Im Mai 1982 legte Ersell Richardson, eine technische Assistentin des Labors, die ersten Zellkulturen an. Sie wurde später von Betsy Read-Connole unterstützt. Wir verfolgten eine einfache Strategie. Zunächst wollten wir uns Blutproben von drei Personengruppen beschaffen: von bestätigten AIDS-Patienten, von Personen ohne Symptome aus den vom CDC ermittelten Risikogruppen und als Kontrolle von gesunden Personen, die nicht zu diesen Gruppen gehörten. Dann wollten wir die T-Zellen aller drei Gruppen in die Gewebekultur nehmen und mit Interleukin-2 (IL-2) zum Wachsen bringen. Als nächstes wollten wir in allen Zellen die RT-Aktivität bestimmen und so ein eventuell vorhandenes Retrovirus ausfindig machen. Wäre eine RT-Aktivität vorhanden, hätten wir Grund zu der Annahme, daß wir es mit einem Retrovirus zu tun hatten, und

* Selbst wenn sich diese Idee als falsch erwiesen hätte, d.h., wenn der Erreger kein Retrovirus wäre, hätten solche Untersuchungen dennoch nützliche Informationen und möglicherweise auch neue Entdeckungen geliefert. So sind AIDS-Patienten zum Beispiel häufig mit einer ganzen Palette von Mikroben infiziert. Wir hätten ein neues Virus (vielleicht sogar ein Retrovirus) entdecken können, das man zuvor übersehen hatte, weil es sich nur bei immungeschädigten Personen so stark vermehrt, daß man es nachweisen kann. Selbst wenn ein solches Virus für AIDS keine ursächliche Rolle gespielt hätte, könnte es als Zweitfaktor sekundäre Infektionen hervorrufen und/oder das Fortschreiten der AIDS-Erkrankung beschleunigen. Und wenn wir außerdem HTLV-1 und HTLV-2 (und nicht eine Variante davon oder ein neues Retrovirus) gefunden hätten, wäre es nützlich gewesen, zu erfahren, wie oft. Handelte es sich um bereits bekannte Viren, die von allein eine Krankheit auslösen können und sich in manchen Bevölkerungsgruppen ausbreiteten (eine nicht unwichtige Frage, selbst wenn die HTLVs nicht die AIDS-Erreger wären)?

** Molekülsonden sind in diesem Fall DNA-Abschnitte aus den Provirusgenen der HTLVs, die man daraufhin untersucht, ob sie in der sogenannten molekularen Hybridisierung mit der DNA aus den Blutzellen von AIDS-Patienten oder aus dem Gewebe des Kaposi-Sarkoms reagieren. Ein positives Ergebnis zeigt, daß in einigen Zellen ein Virus vorhanden ist.

dann wollten wir feststellen, inwieweit es mit HTLV-1 und HTLV-2 verwandt ist. Sollten wir dabei nicht zu schlüssigen Ergebnissen gelangen, wollten wir es mit Molekülsonden versuchen, d.h., wir wollten in der DNA der infizierten Zellen nach Abschnitten suchen, deren Sequenzmuster dem der HTLVs entspricht. Falls wir solche Sequenzen in der DNA der AIDS-Patienten so häufig finden sollten, daß sie interessant erschienen, könnten wir das Retrovirus auf molekularer Ebene charakterisieren und so feststellen, ob es wie eine Variante von HTLV-1 und HTLV-2 aussieht – das jedenfalls erwarteten wir, oder vielleicht sollte ich besser sagen, wir hofften es.

Wenn ich heute auf diese Zeit zurückblicke, dann glaube ich, daß Betsy und Ersell zu den ersten gehörten, die Zellen von AIDS-Patienten regelmäßig in Gewebekulturen züchteten. Sie befaßten sich damit zu einer Zeit, als die Amerikaner Angst vor AIDS hatten (und bis dahin konnte ihnen auch noch niemand einen Grund nennen, warum sie sich nicht ängstigen sollten); eine ganze Reihe medizinischer Forschungseinrichtungen in den USA gestattete ihren Wissenschaftlern noch nicht einmal, überhaupt mit AIDS-Gewebeproben zu arbeiten, und auch wenn es erlaubt wurde, dann gab es sogar am NIH Bedenken, solche Proben ins Labor zu bringen. Zu Mark Caldwell, einem Professor der Fordham-Universität, der einen Artikel über das Labor schrieb, bemerkte Ersell später: »Betsy und ich arbeiteten mit Zellen, die andere nicht einmal angefaßt hätten... Uns machte es Spaß, und überhaupt, wenn man zu den Leuten gehört, die jedesmal befürchten, sie könnten ein Virus einatmen, wenn sie zur Tür hereinkommen, dann kann man keine Forschung betreiben.«

Da wir so frühzeitig angefangen hatten, bestimmten wir wesentlich über die Bedingungen bei der Arbeit mit dem AIDS-Virus mit. Vom Gefühl her wäre man vielleicht der Ansicht, je mehr Sicherheitsvorkehrungen, desto besser; dann hätten wir unter Hochsicherheitsbedingungen arbeiten müssen, die wir hier als P-3 oder P-4 bezeichnen. Aber ich zögerte. Unter solchen strengen Bedingungen verbringt man eine Menge Zeit damit, die Arbeitskleidung zu wechseln, zu duschen und mit geschützten Armen in luftdicht abgeschlossenen Arbeitsbereichen zu hantieren. Das ist alles andere als angenehm, und außerdem erhielten wir erst in den letzten Jahren eine Ausstattung, die der Sicherheitsstufe P-3 entspricht.

Nach meinen eigenen Gedankengängen, die sich auf meine Erfahrung mit den HTLVs und die vorhandenen klinisch-epidemiologischen Studien stützten, würde das AIDS-Virus kein Erreger sein, der über die Luft weitergegeben wird. Aber man würde ihn sich über Schnittwunden und Hautverletzungen zuziehen. Deshalb stellte ich unter anderem die Regel auf, daß im Labor weder Glasgeräte noch Nadeln verwendet werden durften. Außerdem wurde entschieden, daß unser Personal sich mindestens einmal im Jahr untersuchen lassen mußte. Glücklicherweise war der Test auch zehn Jahre später noch bei keinem einzigen Laborangehörigen positiv. Leider gilt das nicht für alle Labors, die mit diesem Virus arbeiten.

Jahre später war das, was Betsy Read-Connole aus jener Zeit am stärksten im Gedächtnis geblieben war, nicht ihre persönliche Gefährdung, sondern die Tatsache, daß sie nie wußte, wann neue Proben eintreffen und in welchem Zustand sie sich befinden würden. Sie mußte sich praktisch Tag und Nacht im Labor aufhalten, und wenn sie einmal wegging, mußte sie sofort erreichbar sein, denn wenn frische Zellen ankamen, mußten sie so schnell wie möglich in Kultur genommen werden. Am deutlichsten erinnert sie sich an die Enttäuschung, wenn »wir einen Anruf bekamen, und irgend jemand sagte ›Wir haben ein Päckchen für Sie. Es liegt an dem und dem Flughafen, und zwar seit drei oder vier Tagen.‹«

Tatsächlich behinderten solche Verzögerungen bei der Anlieferung des Materials unsere ersten Befunde. Nur selten erhielten wir wirklich frische Zellen; die Tragweite dieses Problems erkannten wir erst, als uns klar wurde, wie cytopathisch* das AIDS-Virus auf seine Zielzelle wirkt: Es vermehrt sich *in vitro* schnell, wenn es eine Wirtszelle infiziert hat, und sorgt schon bald darauf für ihr Absterben. Eine ganze Zeit lang suchten wir nach der Aktivität der Reversen Transkriptase und fanden gewöhnlich nichts, und diese ganzen falschnegativen Ergebnisse brachten unsere Zahlen durcheinander.

**Cyto* = »Zelle«, *pathisch* = »krankmachend«. Der Begriff *cytopathisch* bedeutet hier, daß das Virus die Zelle schädigt oder tötet.

Nur ein weiterer Laborangehöriger beteiligte sich ganz am Anfang unmittelbar an der AIDS-Forschung: Ed Gelman, ein klinischer Hämatologe, der mit Flossie Wong-Staal in unserer molekulargenetischen Gruppe arbeitete. Er züchtete nie Zellen in der Absicht, daraus das Virus zu isolieren, aber seine Experimente waren wirklich die allerersten, die in unserer Gruppe mit AIDS zu tun hatten; sie fanden etwa Ende 1981 oder ganz am Anfang des Jahres 1982 statt. Anfangs benutzte er Molekülsonden von HTLV-1 und HTLV-2. Wenn er damit positive Ergebnisse erhielt, behandelte er die DNA mit besonderen Enzymen, die man als *Restriktionsenzyme* bezeichnet.

Wie die Wissenschaftler schon früher entdeckt hatten, wirken solche Enzyme wie eine Schere, d.h., sie schneiden die DNA. Sie machen einen solchen Schnitt aber nur, nachdem sie eine bestimmte, sehr kurze Nucleinsäuresequenz erkannt haben, unabhängig davon, wie oft diese Sequenz in dem Genom vorkommt. Der Wissenschaftler kann dann die Längen der geschnittenen Stücke vergleichen und sich so ein Bild davon machen, wie ähnlich oder unähnlich zwei DNA-Stücke mit unterschiedlicher Herkunft sind.*

Gelman fing an, in der DNA von AIDS-Patienten und von Personen mit Kaposi-Sarkom nach Nucleinsäuresequenzen zu suchen, die mit denen von HTLV-1 verwandt sind. Gelmans Arbeiten kennzeichnen auch den Beginn eines langfristigen Vorhabens in unserem Labor: die Aufklärung des Zusammenhangs zwischen AIDS und dem Kaposi-Sarkom; diese Arbeiten dauern bis heute an.

Als Betsy und Ersell ihre Zellen züchteten, begannen zwei ältere Mitglieder unseres Labors mit ihrer Arbeit. Mika Popovic, der in dieser Geschichte schon mehrfach aufgetreten ist, hatte besondere Erfahrungen in der Zellkultur. Wie ich bereits erwähnt habe, war er 1980 zu uns gekommen, um mit HTLV-1 und HTLV-2 zu arbeiten. Ihm war es auch gelungen, menschliche Nabelschnur-Blutzellen mit

* Diese Methode ist zuverlässiger und liefert mehr Informationen als die älteren Verfahren, bei denen man nur die Hybridisierung (d.h. die Übereinstimmung) zwischen Sonde und untersuchter DNA feststellen konnte.

HTLV-1 zu immortalisieren und daraus ein Routineverfahren zu machen.*

Nun bestand Mikas Aufgabe darin, einen Weg zu finden, wie man das mutmaßliche AIDS-Virus unter Laborbedingungen zur Vermehrung veranlassen kann, also in Zellen, die selbst wachsen und für das Virus eine so vorteilhafte Umgebung darstellen, daß es sich darin immer wieder fortpflanzt. Der Biochemiker Prem Sarin, der gleichzeitg Verwaltungsleiter meines Labors ist (d.h., er ist für alle Finanz- und Verwaltungsangelegenheiten verantwortlich, so daß ich mich ganz auf die Wissenschaft konzentrieren kann), unterstützte ihn gegen Ende dieser ersten Phase bei seiner Arbeit.

In den langen Jahren der Forschung mit HTLV hatten wir eine Menge darüber gelernt, wie man HTLV-infizierte Zellen handhabt, das heißt, wie man sie zum Wachsen anregt und weiterzüchtet (mit Interleukin-2 oder durch Mischkultur mit anderen Zellen). Wie wir außerdem wußten, liegt der beste Zeitpunkt für die Genausprägung der Viruspartikel (und damit für den Test auf Reverse Transkriptase) mehrere Wochen nach Beginn der Labor-Zellkultur. In Kulturen infizierter Blutzellen vergeht einige Zeit, bis die Virus-Genexpression beginnt und so viele Viruspartikel freigesetzt werden, daß man sie nachweisen kann.

Wenn unsere ursprünglichen Annahmen stimmten, hatten wir alle Voraussetzungen für schnelle Fortschritte. Wir besaßen die technische Erfahrung – einige der Verfahren hatten wir sogar selbst als erste entwickelt –, und uns war die Arbeit mit menschlichen Retroviren vertraut. All diese guten Aussichten wurden nur durch eine Unbekannte getrübt: Wenn sich herausstellen sollte, daß der AIDS-Erreger keine HTLV-Variante war, d.h., wenn er sich von den HTLVs in wesentlichen Punkten unterscheiden sollte, dann lagen lange Stunden der Zellkulturarbeit vor uns – niemand wußte das besser als wir selbst.

---

* Das erste Mal erfuhren wir davon durch Miyoshi in Japan. Umfangreiche, großzügige Hilfe erhielt Mika dann von Dean Mann, einem Immunologen am NCI, und von Jun Minowada, der damals in Illinois arbeitete und heute wieder in Japan lebt. Weitere großzügige Unterstützung erhielten er und meine ganze Arbeitsgruppe dann erneut von den gleichen Personen, als unsere Arbeit mit AIDS an einem entscheidende Punkt angekommen war; ich werde in Kürze darauf zurückkommen.

Zunächst einmal mußten wir nachweisen, daß die biologisch aktive Ursache bei AIDS tatsächlich ein Virus war, und dann mußte gezeigt werden, daß es zur Gruppe der Retroviren gehörte. Deshalb begann Sarin im Frühjahr 1982, die ersten Zellkulturproben auf die Aktivität der Reversen Transkriptase zu untersuchen. Sollte dieser Test nicht unter irgendwelchen Bedingungen ein positives Ergebnis liefern und auf RT-Aktivität hinweisen, dann konnten wir so fest daran glauben, daß AIDS von einem Retrovirus ausgelöst wird, wie wir nur wollten, aber wir konnten in dieser Richtung nicht weiterarbeiten.

Die ersten Ergebnisse der RT-Tests waren zweideutig. Gelegentlich fanden wir eine schwache Aktivität, aber in den meisten Gewebeproben fanden wir keinerlei Anzeichen für RT, und besonders hohe Werte ergaben sich nirgends. Aufgrund unserer früheren Erfahrungen mit den HTLVs wußten wir, daß wir wahrscheinlich keine starke Virusproduktion finden würden, d.h., wir würden wahrscheinlich keine freien Viruspartikel sehen; deshalb waren wir noch nicht bereit, die Theorie vom Retrovirus aufzugeben. Allerdings war das, was wir beobachteten, nicht besonders ermutigend.

Außerdem kam es zu einer anderen, beunruhigenderen Entwicklung: Wir hatten Schwierigkeiten, die Zellen in der Gewebekultur am Leben zu erhalten. Mit jeder Probe konnten wir nur kurze Zeit arbeiten. Meist gab es keine besonderen Ergebnisse zu berichten, und einen Teil der Kulturen froren wir zur späteren Verwendung ein.

Erwartungsgemäß mühten wir uns im Laufe der nächsten zwölf Monate ab, und wir lernten dazu, als wir herauszufinden versuchten, was vor sich ging und warum. Später wurde uns klar, wie viele Fast-Mißerfolge wir gehabt hatten. Wir erwarteten nicht, das AIDS-Virus könne in der Lage sein, Zellen zu immortalisieren, obwohl die HTLVs gelegentlich diese Fähigkeit besaßen. Wir glaubten vielmehr, das AIDS-Virus behindere das Wachstum. Aber hier geschah noch mehr. In diesem ersten Stadium der Arbeiten war uns nicht klar, daß das AIDS-Virus die Zellen nicht nur einfach am Wachsen hindert – es ist vielmehr *lytisch*, d.h., es tötet sie sogar. Das störte anfangs unsere RT-Tests, denn zur stärksten Virusproduktion kam es gewöhnlich schon, bevor wir mit den Tests begannen, und Zellen von Patienten, die uns über größere Entfernungen geschickt wurden, waren möglicherweise dann, wenn wir sie erhielten, durch die Wirkung des Virus schon geschädigt oder fast tot.

Anfangs untersuchten wir alle Zellkulturen mit Immunfluoreszenztests auch auf HTLV-Antigene, unabhängig davon, ob der Test auf RT-Aktivität positiv war oder nicht. Auch hier waren unsere ersten Ergebnisse nicht schlüssig. Ein paar Kulturen waren HTLV-positiv, die meisten aber nicht. (Diejenigen, in denen ein positiver RT-Test auf ein Retrovirus hinwies, ohne daß wir jedoch HTLV-Antigene fanden, enthielten, wie wir später feststellen sollten, das AIDS-Virus. Kulturen, in denen auch der HTLV-Test positiv war, waren, wie wir später ebenfalls erfuhren, sowohl mit einem HTLV- als auch mit dem AIDS-Virus infiziert.) Wir entschlossen uns, zur elektronenmikroskopischen Untersuchung diejenigen Kulturen weiterzugeben, die sowohl für die RT-Aktivität als auch für HTLV-Antigene positiv waren. Da wir von der Annahme ausgingen, daß wir nach einer Variante von HTLV-1 oder HTLV-2 suchten, gehörten diese positiven Proben auch zu denen, die wir Ed Gelman zur molekularen Hybridisierung gaben.

Unsere Arbeit mit AIDS wurde später in einem oder zwei Presseorganen einer kritischen Prüfung unterzogen, die in ihrer Härte meines Wissens in der Geschichte der medizinischen Wissenschaft ohne Beispiel ist. Eine der absurdesten Anschuldigungen besagte, wir hätten das erste »Sichtbarwerden« eines AIDS-Virus in den RT-positiven, HTLV-negativen Zellen ignoriert, weil ich gefühlsmäßig zu stark an der Vorstellung gehangen hätte, beim AIDS-Virus müsse es sich um eine HTLV-Variante handeln. Man behauptete sogar, wir hätten viel Zeit sparen und dadurch zahlreiche Menschenleben retten können, wenn wir uns sofort der Untersuchung anderer Viren zugewandt hätten. Diese lächerliche Ansicht zieht nicht in Betracht, daß die Gewebeproben in der Anfangszeit nicht leicht zu züchten waren. Deshalb diskutierten wir damals nicht darüber, mit welchen Proben wir arbeiten sollten, aber das bedeutet nicht, daß wir sie ignoriert hätten.

Wie sehr war ich davon überzeugt, daß sich der AIDS-Erreger als Variante von HTLV entpuppen würde? Stark, vielleicht sehr stark. Aber ich war nicht der einzige Wissenschaftler, der so dachte. Im Juni

1982 erhielt ich einen Anruf von Arthur Levine, dem heutigen Direktor des Child Health Institute; er teilte mir mit, seiner Ansicht nach könne der AIDS-Erreger sehr wohl ein Retrovirus sein, und zwar sogar eine Variante von HTLV. Levine hatte jahrelang in der molekularen Virologie gearbeitet und war nicht jemand, der sich leicht vor irgendeinen Karren spannen ließ. Seine Denkweise war vielmehr darauf angelegt, neuen Theorien vorsichtig zu begegnen.

Um die Dinge in einem breiteren Zusammenhang darzustellen, muß man fairerweise auch etwas anderes hinzufügen: Jeder ernst zu nehmende Wissenschaftler, der zu dieser Zeit und auch später in der AIDS-Forschung arbeitete und der Ansicht war, ein Retrovirus könne die Ursache sein, sah auch die Notwendigkeit, AIDS unter dem Gesichtspunkt der anderen bekannten menschlichen Retroviren – eben der HTLVs – zu betrachten.* Es wäre sinnlos gewesen, in anderer Richtung weiterzuarbeiten. Zunächst müssen die Antworten auf bestimmte Fragen festgezurrt sein, erst dann kann man sich guten Gewissens der nächsten Möglichkeit zuwenden. Wer dieses »Ausschlußverfahren« nicht versteht, der ist von der Arbeitsweise der Wissenschaftler und Mediziner oft verwirrt. (Die Ärzte verfahren bei der Diagnose ebenfalls nach dieser Methode.)

Am wichtigsten war aber, daß wir deshalb so vorgingen, weil wir

* Sogar noch lange, nachdem wir den Zusammenhang kannten und wußten, wie er zustande kam, berichteten andere Wissenschaftler über die verschiedensten seltsamen Beziehungen zwischen AIDS und den HTLVs. Ich möchte nur drei davon erwähnen. Jean-Claude Chermann, ein früherer Mitarbeiter von Luc Montagnier am Pasteur-Institut, erzählte mir, was Jay Levy, ein kalifornischer Wissenschaftler, ihm im März 1984 berichtet hatte, fast zwei Jahre nach der Zeit, von der hier die Rede ist: Danach zeigten die Proben von AIDS-Patienten *in ihrer Mehrzahl* HTLV-positive Reaktionen! Einen Monat später berichtete Don Francis, der damals an den Centers for Disease Control arbeitete, in der englischen Zeitschrift *Lancet* über einen durch Virusisolierung nachgewiesenen Zusammenhang zwischen HTLV-1 und AIDS-Erkrankungen nach Bluttransfusionen. Bernie Poiesz, mein früherer Postdoc, der damals schon in Syracuse arbeitete, präsentierte im Februar 1984 Befunde, die er mit einer neuen, empfindlicheren Methode der molekularen Hybridisierung gewonnen hatte; er hatte ebenfalls einen außergewöhnlichen Zusammenhang zwischen HTLV-1 und AIDS gefunden. Der Bericht von Francis bezog sich, wie wir heute wissen, auf die gelegentlich (zu etwa 10 Prozent) auftretenden AIDS-Fälle, bei denen eine Doppelinfektion mit dem AIDS-Retrovirus und HTLV vorliegt. Die Erklärung für Levys Ergebnisse kenne ich nicht, da er nie darüber berichtete.

keine Alternative hatten. Wir konnten damals weder genügend Virusmaterial noch hinreichend gesunde infizierte Zellen bekommen, als daß wir damit hätten arbeiten können. Wir hatten nur eine Möglichkeit: unsere Kenntnisse über HTLV als Anhaltspunkt zu benutzen und die Unterschiede zwischen dem bekannten Verhalten der HTLVs und dem jetzt Beobachteten festzuhalten. Wir hatten nie die Erwartung, das AIDS-Virus könne ein immortalisierendes HTLV sein; wir suchten vielmehr nach einer Variante. Nur wenn wir klärten, inwiefern sich das AIDS-Virus von den HTLVs unterschied, konnten wir das weitere Vorgehen festlegen. Warum führte beispielsweise zugesetztes IL-2 bei AIDS-infizierten Zellen nicht zu Zellwachstum und zu Anzeichen für Virusvermehrung? Warum konnten wir AIDS-Zellen und Zellen aus Nabelschnurblut nicht in Mischkulturen züchten und dann Virusvermehrung beobachten? Warum fanden wir keinen Weg, um ausreichende Mengen an Primärkultur oder Viren herzustellen, so daß wir sie hätten charakterisieren und Reagenzien entwickeln können? Damals konnten wir das Virus nicht einmal in geringen Mengen regelmäßig nachweisen. Unsere Schwierigkeit bestand nicht darin, daß wir gegenüber den Erkenntnissen über Unterschiede zwischen den HTLVs und dem AIDS-Virus unaufmerksam gewesen wären; vielemehr besaßen wir einfach noch nicht die Hilfsmittel, um diese Unterschiede zu erkennen, und dieses Problem würde auch kein anderer für uns lösen.

Wir vernichteten die RT-positiven, HTLV-negativen Zellen nicht etwa, sondern wir beobachteten sie, solange es ging. Die meisten starben ab, bevor wir irgend etwas von ihnen in Erfahrung bringen konnten. Andere verwahrten wir in der Gefriertruhe, um sie wieder zu untersuchen, wenn wir mehr wußten. Aber einige Kulturen lebten auch so lange, daß sie interessante Aufschlüsse lieferten. Was es auch sein mochte, das diese Zellen so schlecht wachsen ließ, in einigen Fällen beobachteten wir, daß es die Zellen zu sogenannten *Syncytien* verschmelzen ließ, Riesenzellen mit vielen Zellkernen. Damit war klar, daß biologisch aktive Viruspartikel vorliegen mußten, und sie schädigten ihre Zielzellen auf ganz andere Weise, als wir es von den HTLVs kannten.

Soweit ich weiß, gab es in den Vereinigten Staaten nur noch eine weitere Arbeitsgruppe, die 1982/1983 ernsthaft in Erwägung zog, die Ursache von AIDS könne ein Retrovirus sein: das Team von Max Essex an der Harvard School of Public Health. Im Spätsommer 1982 hörte ich von Jacques Leibowitch, einem klinischen Immunologen, der an der Université René Descartes in Garches in Frankreich arbeitete. Im August hatte er eine medizinische Nachrichtenmeldung gelesen, in der meine Vorstellungen beschrieben wurden. Er war davon fasziniert und angeregt und fragte mich, ob ich wirklich glaubte, ein Retrovirus könnte die Ursache von AIDS sein. Ich teilte ihm meine damaligen Vorstellungen mit. Wie ich später von ihm erfuhr, gab er seinerseits einige meiner Gedanken an andere französische Wissenschaftler weiter, und er berichtete darüber auch dem Direktor von Pasteur Diagnostics, einer Firma, die eng mit dem Institut Pasteur in Paris verbunden war. Wie er mir außerdem erzählte, hatten mehrere Wissenschaftler am Institut Pasteur, nämlich Jean-Claude Chermann, Luc Montagnier und ihre Mitarbeiter, unter anderem aufgrund dieser Diskussionen ebenfalls begonnen, nach einem Retrovirus zu suchen, das AIDS hervorruft.*

Chermann war Retrovirusforscher: Er hatte viele Jahre lang mit Mäuse-Retroviren gearbeitet und während seiner Ausbildung sogar einige Zeit bei Peter Fischinger an unserem Institut verbracht. Montagnier hatte bis dahin wenig Erfahrung mit Retroviren und mit menschlichen, soweit ich weiß, überhaupt keine. Er hatte sich vor allem mit DNA-Viren beschäftigt, aber Ende der siebziger und Anfang der achtziger Jahre hatte er sich vorwiegend auf die Verwendung von Interferon bei der Behandlung einiger Krankheiten konzentriert.

Zufällig hatte eine wichtige technische Assistentin von Montagnier, die später auch promovierte, gerade ihre Arbeit bei uns beendet und war in Montagniers Gruppe zurückgekehrt. Zu den wichtigsten dortigen Mitarbeitern für die Zellkulturen gehörte Françoise Barré-Sinoussi. Sie ist für mich sowohl eine persönliche Freundin als auch eine geschätzte Kollegin. Damals (und auch viele Jahre zuvor) arbeitete sie eng mit Chermann zusammen. Auch sie hatte einige Zeit

* Ich sollte sofort erwähnen, daß auch Leibowitchs eigene, unabhängige Ideen für genau ein solches Virus sprachen.

– nämlich ein paar Monate – in meinem Labor verbracht und sich mit der Zellbiologie der B-Lymphocyten beschäftigt. Chermann und Barré-Sinoussi waren offene, warmherzige Menschen; wir standen in freundschaftlichem Verhältnis zueinander.

Die Gruppe am Pasteur-Institut nahm im Dezember 1982 ihre Arbeit auf; sie forschte in der gleichen Richtung wie wir, und zwar, was nicht überraschte, mit genau dem gleichen Verfahren. Einen Monat später erhielt sie eine Gewebeprobe aus den Lymphknoten von Frédéric B., der mit der Abkürzung seines Namens gewöhnlich als BRU bezeichnet wird. (Nach einiger Zeit wurden seine Zellen und sein Serum als BRU bezeichnet, und noch später wandte man diese Abkürzung auch auf Viren aus seinen Zellen an.) Den Franzosen gelang es, die Kultur so lange am Leben zu erhalten, daß sie die Aktivität der Reversen Transkriptase nachweisen und das Virus später auf gesunde T-Zellen übertragen konnten. Aber nach und nach starb ihnen die Kultur weg, und sie machten sich Sorgen, sie würden die Zellen ganz und gar verlieren.

Im Januar 1983 rief Chermann mich an; er berichtete von dem positiven Reverse-Transkriptase-Test bei dieser einen Probe und bat mich um Rat, wie man die Kultur am Leben erhalten könne. Ich schlug ihm vor, er solle menschliche T4-Lymphocyten aus dem Nabelschnurblut eines Neugeborenen als Zielzellen zusetzen – das gleiche Verfahren hatten Miyoshi und unser Labor zuvor bei HTLV-1 angewandt. Außerdem schilderte ich ihm unsere Methode bei HTLV-1 und HTLV-2. Mit diesen Informationen gelang es ihm, das Virus zu retten (es wurde später LAV/BRU genannt, als Abkürzung für »Lymphadenopathie-Virus des Patienten BRU«), indem er sich Nabelschnur-Blutzellen verschaffte und sie alle paar Tage frisch zusetzte.*

Ende 1982 gab es zahlreiche Theorien über die Ursache von AIDS, und sie wurden von den verschiedenartigsten Leuten vertreten. Max Essex und ich sprachen in dieser Zeit ausführlich über die Entwick-

---

* Montagnier erzählte aber mir und anderen später, er habe diese Hilfe nicht gebraucht, weil er unsere veröffentlichten Arbeiten besaß und sehr gut kannte.

lung unserer Gedanken, aber abgesehen von ein paar kurzen Mitteilungen auf Tagungen, von denen eine in zusammengefaßter Form im August 1982 veröffentlicht wurde, sprach keiner von uns öffentlich über die Einzelheiten dieser Ideen. Das änderte sich erst auf der AIDS-Konferenz in Banbury im Februar 1983. Es war meines Wissens die erste Tagung, auf der eine bedeutende Zahl von Wissenschaftlern aus der Grundlagenforschung speziell zu dem Zweck zusammenkam, über die Ursache von AIDS zu diskutieren.

Die Ideen umfaßten ein breites Spektrum. Viele gingen noch von einer nicht-infektiösen Ursache aus. Nach einer führenden Theorie war Samenflüssigkeit, die ins Blut gelangte, der wichtigste Auslöser. Nach dieser Vorstellung bildete der Betroffene Antikörper gegen das fremde Sperma, von denen einige dann mit den $CD4^+$-Zellen kreuzreagierten und diese Zellen schädigten oder töteten (ein Autoimmunmechanismus). Ich äußerte die Bemerkung, daß heterosexuelle Frauen schon immer mit Sperma in Berührung gekommen seien, ohne daß dies eine solche Reaktion ausgelöst habe, und daß andererseits die Empfänger von Bluttransfusionen, die an AIDS erkrankt waren, meines Wissens kein Sperma erhalten hätten. Natürlich erschien es möglich und nicht unvernünftig, daß Samenflüssigkeit, die durch Analverkehr und Verletzungen ins Blut gelangte, dort andere Vorgänge auslösen oder beschleunigen kann. Vielleicht glaubten die Urheber der Sperma-Theorie an einen solchen Mechanismus. Aber das konnte nicht die eigentliche, primäre Ursache sein.

Eine andere verbreitete Idee war die von der »Antigen-Überlastung«. Nach dieser verführerischen Hypothese, die fast die gleiche Bedeutung erlangte wie die Sperma-Theorie, hatte AIDS *überhaupt keine* besondere Ursache. Sie behauptete vielmehr, eine Vielzahl infektiöser Erreger überlaste das Immunsystem. Demnach würde eine Veränderung der Lebensweise die Krankheit beseitigen. Die Theorie bietet den AIDS-Patienten Hoffnung und befreit sie von der Verantwortung für Handlungen, die sie begehen und die sich später als zerstörerisch erweisen. Solche Vorstellungen sind in unzähligen verkleideten Formen von Zeit zu Zeit immer wieder aufgetaucht. Aber eine derartige Theorie kann ganz offensichtlich nicht erklären, warum die Epidemie so plötzlich ausbrach und sich weltweit verbreitete. Und dann blieben da noch die Bluttransfusionen und die Neugeborenen. Waren sie alle mit Antigenen überlastet? Es war meiner Ansicht nach nicht nur eine unzutreffende, sondern sogar eine gefährliche Idee.

Zur Entstehung komplexer Krankheiten, zum Beispiel mancher Formen von Krebs, sind wahrscheinlich mehrere Veränderungen in der DNA einer Zelle erforderlich – das Ganze verläuft wohl schrittweise, und manchmal sind ganz unterschiedliche Faktoren beteiligt. Die meisten Krankheiten des Menschen (sogar manche Arten von Krebs) lassen sich aber auf eine einzige Ursache zurückführen. So war es sicher auch bei den meisten Krankheitsepidemien der Vergangenheit, deren Auslöser man nach und nach kennenlernte. In einem Vortrag, den ich vor vielen Jahren hörte, äußerte der Verwaltungsexperte, Medizinwissenschaftler und Autor Lewis Thomas eine Ansicht, die ich so zusammenfassen möchte: Mehrfache Faktoren sind mehrfache Unkenntnis. Die meisten Faktoren verschwinden, wenn man die wirkliche Krankheitsursache kennenlernt.

In Anlehnung an einen der letzten Sätze aus dem Film *Casablanca* waren manche Leute anscheinend gewillt, »die üblichen Verdächtigen zu verhaften«; sie stellten viele Mikroben an den Pranger, die als Störenfriede bekannt waren. So kann beispielsweise das Epstein-Barr-Virus zu anormalem Wachstum der B-Lymphocyten beitragen, und da man bei manchen AIDS-Patienten die Antikörper gegen EBV in hohen Konzentrationen gefunden hatte, zog man dieses Virus als AIDS-Erreger in Betracht. Aber EBV ist ein altbekanntes, allgegenwärtiges Herpesvirus, das von sich aus weder eine Immunschwäche hervorruft noch die Zahl der T4-Zellen zurückgehen läßt, wie man es bei AIDS beobachtet. Wenn überhaupt, dann konnte nur eine Variante von EBV die Ursache sein. Solche EBV-Varianten wurden jedoch nie gefunden.

Ähnliche Vermutungen stellte man auch für das *Cytomegalievirus* an, ein anderes sehr verbreitetes menschliches Herpesvirus, sowie für eine Form des Hepatitisvirus. Auf eine interessante Möglichkeit wiesen Studien aus New York City hin. Dort hatte man bei Homosexuellen eine Häufung von Infektionen mit einem Stamm der Adenoviren gefunden. Von diesen DNA-Viren gibt es viele verschiedene Stämme, und manche davon können T-Zellen infizieren. Sie rufen gewöhnlich nur recht leichte Krankheiten hervor. Adenoviren sind aber leicht übertragbar, und diese Tatsache stand nicht im Einklang mit unseren Befunden zur Epidemiologie von AIDS. Durch ihre leichte Übertragbarkeit konnte in den Hochrisikogruppen für AIDS eine lokale Epidemie entstehen, aber diese Epidemie unterschied sich in zu vielen Eigenschaften von dem, was wir bei AIDS beobachteten. Epidemiologische Verlaufsuntersuchungen zeigten, daß es tatsächlich so war.

Man äußerte noch mehrere andere vernünftige Ideen. In der Zwischenzeit hatten auch einige Leute von der Publikumspresse und/oder aus besonderen Interessengruppen ihre eigenen Theorien, unterschiedlich je nach dem Leserkreis. Zu den überraschenden Ursachen, die sie für die AIDS-Epidemie verantwortlich machten, gehörten: die Verbindung Amylnitrat, die manche Homosexuelle zur Anregung benutzten; das in Chemiewaffen verwendete »Agent Orange«; der Zorn Gottes und/oder das Werk des Teufels; das Virus des afrikanischen Schweinefiebers, das in einem Komplott des CIA gezüchtet worden war, um in Kuba Schweine zu töten, damit die Kubaner nichts mehr zu essen hätten und eine Revolution anzettelten; die Syphilis; die absichtliche Konstruktion eines Virus im Labor durch die US-Regierung zur biologischen Kriegführung (eine Weile lang versuchte der KGB, diese Geschichte zu verkaufen); die Herstellung eines Virus im Labor durch die Sowjets (das dürfte die Antwort des CIA auf das Märchen des KGB gewesen sein); und ein neuer Erreger, den unfähige Wissenschaftler durch das Zusammenmischen tierischer Viren erzeugt hätten.

Auf diese barocke Sammlung von Ideen folgte ein Stadium des Impressionismus: Fast jeder flüchtige Gedanke über AIDS, der von einem vermeintlichen Experten geäußert wurde, erschien zeitungsreif. Und schließlich erreichten wir die Apotheose des modern Abstrakten, eine Ansicht, die von dem Wissenschaftler Peter Duesberg aus Berkeley stammt und die er nach wie vor vertritt: Danach wird AIDS im wesentlichen durch nichts ausgelöst, jedenfalls durch nichts *Spezifisches*; alles ist demnach nur eine Frage der Lebensweise. Das Gegenteil dieser Ansicht, das von derselben Person vertreten wird, besagt offenbar, daß fast alles AIDS auslösen kann. Heroin, Kokain,

Antibiotika, verschiedene Mikroben – jeder kann selbst etwas hinzufügen. Alle diese Wirkstoffe sind demnach dazu in der Lage.

Kurz nach unserem ersten Gespräch begann Max Essex mit seinen eigenen serologischen Untersuchungen des AIDS-Virus; als Ziel für die Antikörperreaktion benutzte er HTLV-infizierte Zellen. Wenn AIDS-Patienten mit einer Variante von HTLV infiziert waren, dann sollten sie in ihrem Blutserum Antikörper gegen das neue Virus besitzen, die mit den HTLVs kreuzreagieren. Essex versuchte nicht, das Virus selbst zu isolieren.

Im Mai 1982 entdeckten wir zum erstenmal bei einem AIDS-Patienten die Aktivität der Reversen Transkriptase. Es waren die Zellen von »EP«; sie waren im Test auf HTLV-Proteine (oder sehr ähnliche Formen) positiv, und wir arbeiteten einige Monate lang mit diesem Isolat. Die nächsten Nachweise fielen in die Zeit zwischen November 1982 und Februar 1983: Mindestens fünf Proben waren positiv, aber keine so stark wie die von EP, und die meisten zeigten im besten Fall eine geringe RT-Aktivität. Sie erschien uns dennoch eindeutig, und der Test auf HTLV-Proteine war negativ; hier lag also der Verdacht auf ein neues Retrovirus nahe. Im Februar 1983 trafen mehrere neue Proben ein, darunter auch eine Charge, die Jacques Leibowitch aus Paris mitgebracht hatte. Mehrere davon zeigten RT-Aktivität. Eine dieser RT-positiven Proben wurde für unsere weitere Arbeit besonders wichtig. Es waren die Zellen von »CC«, einem Franzosen, der auf Haiti nach einem Unfall eine Bluttransfusion erhalten hatte. Jetzt, in Paris, hatte man bei ihm die Diagnose AIDS gestellt.

Ungefähr Mitte Februar, kurz nachdem das neue französische Material angekommen war, legte Ersell Richardson von allen Proben, die Leibowitch geschickt hatte, Primärkulturen an, deren Wachstum sie mit Interleukin-2 anregte. Darunter waren auch die Zellen von CC. Außerdem stellte sie eine Mischkultur aus den Zellen von CC und menschlichen Nabelschnur-Blutzellen her.

Am Tag 15 stellte Ersell fest, daß die Zellen sowohl in der primären als auch in der gemischten Kultur im Test auf Reverse Transkriptase positiv waren. Am Tag 42 wurden die Zellen beider Kulturen auf ihre Reaktionsfähigkeit mit HTLV-assoziierten Proteinen untersucht: Dabei zeigten die Primärzellen 12 und die Zellen der gemischten Kultur 48 Prozent Reaktionsfähigkeit – in beiden Fällen ein signifikanter Wert. In elektronenmikroskopischen Aufnahmen von der Mischkultur, die wir später erhielten, konnte man HTLV-artige Viruspartikel erkennen; außerdem zeigten die Bilder aber andersartige Viruspartikel, deren Kerne stärker zusammengeballt erschienen als die von HTLV. Wir alle – Ersell, Popovic und ich – bemerkten diesen sonderbaren Befund.

Am Tag 64, etwa Mitte April 1983, notierte Ersell in ihrem Tagebuch, die CC-Mischkultur sei nach wie vor RT-positiv und, was noch wichtiger war, beide Kulturen seien immer noch gesund. Jetzt herrschte große Aufregung: Wir hatten Zellen von einem AIDS-Patienten seit mehreren Monaten in der Gewebekultur, und wir machten die wichtige Beobachtung, daß die Mischkultur mit den Nabelschnur-Blutzellen Anzeichen eines starken cytopathischen Effekts zeigte, nämlich das bereits erwähnte Phänomen der Zellverschmelzung. Sobald dieser Vorgang beginnt, kann man neu infizierte Zellen im allgemeinen nur schwer zu weiterer Vermehrung bewegen. Aber die CC-Mischkultur wuchs weiter. Mika betrachtete das äußere Erscheinungsbild der Zellen in der Kultur und wies darauf hin, daß sie nicht wie eine HTLV-Zellkultur aussahen; und sie verhielten sich auch anders als HTLV-infizierte Zellen. An den Zellen von CC war offensichtlich irgend etwas Besonderes. Aber er wußte noch nicht, was es sein könnte.

Wir hatten also Blutproben von AIDS-Patienten und fanden darin Retroviren, die eindeutig mit den HTLVs verwandt waren. Eine davon, nämlich CC, vermehrte sich ähnlich wie die Zellen mit den HTLVs, allerdings mit mehr Schwierigkeiten. Aber ganz anders als die HTLVs konnte das neue Virus einen starken cytopathischen Effekt auslösen, wenn man es zu frischen T4-Zellen brachte. Außerdem hatten wir in einigen Proben von AIDS-Patienten auch Retroviren gefunden, die überhaupt keine erkennbaren Ähnlichkeiten mit den HTLVs besaßen, und in vielen Proben stießen wir damals auf keinerlei Hinweise auf Retroviren.

Mitte April 1983 teilte Max Essex mir mit, er wolle in den Fachzeitschriften über seine Arbeit berichten. Die gleiche Absicht hatten wir auch, und ich informierte Montagnier. Wir telefonierten häufig. Ich bat Essex, seinen Artikel so lange zurückzuhalten, bis auch Montagnier seine Veröffentlichung fertiggestellt hatte, damit alle drei Arbeiten gleichzeitig erscheinen konnten. Als die Zeitschrift *Science* mich nach meiner Meinung über Montagniers Arbeit fragte, sprach ich mich energisch für ihre Veröffentlichung aus. Montagnier hatte es aber versäumt, einen wichtigen Teil des Artikels zu schreiben, nämlich die Zusammenfassung der Ergebnisse, die am Anfang der meisten wissenschaftlichen Veröffentlichungen steht. Angesichts des Zeitdrucks bot ich ihm an, diesen Absatz für ihn zu verfassen. Er stimmte zu. Am Telefon las ich ihm und Chermann vor, was ich geschrieben hatte.

Die Forschungsergebnisse aller drei Arbeitsgruppen erschienen in der Maiausgabe 1983 von *Science*. Meine Kollegen und ich berichteten über die Isolierung eines mit HTLV verwandten (oder identischen, das wußten wir noch nicht) Retrovirus bei einem Patienten mit AIDS (nämlich EP). Die vorläufigen Befunde über ein neues (nicht mit den HTLVs kreuzreagierendes) Retrovirus aus einigen Gewebeproben von AIDS-Patienten nahmen wir nicht in den Artikel auf, denn wir hatten dieses Material erst seit sehr kurzer Zeit in der Zellkultur. Unserer Ansicht nach reichten die Kenntnisse noch nicht aus, um ein neues Virus zu beschreiben. Außerdem veröffentlichten wir eine Übersicht über die DNA aus Gewebeproben von 33 AIDS-Patienten, in denen wir nur in zwei Fällen DNA-Sequenzen mit Ähnlichkeiten zu HTLV-1 finden konnten. Diese beiden Patienten und auch EP sollten die ersten Beispiele für ein faszinierendes Phänomen darstellen, das aber unsere Befunde sehr viel komplizierter machte. Wir berichteten auch über den Nachweis von HTLV-Antigenen in den T-Zellen aus zwei weiteren Proben (das war das Material von Leibowitch, darunter auch CC). In unserem Begleitbrief wiesen wir darauf hin, daß man aus unseren Befunden noch keine Rückschlüsse auf den Verlauf der Krankheit ziehen konnte, aber, so der Brief weiter, »wir wollen die Aufmerksamkeit auf eine neue Klasse von Viren (menschliche Retroviren) lenken, die als Ursache von AIDS in Frage kommen«. Wenn das Virus wirklich für die Entstehung von AIDS eine Rolle spielte, ließ sich die geringe nachweisbare Menge von RT in den Blutproben vielleicht damit erklären, daß die Zellen von einem cytopathischen Virus getötet und zerstört wurden. Vielleicht waren aber auch einfach zu wenige Zellen infiziert, so daß das Virus nur in sehr geringen Mengen vorhanden war. Dann hätten wir es, anders als bei den HTLV-positiven Leukämien, mit unseren Methoden häufig übersehen können. Immerhin wußten wir, daß die Zahl der Zielzellen bei AIDS-Patienten absinkt; bei HTLV-infizierten Leukämiepatienten dagegen nimmt die Zahl solcher Zellen zu, und deshalb konnte man annehmen, daß sich das Virus bei ihnen stärker vermehrt und leichter nachweisen läßt.

Eine andere wichtige Frage lautete natürlich: War das, was wir nachwiesen, wirklich eine untergeordnete Variante, also eine Mutante, von HTLV? Wie bereits erwähnt, wäre eine solche abgewandelte Form durchaus als Erreger in Frage gekommen, ähnlich wie bei den kleinen Varianten des Katzen-Leukämievirus, die eine AIDS-artige Erkrankung hervorrufen. Es hätte aber andererseits auch sein können, daß wir eine immortalisierende Form von HTLV-1 oder HTLV-2 selbst gefunden hatten. Wenn das der Fall war, konnte es sich nur um Teilursachen oder unwichtige Zweitinfektionen handeln, denn diese Viren infizieren den Menschen schon seit langer Zeit, und AIDS ist eine neue Epidemie. Sie hätten also, genau wie die vielen anderen Infektionen der AIDS-Patienten, für die Suche nach der eigentlichen Ursache von AIDS nur geringe oder gar keine Bedeutung, aber sie wären dennoch von gewissem Interesse und vielleicht sogar nützlich.

Der Artikel von Max Essex berichtete über einen »Blindversuch« mit codierten Serumproben von AIDS-Patienten: 35 Prozent davon zeigten Anzeichen für irgendeine Form von Reaktion mit HTLV-1-infizierten Zellen. Wenn irgend etwas zu jener Zeit einem Beweis nahekam, dann waren es die Ergebnisse von Max, aber was er scheinbar gezeigt hatte – daß nämlich ein eng mit HTLV-1 verwandtes Virus mit AIDS zu tun hat –, erwies sich später als falsch.

Montagnier und seine Mitarbeiter beschrieben in ihrer Veröffentlichung die Befunde bei einem Patienten mit Lymphknotenschwellungen (Lymphadenopathie), der aber nicht an Immunschwäche litt. Es war der Patient BRU, dessen Zellen weiterhin abstarben, aber dem Bericht zufolge hatten sie die Zellen jetzt zusammen mit menschlichen T4-Zellen aus Nabelschnurblut weitergezüchtet. Als ich den Artikel zum erstenmal las, war ich fasziniert von den Indizien, nach denen es sich bei dem neuen Virus um eine Variante von HTLV-1 handelte – vielleicht eine recht stark abweichende Variante, aber doch um ein Virus aus der gleichen Familie.

Was veranlaßte mich zu der Vermutung, das neue Virus könne zur HTLV-Familie gehören? Die Bedingungen, die Montagniers Gruppe für die RT-Tests benutzt hatte – Puffer, pH-Wert und so weiter –, waren ideal für HTLV-1. Es waren genau die gleichen, die wir 1980 für HTLV-1 verwendet und beschrieben hatten. Und das wichtigste Strukturprotein ihres Virus war kleiner als das der allermeisten tierischen Retroviren, aber es war in seiner Größe dem entsprechenden Protein von HTLV-1 und HTLV-2 vergleichbar. Wie sie außerdem beobachtet hatten, infizierte ihr Virus T-Zellen (genau wie die HTLVs), und das Serum ihres Patienten reagierte mit HTLV-1-infizierten Zellen. Außerdem erwähnten sie, das Elektronenmikroskop zeige »charakteristische ... Abknospungen des (Virus-)Typs C an der Plasmamembran«, ähnlich wie bei HTLV-1 und HTLV-2. Einige ihrer Befunde, so die Beschreibung des Virus als Typ C und die Kreuzreaktion mit HTLV-1, erwiesen sich später als falsch.

Dennoch gab es wichtige Unterschiede zwischen ihren Ergebnissen und dem, was wir über die HTLV-Familie wußten, zumindest soweit es sich um HTLV-1 und HTLV-2 handelte. Damit sich das Virus in der Kultur weiter vermehrte, mußten sie beispielsweise regelmäßig T-Zellen aus frischem Nabelschnurblut zusetzen; heute wissen wir, warum das erforderlich war: Die ursprüngliche Quelle des Virus und seine Zielzellen werden schnell zerstört. Auch die elektronenmikroskopischen Aufnahmen, die sie vorwiesen, sahen anders aus als die von HTLV-1 und HTLV-2. Und mit Reagenzien, die ich ihnen geschickt hatte und die für HTLVs spezifisch waren, konnten sie ihr Virus von den HTLVs unterscheiden. Zusammengenommen legten die Hinweise für mich die Vermutung nahe, daß es sich hier um ein neues menschliches Retrovirus handelte, das wahrscheinlich mit den HTLVs verwandt war. Das gleiche hatte Essex vermutlich auch in den Antikörpertests mit den Blutseren gefunden: Mit seinen positiven Testergebnissen hatte er wahrscheinlich dieses neue Retrovirus nachgewiesen. Könnte es mit dem von CC identisch sein? Oder handelte es sich um die Retroviren, die wir entdeckt hatten und die nicht mit den HTLVs kreuzreagierten? Solche Fragen kamen mir in den Sinn.

Kurz nachdem Montagniers Artikel erschienen war, fingen jedoch vier sehr erfahrene Experten für Elektronenmikroskopie an, die darin publizierten Berichte in Frage zu stellen: Jack Dalton, der seit Jahrzehnten führende Retrovirus-Elektronenmikroskopiker der USA, John Moloney, der Entdecker des Maus-Moloney-Leukämie-Retrovirus und des Maus-Moloney-Sarkomvirus und frühere Leiter des NCI-Krebsvirenprogramms, Robert F. Zeigel, ein Elektronenmikroskopiker vom Roswell Park Institute in Buffalo, sowie Françoise Hageneau, die führende Retrovirus-Elektronenmikroskopikerin in Frankreich. Nach ihrer übereinstimmenden Meinung zeigte der Bericht in Wirklichkeit kein Retrovirus; die meisten von ihnen glaubten, es handele sich vielmehr um ein Arenavirus.* Und sie taten ihre Meinung lautstark kund.

In Wirklichkeit hatte die Gruppe am Pasteur-Institut recht. Sie hatten ein Retrovirus gefunden, und zwar sogar ein neues; man muß es ihnen hoch anrechnen, daß sie trotz aller nun folgenden Kritik bei ihrer Meinung blieben. Auch ich war mir, was ihre Befunde betraf, nicht mehr so sicher wie am Anfang, aber viele Wissenschaftler, mit denen ich zu jener Zeit sprach, wollten einfach nicht glauben, daß sie überhaupt ein Retrovirus gefunden hatten, von einem neuen ganz zu schweigen. Das Problem bestand natürlich darin, daß ihre Befunde unvollständig waren. Die elektronenmikroskopischen Aufnahmen zeigten die Struktur des Virus nicht besonders deutlich, und es gab noch keine Hinweise auf einen Zusammenhang zwischen dem Virus und AIDS. Da wir schon einige Erfahrungen mit menschlichen Retroviren besaßen und sowohl Erfolge als auch Fehlschläge erlebt hatten, wußten wir, was die Gruppe in Frankreich als nächstes zu tun hatte. Sie mußten nicht einfach bessere Mikroskopaufnahmen vorle-

* Die *Arenaviren* sind RNA-Viren, die wie die Retroviren von einer Hülle umgeben sind und die Zelle durch Knospung verlassen. Aber damit sind die Ähnlichkeiten auch zu Ende. In vielen anderen Eigenschaften unterscheiden sie sich von den Retroviren.

gen, sondern neue Befunde; jeder mögliche Einwand mußte eingehend untersucht werden. Sie brauchten ausreichende Virusmengen, um damit arbeiten und sie auch an andere weitergeben zu können, und sie brauchten überzeugende Hinweise, die zeigten, ob das Virus mit AIDS zu tun hatte oder nicht. Es waren die Anforderungen, die wir an unsere früheren Arbeiten mit den HTLVs und den von ihnen ausgelösten Leukämien gestellt hatten, und die gleichen Maßstäbe würden auch für unsere eigene Arbeit mit AIDS gelten. Bevor wir einen weiteren Artikel veröffentlichten, würden wir viele dieser biologischen Fragen oder vielleicht sogar alle beantworten müssen. Die Ergebnisse der Pasteur-Gruppe mit der Reversen Transkriptase schienen eindeutig zu sein, zumindest insofern, als sie Hinweise auf ein Retrovirus in ihrem Isolat lieferten, und zwar mit Sicherheit auf ein neuartiges Virus.

Die Zellen von CC lieferten weiterhin interessante, aber komplizierte Ergebnisse. Ohne jedes Trara schrieb Ersell Richardson am 16. Mai 1983 über die CC-Mischkultur in ihr Protokoll: »Zellen schlecht«, und am 31. Mai 1983 lautete die Eintragung: »Zellen sterben«.

So etwas hatten wir mit einem reinen HTLV nie zuvor erlebt. Etwas Unerklärliches spielte sich ab. Die Kulturen reagierten wie HTLV-Partikel mit HTLV-Reagenzien positiv, und Nabelschnur-Blutzellen wurden leicht infiziert, aber im Gegensatz zu HTLV-infizierten Zellen machten sie Wachstumskrisen durch. Normalerweise gibt es solche Krisen nicht, wenn HTLV-1 und HTLV-2 ihre T-Zellen erst einmal immortalisiert haben.

War CC die HTLV-Variante, nach der wir suchten, die Ursache von AIDS? Oder gab es in den Zellen von CC zwei verschiedene Virustypen, nämlich HTLV selbst und ein neuartiges Retrovirus? Je mehr Einzelteile paßten, desto mehr wurde von dem Bild des ganzen Puzzlespiels sichtbar, aber noch war es nicht als Ganzes zu erkennen. Wir faßten den Entschluß, George Shaw in Flossies Gruppe solle versuchen, die Viren aus den Kulturen von CC zu gewinnen und auf molekularer Ebene zu untersuchen. Und dann warteten wir auf die Ergebnisse.

Im Mai und Juni 1983 entschloß ich mich, unsere Forschungsarbeiten über AIDS auszuweiten. Ich bat Phil Markham und Zaki Salahuddin, sich an den Arbeiten zur Zellkultur und Virusisolierung zu beteiligen, und zwar parallel zu den Bemühungen von Popovic (und seiner technischen Assistentinnen Betsy Read-Connole und Ersell Richardson), aber unabhängig davon. Vorher hatte ich schon Marjorie Robert-Guroff gebeten, die Seren der AIDS-Patienten sorgfältig auf Antikörper gegen die HTLVs durchzumustern, selbst wenn sie nur schwach reagieren sollten.* Würden wir ähnliche Ergebnisse erhalten wie Essex, wenn wir unsere Methode anwandten und nicht virusinfizierte Zellen, sondern das gereinigte Virus selbst zum Nachweis der Antikörperreaktion einsetzten?

Marjories Ergebnisse sollten uns bald überraschen. Anders als bei Essex, der 30 bis 40 Prozent seropositive Patienten gefunden hatte, waren bei uns nur 10 Prozent der Personen mit AIDS positiv im Test auf Antikörper, die mit HTLV-1 oder HTLV-2 reagieren. (Der genaue Prozentsatz hängt von der geographischen Region und der Risikogruppe ab, aus denen die Proben stammen, und außerdem spielt der Zeitpunkt der Probenentnahme eine Rolle.)

Außerdem fand Marjorie interessanterweise keine höheren Werte, wenn sie die Bedingungen ihrer Tests weniger streng gestaltete; kleinere Varianten von HTLV hätte sie damit sicherlich erfaßt. Ungefähr zur gleichen Zeit ergaben sich auch aus den Arbeiten von Ed Gelman verwirrende Neuigkeiten. Meine Kollegen und ich hatten ja in wenigen Fällen Hinweise auf HTLV-1-Nucleotidsequenzen gefunden, genau wie in unserem ersten Isolat, und beides war in dem *Science*-Artikel vom Mai 1983 veröffentlicht worden; wie sich jetzt herausstellte, handelte es sich dabei aber wirklich um HTLV-1 selbst und *nicht um irgendwelche Varianten*.

---

* Wir hatten zwar, wie erwähnt, schon mehrfach ein neues Retrovirus nachgewiesen, aber wir konnten damals Seren nicht sehr wirksam auf Antikörper gegen dieses Virus untersuchen, weil uns seine Vermehrung noch nicht richtig gelungen war. Deshalb wären alle Ergebnisse wahrscheinlich irreführend gewesen. Wie wir noch sehen werden, war CC nicht nur mit HTLV-1, sondern auch mit dem neuen (AIDS-)Retrovirus infiziert. Wir benutzten die Kultur von CC nicht weiter, um in Seren von AIDS-Patienten nach Antikörpern zu suchen, weil wir nicht genau wußten, welches Virus oder welche Viren sie enthielt.

Veffa Franchini, die ein paar Jahre zuvor aus Italien in unser Labor gekommen war, erinnert sich an diese Zeit im Spätsommer und Frühherbst 1983 so: »Wir glaubten immer noch, eine Variante von HTLV-1 – wenn auch, wie sich immer mehr herausstellte, keine kleine Variante – könne der AIDS-Erreger sein; es gab viele Gründe, das zu glauben, und es gab auch Gründe, es nicht zu glauben. Es war die Zeit, als Marjorie bei 10 Prozent der AIDS-Patienten HTLV-1-Antikörper fand. Ich erinnere mich an eine Belegschaftsbesprechung; wir saßen um den Tisch und diskutierten, und am Ende wurde jeder einzelne gefragt: ›Glaubst du, daß eine HTLV-1-Variante AIDS erzeugt, oder glaubst du es nicht?‹« Sie bemerkte, ich sei um den Tisch gegangen und habe jeden gefragt: »Was denkst du? Was denkst du?« Nach ihrer Erinnerung »glaubte die Mehrheit der Anwesenden, der AIDS-Erreger sei keine kleine Variante von HTLV-1. Die meisten waren der Ansicht, es sei ein anderes Virus. Die negativen Stimmen stützten sich vor allem auf Marjories Veröffentlichung.« Marjorie Robert-Guroff sollte ihre Befunde auf der bevorstehenden Tagung in Cold Spring Harbor vortragen, aber in der restlichen Zeit des Jahres 1983 veröffentlichten weder wir noch die Gruppe am Pasteur-Institut in einer Zeitschrift, die ihre Beiträge begutachten läßt*, einen Artikel über Retroviren oder AIDS.

Im Sommer 1983 hatten wir alle das gleiche Gefühl: Wenn wir die Ursache von AIDS finden wollten, mußten wir uns beeilen. Da wir immer noch nicht wußten, was die Krankheit auslöst, konnten wir auch keine klaren Voraussagen über ihre Ausbreitung machen. Nach den epidemiologischen Untersuchungen sah es mehr und mehr so aus, als ob die eigentlichen Symptome erst Jahre nach der Ansteckung auftreten; aber wir hatten noch nicht einmal einen Bluttest und wußten nicht, wie viele Menschen schon angesteckt waren und mit einer Zeitbombe in ihrem Blut herumliefen. Drohend stand das Schreckgespenst vor uns, es könnte uns erst dann gelingen, einen Bluttest zu entwickeln, wenn schon praktisch jeder infiziert war.

* Die renommierten Fachzeitschriften schicken Arbeiten, die zur Veröffentlichung eingereicht werden, zunächst an andere Wissenschaftler zur Begutachtung. Von dem Ergebnis dieser Prüfung hängt es ab, ob ein Artikel publiziert wird. (Anm. d. Übers.)

Aber die Zellkulturarbeit ging jetzt schneller. Es gelang Phil Markham und Zaki Salahuddin, die Zeitverzögerungen beim Transport der Blutproben zu eliminieren. Beide arbeiteten so oft wie möglich als ihr eigener Mini-Kurierdienst. »Wir veranstalteten Treibjagden auf neue Materialquellen«, erinnert sich Phil, und das galt besonders, wenn sich eine interessante Situation abzeichnete. So erinnert sich Phil beispielsweise, »wie wir in eines dieser viersitzigen Sportflugzeuge krochen und nach Yale flogen. Ich hatte eine Tasche mit Nährmedien und Zentrifugenröhrchen bei mir. Ich hatte gehört, man könne dort Seren von einem Baby mit AIDS-Symptomen und seiner symptomfreien Mutter bekommen. Noch am selben Abend brachte ich die abgetrennten Zellen mit zurück.«

Wie sich später bei der Untersuchung zeigte, waren sowohl die Zellen des Babys mit Symptomen als auch die seiner symptomfreien Mutter im Test auf Reverse Transkriptase positiv. Es war für Phil und Zaki eine der ersten gelungenen Nachweisreaktionen, und nach Phils Aussage »ergab sich daraus vermutlich der erste Hinweis, daß das AIDS-Virus von Drogenfixern (die Mutter war rauschgiftabhängig) und/oder auf heterosexuellem Wege sowie von einer infizierten Mutter auf das Baby weitergegeben werden kann.«

Salahuddin reiste von nun an jeden Freitag nach New York zur Klinik von Dr. Bijan am Sloan-Kettering Memorial Hospital, um Blutproben von den dortigen Patienten einzusammeln. Zaki rief mir wieder ins Gedächtnis, wie er gewöhnlich »sofort dort in Bijans Labor mit den Experimenten begann und die Proben dann zu weiteren Analysen zu uns brachte. Aber jedes Mal«, fährt er fort, »hatten wir das gleiche Problem wie die Gruppe in Paris. Die Zellen produzierten für kurze Zeit die Reverse Transkriptase und starben dann ab. Wir warteten immer noch auf einen stabilen Virusproduzenten.«

Am 18. Juli 1983 fand ein Treffen der AIDS Task Force statt; zu dieser kurzfristig zusammengestellten Wissenschaftlergruppe gehörten Bill Blattner, Dani Bolognesi, Wade Parks und Max Essex und ich. Wir hörten Luc Montagnier zu, den ich eingeladen hatte; er stellte uns einige neue Ergebnisse seiner AIDS-Forschungen vor. Sein Vortrag handelte von Versuchen, ein Virus aus Patienten mit

AIDS und ARC* zu isolieren, und auf einem Dia, das er dabei zeigte, waren virusartige Partikel zu sehen. Matthew Gonda, ein Elektronenmikroskopiker des NIH, kam zu uns. Er erinnert sich:

»Eine Darstellung auf dem Dia erregte meine Aufmerksamkeit. Man erkannte außerhalb der Zellen eine virusartige Partikel mit stab- oder kegelförmigem Kern... Man erwähnte, es könne sich dabei um ein Arenavirus oder möglicherweise ein Virus des Typs C handeln. Wegen meiner Erfahrung mit der Elektronenmikroskopie bat man mich, einige weitere Aufnahmen anzusehen, die Dr. Montagnier mitgebracht hatte. Aus diesen Fotos ging meiner Ansicht nach klar hervor, daß es sich bei den virusartigen Partikeln weder um Arenaviren noch um Krebsviren des Typs C handelte; sie ähnelten vielmehr stark den Bildern vom infektiösen Schweine-Anämievirus (EIAV), dessen Struktur ich mehrere Jahre zuvor untersucht und beschrieben hatte. Ich teilte den Zuhörern mit, EIAV gehöre *zur Lentivirus-Unterfamilie der Retroviren*. Dr. Montagnier sagte, er habe noch nie von den Lentiviren gehört. Ich erklärte, daß die meisten Viren aus dieser Familie Zellen des Immunsystems infizieren und ihre Funktion stören. Die Krankheiten brechen nur langsam aus, aber sie schreiten chronisch fort und führen oft zum Tode. Manche Lentiviren, so das Visna- und das Ziegen-Enzephalitis-Virus, verursachen bei ihren Wirtstieren auch Nervenkrankheiten.«

Gonda hatte recht. Er erkannte als erster, daß das neue Virus – wir sollten bald darauf zeigen, daß es das AIDS-Virus war – zur Lentiviren-Unterfamilie der Retroviren gehört.

Später auf derselben Tagung unterhielt ich mich mit Montagnier. Zuvor waren wir uns in allen Gesprächen einig gewesen, daß wir die molekularen Analysen seines Virusisolats (das später LAV genannt wurde) in Zusammenarbeit mit seinem Labor durchführen wollten. Wir wußten beide, was »Zusammenarbeit« bedeutete: Wir würden jedes Isolat, das er uns schickte, genauso behandeln wie unsere eigenen Proben. Wenn wir an einem davon etwas Neues in Erfahrung brachten, würden wir es auch auf das andere anwenden, und die Ergebnisse

* Der Begriff ARC (AIDS-related complex) wurde meines Wissens vom CDC geprägt und bezeichnet ein Krankheitsbild, das die Vorstufe zu AIDS darstellt.

würden wir als Gemeinschaftsarbeit unter den Namen der Mitarbeiter beider Labors veröffentlichen. Aber jetzt nahm Montagnier mich beiseite und teilte mir mit, die Zusammenarbeit sei beendet. Er sagte, er stehe unter Druck, »daß alles im Sechseck getan werden muß«, und deshalb müsse er seine Pläne ändern. Was er damit gemeint hatte, wurde mir klar, als ich mir die Umrisse der Landkarte Frankreichs vergegenwärtigte.*

Im August 1983 schrieb ich an Vince DeVita, den Direktor des NCI, ich sei nach wie vor der Ansicht, daß der AIDS-Erreger ein menschliches T-lymphotropes Retrovirus sei; es sei auch mit HTLV-1 und HTLV-2 verwandt, unterscheide sich aber von diesen in wichtigen Punkten. Als Ersell die Zellen von CC untersuchte, bemerkte sie in zwei weiteren Fällen eine Krise, aber die Zellen blieben den ganzen August über in den Kulturen am Leben. Einen Monat vorher war im *Journal of the American Medical Association* ein Artikel erschienen, der auf ein Interview mit mir vom Juni 1983 zurückging; darin hatte ich geschrieben, es gebe mittlerweile genügend Anhaltspunkte, daß das AIDS-Virus cytopathisch wirkt, denn wir hätten klare Hinweise, »daß die Zielzellen... verschwinden, wenn sie infiziert sind.«** Uns war völlig klar, daß jedes Retrovirus, das an der Entstehung von AIDS beteiligt war, sich von den bekannten HTLVs deutlich unterscheiden mußte. Aber die Mehrzahl der Hinweise legten, obwohl sie widersprüchlich und verwirrend waren, für mich den Verdacht nahe, es müsse sich um verwandte Viren handeln.

Schon im April 1983 hatten wir im Rahmen unserer Zusammenarbeit mit den Franzosen eine DNA-Probe aus LAV-infizierten Zellen erhalten. Wir hatten darin keinerlei DNA-Sequenzen nachweisen können, die mit HTLV-1 verwandt gewesen wären, und auch von den Franzosen hörten wir nicht, daß ihnen das gelungen sei. Das war ein wenig überraschend, denn in ihrer ersten Veröffentlichung hatten sie

---

* Kurz gesagt, hatten wir von Juli 1983 an zwar die Erlaubnis, mit LAV-Partikeln zu experimentieren, aber es gab keine eindeutige Genehmigung, die Ergebnisse mit LAV zu publizieren.

** Meines Wissens wurde damit zum erstenmal gesagt, daß das Virus seine Zielzellen tötet.

über eine immunologische Kreuzreaktion mit HTLV-1 berichtet. Ohne eine Sonde, die für andere Viren als die HTLVs spezifisch war, konnten wir natürlich nicht herausfinden, ob die Probe ein anderes Virus (oder auch mehrere) enthielt.

Von unseren eigenen Gewebeproben enthielten die meisten, auch wenn sie im RT-Test positiv waren, in ihrer DNA ebenfalls keine HTLV-1-Sequenzen. Aber, was ebenso wichtig war: In manchen fanden wir sie. Es waren zwar nicht viele, aber doch genug, daß wir uns dafür interessierten, und wir fragten uns, was dieser Befund wohl bedeutete. Die Patienten, von denen die betreffenden Zellen stammten, hatten eindeutig AIDS. War HTLV-1 selbst ein »Trittbrettfahrer«, also eine opportunistische Infektion, oder hatte es mit der Krankheit zu tun?

Mehr als jedes andere Isolat sollten die Zellen von CC dazu beitragen, diese Frage zu beantworten. Nach und nach gelangten wir zu der Überzeugung, daß der Erreger kein enger Verwandter von HTLV-1 war, und als außerdem die molekularen Analysen von HTLV-1 aus den Zellen von CC und EP vorlagen, war uns auch klar, daß der cytopathische Effekt, den wir bei den Kulturen von CC beobachteten, nicht auf eine Variante von HTLV-1 zurückging; das Virus war nämlich zweifellos HTLV-1 selbst und als solches für das ständige Wachstum der CC-Zellen verantwortlich, auch wenn dabei Schwierigkeiten auftraten. Im Sommer 1983 mußten wir die Schlußfolgerung ziehen, daß das von uns gesuchte Virus nicht nur ein drittes menschliches Retrovirus ist, sondern daß es sich auch deutlich von den HTLVs unterscheidet.

Im Juli schickte Montagnier uns auf unsere Bitte hin einen Überstand* mit Viruspartikeln aus dem Pariser LAV-Isolat. Mika arbeitete ein wenig mit dieser Flüssigkeit, aber sie enthielt nicht genügend Viren, als daß er aussagekräftige Experimente hätte machen können. Er bat um eine zweite Probe. Aber zur gleichen Zeit kamen die Arbeiten von Markham und Salahuddin bereits zügig voran, und daraus

---

* Wenn Viren aus den Zellen in die Nährlösung der Kultur freigesetzt werden, kann man eine solche Flüssigkeit, die Viren, aber keine Zellen enthält, etwas ungenau als *Überstand* bezeichnen.

ergaben sich verschiedene höchst interessante Befunde. So hatten sie beispielsweise im Juni 1983 aus Blut, das einem AIDS-Patienten entnommen worden war, das Plasma abgetrennt, also den zellfreien Teil des Blutes. Wenn sich das Virus in den Körperzellen vermehrte, würden die neuen Viruspartikel ins Plasma freigesetzt werden. Wie sie zeigen konnten, war das Plasma im Test auf Virusproduktion tatsächlich positiv, und die Viruspartikel waren HTLV-negativ. In einem anderen Experiment nahmen sie Zellen aus dem Knochenmark eines AIDS-Patienten und suchten dort nach Hinweisen auf Virusproduktion. Und wieder fanden sie, wonach sie gesucht hatten.

Wir bereiteten uns nun alle auf die Tagung des Labors in Cold Spring Harbor vor, die zu Ehren von Mary Lasker abgehalten wurde und im September stattfinden sollte. Der Ort, das Städtchen Cold Spring Harbor an der Nordküste von Long Island, war für eine Tagung hervorragend geeignet: ein Labor mit hervorragendem Ruf in der Spitzenforschung in einer der landschaftlich schönsten Gegenden des amerikanischen Ostens. Ich hatte es schon bei einem Dutzend früherer Gelegenheiten besucht. Aber es war die erste Tagung, die dort über menschliche Retroviren abgehalten wurde; in dieser Hinsicht war es also fast ein historisches Ereignis. Ich war einer der wenigen Organisatoren der Tagung. Sie beschäftigte sich zwar vor allem mit Leukämie und den HTLVs, aber es sollte auch viel über AIDS geredet werden.

Zum Zeitpunkt der Tagung waren Markham und Salahuddin mehr als zwanzig Nachweise und/oder kurzfristige Isolate von Retroviren gelungen, die sich deutlich von HTLV-1 oder HTLV-2 unterschieden.* Acht davon hatten sich in Mischkulturen auch als cytopathisch erwiesen. War es in allen Fällen der gleiche Virustyp oder gab es mehrere? Praktisch keines dieser Isolate wurde zur elektronenmikroskopischen Untersuchung weitergegeben, denn Markham und Salahuddin warteten immer noch auf den großen Ausbruch der Virusfreisetzung. In der Zwischenzeit wies Ersell Richardson das neue Retrovirus noch acht weitere Male nach.

* Als *Isolat* bezeichne ich hier jede Viruspartikel, die auf eine Zielzelle übertragen wird, auch wenn es nur für kurze Zeit Hinweise auf eine Infektion gibt.

Für mich waren die Fragen offensichtlich. War das Virus, das Phil, Zaki und Ersell nachwiesen, mit LAV identisch, oder war es ein anderes? Hatten ihre Kulturen Ähnlichkeit mit der CC-Kultur von Popovic und Richardson, auch wenn CC offensichtlich eng mit HTLV-1 verwandt war? Oder ähnelten ihre Kulturen eher dem, was Popovic früher nachgewiesen hatte, nämlich Viren, die im Gegensatz zu CC keine meßbare Kreuzreaktion mit den HTLVs zeigten? Oder enthielten die T4-Zellen der Kulturen, die mit einem Retrovirus infiziert waren, mehr als ein HTLV und noch das neue (AIDS-?)Retrovirus?

Und, was noch wichtiger war: Waren sie der Schlüssel zu AIDS?

Zwar veröffentlichten weder wir noch die Gruppe am Pasteur-Institut im Jahr 1983 weitere Befunde, aber dennoch ereignete sich in den letzten Monaten dieses Jahres viel. Im darauf folgenden Frühjahr würden wir die Antworten auf die meisten dieser Fragen publizieren.

Es ist wahrscheinlich nützlich, die Ereignisse, über die in diesem Kapitel berichtet wurde, noch einmal zusammenzufassen. Im Jahr 1982 und bis Mitte 1983 ließen einige unserer Befunde vermuten, daß der AIDS-Erreger ein eng mit HTLV-1 verwandtes Retrovirus ist. Andere Ergebnisse wiesen jedoch darauf hin, daß das nicht stimmt.

Folgende Befunde legten den Verdacht nahe, daß es sich um eine HTLV-1-Variante handelt: (1) Wir konnten mehrere Isolate HTLV-1-artiger Viren aus AIDS-Patienten gewinnen. (2) Die Tests, mit denen Essex in den Seren der AIDS-Patienten nach Antikörpern suchte, lieferten bessere Ergebnisse als ähnliche Tests von Montagnier, obwohl Essex Antikörper gegen HTLV-1 nachwies, während Montagnier das neue Retrovirus LAV benutzte. (3) In seinem Artikel von 1983 berichtete Montagnier, daß die Seren seines ersten Patienten stark mit HTLV-1-infizierten Zellen reagierten, und er identifizierte LAV als ein Virus des Typs C und damit als Mitglied der HTLV-Familie. (4) Unsere vielversprechendste Kultur mit der Bezeichnung CC zeigte ebenfalls Hinweise auf Proteine von HTLV-1. Dieses Isolat war offensichtlich der beste Kandidat für ein AIDS-Retrovirus, denn es tötete in Labortests einige seiner Ziel-T-Zellen, und elektronenmikroskopische Aufnahmen von CC zeigten seltsam aussehende Viruspartikel, die nach unserem damaligen Wissen zu der Vorstellung von einer HTLV-1-Variante paßten.

Dagegen sprachen folgende Befunde für ein Retrovirus, das nicht eindeutig mit den HTLVs verwandt ist: (1) Vom November 1982 an wiesen wir Retroviren nach, die nicht mit den HTLVs kreuzreagierten. (2) Einige dieser Viren waren bis zum Sommer 1983 auf neue Ziel-T-Zellen übertragen worden und vermehrten sich in den Kulturen zumindest zeitweise. Die T-Zellen zeigten cytopathische Effekte, und mit einem oder zwei spezifischen Antikörpertests war keine Verwandtschaft zu den HTLVs nachweisbar. (Gegen Ende des Sommers hatten wir etwa zwanzig solche Nachweise und Isolate.) (3) Im Spätsommer und Frühherbst 1983 klärten Montagnier und Chermann die Befunde mit LAV. Sie beschrieben es nun nicht mehr als Virus des Typs C, und sie räumten ein, daß die Kreuzreaktion eines Serums ihres Patienten mit HTLV-1 falsch war. (4) Im Spätsommer 1983 wußte unsere Gruppe, daß die von uns zuvor isolierten HTLV-1-artigen Viren nicht die gesuchte Variante waren, sondern daß es sich um das immortalisierende Virus HTLV-1 selbst handelte. Als solches konnte es zwar als Begleitinfektion der Krankheit auftreten, aber es war nicht ihre Ursache. (5) Unsere eigenen serologischen Untersuchungen (von Marjorie Robert-Guroff) zeigten, daß die Blutseren nur bei höchstens zehn Prozent aller AIDS-Patienten Antikörper enthielten, die mit den HTLVs reagierten. Das stimmte auch mit dem überein, was andere in unserem Labor beobachtet hatten: Nur zehn Prozent (oder weniger) unserer Isolate reagierten mit HTLV-Reagenzien und/oder zeigten HTLV-Sequenzen in der molekularen Hybridisierung. Angesichts der höheren Prozentzahl, die Max Essex gefunden hatte, fragten wir uns anfangs, ob das vielleicht einfach daran lag, daß unser Test nicht empfindlich genug war, aber dann kamen wir zu der Überzeugung, daß zehn Prozent die obere Grenze war – d.h., nur zehn Prozent der AIDS-Patienten oder weniger waren auch mit dem immortalisierenden HTLV infiziert.

Die beiden letzten Befunde (Punkt 4 und 5) führten uns zu der Erkenntnis, daß Essex seine serologischen Daten falsch interpretiert haben mußte. (Er spürte ein Zellprotein auf, das auf irgendeine Art und Weise mit den Seren von 35 Prozent der AIDS-Patienten reagierte.) Wir zogen auch die Möglichkeit in Betracht, daß die geringe Reaktion von LAV und den Seren von AIDS-Patienten bei Montagnier – er fand nur 20 Prozent positive Reaktion – vielleicht auf technische Probleme zurückzuführen war und nicht darauf, daß er das falsche Reagens benutzte. (6) Und schließlich gewann nach und nach die Überzeugung an Boden, daß manche AIDS-Patienten doppelt infiziert waren, nämlich mit HTLV-1 oder HTLV-2 und zusätzlich mit dem neuen Retrovirus, das vermutlich die Ursache der AIDS-Erkrankung war. Die Kultur CC, das war die einzige Erklärung, mußte zwei Viren enthalten: ein immortalisierendes HTLV und das AIDS-Retrovirus. Das führte uns und insbesondere Mika zu der Schlußfolgerung, Montagnier müsse mit seinen öffentlich und privat wiederholt aufgestellten Behauptungen unrecht haben, wonach man ein derartiges Retrovirus nicht in Zellinien züchten konnte. CC war der Gegenbeweis.

Vor diesem neuen Hintergrund sah unsere Gruppe im September 1983 der Tagung in Cold Spring Harbor entgegen. Aber obwohl unsere Theorien sich immer mehr bestätigten, hatten wir noch keine Laborergebnisse, die dieses neue, cytopathische, LAV-artige Retrovirus eindeutig mit der Entstehung von AIDS in Zusammenhang brachten.

9

Der Durchbruch: »Wir wissen, wie man mit solchen Viren arbeitet«

In gewisser Weise sind alle wissenschaftlichen Versammlungen ähnlich, und in mancher Hinsicht sind sie sehr verschieden. Wirklich entspannt ist keine; fast alle haben ihre besonderen und gelegentlich dramatischen Momente; die meisten sind grundsätzlich kollegial; und bei manchen herrscht starke Konkurrenz. Ich erinnere mich an eine wissenschaftliche Tagung zu Beginn meiner Laufbahn; ich war einer von denen, die einen Vortrag hielten. Worüber ich damals sprach, ist heute nicht von Bedeutung. Nachdem ich geendet hatte, stand Sol Spiegelman auf und stellte mir Fragen: Hatte ich dieses bedacht? Hatte ich jenes ausgeschlossen? Woher wußte ich das? Warum glaubte ich nicht, daß es so ist? Und so weiter, und so weiter. Ich wußte auf seine Fragen keine guten Antworten. Ich hätte sie haben sollen, aber ich hatte sie nicht.

Hinterher versuchte Bob Ting, mich zu trösten. Spiegelman, so sagte er mir, sei als sehr hartnäckig bekannt, aber er hätte sich nicht die Mühe gemacht, auf ungeklärte Punkte hinzuweisen, wenn er nicht an meine Arbeit geglaubt hätte. Ting riet mir, die Sache positiv zu sehen.

Ich war damals noch jung, und es fiel mir nicht leicht, mich über den Stachel der Kritik hinwegzusetzen. Mit der Zeit lernte ich Spiegelman jedoch als Freund kennen, und nun wußte ich meine erste Erfahrung mit ihm zu schätzen. Ich hatte dabei etwas Wichtiges gelernt. Wenn Wissenschaft zum einen aus Inspiration (der Fähigkeit, originell zu denken und kreative Hypothesen zu entwickeln) und zum zweiten aus Hartnäckigkeit (dem Willen, an den eigenen Ideen festzuhalten, auch wenn andere sie zurückweisen und schlecht machen) besteht, dann kommt als dritter Bestandteil der Beweis hinzu, die lange, harte, praktische Arbeit; an sie muß Thomas Edison wohl gedacht haben, als er sagte, Genie sei zu zwei Prozent Inspiration und zu 98 Prozent Transpiration.

Die Geschichte wissenschaftlicher Entdeckungen verlief immer wieder nach diesem Muster. Howard Temin glaubte beispielsweise viele Jahre lang an den Fluß der genetischen Information von der RNA zur DNA, und erst spät wurde seine Idee in der wissenschaftlichen Welt anerkannt. Man muß es ihm hoch anrechnen, daß er daran festhielt, bis er und David Baltimore, der unabhängig von Temin arbeitete, die anderen Wissenschaftler schließlich zwangen, die Wahrheit zu akzeptieren, und Jahre später, als die AIDS-Krise vor der Tür stand, war es dann ein Glück, daß man diese Wahrheit kannte.

Ich hoffe, es ist nicht überheblich, wenn ich sage, daß wir in unserem Labor im wesentlichen das gleiche erlebten. Wir glaubten an das menschliche Retrovirus und hielten an dieser Überzeugung fest; sie begleitete uns durch unsere ganze bemerkenswerte Irrfahrt von Entdeckung, scheinbarer Bestätigung, bitterer Enttäuschung und letztlich schlüssigem Nachweis. Aber bis zu dem Zeitpunkt, da wir in der Lage waren, der wissenschaftlichen Welt unsere Beweise vorzulegen, und unsere Wissenschaftlerkollegen einladen konnten, zu zeigen – falls das möglich war –, daß wir nicht getan hatten, was wir getan zu haben glaubten, wurde uns keine Anerkennung zuteil. Das ist der Weg der Wissenschaft. Und die meisten von uns wollen es auch nicht anders.

Das Bewußtsein dessen, was einem bevorsteht, wenn man den Kollegen seine Ergebnisse präsentiert, prägt das Denken jedes Mitarbeiters im Labor und besonders mein eigenes. Unsere Mitarbeiterbesprechungen finden fast jede Woche statt. Es sind formlose Treffen ohne feste Tagesordnung, aber dennoch können sie zu Horrorsitzungen für jemanden werden, der seine Ergebnisse vorstellt. Als Prem Sarin kürzlich gefragt wurde, was an unserem Labor Besonderes sei, erwähnte er als erstes, wir hätten »einen superaggressiven Chef«. Ja, ich habe junge Postdocs fertiggemacht, wenn sie über ihre Befunde berichteten, ohne daß sie die erforderliche Arbeit geleistet hatten, um ihre Behauptungen zu verteidigen. Mit unangenehmen Fragen, das gebe ich zu, habe ich manche Belegschaftsmitglieder in ihren Gefühlen verletzt, besonders wenn sie meine Art nicht gewohnt waren. Ich tue das nicht, weil ich mich auf einem Ego-Trip befinde, sondern weil ich an den Nutzen hitziger Diskussionen glaube. Es geschieht fast instinktiv.

Ich sehe es als Teil des Wissenschaftsprozesses, jenes harten Auswahlvorgangs, aus dem eine gestärkte Wahrheit hervorgeht. In den ersten Jahren, bevor AIDS auch unser Zeitgefühl veränderte, fand einmal im Jahr in einer landschaftlich schönen Gegend eine Tagung des ganzen Labors statt. Einige Tage lang faßten wir zusammen, was wir im vergangenen Jahr geleistet hatten, und wir skizzierten, in welche Richtung wir im kommenden Jahr weiterarbeiten wollten. Es machte Spaß, sich gegenseitig für die erreichten Fortschritte auf die Schulter zu klopfen. Aber dafür waren diese Tagungen eigentlich nicht da. Sie dienten dazu, sich gegenseitig anzustacheln, indem man die Gedanken des anderen in Frage stellte.

Nach Prem Sarins Erinnerung waren solche Treffen »ein offener Wettbewerb. Alle waren jung und brannten darauf, Fragen zu stellen. Und man hatte das Gefühl, man konnte alles fragen, was man wollte. Jedesmal, wenn man aufstand, war man darauf vorbereitet, daß man auch gefragt wurde. In neunzig Prozent der Zeit ging es gegen einen. Du hast dies nicht getan oder jenes vergessen. Hast du es auch so überprüft? Hast du es überhaupt überprüft? Die Fragen waren scharf, sehr scharf, aber irgendwie war es gut, denn auf diese Weise eröffnet sich ein Weg, den man verfolgen kann, und das zwingt einen, seine Energie in diese Richtung zu lenken.«

Diese Art des Frage-und-Antwort-Spiels, die zum Arbeitsstil unseres Labors und vermutlich auch vieler anderer produktiver Arbeitsgruppen gehört, sollte zur zweiten Ursache des Konflikts zwischen Montagnier und mir werden. Die erste hatte er mit seinem Entschluß geschaffen, nicht mit uns zusammenzuarbeiten, nachdem wir uns meiner Ansicht nach einige Monate vorher über eine solche Kooperation einig gewesen waren und ich ihm auch einige technische Unterstützung gegeben hatte.

Die Cold Spring Harbor Conference ist eine hochrangige Tagung für ältere Wissenschaftler und sehr engagierte junge Leute. Vor Jahren hielten die älteren Teilnehmer regelmäßig Vorträge, und dabei präsentierten sie oft auch spekulative Befunde. Damals hatten die Tagungen eine andere Atmosphäre, sie waren nachdenklicher und etwas weniger geschäftsmäßig. In neuerer Zeit werden die meisten Vorträge von jungen Postdocs gehalten. Zwar sprechen manchmal auch ältere Wissenschaftler, aber meistens stellen sie die Fragen – immer scharf und manchmal gnadenlos. Es gibt über diese Tagungen sagenhafte Geschichten.

»Jeder junge Postdoc, mit dem man über die Tagung in Cold Spring Harbor spricht«, erinnert sich Veffa Franchini, »bekommt Angst. Antoine Gessain, ein Postdoc aus Lyon in Frankreich, erzählte mir, wie sie wartete, bis ein anderer Kollege mit seinem Vortrag an der Reihe war, und wie dieser Kollege ohnmächtig wurde. Die jungen Leute stehen wirklich stark unter Druck. Es wird erwartet, daß man hingeht, und zwar nicht unvorbereitet. Der Fragesteller kann jede beliebige Auskunft verlangen, und das wird auch immer getan. Die Befragung kann sehr gehässig werden. Aber es ist die beste Tagung für junge Biologen, besonders wenn es um Forschung an menschlichen Viren geht.«

Flossie Wong-Staal, die als Postdoc in unser Labor kam und dann fast sechzehn Jahre in unserer molekulargenetischen Abteilung arbeitete (und sie mehr als die Hälfte dieser Zeit leitete), erzählt eine ähnliche Geschichte: »Es ist eine hervorragende Tagung für junge Postdocs, denn man redet die ganze Zeit fast ausschließlich über Wissenschaft. Die Atmosphäre ist kollegial, aber sie ist auch sehr von Konkurrenz geprägt.«

Nach Flossies Erinnerung »waren die Leute aus unserem Labor wegen der Tagungen oft doppelt nervös. Wir fühlten uns immer ein wenig benachteiligt, weil wir so viele Jahre lang über menschliche Retroviren gearbeitet hatten, und das war damals kein sehr beliebtes Gebiet. Anfangs legten sie die Sitzung mit den menschlichen Retroviren immer ans Ende, auf den Sonntagmorgen – sie war das letzte Ereignis einer langen, grausigen Tagung. Und so blieben, wenn unsere Sitzung dran war, meist nur noch dreißig oder fünfzig Unermüdliche übrig. Deshalb waren wir sehr empfindlich, was die Fehlerfreiheit unserer Befunde anging. Wir wollten nicht öffentlich niedergemacht werden; wir wollten sicher sein, daß alles seine Richtigkeit hatte, daß wir selbst schon überlegt hatten, wo die Schwachpunkte lagen, bevor jemand anderes uns darauf aufmerksam machte. Ich glaube, keiner von denen, die uns befragten, war niederträchtig, aber die ganze Atmosphäre, naja…«

Im Jahr 1983 versuchten wir natürlich nicht mehr, uns auf diese Weise selbst zu bestätigen. Wie sehr sich die Dinge geändert hatten, zeigte sich daran, daß die ganze Tagung in Cold Spring Harbor den menschlichen Retroviren gewidmet war, und ich war einer der Organisatoren. Der größte Teil der Tagung galt den von uns entdeckten Viren, deren Verbindung zu manchen menschlichen Leukämien wir ebenfalls mit aufgeklärt hatten: den HTLVs. Aber meine Gadanken kreisten um AIDS; mich beschäftigte viel weniger die Frage, wie andere Wissenschaftler auf der Tagung unsere Ergebnisse einschätzen würden, als vielmehr der Entwicklungsstand unserer eigenen Vorstellungen über die Ursache von AIDS. Im Labor waren wir jetzt davon überzeugt, daß der ursächliche Auslöser nicht einfach eine kleinere Variante von HTLV-1 oder HTLV-2 sein konnte. Marjorie Robert-Guroff sollte über ihre Untersuchungen mit den Seren von AIDS-Patienten berichten, in denen sie nach Antikörpern gegen HTLV gesucht und nur in zehn Prozent der Fälle eine Reaktion gefunden hatte.

Ihre Befunde waren nicht weit von dem entfernt, was wir in unseren ersten *Science*-Artikeln berichtet hatten, nämlich daß von 33 DNA-Proben aus den Zellen von AIDS-Patienten nur zwei bei der molekularen Hybridisierung mit einer HTLV-Sonde ein positives Ergebnis zeigten.* Außerdem hatten Ed Gelman und Flossie Wong-Staal uns die Ergebnisse ihrer Analysen der beiden HTLV-positiven

---

* Daß von den 33 Proben, die wir 1982 und Anfang 1983 untersucht hatten, nur zwei positiv waren, sprach schon klar gegen eine Beteiligung von HTLV bei AIDS, aber es wäre noch möglich gewesen, daß zu wenige Zellen infiziert waren, als daß man sie mit der damals verfügbaren Methodik der molekularen Klonierung hätte nachweisen können. Deshalb mußte die Frage offenbleiben.

Proben gegeben. Ihrem Bericht zufolge handelte es sich nicht um HTLV-Varianten, sondern um HTLV-1 selbst.*

Diese neuen Ergebnisse widersprachen unserer ersten Annahme, nach der das AIDS-Virus eine kleinere Variante von HTLV-1 oder HTLV-2 war, aber sie gaben uns auch den ersten echten Hinweis, in welche Richtung wir in Zukunft arbeiten mußten. Wir hatten nun monatelange Erfahrung mit den Zellen des Patienten CC, jenes jungen Franzosen, der in Haiti durch eine Bluttransfusion infiziert worden war. Wie erwähnt, wuchsen seine T4-Zellen nicht nur immer weiter und enthielten dabei Retroviren, die eng mit den HTLVs verwandt waren, sondern die Viren, die von den CC-Zellen produziert wurden, hatten noch zwei weitere Besonderheiten: Einige von ihnen wichen in ihrer Struktur von den HTLVs ab (das wurde im Elektronenmikroskop entdeckt), und wenn wir solche Viren auf Zielzellen übertrugen, führten sie dort gewöhnlich zu einer Schädigung der Zellen, dem cytopathischen Effekt. Außerdem wuchsen auch die CC-Zellen selbst nur mit Schwierigkeiten – all das stimmte nicht mit den Eigenschaften der HTLVs überein.

Diese Beobachtungen legten nun den Verdacht nahe, daß die Zellen von CC ein echtes HTLV enthielten; die »abweichenden« Partikel waren aber nicht veränderte Formen des gleichen Virus, sondern ein zweites Retrovirus in den gleichen Zellen: CC war also durch die Bluttransfusion in Haiti doppelt infiziert. (In Haiti war und ist HTLV-1 endemisch, und AIDS wurde gerade zur Epidemie.) Waren vielleicht die Wachstumskrisen, die vielkernigen Zellen und die im Elektronenmikroskop nachgewiesenen abweichenden Viruspartikel in der CC-Kultur die Kennzeichen eines Virus (vielleicht des Virus, das auch die Ursache von AIDS ist), während die langfristige Überlebensfähigkeit auf einen zweiten Erreger, nämlich das echte HTLV, zurückging? Oder kurz gefragt: War CC mit zwei verschiedenartigen Retroviren infiziert? Und wenn ja, hatten wir damit einen Hin-

* Wie ich bereits an anderer Stelle erwähnt habe, stellte sich später heraus, daß es sich bei keinem dieser HTLV-positiven AIDS-Fälle um irgendwelche kleineren Varianten von HTLV-1 oder HTLV-2 handelte. Die betreffenden Personen waren vielmehr mit HTLV-1 oder HTLV-2 *und* dem AIDS-Retrovirus doppelinfiziert.

weis, wie wir das Problem des langfristigen Wachstums AIDS-infizierter Zellen lösen konnten?

In Cold Spring Harbor präsentierten wir die serologischen Befunde mit HTLV-1, aber wir sagten wenig oder nichts über unsere neuen Gedanken und Ergebnisse. Zwar stellte Robert-Guroff die negativen Befunde mit HTLV-1-Antikörpern in den Seren in allen Einzelheiten dar, und in einer kurzen Diskussion wiesen wir auch auf ihre Bedeutung hin (daß sie nämlich gegen ein eng mit HTLV verwandtes Retrovirus sprachen). Aber alles andere war zu diesem Zeitpunkt nur Spekulation. Ich hatte nach der Veröffentlichung des ersten Artikels entschieden, daß wir so lange weder Publikationen einreichen noch öffentliche Erklärungen abgeben würden, bis wir alles oder zumindest das meiste herausgefunden hatten. Also sagten wir auch nichts über die etwa zwanzig Nachweise eines neuartigen Retrovirus.

Montagniers Gruppe wählte einen anderen Weg. Sie berichtete in Cold Spring Harbor über ihre neuesten Ergebnisse inklusive aller Widersprüchlichkeiten. Montagnier zog nicht den Schluß, ihr Virus sei der AIDS-Erreger. Er hielt sich vielmehr daran, nur Tatsachen vorzutragen. Aber es gab einen Gegensatz zwischen seinem überzeugten Eintreten für die Wichtigkeit seines Isolats und der lässigen Art, wie er mit der Verantwortung umging, diesen Befund durch stichhaltige Beweise abzusichern.

Francis Crick beschreibt in seinem neuen Buch *Ein irres Unternehmen*, wie J.D. Bernal, der Begründer der röntgenstrukturanalytischen Untersuchung von Proteinkristallen, den Vortrag eines Kollegen höflich kritisierte, indem er jedes seiner Gegenargumente mit einem Kompliment einleitete. Crick erklärt, wie ihn diese Gewohnheit zunächst überrascht habe, aber schließlich habe er etwas daraus gelernt: »Wenn man etwas [Kritisches] zu sagen hat... dann ist es besser, es bestimmt, aber freundlich zu sagen und ihm ein Lob aller positiven Gesichtspunkte voranzustellen.« Crick fand sich selbst zu ungeduldig und impulsiv, und er beschuldigt sich eines »zu schroffen und zu zerstörerischen Verhaltens.« Das war eine Warnung, die auch ich hätte beachten sollen.

Montagniers Vortrag enthielt interessante neue Informationen. Er begann mit der Feststellung, bei fünf Patienten mit geschwollenen Lymphknoten und bei drei Personen mit diagnostizierter AIDS-Erkrankung habe er jetzt Hinweise auf ein Virus, das LAV ähnelte. Er stellte noch einmal seine früheren Arbeiten über die Strukturunterschiede zwischen LAV und den HTLVs dar, und er wies erneut darauf hin, daß es seiner Gruppe nicht gelungen sei, in Tieren Antikörper gegen LAV zu erzeugen; außerdem sei es doch seltsam, daß infizierte Menschen anscheinend keine Antikörper gegen die Virushülle produzierten.

Anschließend berichtete er über einige merkwürdige serologische Befunde: Er hatte Antikörper bei 60 Prozent der Personen mit Lymphadenopathie gefunden, *aber nur bei 20 Prozent der AIDS-Patienten*; das veranlaßte ihn nach meiner Vermutung zu dem Hinweis, LAV verursache möglicherweise die Lymphknotenanomalien, *während viele andere Retroviren, darunter vielleicht auch LAV und die HTLVs oder Varianten davon, die Ursache von AIDS sein könnten.* Diese Punkte erörterte er in der schriftlichen Version seines Vortrags. Außerdem stellte er noch einmal fest, LAV lasse sich nicht in einer Zellinie züchten.

Anders als Bernal würdigte ich nicht als erstes die Bedeutung seiner neuen Erkenntnisse, und ich ging auch nicht auf den Wert seines Beitrags ein, sondern ich erkundigte mich sofort nach weiteren Einzelheiten zu einigen Behauptungen Montagniers und bedrängte ihn mit Fragen.

Seine elektronenmikroskopischen Befunde waren nicht überzeugend, und ob es sich bei seinen Partikeln um Retroviren handelte, hing von der Schlüssigkeit seiner Tests für Reverse Transkriptase ab. Welches waren die Einzelheiten dieser Tests? Wie wollte er ihre Ergebnisse verteidigen, wenn sie nicht so vollständig waren, wie sie vielleicht hätten sein sollen? Wenn keine spezifischen Reagenzien verfügbar waren, woher wußte er dann, daß es sich bei den neuen Nachweisreaktionen immer um den gleichen Virustyp handelte? Wie konnte er sicher sein, daß er es nicht mit Verunreinigungen durch tierische Retroviren zu tun hatte, wenn er nicht die gleichen Versuche angestellt hatte, die wir mit HTLV-1 machen mußten, bevor die wissenschaftliche Welt unsere Entdeckung anerkannte? Glaubte er wirklich, daß LAV am Frühstadium der Krankheit, aber nicht an ihren späteren Phasen beteiligt war? Diese Vorstellung stimmte zwar mit seinem Befund überein, nach dem 60 Prozent der Personen mit Lymphadenopathie, aber nur 20 Prozent der AIDS-Patienten Antikörper gegen LAV trugen, aber sie paßte nach meinem Dafürhalten nicht zu dem, was man vernünftigerweise für wahrscheinlich halten konnte.

Die Fragen brachten Montagnier augenscheinlich aus der Fassung; besonders verwirrt schien er zu sein, weil sie von mir kamen. Wir sind in unserer Art verschieden, als Menschen ebenso wie als Wissenschaftler. Er ist ruhig, fast formell, und hält mit sich selbst Rat, wenn konkurrierende Gedanken vorgetragen werden. Wenn er überhaupt spricht, dann gewöhnlich nur, um eine Frage zu stellen. Ich dagegen liebe die Wirrungen intellektueller Diskussionen, und gewöhnlich sind mir Angriffe auf meine eigenen Ideen lieb (allerdings, wie ich zugeben muß, nicht immer und in Abhängigkeit vom Urheber), obwohl ich weiß, daß sie mir in dem jeweiligen Augenblick unbequem sein werden. Wenn der Angriff Hand und Fuß hat, stürze ich mich darauf und füge den Argumenten des Kritikers eigene hinzu, die mich im Zusammenhang mit meiner Behauptung beunruhigt haben.

Wäre Montagnier besser darauf vorbereitet gewesen, auf meine Fragen einzugehen, hätte er meinen Argumenten vielleicht begegnen können. Aber statt dessen begann er zu theoretisieren, AIDS werde von vielen verschiedenen Retroviren hervorgerufen; unter ihnen seien Varianten von HTLV-1 und HTLV-2, LAV und möglicherweise zwei neue Viren, die er IDAV-1 und IDAV-2 nannte (das *ID* stand für »immune deficiency«, Immunschwäche) sowie weitere Retroviren, die noch entdeckt werden müßten. Noch ausführlicher diskutierte er diesen Punkt in dem Artikel, den er über die Tagung publizierte. Außerdem deutete er hier und an anderer Stelle an, daß möglicherweise LAV die Lymphadenopathie auslöst, während ein anderes Retrovirus (oder andere unspezifische Faktoren, die das Immunsystem beeinflussen können) die Ursache von AIDS sei.

Ich war von dieser Idee nicht sehr begeistert. Meiner Ansicht nach war offensichtlich, daß ein einziger neuer Erreger die Ursache der Krankheit sein mußte – abgesehen natürlich von den opportunistischen Infektionen, die nach der Zerstörung der Immunfunktion eindringen, und abgesehen auch von der Möglichkeit, daß manche Faktoren *vielleicht* manchmal das Fortschreiten der Erkrankung, die von einem Erreger ausgelöst wird, beschleunigen. Chermann aus der Pasteur-Gruppe glaubte ebenfalls immer an einen einzigen Erreger, und er war von Anfang an der Ansicht, daß es das LAV-artige Retrovirus war. Ich glaube, nach seiner Überzeugung konnten sie es nur wegen technischer Schwierigkeiten nicht mit AIDS in Verbindung bringen.*

Diese Tatsachen tragen vielleicht dazu bei, meine Ungeduld mit Montagniers Antworten an diesem Tag zu erklären. Ich machte mir nicht klar, daß ihm vielleicht nicht die erforderlichen technischen Möglichkeiten zur Verfügung standen, und deshalb zog ich auch nicht die Möglichkeit in Betracht, daß er die vielen Dinge, die er vor der Ankündigung neuer Erkenntnisse hätte tun sollen, vielleicht einfach deshalb nicht getan hatte, weil er keinen Zugang zu den erforderlichen Ressourcen oder Fachkenntnissen hatte. Ich traute ihm zu viel zu. Hätte er sich nicht entschlossen, die Zusammenarbeit mit uns zu beenden, dann hätten wir ihm vielleicht eine größere Hilfe sein können. Ich war von der plausiblen Annahme ausgegangen, daß er die Kooperation wohl nicht aufgegeben hätte, wenn er nicht in der Lage gewesen wäre, diese Hilfsmittel zu ersetzen.

Aber in der Welt außerhalb des Labors ist die Wirklichkeit das, was man wahrnimmt; ich habe oft darüber nachgedacht, wieviel leichter das Leben in den folgenden paar Jahren hätte sein können, wenn ich mich an jenem Tag nicht an die Spitze der Angriffe gesetzt hätte. Ich war natürlich in der charakteristischen Stimmung der Tagungen von Cold Spring Harbor und wagte mich vorwiegend mit Fragen an die Öffentlichkeit, die unsere Kollegen im privaten Kreis schon während der ganzen Tagung gestellt hatten. Außerdem waren wir zwar die Gastgeber, und er war der Gast, aber ich wußte, daß auch die Gast-

---

* Chermann war meines Wissens sogar der erste, der diese Ansicht vertrat; sie war in seinen Augen immer plausibel und möglich, obwohl er zu jener Zeit noch keine überzeugenden Befunde hatte. Ich hatte nicht oft die Gelegenheit, mit Barré-Sinoussi zu sprechen; ich vermute, sie war der gleichen Ansicht wie Chermann.

vorträge am Institut Pasteur, die von dessen Präsident François Jacob geleitet wurden, häufig mit kritischen Fragen angefüllt waren, selbst wenn es sich um ausländische Gäste handelte; zugegebenermaßen hatten diese Vorträge allerdings einen wesentlich kleineren Rahmen als die Tagung von Cold Spring Harbor.

Mehr und mehr bedaure ich auch, daß meine Fragen an jenem Tag in Geist und Ton zu aggressiv waren und deshalb mißverstanden wurden. Sie vertieften die wachsende Kluft zwischen den beiden Labors, die zu dem Ziel, AIDS irgendwann unter Kontrolle zu bringen, die größten Beiträge leisteten.

Später sah man die Spaltung unter zwischenstaatlichen Gesichtspunkten. Die französische Publikumspresse unterstützte überwiegend Montagnier. Die amerikanische Presse fing an, die Sichtweise der Gegenseite zu übernehmen und verdächtigte mich einfach deshalb, weil ich vom Staat bezahlt werde. Die amerikanischen Berichte gingen manchmal von der Annahme aus, die Franzosen hätten die Angelegenheit fair und uneigennützig betrieben, während die Amerikaner von Habgier, Aggressivität und Konkurrenzdenken getrieben worden seien. Die französische Presse ist für ihre Reklamemacherei bekannt, die amerikanische dagegen für ihre Skepsis, die manchmal extreme Formen annimmt. So wurde Montagnier zum Maxi-Darling der französischen Presse, und soweit er in den USA bekannt war, wurde er zum Mini-Darling der amerikanischen Medien. Ich wurde in der französischen Presse zum Außenseiter und in einigen Teilen der amerikanischen zum Schurken. Das verletzte mich zwar oft, aber es hatte alles mit nationaler Denkweise und Mentalität zu tun, und schon bald war mir klar, daß es viel umfassender war als der eigentliche Streitpunkt und daß es nicht in meiner Macht lag, daran etwas zu ändern. Trotz der Reibungen zwischen Montagnier und mir arbeiteten unsere Labors weiterhin zusammen, denn das war die einzige verantwortungsvolle Verfahrensweise, die uns zur Verfügung stand.

Noch ein letzter erwähnenswerter Vorgang ereignete sich auf dieser Tagung in Cold Spring Harbor. Europäische, japanische und amerikanische Wissenschaftler unterzeichneten eine formlose Abmachung, nach der alle neuen menschlichen Retroviren in der Reihenfolge ihrer Entdeckung benannt werden sollten, falls ihre Zielzellen vorwiegend T-Zellen waren: HTLV-1, -2, -3, -4 und so weiter. Wenn wir es also mit einem neuen Virus zu tun hatten, das T-Zellen infizierte, mußte es HTLV-3 heißen. Verschiedene Stämme eines Typs (falls man bei einem HTLV-Typ auf Unterschiede stieß) sollten zur Unterscheidung mit den Initialen des Patienten oder einer anderen tiefgestellten Buchstabenkombination bezeichnet werden.

Als wir die Tagung verließen und wieder nach Bethesda reisten, wußten wir noch nicht, daß der Beweis, den ich von Montagnier verlangt hatte, in Kürze erbracht werden würde – und zwar von unserem Labor. Auf meine Aufforderung hin hatten sich Phil Markham und Zaki Salahuddin darauf konzentriert, das neuartige Retrovirus aus AIDS-Patienten und Risikogruppen so oft wie möglich reproduzierbar nachzuweisen. Wenn es sich dabei immer um den gleichen Virustyp handelte, war das ein starkes Indiz für einen Kausalzusammenhang. Zur Kontrolle untersuchten sie auch viele Gewebeproben von gesunden Personen, die nicht zu den Risikogruppen gehörten. Mikas Arbeit konzentrierte sich dagegen auf die Lösung des Problems, das neuartige Retrovirus in einer ständig wachsenden Zellinie in reiner Form zu produzieren (CC war dafür nicht geeignet, weil die Kultur auch HTLV-1 enthielt). Mika hatte für unsere technische Assistentin Betsy Read-Connole einen methodischen Plan entworfen, mit dem sie die Frage der Zellinie angehen sollte. Ironischerweise sollten aber die Arbeiten, die Phil und Zaki geleistet hatten, kurz darauf (nämlich im Oktober 1983) zu dem ersten langlebigen Isolat führen.

Anfang September, noch vor der Tagung, hatte Mika über die Zellen von CC nachgedacht und einige wichtige Entschlüsse gefaßt. Der erste bestand darin, daß er versuchen wollte, mit einer neuartigen Methode ein gesundes Isolat herzustellen. Er wollte nicht mehr die Zellen jedes Patienten einzeln züchten, wie er es nun schon seit einiger Zeit tat; wenn er von den Zellen eines Patienten kein ausreichendes Volumen der Kulturlösung erhielt, hatte er nun die Absicht, Proben von verschiedenen Patienten zusammenzuschütten und sowohl die konzentrierten Kulturflüssigkeiten als auch die Zellen für die Infektion zu verwenden. Dazu wollte er verschiedenartige Zielzellen benutzen, unter anderem auch ständig wachsende Zellinien.

Aber die Entscheidung, sich noch stärker um die Übertragung des Retrovirus auf eine Zellinie zu bemühen, fiel vor einem Hintergrund negativer Erkenntnisse, die gegen die Möglichkeit eines größeren Fortschritts in dieser Richtung sprachen. Zunächst einmal waren da unsere Erfahrungen mit den HTLVs. Aus irgendwelchen Gründen konnte man HTLV-1 und HTLV-2, soweit Mika und ich wußten, nicht einfach zu einer bereits immortalisierten Zellinie hinzugeben und dort wachsen lassen. Zwar sind beide HTLVs in der Lage, frische T-Zellen aus dem Blut zu infizieren und bei ihnen gelegentlich für die Immortalisierung zu sorgen, und mit solchen Zellen kann man HTLV dann ständig produzieren, aber es gelang uns nie, die Viren auf eine bereits bestehende Zellinie zu übertragen. Zweitens behauptete die französische Gruppe weiterhin, man könne LAV nicht auf einer immortalisierten Zellinie züchten, und natürlich könne es auch selbst keine Zellen immortalisieren. Wenn sich herausstellen sollte, daß es sich bei dem neuartigen Retrovirus, das wir nachwiesen, um LAV handelte – und wir vermuteten mehr und mehr, daß es so sein würde –, dann sprach auch das gegen einen Erfolg. Aber Mika fing nun an, diese Voraussetzungen ernsthaft in Frage zu stellen. Was wußten wir schließlich über die Versuche der Franzosen? Sehr wenig. Welche Zellinien hatten sie benutzt? Wie viele Anläufe hatten sie unternommen? Hatten sie Mischkulturen mit Zellen verwendet, die nicht von einem anderen Virus immortalisiert waren? Hatten sie T-Zellen von Erwachsenen eingesetzt? Nach welchen Methoden waren sie vorgegangen? Wie sahen ihre Ergebnisse im einzelnen aus? Sie hatten über diese Erkenntnisse weder in der Fachliteratur noch mündlich in Vorträgen berichtet – erwähnt wurden immer nur die negativen Befunde. Vielleicht hatten sie es einfach nicht intensiv genug versucht.

Wie ich bereits erwähnt habe, kam für CC mehr und mehr nur eine Erklärung in Frage: Es mußte sich um zwei verschiedene Viren handeln, ein HTLV-1, das die Zellen immortalisierte, und ein zweites, möglicherweise das AIDS-Retrovirus, das sich bemühte, die immortalisierten Zellen zu töten, ohne daß ihm das ganz gelang. Aber hatten wir damit nicht eigentlich ein Beispiel für ein mögliches AIDS-Virus, das sich in einer Zellinie vermehrte?

Mika erinnerte sich immer wieder an ein fehlgeschlagenes früheres Experiment, und das verstärkte seine Überzeugung, daß sich das Problem der Zellkultur nur durch die Infektion einer Zellinie lösen ließ. In jenem Experiment hatte er versucht, eine Mischkultur mit Blutzellen weiterzuvermehren, die Phil Markham aus Yale erhalten hatte; sie stammten von einem Baby, das wie seine Mutter infiziert war. Er erzählt die Geschichte so: »Als Markham mir von den Blutzellen des Babys erzählte, war ich sehr aufgeregt. Es war das, was ich suchte: eine Blutprobe, die höchstwahrscheinlich frei von anderen Viren war – kein CMV (Cytomegalievirus) zum Beispiel, nichts, was die Ergebnisse durcheinanderbringen konnte. In solchem Säuglingsblut war das AIDS-Virus sicher leichter zu finden. Die Probe, die Phil mir gab, war zwar nur klein, aber ich verminderte ihr Volumen durch Fraktionieren noch weiter, denn ich wollte nur die CD4-Lymphocyten, die Zielzellen des AIDS-Virus. Ich hatte große Hoffnung, daß wir mit dieser Probe Erfolg haben würden. Aber wir hatten kein Glück. Später, als ich die Ergebnisse von Robert-Guroffs serologischen Untersuchungen und Gelmans molekularbiologischen Studien in Betracht zog, war ich völlig sicher, daß dieses neue Virus zu cytopathisch war, als daß wir es leicht in einer kurzfristigen Mischkultur hätten züchten können. Wir brauchten eine Zellinie, deren eigene Vermehrungsfähigkeit stärker war als die cytopathischen Wirkungen des Virus.«

Mika behauptete später, er habe damals den Entschluß gefaßt, um jeden Preis irgendein Isolat auf eine Zellinie zu übertragen. Wenn nötig, wollte er jede im Labor verfügbare Zellinie mit allen Virusisolaten infizieren, die ihm in die Hände fielen, und zwar in allen erforderlichen Kombinationen, bis er auf eine Zellinie stieß, die ständig weiterwuchs. Nach unserer übereinstimmenden Meinung war ein solcher Erfolg die unabdingbare Voraussetzung, wenn wir herausfinden wollten, ob die verschiedenen Retroviren, die sich alle von HTLV-1 und HTLV-2 unterschieden, zum gleichen Typ gehörten (das heißt, ob sie eng verwandt waren) und ob sie AIDS erzeugen. Es war auch die unbedingte Voraussetzung für die Entwicklung eines lebensrettenden Bluttests und eines ständig wachsenden Zell-Virus-Systems, mit dem man den Verlauf der Epidemie zum erstenmal genau hätte verfolgen können.

Die Kulturen, in denen Mika früher die Reverse Transkriptase nachgewiesen hatte, obwohl sie für HTLV-1 und HTLV-2 negativ waren, hatten sich nicht so lange gehalten, daß sie jetzt von großem Nutzen gewesen wären. Was zur Verfügung stand, waren gefrorene Kulturen in kleinen Mengen, aber jedesmal, wenn man Virusproben einfriert und wieder auftaut, geht ein Teil der aktiven Viren verloren. Er wußte nicht, daß Markham und Salahuddin erhebliche, schnelle Fortschritte bei ihren Versuchen gemacht hatten, primäre AIDS-infizierte Zellen in menschlichem Nabelschnurblut oder einfach als Primärkulturen zu züchten.* Schon im September, kurz nach unserer Rückkehr aus Cold Spring Harbor, war in unserem Labor die zweite LAV-Probe für Mika aus dem Institut Pasteur eingetroffen; er hatte sie ebenfalls in die Tiefkühltruhe gestellt, und dort blieb sie fast einen Monat lang.

Mika wollte in die Schweiz reisen, um in Basel neue Proben von Patienten aus Zaire in Empfang zu nehmen; kurz vorher, so erinnert sich Betsy, erzählte er ihr, er denke erneut über Zellkulturen mit neoplastischen Zellen nach, weil er eine permissive Zellinie finden wollte. Er hatte sie gebeten, das LAV aus der Gefriertruhe zu holen und zu versuchen, es nach seiner Methode auf fünf verschiedene Zellinien zu übertragen. Seit das LAV angekommen war, hatte er sich nicht mehr darum gekümmert. Mir hatte er nicht einmal erzählt, daß es eingetroffen war. Aber er wußte, daß es sich noch dort befand, und zwar in Form eines flüssigen Überstandes mit freien Viruspartikeln (Zellen, die LAV produzierten, hatten wir nicht bekommen); als solcher eignete es sich für den Versuch, Zellen zu infizieren.

Am 20. Oktober, unmittelbar vor seiner Abreise, legte Mika Kulturen mit seinen eigenen weiterwachsenden Isolaten an; Betsy kümmerte sich auch um diese Kulturen, die zu weiteren Experimenten dienen sollten. Zur gleichen Zeit begann sie auch damit, LAV nach Mikas Methode auf fünf verschiedene Zellinien zu übertragen. Mika kam erst nach etwa zehn Tagen zurück.

---

* Die beiden Gruppen hielten einander nicht immer auf dem laufenden, zum Teil aufgrund einer gewissen Rivalität. Im Januar machte ich dem getrennten Vorgehen ein Ende.

Für das erste Übertragungsexperiment hatte er fünf verschiedene leukämische T-Zellinien ausgewählt, denn erstens existierten einige davon als immortalisierte Zellinien, und zweitens waren die T4-Zellen offensichtlich die wichtigste Zielscheibe des AIDS-Virus. Ein Problem bestand darin, daß die etablierten menschlichen T4-Zelllinien in ihrer großen Mehrzahl mit HTLV-1 oder HTLV-2 immortalisiert waren. Solche Linien waren nicht von großem Nutzen, denn sie hätten immer ein Gemisch aus dem neuen Retrovirus und einem HTLV geliefert. Auf der ganzen Welt waren damals nur wenige menschliche T4-Zellinien verfügbar, die nicht mit HTLV-1 oder HTLV-2 infiziert waren und vermutlich auch keine Verunreinigung durch eines dieser Viren enthielten.

Eine davon mit der Bezeichnung HUT 78 war Ende der siebziger Jahre von Paul Bunn, Adi Gazdar und ihren Mitarbeitern am National Cancer Institute als Zellinie entwickelt worden, und dazu sowie zu ihrer Charakterisierung hatten auch Wissenschaftler aus meinem Labor ein wenig beigetragen. Eine zweite namens Ti7.4 war von Abby Maizel und seinen Kollegen am M.D. Anderson Hospital Tumor Institute in Houston in Kultur genommen worden. Zwei weitere Linien mit den Bezeichnungen CEM und MOLT-3 stammten aus England beziehungsweise den Vereinigten Staaten. Charakterisiert wurden sie vor allem von Jun Minowada, einem japanischen Medizinwissenschaftler, der damals am Roswell Park Memorial Institute for Cancer Research in Buffalo im Bundesstaat New York arbeitete.* Alle diese Zellinien stammten von Patienten mit bösartigen Erkrankungen der T4-Lymphocyten. Niemand weiß, warum diese Zellen in der Gewebekultur ständig weiterwachsen. Da sie sowohl für HTLV-1 als auch für HTLV-2 negativ sind, ist auch nichts über den Mechanismus bekannt, durch den sie immortalisiert wurden.

Von den fünf Zellinien, mit denen Betsy die Infektion versuchte, starben zwei innerhalb weniger Tage. Eine dritte war bei Mikas

---

* Jun Minowada war und ist einer der großzügigsten Biowissenschaftler, die ich kenne. Zu Beginn unserer Arbeiten mit HTLV-1 spielte er eine entscheidende Rolle beim Aufbau der Kontakte und der Zusammenarbeit, durch die sich herausstellte, daß das 1981 in Japan gefundene Virus mit unserem HTLV-1 identisch war.

Rückkehr ebenfalls fast tot. Aber die beiden letzten zeigten Retrovirusproduktion, wenn auch nur in geringem Umfang, und Betsy beobachtete das, was sie als »Ballons« bezeichnete: Syncytien, jene riesigen, vielkernigen Zellen, die ein charakteristisches Kennzeichen unserer ersten AIDS-Zellkulturen waren und anzeigten, daß ein cytopathisches Virus vorhanden war. Beide Zellinien waren nicht besonders gesund, und kurz darauf starben sie ebenfalls ab. Aber das machte nichts. Weder Betsy noch Mika hatten erwartet, daß es überhaupt mit einer der Linien funktionieren würde. Nun setzte Mika selbst mit LAV und den beiden vielversprechendsten Zellinien noch einmal die Vermehrung in Gang. Außerdem rief er Montagnier an und teilte ihm mit, im Elektronenmikroskop seien Viruspartikel zu erkennen, und außerdem, so Mika, »wissen wir, wie man mit diesem Virus arbeitet«.

Nachdem Mika nun wußte, daß er das Virus in Zellinien vermehren konnte – wenn auch nur vorübergehend –, wiederholte und erweiterte er das Experiment. Innerhalb einer Woche hatte er noch dreimal Erfolg.

Einige Presseorgane und später auch die Patentanwälte der Franzosen haben uns unterstellt, wir hätten erstens keinen Anlaß gehabt, um LAV zu bitten und damit zu experimentieren, und zweitens seien wir verantwortungslose Wissenschaftler, weil wir nicht sofort seine Bedeutung erkannt und nicht nur noch damit gearbeitet hätten. Man hat uns auch gefragt, warum Mika zuerst LAV übertrug und nicht eines der Isolate, die entweder aus seinen eigenen früheren Arbeiten stammten oder aus anderen Bereichen meiner Arbeitsgruppe kamen, zum Beispiel aus dem Labor von Phil Markham. Uns wurde auch unterstellt, wir hätten keine eigenen Isolate gehabt, mit denen wir hätten arbeiten können, und das sei der wahre Grund, warum wir um LAV gebeten hätten und warum Mika Betsy damit beauftragt hätte, ihre Vermehrung in der Kultur zu versuchen. Nichts könnte von der Wahrheit weiter entfernt sein.

Daran, daß wir das Isolat anforderten, war nichts Ungewöhnliches; wenn unser Labor die Befunde der Franzosen bestätigte, half das ihnen mehr als uns. Wir verliehen ihrer Arbeit Glaubwürdigkeit, nicht andersherum. Und, was ebenso wichtig ist: Die Franzosen hätten uns ihr LAV nicht geschickt, wenn sie irgendeinen Zweifel an der Rechtmäßigkeit unserer Experimente gehabt hätten. Warum benutzte Mika das LAV? Zum Teil, wie bereits erwähnt, weil es da war und sich ohne weitere Vorarbeiten auf eine Zellinie übertragen ließ. Zum Teil auch deshalb, weil Mikas Aufgabe gerade darin bestand, das zu tun, wovon Montagnier behauptete, man könne es *nicht* tun: das Virus in einer ständig wachsenden Zellinie zu züchten. Und zum Teil auch aus Neugier, was die Franzosen wirklich hatten. Aber LAV wurde uns nicht aus Gründen der gemeinsamen Forschungsarbeit geschickt, sondern in einem Geist der gegenseitigen Hilfeleistung. Und, was noch wichtiger war: Die Franzosen hatten Befunde über LAV veröffentlicht, und deshalb waren sie sogar verpflichtet, es uns auf Anforderung zu überlassen. Dennoch wies ich Mika Anfang 1984 an, die Arbeit mit LAV einzustellen und sich auf die Isolate aus unserem eigenen Labor zu konzentrieren; erstens wollte ich, daß er sich bevorzugt mit unserem Material beschäftigte, und zweitens war aus der Diskussion mit Montagnier im Juli nicht klar hervorgegangen, ob wir die Erlaubnis hatten, Befunde über LAV zu veröffentlichen.

Ich machte mir sehr wenig Gedanken darüber, daß wir das LAV aus dem französischen Labor bei uns hatten. Keinen Moment lang dachte ich daran, es könne uns in ein schlechtes Licht setzen, daß die Franzosen uns ihr Virus geschickt hatten. Hatten wir ihnen nicht Zellinien, HTLV-Reagenzien und IL-2 zur Verfügung gestellt und sie mit technischen Informationen und Ideen versorgt, als sie mit ihrer Arbeit begannen? Da sie es uns geschickt hatten, so dachte ich, sollten wir auch einige Untersuchungen damit anstellen. Vielleicht würde es für uns zu einem nützlichen Reagens werden, so wie manche Dinge, die wir ihnen geschickt hatten, dort ebenfalls nützlich waren. Wir hatten unsere eigene Richtung und unseren eigenen Plan. Ich fragte Mika nicht jede Woche nach den letzten Neuigkeiten über LAV. Er brauchte meine Erlaubnis nicht, wenn er damit arbeiten wollte. Wir waren nicht auf LAV fixiert: Einen ganzen Monat, nachdem es angekommen war, machte Mika sich nicht einmal die Mühe, sich darum zu kümmern, und daß er es in Zielzellen züchtete, war mir bis Ende Dezember, also zwei Monate, nachdem es geschehen war, noch nicht einmal bekannt.

Auch an anderen Stellen in unserer Gruppe gab es größere Erfolge. Im Frühherbst 1983 lösten Phil und Zaki eine Teilfrage des Zellkulturproblems, nämlich warum wir in den Blutzellen von AIDS-Patienten nicht *regelmäßig* die Aktivität der Reversen Transkriptase fanden. Unsere früheren Erfahrungen mit HTLV hatten uns in vielerlei Hinsicht geholfen, aber nicht in dieser Frage. Die HTLVs produzieren einige Wochen nach Beginn der Zellkultur ständig, aber in geringer Menge die Reverse Transkriptase. Beim AIDS-Virus erreicht die RT-Konzentration dagegen nur kurzfristig einen Spitzenwert. In einem ordnungsgemäß ausgeführten Test unterscheiden sich die Ergebnisse bei HIV und HTLV ebenso stark wie eine Schlammpfütze und der Michigansee. Wenn die HTLVs angefangen haben, Viren zu produzieren, bleibt diese Produktion über längere Zeit hinweg in großem Umfang bestehen; das AIDS-Virus entsteht dagegen nur vorübergehend in größerer Menge, und danach sterben die Zellen häufig ab.

Wenn man es mit einem Virus zu tun hat, dessen Eigenschaften man nicht kennt, sollte man ein möglichst breites Spektrum an Versuchsbedingungen ausprobieren. Aber das entging zu jener Zeit meiner Aufmerksamkeit, und wir holten es erst nach, als Phil und Zaki mit ihrer Arbeit begannen. Das war kostspielig. Das Virus wirkte stärker cytopathisch, als wir angenommen hatten, und meistens war dann, wenn die Proben von unseren Kollegen aus der Medizin eintrafen, der Spitzenwert der Retrovirusproduktion schon vorüber.

Als wir jedoch frischeres Material erhielten und früher mit den Tests beginnen konnten, beobachteten Phil und Zaki auch starke Retrovirusaktivität, und es gelang ihnen, die Isolate immer länger weiterzuzüchten. »Schon frühzeitig«, erinnert sich Markham, »nämlich im Juni, Juli und August 1983 [vor der Tagung von Cold Spring Harbor, die im September stattfand], erhielten wir so viele Proben, daß wir eine Regelmäßigkeit erkennen konnten, und bei jeder neuen Erkenntnis änderten wir wieder etwas. Im Oktober des gleichen Jahres waren wir in der Lage, etwas weiterzuzüchten und das neuartige Retrovirus unbegrenzt zu produzieren, und diese Kultur hielten wir bis in das nächste Jahr hinein am Leben, auch ohne das Virus auf eine immortalisierte Zellinie zu übertragen.«

Im November 1983, nach Mikas Rückkehr, begann auch Betsy in einer anderen Abteilung des Labors, weitere Isolate von einzelnen Patienten in Zellinien zu bringen. Ein Isolat, das sie sehr eingehend bearbeitete, war »RF«*; es wurde zum zweiten gut charakterisierten Retrovirus-Isolat des neuen Typs. Sie züchtete RF mehrere Wochen lang in Blutzellen (nicht in einer Zellinie), aber dann ging es damit rapide zu Ende. Daraufhin ergriff Betsy die Initiative und übertrug es auf die Zellinie HUT 78, mit der sie schon zuvor Erfolg gehabt hatte. Es klappte auch diesmal, und die Virusproduktion nahm immer eindrucksvollere Formen an. Sie erinnert sich noch daran, wie sie zu Mika ging und ihm stolz ihre eigene Kultur zeigte. Sie zitiert ihn mit den Worten: »Großartig, großartig!« Später, als Betsy diese Zellen zu weiteren Untersuchungen schicken mußte, gab sie ihnen die Bezeichnung »Betsys Zellen«.

»Betsys Zellen« spielten eine wichtige Rolle als Vergleichsobjekt für ein anderes frühes Virusisolat, das auf eine Zellinie übertragen wurde. Vorwiegend aufgrund der Arbeiten von George Shaw, Beatrice Hahn und Flossie Wong-Staal konnte das Labor zum erstenmal über die Entdeckung eines Phänomens berichten, das heute ein charakteristisches Kennzeichen des AIDS-Virus ist: Sein Genom ist heterogen, das heißt, man findet in den Nucleinsäuremolekülen der einzelnen Viruspartikel mit großer Wahrscheinlichkeit Abweichungen – in Kapitel 14 wird ausführlicher davon die Rede sein. Anfang November begann Mika mit der Übertragung eines weiteren Isolats namens MOV auf die beiden Zellinien HUT 78 und Ti7.4. Wieder hatte er Erfolg.

Der Name MOV ist anders entstanden als die meisten anderen Bezeichnungen. Mika kennzeichnete eine virushaltige Zellkultur in seinen Laborprotokollen oft einfach mit *V* für Virus. Wenn er das Virus eine Zeitlang gezüchtet hatte und wenn der RT-Test ein positives Ergebnis lieferte, nannte Mika die Kultur *VI* (virusinfiziert). Als Sarang mit dieser speziellen VI weiterarbeitete, berichtete er über die

* Damals wurden für die einzelnen Virusisolate viele verschiedene Codebezeichnungen verwendet. RF sind die Initialen eines AIDS-Patienten aus Haiti, dessen Zellen uns James Hoxie von der University of Pennsylvania geschickt hatte.

Entdeckung einer vermeintlichen Reaktion zwischen dem Isolat und Reagenzien für HTLV-2. Da HTLV-2 zuerst aus einem Patienten namens MO isoliert worden war, bezeichnete Mika dieses Isolat als MOV. Es bestand die Möglichkeit, daß das Isolat mit HTLV-2 und dem neuen, vermuteten AIDS-Retrovirus doppelinfiziert war, entweder weil der Patient eine Doppelinfektion hatte oder weil im Labor eine Verunreinigung mit HTLV-2-infizierten Zellen aufgetreten war, die dort zur gleichen Zeit gezüchtet wurden. Aber dennoch wuchs MOV nun ebenfalls in einer Zellinie.

Solange wie wir nicht die Schlußfolgerung ziehen konnten, daß die neuen, andersartigen Retroviren, die eindeutig nicht mit dem HTLV aus AIDS-Patienten verwandt waren, alle zum gleichen Virustyp gehörten, konnten wir auch keinen einzelnen Namen für das Virus vergeben; bis dahin war die Benennung der Isolate ein Problem, und sie konnte leicht zu Verwirrung führen. Ein Wissenschaftler nannte beispielsweise alle unsere neuen Retroviren LAV, wahrscheinlich in der einfachen Annahme, daß sie alle neu und andersartig waren, dem LAV-Isolat des Pasteur-Instituts ähnelten, mit AIDS zu tun hatten und untereinander wahrscheinlich alle verwandt waren. Die einzelnen Isolate unseres Labors, die er untersuchte, bezeichnete er beispielsweise als LAV (MOV), LAV (3B) oder LAV (PZ). Erst als wir wußten, daß die mehrfach einzeln nachgewiesenen Viren und unsere verschiedenen Isolate alle das gleiche Virus darstellten, und als wir überzeugt waren, daß das neue Virus der AIDS-Erreger ist, entschieden wir uns für einen formellen, einheitlichen Gattungsnamen, und zwar für den, der auf der Tagung in Cold Spring Harbor vorgeschlagen worden war: HTLV-3.

Das ursprüngliche Experiment mit LAV und unsere früheren Untersuchungen mit CC trugen dazu bei, daß wir lernten, das Problem der Übertragung auf Zellinien zu lösen. Das gleiche wurde bald darauf mit mehreren anderen Isolaten wiederholt, und schon nach kurzer Zeit stellte sich heraus, daß die Infektionen nicht immer zu gleich starker Virusproduktion führen. Die ersten LAV-Kulturen und einige unserer eigenen Isolate lieferten die Viren nicht in so großer Menge, daß man sie für einen Bluttest oder auch nur zur Charakterisierung des Virus hätte verwenden können. Das war schließlich während der ganzen Zeit der größte Stolperstein gewesen. Nun entschloß sich Mika, das nächste Problem anzugehen: Wie konnte man die Virusproduktion der infizierten Zellinie aufrechterhalten?

Es war Mika eindeutig gelungen, Zellinien zu infizieren, die daraufhin das Virus produzierten. Aber immer neue Infektion von Zellinien war nicht das eigentliche Ziel. Das Problem war erst gelöst, wenn wir eine Zellinie hatten, die stark infiziert ist und dabei weder abstirbt noch die Produktion einstellt.

Eine erfolgreiche Infektion von Zielzellen *in vitro* muß definitionsgemäß zu einer im Verhältnis zu den Zielzellen hohen Zahl aktiver Viruspartikel führen. Dieses Zahlenverhältnis bezeichnet man als Multiplizität der Infektion (multiplicity of infection, MOI). Retroviren zerfallen leicht. Viele sind schon von vornherein defekt. Es ist deshalb nicht ungewöhnlich, daß man versucht, eine angemessene MOI zu erreichen, indem man das Virus in der Lösung im Verhältnis zu den Zelltrümmern anreichert. Diesen Gedanken trieb Mika nun noch einen Schritt weiter.

In seinem nächsten Experiment schüttete er mehrere Proben zusammen. Innerhalb einer Woche beobachtete er einen starken cytopathischen Effekt (Bildung der Riesenzellen), und später war der RT-Test positiv. Nun sorgte er für immer neue Infektion, indem er je nach Bedarf wieder Viren oder frische Zellen zusetzte. Irgendwann sah es dann so aus, als würde die Produktion nachlassen. Jetzt fügte er zu den Zellen die Viren von mehreren weiteren Patienten hinzu: Die Kultur enthielt schließlich die Viren von zehn Patienten.

Nach den Erinnerungen meines Kollegen Bill Blattner, des klinischen Epidemiologen der AIDS Task Force, forderten Mika und ich bei den Treffen dieses Gremiums wiederholt mehr und frischere Proben – und zwar »besonders frischere Proben. Die Leute reagierten jetzt so stark, daß buchstäblich Hunderte von Proben in Gallos Labor kamen, und die Belegschaft arbeitete routinemäßig bis Mitternacht, um all die Kulturflaschen zu versorgen. Irgendwann mußte Mika auf eine Verwaltungsanordnung hin kurzfristig das Labor wechseln, um Platz für ein Verwalterbüro zu machen. Mitten in der wichtigsten Phase der Zellkultur wurde er mit allen seinen AIDS-Kulturflaschen von einem Labor in ein anderes umquartiert. Dabei wurden mehrere Kulturen beschädigt, und die virusproduzierenden Zellen gingen verloren. Andere waren wahrscheinlich verunreinigt. Der zusätzliche Druck des Umzugs machte diese ohnehin schwierige Phase noch anstrengender, und außerdem ging dabei der Wert mehrmonatiger Arbeit verloren.

Ungefähr zur gleichen Zeit gab man Mika einige besondere Proben, alle sehr frisch. Eine stammte von einem männlichen Homosexuellen und wurde aus Dr. Broders Büro zu uns herübergetragen, vermutlich von Broder selbst. [Broder ist heute Direktor des NCI.] Eine zweite wurde von Jim Goedert gewonnen, einem Epidemiologen des NCI. Es handelte sich um Gewebe aus einer Lymphknotenbiopsie, Knochenmark und eine große Menge Blut, und sie wurde ebenfalls in der Hand hergetragen und ganz frisch abgeliefert. Mark Kaplan vom North Shore Hospital gab sich besondere Mühe, weitere frische Proben zu beschaffen.

Aus einer von diesen auf besonderen Wegen herangeschafften Proben ließ Mika seine zusammengemischten Viren wachsen, denn einzeln zeigten sie den besten cytopathischen Effekt, und deshalb lieferten sie die meisten Viren. Wie ich später erfuhr, waren nicht alle Proben gleich gut zu gebrauchen, aber die guten waren die entscheidenden.«

Wie sich herausstellte, blieb in dem Gemisch nur das Virus von einem einzigen Patienten erhalten. Welcher Patient das war, wissen wir bis heute nicht.

Als die zusammengemischte Zellinie auf Reverse Transkriptase untersucht wurde, hatten wir endlich, wonach wir gesucht hatten: ein cytopathisches Virus, das sich ständig und in größeren Mengen in einer Zellinie vermehrte. Betsy erinnert sich an den Augenblick, als die Ergebnisse des RT-Tests von Sarang eintrafen; Mika sah sofort, wie stark positiv sie waren. Nach Betsys Erzählung drehte er sich zu ihr um und sagte: »Von diesem Augenblick werden wir eines Tages unseren Enkelkindern erzählen.«

Am 29. Dezember 1983 immunisierte Sarang das erste Kaninchen mit dem neuen Retrovirus, um das so dringend benötigte Reagens zu gewinnen: spezifische Antikörper gegen das AIDS-Virus. Es war die erste von vielen Tätigkeiten, mit denen wir schließlich bestätigen konnten, daß wir wirklich den AIDS-Erreger gefunden hatten. Schon kurze Zeit später hatte Jörg Schüpbach, ein begabter Postdoc aus Zürich, der mit Sarang arbeitete, alle Proteine der infizierten und uninfizierten Zellen verglichen; das gab uns einen ersten Eindruck, welche Proteine in dem neuen Virus codiert sind. Mika vergrößerte die Kultur so, daß Sarang genügend Virusmaterial erhielt und die Virusantigene isolieren und charakterisieren konnte – die Voraussetzung für einen genauen Bluttest. Betsy hatte bereits RF isoliert und in Kultur genommen. Mika hatte mit noch mehr Kulturen Erfolg, und mit anderen gelang Phil und Zaki das gleiche. In der Zwischenzeit wurden wir von Mikas einem Versuch, das Material von verschiedenen Patienten zu vereinigen, nicht enttäuscht. Es vermehrt sich bis heute und liefert zuverlässig Viren; das gleiche gilt auch für andere, die wir bald darauf isolierten und ebenfalls erfolgreich auf Zellinien übertrugen.

In der Euphorie, die uns alle überkam, konnte keiner von uns vorhersehen, daß aus diesem vermeintlich ungetrübten Sieg eine der umstrittensten und am stärksten kritisierten Entdeckungen der modernen Wissenschaftsgeschichte werden sollte.

10

Neues finden, Bedeutendes finden: die Phase intensiven Entdeckens

Jonathan Mann, der frühere Leiter des AIDS-Programms der Genfer Weltgesundheitsorganisation, bezeichnet die Jahre von 1983 bis 1985 als »Phase intensiven Entdeckens« in der AIDS-Forschung. In diesen zwei Jahren wurde ein einziges Virus als AIDS-Erreger endgültig dingfest gemacht und umfassend charakterisiert. Man entwickelte spezifische Nachweisreagenzien für das Virus. Der Fortschritt verlief mit wirklich erstaunlicher Geschwindigkeit, besonders im Hinblick auf einige wichtige Entdeckungen über die Art und Weise, wie das Virus beim Menschen die Krankheit erzeugt. Und unser Labor entwickelte einen brauchbaren Bluttest mit einem neuartigen Bestätigungstest, der zur »Goldwährung« der klinischen Serologie wurde.

Anfang 1984 benannten wir das neue Retrovirus, das wir nun für den AIDS-Erreger hielten, als HTLV-3, und der besondere Virusstamm, den Mika aus dem vereinigten Material gewonnen und in der Zellinie HUT 78 vermehrt hatte, bezeichneten wir als HTLV-3B. (Das B bezeichnete einfach die Tatsache, daß die Probe in zwei Teile, A und B, aufgeteilt war.) Mika wußte aber durchaus, daß früheren Analysen zufolge mehrere verschiedene menschliche T-Zellinien die Bezeichnung HUT 78 trugen. Welche davon entsprach den Zellen, die nun das Virus trugen? Wegen dieser Unsicherheit nannte Mika die Zellinie, mit der er arbeitete, von nun an HT (für human T-cell leukemia, menschliche T-Zell-Leukämie) und nicht mehr HUT 78. Er vermutete, einige Varianten dieser Zellen könnten vielleicht widerstandsfähiger gegen die tödliche Wirkung des Virus sein als andere, und außerdem wollte er sichergehen, daß die Zellinie nicht mit HTLV-immortalisierten Zellen verunreinigt war. Deshalb stellte Mika eine Reihe von Einzelzellklonen von HT her.* Von diesen erwiesen sich einige tatsächlich als besonders widerstandsfähig, und schließlich wählte er den Klon H9, der mit dem vereinigten Virusüberstand infiziert war, für umfangreichere weitere Vermehrung. Aus technischen Gründen, die ich hier nicht im einzelnen zu erörtern brauche, wurde der Virusstamm, der aus dem vereinigten Material isoliert wurde und sich in H9 sowie einigen anderen Zellklonen und Zellinien vermehrte, von nun an als Stamm 3B von HTLV-3 bezeichnet.

Im November 1983 führte Popovic unseren ersten begrenzten serologischen Test auf Antikörper gegen das HTLV-3-Retrovirus durch. Er suchte bei einer kleinen Gruppe von Patienten mit klinischer Form von AIDS nach den Antikörpern und erhielt positive Ergebnisse. Dieser Befund war zwar bedeutsam, aber keineswegs endgültig, denn die Zahl der Untersuchten war gering, und, was noch wichtiger war, als Ziel für die Antikörper im Serum der Patienten benutzte das Testverfahren infizierte Zellen, ganz ähnlich wie bei dem Test, den Essex früher für HTLV-1 eingesetzt hatte. Es ist eine bequeme Methode, aber solche Zellen können leicht auch andere Viren oder Mikroben enthalten, und da es im Blut aufgrund früherer oder paralleler Infektionen oft ein ganzes Spektrum von Antikörpern gibt, sind die Ergebnisse dann möglicherweise nicht sehr spezifisch. Das gilt besonders für AIDS-Patienten, die ja vielerlei Infektionen ausgesetzt sind.

Um schlüssige serologische Testergebnisse zu erhalten, so unsere Überzeugung, brauchten wir feinere, spezifischere Methoden, die sich gereinigter Viruspartikel oder ihrer Proteine bedienten und nicht auf ganze, mit dem Virus infizierte Zellen angewiesen waren. Entscheidend war in diesem frühen Stadium die Entwicklung von Reagenzien, die für die Proteine des gesuchten Virus spezifisch waren, denn mit ihnen kann man auch die umgekehrte Untersuchung anstel-

* Auf Zellinien angewandt, bedeutet der Begriff *Klon*, daß man eine einzelne Zelle von der Hauptmenge der Varianten in einer Zellpopulation abtrennt. Die Einzelzelle wird dann weitergezüchtet und vermehrt sich zu einer eigenen Zellinie.

len und in Blutzellen oder Viren aus dem Patienten nach bestimmten Virusproteinen suchen; zu einem solchen Test verwendet man keine Patientenseren, sondern einen genau bekannten Antikörper, dessen Spezifität man präzise bestimmen kann. Das mußte unser nächstes Ziel sein. Zu den nützlichsten Reagenzien gehören die sogenannten *Hyperimmunseren*. Man spritzt Tieren (gewöhnlich verwendet man Kaninchen oder Ziegen) mehrmals einen ungefährlichen Teil der Virusproteine, und nach jeder Injektion nimmt man dem Tier Blut ab. Nach einiger Zeit und mehrfacher Immunisierung findet man im Serum solcher Tiere in sehr hoher Konzentration die Antikörper, die für ein Protein des gesuchten Virus (oder auch mehrere) spezifisch sind.

Mit Hyperimmunseren wurden wesentlich genauere Befunde möglich. So konnten wir nun zum Beispiel eindeutig zeigen, daß die biologisch aktiven Erreger in den verschiedenen Kulturen zu ein und demselben Virustyp gehörten. Und da wir gut charakterisierte Viren in großen Mengen herstellen konnten, standen uns umgekehrt auch empfindliche und verläßliche Verfahren zur Verfügung, um in epidemiologischen Bluttests die Antikörper gegen das Virus in Blutseren nachzuweisen. So konnte Sarang nun das Virus selbst im enzymgekoppelten Immunabsorptionstest (enzyme-linked immune absorbent assay, ELISA*) einsetzen und in einem breit angelegten serolo-

* Der ELISA-Test wurde von B. van Weemen und A.H.W.M. Schuurs von der Firma Organon in Holland entwickelt. Er beruht auf folgendem Prinzip: (1) Man beschafft sich aus einer gereinigten Virusprobe die Proteine des gesuchten Virus (in diesem Fall des AIDS-Virus) und »befestigt« sie in kleinen Vertiefungen einer Testplatte. (2) Nun gibt man Proben des zu testenden Serums in die Vertiefungen der Platte. Während der folgenden Inkubation bilden sich Komplexe zwischen den an die Platte gehefteten Virusproteinen und den Antikörpern im Serum, mit denen sie reagieren. (3) Anschließend wird die Serumprobe abgesaugt, und die Platte wird gewaschen. In einer zweiten Inkubation setzt man Antikörper zu, die man in einem Tier gegen menschliche Antikörper erzeugt hat (da Antikörper Proteine sind, können sie in einem fremden Organismus ebenfalls die Bildung von Antikörpern hervorrufen); die tierischen Antikörper sind mit einem Enzym gekoppelt und heften sich an den in der ersten Inkubation entstandenen Antigen-Antikörper-Komplex. (4) Nach einem weiteren Waschvorgang setzt man ein geeignetes Substrat für das Enzym zu, so daß eine Farbreaktion stattfinden kann, und inkubiert erneut. Dann mißt man mit geeigneten Geräten die Farbintensität; sie ist ein Maß für die Antikörpermenge in dem untersuchten Serum.

gischen Test die allgemeine Bevölkerung nach Antikörpern gegen das AIDS-Virus durchmustern. Zu unseren ersten Probanden gehörten Personen aus allen drei Zielgruppen: AIDS-Patienten, Personen aus Risikogruppen und als Kontrolle die allgemeine Bevölkerung.

Wie wir schnell feststellten, kam es im ELISA-Test auch mit gutem Virusmaterial aus stabilen Zellen eines einzigen Typs (das heißt mit weniger unspezifischem »Hintergrundsignal«) manchmal zu falsch positiven oder falsch negativen Ergebnissen. Ein Bestätigungstest war also unverzichtbar.

Die Lösung boten neuartige Arbeiten von Jörg Schüpbach, der als Postdoc aus Zürich in unser Labor gekommen war. Er kam während seiner Arbeit mit Sarang auf die Idee, einen Test, den er im Labor angewandt hatte, auch klinisch einzusetzen; er hatte damit untersucht, welches die wichtigsten Proteine des AIDS-Virus sind, wie groß sie sind und welche von ihnen mit den Antikörpern im Serum infizierter Personen reagieren. Seiner Ansicht nach konnte dieser Test, Western Blot* genannt, zur Absicherung des ELISA-Verfahrens dienen. Er war vor allem deshalb so attraktiv, weil Mediziner und Blutbankwissenschaftler damit nach Antikörpern gegen verschiedene Proteine mit unterschiedlicher Größe suchen können. Zu diesen Proteinen gehören beim AIDS-Virus Teile der Hülle und des Viruskerns.

Der ELISA ist zwar verläßlich, und man kann ihn so eichen, daß nur sehr wenige falsch negative Ergebnisse entstehen, aber unter diesen Bedingungen ergeben sich immer einige falsch positive Befunde.

---

* Das Verfahren funktioniert nach folgendem Prinzip: (1) Die Proteine des Virus werden mit einem geeigneten Verfahren nach ihrer Größe getrennt. Sie liegen nach der Trennung zunächst als einzelne Banden in einer geleeartigen Substanz und werden dann in der gleichen Anordnung auf ein papierähnliches Blatt aus Nitrocellulose übertragen. (2) Das Nitrocelluloseblatt wird in Streifen geschnitten, die dann mit dem zu untersuchenden Serum inkubiert werden. Dabei können sich Komplexe zwischen den Virusproteinen auf der Nitrocellulose und den Antikörpern im Serum bilden. (3) Nun werden die Streifen mit den Immunkomplexen mit geeignet markierten Antikörpern gegen menschliche Antikörper inkubiert. (4) Die Antikörperreaktion wird sichtbar gemacht. Handelt es sich um eine radioaktive Markierung, kann man die Banden, die reagiert haben, auf einem auf die Streifen gelegten und dann entwickelten Röntgenfilm erkennen.

Wenn ein Patient Antikörper besitzt, die auch nur mit einem einzigen Protein des AIDS-Virus kreuzreagieren, kann es im ELISA zu einem positiven Signal kommen. Aber wenn keine Infektion mit dem AIDS-Virus vorliegt, dann ist es äußerst unwahrscheinlich, daß sich das ganze Größenspektrum seiner speziellen Strukturproteine im Western Blot zeigt, und deshalb ergeben sich mit diesem Verfahren weit weniger falsch positive Befunde.

Richtig ausgeführt, war die Kombination dieser beiden Testverfahren das Beste, was wir uns erhoffen konnten: empfindlich und spezifisch. Wir machten unsere eigenen Laborversuche mit codierten Proben, so daß wir die Diagnose selbst nicht vorher wußten. Die ersten Ergebnisse mit über 1000 Serumproben ergaben, daß zwischen 88 und 100 Prozent der Seren von AIDS-Patienten positiv waren (die Ergebnisse schwankten bei verschiedenen Studien); ein bedeutender Prozentsatz der bekannten Risikogruppen war ebenfalls positiv (mit Unterschieden je nach geographischer Region, Risikogruppe und Datum der Probennahme); bei den gesunden Personen aus sogenannten Nicht-Risikogruppen fanden wir jedoch nur in 0,1 Prozent der Fälle ein positives Ergebnis.

Wie sich in einer späteren gemeinsamen Studie mit den Wissenschaftlern der Centers for Disease Control herausstellte, waren AIDS-Patienten, deren einziger Risikofaktor eine frühere Bluttransfusion war, zu 100 Prozent Antikörper-positiv. Und, was noch wichtiger war: In jedem dieser 28 Fälle war mindestens einer der Blutspender ebenfalls Antikörper-positiv, und das zu einer Zeit, als nur 0,1 Prozent oder weniger der US-Bevölkerung infiziert waren. Außerdem war AIDS bei vielen dieser Blutspender später ebenfalls ausgebrochen.

In anderen Studien mit Blut aus verschiedenen Teilen der Welt fanden Sarang und Jörg Schüpbach die Serumantikörper in Blut aus Regionen, wo AIDS vorkam, aber nur selten oder überhaupt nicht in Proben aus Gegenden, wo bisher noch keine AIDS-Fälle aufgetreten waren. Diese Ergebnisse und Testverfahren wurden zur Grundlage des Bluttests für das AIDS-Virus.

Zur gleichen Zeit machte ich Pläne für umfangreichere Bemühungen, das Virus nachzuweisen. Wie unsere früheren Erfahrungen mit HTLV-1 gezeigt hatten, waren Virus-Antikörper im Serum immer ein Zeichen für eine Infektion.* Nach meiner Überzeugung würden die Ergebnisse mit den Serumantikörpern bei einer epidemieartigen Krankheit wie AIDS die wichtigsten Kritiker unter den Wissenschaftlern nicht überzeugen, ganz gleich, wie genau der Zusammenhang zwischen positiven Befunden und den Gruppen war, in denen wir Virusfunde erwarteten. Ich hielt den Nachweis für wichtig, daß bei dem neuen Retrovirus, also dem AIDS-Virus, der gleiche enge Zusammenhang zwischen Serumantikörpern und Virusisolierung und damit zum Nachweis der Infektion besteht wie bei HTLV-1. Wenn dieses neue Virus der AIDS-Erreger war – und davon waren wir jetzt überzeugt –, dann, das war mir klar, mußten wir die akademische Welt so vollständig, so umfassend und so schnell wie möglich überzeugen. Alles andere hätte Vergeudung von Zeit, Geld und Mühe bedeutet – und natürlich Menschenleben gekostet. Außerdem waren zu der Zeit dieser Arbeiten noch zahlreiche Theorien über die Ursache von AIDS im Umlauf. Von nun an arbeiteten wir mit dem Gefühl, daß wir unter großem Zeitdruck standen.

Schon lange zuvor hatte ich Pläne umrissen, nach denen Zaki Salahuddin und Phillip Markham das Gewebe von AIDS-Patienten sowie von Personen aus Risikogruppen und aus der Normalbevölkerung auf die Anwesenheit des Virus durchmustern sollten. Wir waren bereits sicher, daß Blutzellen von AIDS-Patienten, die positiv für RT und negativ für HTLV-Proteine waren (das testeten wir mit spezifischen Antikörpern gegen HTLVs, die wir früher hergestellt hatten),

---

* Das ist ein wichtiger Punkt. Bei den meisten anderen Infektionskrankheiten bedeuten Antikörper nicht unbedingt, daß eine dauerhafte Infektion vorliegt. Oft weisen sie vielmehr auf das Gegenteil hin: Der Betreffende hatte früher einmal Kontakt mit der Mikrobe und war vielleicht sogar stark infiziert, hat aber dann die Infektion überstanden; die Antikörper sind dann das Zeichen für diesen dauerhaften Schutz. Einige Mitarbeiter des Gesundheitswesens beachteten anfangs diesen Unterschied bei Retrovirusinfektionen nicht und behaupteten, ein positiver AIDS-Antikörpertest müsse nicht unbedingt auf eine Infektion hinweisen, und deshalb wisse niemand genau, was ein solches Testergebnis bedeute. Wir wußten es: Es bedeutet, daß der Patient dauerhaft infiziert ist.

sehr wahrscheinlich das neue Retrovirus produzieren würden. Noch sicherer wären wir unserer Sache gewesen, wenn wir hätten zeigen können, daß das Virus in einigen Fällen einen cytopathischen Effekt verursacht und daß die Zellen manchmal Proteine enthalten, die mit unseren Kaninchen-Hyperimmunseren reagieren.

In einigen Fällen wurde die Anwesenheit des Virus auch durch elektronenmikroskopische Untersuchungen nachgewiesen, die andere in Zusammenarbeit mit uns durchführten, aber routinemäßig wurde die Elektronenmikroskopie nicht eingesetzt.* Bei 115 normalen Blutzellkulturen von gesunden, freiwilligen Spendern lieferte der Test in keinem einzigen Fall Hinweise auf das Virus.

Wir zogen mehrere Schlußfolgerungen: Das neue Retrovirus war die Ursache von AIDS; unser Bluttest war nützlich, um die weitere Verbreitung des Virus im medizinischen Bereich zu verhindern; mit dem Laborsystem, das nun zur Verfügung stand, konnte man die Wirksamkeit von Medikamenten gegen das Virus untersuchen und so feststellen, ob sie sich möglicherweise zur Behandlung von AIDS-Patienten eigneten; zum erstenmal war es möglich, die Verbreitung des Erregers und damit die Epidemie selbst zu überwachen; und es stand so viel Virusmaterial zur Verfügung, daß man über die Entwicklung eines Impfstoffs nachdenken konnte.

Wir bezeichneten das Virus als drittes menschliches T-lymphotropes Retrovirus oder HTLV-3. Die ständig weiterwachsende Probe in den T4-Leukämiezellen des Klons H9 nannten wir HTLV-3B, und die von einem einzelnen Patienten, die Betsy gezüchtet hatte, hießen HTLV-3RF.** Andere Isolate, die aus unserem Labor stammen und schon bald zum Standardvorrat an AIDS-Viren gehören sollten, tragen unter anderem die Bezeichnungen HTLV-3MN, HTLV-3SC und HTLV-3BAL. Viele andere (insgesamt über 50) wurden nur über kurze Zeit gezüchtet, entweder aufgrund technischer Schwierigkeiten oder weil die Zucht vieler weiterer Viren des gleichen Typs

* Die Elektronenmikroskopie war in den Fällen, wo sie eingesetzt wurde, als Methode zum Durchmustern vieler Proben nicht empfindlich genug.

** Wenn aus dem Zusammenhang hervorgeht, daß das AIDS-Retrovirus gemeint ist, wird oft nur die Bezeichnung des Stammes benutzt, zum Beispiel 3B, RF, BRU und so weiter.

überflüssig war und keinem nützlichen Zweck diente, während sie andererseits unsere Leistungsfähigkeit bis an ihre Grenzen beanspruchte. Nach unserer Annahme gehörten alle diese Isolate zum gleichen allgemeinen Typ wie LAV, das Isolat von BRU. Ich unterbrach die vergleichenden Untersuchungen für kurze Zeit, um ein Projekt in Zusammenarbeit mit der französischen Gruppe möglich zu machen, nachdem unsere eigenen Arbeiten geschrieben waren. Zu jener Zeit hielt ich es für angemessen, den Beitrag der Franzosen zu würdigen, aber wie sich herausstellen sollte, war das ein Fehler.

Wenn ich auf die Arbeit jener wenigen Jahre zurückblicke, bin ich mir jenseits aller Zweifel sicher, daß wir in zweierlei Hinsicht entscheidende Beiträge zu dem ganzen Forschungsgebiet geleistet haben: Zum einen waren da unsere ersten und, ich möchte sagen, grundlegenden Erkenntnisse, so zum Beispiel die Idee, bei AIDS nach einem Retrovirus zu suchen, und auf methodischem Gebiet die Zucht der T-Zellen mit IL-2; zum anderen war aber eine unserer wichtigsten Leistungen der technische Fortschritt, daß wir das Virus in einer genau charakterisierten, immortalisierten Zellinie züchten konnten. Mit T-Zellen aus Nabelschnurblut und IL-2 allein (das war unsere alte Methode zum Ansetzen von HTLV-Kulturen; sie wurde auch von der französischen Gruppe mit dem LAV-Isolat angewandt und insofern abgewandelt, als man dort die Nabelschnurblut-T-Zellen häufig frisch zusetzte) ließ sich das Problem nicht lösen. Und unsere zweite entscheidende Leistung war nach meiner Überzeugung der breitgefächerte Versuchsansatz, der kritischen Wissenschaftlern und (zumindest einigen Teilen) der zunehmend kritischen Gesellschaft keine andere Wahl ließen, als zur Kenntnis zu nehmen, daß das neue Retrovirus der AIDS-Erreger ist.

Anfang 1984, bevor wir unsere Artikel für die Veröffentlichung schrieben, informierte ich Vincent DeVita, den Direktor des NCI, daß es uns gelungen war, das AIDS-Virus auf eine Zellinie zu übertragen und daß wir nun die Ursache von AIDS mit Sicherheit kannten. Ich ging die Befunde mit ihm noch einmal durch. Aber ich bat ihn, über diese Informationen Stillschweigen zu bewahren, bis unsere

Artikel in der Fachpresse erschienen waren.* Er stimmte zu, aber er bat mich, auch meinerseits in diesem Stadium nichts verlauten zu lassen, damit nicht alle Arten von Gerüchten »herumflatterten«. Er bat mich auch darum, als einzige Ausnahme den Stellvertretenden Gesundheitsminister Edward Brandt informieren zu dürfen. Außerdem berichtete ich DeVita detailliert über die Arbeiten der Gruppe am Institut Pasteur.

Im März 1984 war es an der Zeit, unsere Ergebnisse zusammenzufassen und den fünf Artikeln (vier für die amerikanische Zeitschrift *Science* und einer für das britische Medizin-Fachblatt *Lancet*), die wir zur Veröffentlichung unserer Befunde einreichen wollten, den letzten Schliff zu geben. Kurz davor, im Februar 1984, sollte in Park City (Utah) eine AIDS-Tagung stattfinden. Ich war der Tagungsleiter und sollte einen Einführungsvortrag halten. Als Vertreter des Pasteur-Instituts war mein Freund Chermann anwesend; er sprach über die letzten Befunde der Pasteur-Gruppe mit dem zusätzlichen Nachweis »LAV-artiger Retroviren«. Er präsentierte keinerlei Hinweise, daß sie bei der Vermehrung von LAV (BRU) in einer Zellinie Fortschritte gemacht hätten; ihre Tests, mit denen sie im Serum von AIDS-Patienten nach Antikörpern gegen das Virus in ihrer Kultur (BRU) suchten – sie züchteten es nach wie vor mit immer wieder erneuerten Blut-T-Zellen –, zeigten immer noch keine klare Verbindung zu AIDS, allerdings wurden die Hinweise immer deutlicher. Die neuen Virusnach-

* Die meisten Artikel wurden bei der Zeitschrift *Science* eingereicht, und dieses Blatt verfolgt, wie auch einige andere, eine Strategie, nach der wissenschaftliche Artikel selbst dann, wenn sie schon angenommen sind, noch zurückgewiesen werden können, wenn die Information schon vorher in der Presse erscheint. Und ich wußte, daß unsere Ergebnisse in der Presse erscheinen würden, wenn DeVita sie in größerem Kreis erwähnte. Ich wußte auch, daß die Ergebnisse in der Publikumspresse falsch verstanden und unrichtig wiedergegeben werden würden. Und, was genauso wichtig war: Es hätte andere Wissenschaftler beunruhigt, wenn die Befunde an die Öffentlichkeit gelangten, bevor sie die Möglichkeit hatten, unsere Arbeiten zu überprüfen. Außerdem wollte ich die Möglichkeit haben, unsere wichtigsten Schlußfolgerungen mit der Pariser Gruppe zu diskutieren. Und schließlich hätte eine Veröffentlichung außerhalb der Fachpresse die Einführung des Bluttests nicht beschleunigt: Bevor unsere Befunde nicht von anderen Wissenschaftlern bestätigt waren, wäre kein verantwortungsbewußter Beamter in dieser Richtung tätig geworden.

weise stammten aber aus Risikogruppen. Die Franzosen hatten eindeutig Fortschritte gemacht.

Ich nutzte meine Zeit am Rednerpult, um einen kurzen Überblick über das Wesen tierischer Retroviren und der HTLVs zu geben und zu beschreiben, was wir über AIDS bereits publiziert hatten. Ich spekulierte auch über unsere Arbeiten und vertrat die Ansicht, die Ursache von AIDS sei wahrscheinlich ein Retrovirus, das sich von HTLV-1 und HTLV-2 vor allem in der rechten Hälfte seiner genetischen Information unterscheidet, also im Bereich der Gene für die Regulation und die Virushülle. Es war ungefähr das gleiche, was ich DeVita gegenüber in einer offiziellen Mitteilung schon im August 1983 geäußert hatte.* Eine oder zwei Minuten sprach ich auch über die allgemeine Bedeutung von Chermanns Vortrag. Ich war aber der Ansicht, ich sollte unsere eigenen Befunde noch nicht offenlegen.

Zumindest einer der in Park City Anwesenden mußte meiner Ansicht nach wissen, daß ich jetzt glaubte, ich hätte genügend Daten für die Behauptung, daß ich den AIDS-Erreger kenne. Es war James Curran von den Centers of Disease Control. Ich bat ihn, uns codierte Blutserum-Proben von AIDS-Patienten, von Personen mit anderen Krankheiten und von gesunden Kontrollpersonen zu schicken. Ein paar Wochen später tat er das, und nochmals einige Wochen später bat ich ihn um eine Unterredung. Der Code wurde entschlüsselt, und bei einem Mittagessen an einem Märztag in Bethesda erfuhr James Curran, daß wir eine Infektion mit dem AIDS-Virus zuverlässig nachweisen konnten.

Kurz danach begab ich mich zu einer Tagung nach San Francisco. Während ich dort war, bekam ich einen aufgeregten Anruf vom Büro des NCI-Direktors. Vince DeVita wünschte eine weitere Bestätigung unseres Befundes, daß ein Retrovirus die Ursache von AIDS ist. Ein Team des NIH unter der Leitung von Ken Sell, der heute an der Emory University in Atlanta arbeitet, hatte öffentlich verkündet, der

---

* Wie sich bei der Analyse der AIDS-Retroviren später herausstellte, liegen die wichtigsten Unterschiede zu den HTLVs tatsächlich in diesem Bereich und in diesen Genen, aber wie wir noch sehen werden, sind sie tiefgreifender, als ich mir hätte träumen lassen.

AIDS-Erreger sei sehr wahrscheinlich ein einzelliger Pilz, der eine immunsuppressive Substanz produziere. Es handelte sich um eine neue Pilzart, und sie setzte *Cyclosporin* frei, die einzige in der medizinischen Wissenschaft bekannte Verbindung, die selektiv die $CD4^{+}$-T-Helferlymphocyten schädigen oder sogar töten kann! Ich bekam sofort Herzklopfen, aber schon bald wurde mir klar, daß die Gruppe unrecht haben mußte. Gibt es nicht einen Ausspruch von Einstein, wonach Mutter Natur nicht grausam, aber auch nicht so einfach ist? Cyclosporin war der einzige Hemmstoff für T-Zellen, den man in der Biologie kannte. Es erschien zu schön, um wahr zu sein. Entscheidender war aber, was wir von Curran und anderen wußten: Die Infusionen, durch die manche Bluterkranken AIDS bekommen hatten, enthielten nur den Blutgerinnungsfaktor VIII, der in ihrem eigenen Blut fehlte. Dieser aus Blut gewonnene Faktor wird so gefiltert, daß Pilze daraus entfernt werden, Viren hingegen nicht.

Die Pilzgeschichte war natürlich falsch.* Aber schon diese Episode zeigt, wie weit die medizinische Wissenschaft selbst Anfang 1984 noch davon entfernt war, ein Retrovirus oder irgend etwas anderes als Ursache von AIDS anzuerkennen; das gleiche gilt für die schon früher erwähnten Berichte von Poiesz und anderen, die noch in dieser späten Phase HTLV-1 selbst mit AIDS in Verbindung brachten, sowie für andere verbreitete Theorien.

Unsere Artikel waren alle zur Veröffentlichung eingereicht. Der erste berichtete über die Entwicklung des Klons H9, der aus der Zelllinie HUT 78 hervorgegangen war, und erörterte die damit beobachtete starke Virusproduktion. Im zweiten Artikel gaben wir bekannt, daß wir das neue Virus bei 48 Personen nachgewiesen hatten: bei 18 von 21 Patienten mit Krankheitserscheinungen, die von den Medizinern zunehmend als »Prä-AIDS« bezeichnet wurden, besonders wenn sie bei Angehörigen von Gruppen auftraten, für die nun bekanntermaßen ein besonders hohes AIDS-Risiko bestand; außerdem

* Offensichtlich waren alle ihre Kulturflaschen mit dem gleichen neuen Pilzstamm verunreinigt. Daß Cyclosporin vorhanden war, wurde aus einer Spektralanalyse der Nährlösung abgeleitet; es stammte, wie man mir sagte, in Wirklichkeit aus einer chemischen Verunreinigung der Kultur.

bei 26 von 72 Patienten mit AIDS; und schließlich bei einem von 21 gesunden Homosexuellen. Weiterhin berichteten wir, daß wir im Blut von 155 gesunden, heterosexuellen Probanden keine Hinweise auf das Virus gefunden hatten.

Wir erörterten auch, warum das Virus unserer Ansicht nach weiterhin als HTLV klassifiziert werden sollte; wir wiesen darauf hin, daß es eine Vorliebe für T-Zellen hat, daß seine Reverse Transkriptase dem entsprechenden Enzym der HTLVs ähnelt und daß es beim AIDS-Virus und den HTLVs Strukturähnlichkeiten gibt, die man im Elektronenmikroskop erkennen kann. Wir nannten auch die Bereiche, in denen das Virus anders zu sein schien, und erwähnten dabei unter anderem auch, daß es sich von den HTLVs in der biologischen Wirkung auf die Zellen und in der Art der in den Zielzellen ausgelösten Immunreaktion unterscheidet.

In unserem dritten und vierten *Science*-Artikel beschrieben wir die Charakterisierung der Virusantigene, also der Proteine in Virushülle und -kern, die mit Antikörpern reagieren: p65, p60, p55, p41 und p24. Der vierte Artikel zeigte insbesondere, daß 88 Prozent der AIDS-Patienten und 79 Prozent der Personen mit Prä-AIDS diese Antikörper zeigten; außerdem reagierte eine von 186 Kontrollproben. Wir identifizierten auch ein bestimmtes Virusprotein mit der Bezeichnung p41 als dasjenige, das die stärkste Antikörperreaktion hervorruft. Diese Artikel wurden in *Science* alle im Mai 1984 veröffentlicht. In dem letzten Artikel – er erschien im Juni 1984 in *Lancet* – berichteten wir, daß wir bei 100 Prozent der AIDS-Patienten eine Antikörperreaktion mit diesem einen Protein gefunden hatten.* Diese Tests mit Patientenseren wurden gewöhnlich mit Proben vorgenommen, die wir in codierter Form erhalten hatten (»Blindver-

* Diese Untersuchungen entstanden in Zusammenarbeit und mit der Hilfe unserer klinischen Kollegen; besondere Erwähnung verdienen Bob Redfield vom Walter Reed Hospital, Jerry Groopman vom New England Deaconness Hospital, Bart Hayes und Tom Palker von der Duke University, Gil White aus North Carolina, Bija Safai vom Sloan-Kettering Memorial Hospital, Mark Kaplan von der Cornell University, James Oleske vom New Jersey Medical Center, Sam Broder und Gene Shearer vom NCI und James Hoxie von der University of Pennsylvania. Da unsere serologischen Befunde sehr umfangreich waren, beschloß ich, die neuesten Ergebnisse mit den Seren, die Jim Curran uns geschickt hatte, nicht in dem Artikel zu verwenden.

such«). Bis uns der Code bekanntgegeben wurde, wußten wir nicht, welche Proben von AIDS-Patienten stammten, welche zu gesunden Kontrollpersonen gehörten, und so weiter.

Nun hätten wir uns eigentlich zurücklehnen und auf die Veröffentlichung unserer Ergebnisse warten sollen. Statt dessen folgte eine der unangenehmsten Zeiten meiner Laufbahn, eine Phase von drei Monaten, die sich zu drei äußerst belastenden Jahren erweiterte. Ironischerweise war dieser Zeitabschnitt gleichzeitig einer der produktivsten in meinem Leben.

Im März 1984 kannten DeVita, Brandt, Curran und ein halbes Dutzend Leute in meinem Labor die Ergebnisse ganz oder teilweise. Im gleichen Monat gab man mir zu Ehren im Labor eine überraschende Geburtstagsparty, die mehrere Stunden dauerte. Jetzt wußte die ganze Gruppe über den Stand der Dinge Bescheid, und alle fühlten sich zuversichtlich, stolz und glücklich. Gespannt warteten wir auf die praktischen Anwendungen, die mit Sicherheit auf unsere Ergebnisse folgen würden, zum Beispiel die Arbeiten zur Impfstoffentwicklung und eine wirksame Medikamentenbehandlung.

Ich entschloß mich nun, die Gruppe am Pasteur-Institut persönlich zu informieren. Nachdem ich an einem wissenschaftlichen Symposium in Zürich teilgenommen hatte, reiste ich nach Paris. Ich hielt dort einen Vortrag, in dem ich die Leukämie-Geschichte von HTLV-1 und HTLV-2 zusammenfaßte, und schloß mit einer kurzen Beschreibung des neuen Virus, das ich HTLV-3 genannt hatte. Ich sagte, meiner Ansicht nach seien unsere mehrfachen Isolate von HTLV-3 mit LAV identisch, diese seien eindeutig die Ursache von AIDS, wir hätten einen Bluttest, und in Kürze würden wir unmittelbare Vergleiche anstellen. Es gab aber einige wichtige Unterschiede. Das wichtigste Protein für den Bluttest war nach unseren Untersuchungen eines, das wir als p41 bezeichnet hatten. Montagnier wies keine Hinweise für ein solches Protein vor und behauptete, Antikörper gegen ein derartiges Protein von LAV würden nicht produziert. Ihre Tests mit Serumantikörpern gegen LAV lieferten auch viel schwächere Ergebnisse als unsere. Ich glaubte aber, diese Schwierigkeiten hingen damit zusammen, daß ihnen die Virusproteine nicht in ausreichenden Mengen zur Verfügung standen, weil sie LAV nicht in einer Zellinie züchten konnten.

Montagnier und Chermann waren freudig erregt. Wie Chermann oft erzählte, konnte er bis zu jenem Moment nicht einmal die Mitglieder ihres eigenen Instituts davon überzeugen, daß sie mit LAV auf der richtigen Spur waren; wie ich bereits erläutert habe, glaubte und spekulierte Montagnier selbst Ende 1983, an der Entstehung von AIDS seien möglicherweise viele verschiedenartige Retroviren beteiligt, und LAV sei nicht der alleinige Erreger. Sie machten zwar Fortschritte, aber es war ihnen eindeutig nicht gelungen, das Virus im großen Maßstab zu produzieren und ihre Isolate im einzelnen zu charakterisieren. Vor kurzem hatten sie eine fruchtbare Zusammenarbeit mit dem CDC begonnen, um ihre Antikörper-Testergebnisse zu verbessern, und schließlich waren sie dabei mit ihrem Virus, was die Blutuntersuchung anging, zu ähnlichen Ergebnissen gelangt wie wir – allerdings nicht mit der gleichen Genauigkeit bei AIDS-Fällen.

Ich setzte die französische Gruppe von meiner Absicht in Kenntnis, unsere Ergebnisse zu publizieren; ich sagte, die Befunde seien sehr umfangreich und würden sicher beträchtliches Aufsehen erregen. Ich schlug vor, wir sollten nach der Veröffentlichung eine gemeinsame Erklärung abgeben und die verschiedenen Viren von beiden Seiten des Atlantiks unmittelbar vergleichen. Diese Idee wurde einhellig begrüßt, und die Stimmung war sehr heiter.

Ein paar Tage später sollte ich im italienischen Cremona an einer Tagung über Tumorviren teilnehmen. Mit mir sollte James Wyngaarden reisen, der NIH-Direktor. Aber bevor ich das Labor verließ, erklärte ich mich zu einem Interview mit Martin Redfearn bereit, einem freien Journalisten aus Großbritannien; er bereitete damals für die BBC eine Sendung über Krebsgene (Onkogene) vor, die im Juni ausgestrahlt werden sollte. Er befragte mich zu diesem Thema, aber dann, zum Schluß, wollte er wissen, ob es irgend etwas Neues über AIDS gebe. Ich bejahte, denn er sagte mir, alle Informationen seien ausschließlich für die Sendung im Juni bestimmt. Das ergab keine Konflikte mit dem Zeitplan für unsere Publikationen.

In der Euphorie dieser Zeit, als es so aussah, als könne nichts schiefgehen, machte ich einen Fehler: Ich sprach mit Redfearn, gab ihm eine Vorstellung davon, wie weit wir waren, und erklärte ihm, er könne sich Material aus unserem Büro geben lassen. Er nahm Kopien von den Artikeln mit, die bei *Science* im Druck waren.

Die Tagung in Cremona begann mit interessanten wissenschaftlichen Themen und vielen Gesprächen mit alten Freunden. Wyngaarden, der nun ebenfalls die Einzelheiten unserer Arbeit kannte, begleitete mich und hielt eine Ansprache über das NIH, seine Unterstützung der Krebsforschung und seine internationale Bedeutung. Von der schönsten Piazza der Welt gingen Zurückhaltung und eine ruhige, meditative Stimmung aus, und die gleiche Wirkung hatte auch die Musik, die für uns auf einer Originalvioline von Antonio Stradivari gespielt wurde, einem der Cremoneser Helden. Aber all das zerstob schnell, als Wyngaarden und ich auf einmal mit Telefonanrufen aus den USA bombardiert wurden.

Man sagte uns, der *New Scientist** sei dabei, einen Artikel mit umfangreichen Informationen über unsere Ergebnisse zu drucken – zusammengesucht natürlich aus unseren in Kürze erscheinenden *Science*-Artikeln. Die Quelle war offensichtlich der freie Journalist Martin Redfearn. Nach einem Bericht, den William A. Check für *The Newsletter of the National Association of Science Writers* im Juli 1984 schrieb, entschloß sich Fred Pearce, der Redakteur des *New Scientist*, zum Abdruck der Geschichte »auf der Grundlage von Artikeln, die in der internationalen Presse zu erscheinen begannen.« ** Außerdem sah es jetzt so aus, als ob auch britische Zeitungen die Geschichte in den Umrissen kannten. Dann hörten die Gesundheitsbeamten in Washington davon. Zwar versuchten britische Wissenschaftler, darunter die Virologen William Jarrett und Tony Epstein (der Entdecker des Epstein-Barr-Virus EBV) sowie Walter Bodmer, ein renommierter

---

* *New Scientist* ist eine in Großbritannien erscheinende, populärwissenschaftliche Wochenzeitschrift (Anm. d. Übers.).

** Ich weiß nicht, ob diese Artikel wirklich existierten. Zumindest hatte Pearce aber eine Rechtfertigung, denn ein paar Wochen zuvor hatte Bob Redfield, ein Freund und klinischer Kollege vom Walter Reed Hospital, dort mit einigen Leuten über die Ergebnisse gesprochen. Irgend jemand von ihnen hatte, wie er mir später erzählte, arglos und aufgeregt anderen auf einer Cocktailparty in Washington davon erzählt. Offensichtlich machte die Geschichte die Runde und erreichte auch zumindest ein paar Zeitungsleute.

Genetiker und Direktor der Imperial Cancer Research Fund Laboratories in London, die Leute beim *New Scientist* von der Unredlichkeit ihres Vorhabens zu überzeugen, aber dennoch berichtete man uns, die Geschichte würde sofort lanciert werden. Und so geschah es auch.

Noch war die Gesundheitsministerin Margaret Heckler nicht ausreichend informiert worden, und *Science* sperrte jegliche Information der Öffentlichkeit bis etwa eine Woche vor dem Erscheinungstermin. (Noch hatten wir einen Monat vor uns.) Glücklicherweise verstand man bei *Science*, in welcher mißlichen Lage wir uns befanden, und ließ die Artikel im Druck. Unter dem Ansturm endloser Telefonanrufe von Journalisten mit »Insiderinformationen« und von Mitarbeitern und Gesundheitsbeamten waren Wyngaarden und ich gezwungen, die Tagung in Cremona vorzeitig zu verlassen und nach Hause zu fliegen.

Die Entscheidung, eine Pressekonferenz abzuhalten und dort unsere Entdeckung des AIDS-Virus bekanntzugeben, traf die Ministerin Heckler. Ich hatte Angst, nicht nur weil ich nicht wußte, wie meine Vorgesetzten meine Rolle beim Durchsickern der Informationen sehen würden, sondern auch wegen meiner Gespräche und Übereinkünfte mit Chermann und Montagnier über eine gemeinsame Erklärung, die wir im Juni abgeben wollten; dieser Termin lag in angemessenem zeitlichem Abstand nach der Veröffentlichung unserer Arbeiten, und bis dahin konnten alle Isolate, die wir hatten, in beiden Labors ordnungsgemäß verglichen werden.* Eine öffentliche Ankündigung oder Pressekonferenz parallel zu den Artikeln in *Science* hatten wir nicht geplant. Aber wenn es stimmte, daß der Erreger bekannt und der Bluttest fertig war, und wenn die britischen Zeitungen, selbst wenn sie nur über spärliche Informationen verfügten, darüber berichteten, dann hatte die Ministerin Heckler vermutlich keine andere Wahl.

Was sich am 23. April vor Hecklers Büro und in dem Pressekon-

* Montagnier und ich gaben im Juni 1984 während einer Tagung in Denver tatsächlich eine gemeinsame Pressekonferenz. Dort behauptete ich, unsere Isolate gehörten fast sicher zum gleichen Virustyp wie LAV / BRU.

ferenzraum selbst abspielte, erinnerte mich an Federico Fellinis Film *Satyricon*. Nie zuvor war ich bei einer Pressekonferenz gewesen, auf der Forschungsergebnisse meines Labors bekanntgegeben wurden. Vielleicht wurde sie dadurch für mich noch seltsamer.

Es begann damit, daß Mark Haddow, Hecklers Assistent, DeVita, Wyngaarden und mich im privaten Kreis beschuldigte, wir hätten die Bekanntgabe verdorben. Wir wußten nicht, wovon er redete, und baten um nähere Informationen. Daraufhin zeigte er uns die Sonntagsausgabe der *New York Times*. Es war jetzt Montag, der 23. April, also einen Tag später.

Auf der Titelseite der Zeitung vom Vortag prangte eine Schlagzeile von Dr. Larry Altman, dem Wissenschaftsjournalisten der *New York Times* und früheren Angestellten des CDC; er schrieb, das Pasteur-Institut habe den AIDS-Erreger gefunden. In Wirklichkeit hatte kein Wissenschaftler des Pasteur-Instituts so etwas behauptet, und ich wußte auch, daß sie dort nichts für die Veröffentlichung vorbereiteten. (Erst ein paar Monate nach unseren Artikeln publizierte das Pasteur-Institut Befunde, und der Inhalt dieser Publikationen war zwar wichtig, aber er enthielt keine klare Verbindung mit der Krankheit und keine Hinweise auf ein Virus in einer Zellinie.) Auf unsere Arbeit ging die *New York Times* überhaupt nicht ein.

Als ich den Artikel in der *New York Times* las, konnte ich mir nicht vorstellen, wie Haddow zu der Schlußfolgerung gelangt war, das NIH könne eine Erklärung ausschließlich zugunsten eines anderen, nämlich des Pasteur-Instituts, abgegeben und Heckler damit vorgegriffen haben. (Außerdem wurde mir klar, woher die *New York Times* ihre Information hatte, als ich den Artikel genau las.) Da Wyngaarden und DeVita, anders als ich, politische Beamte waren, antwortete ich Haddow und fragte ihn, ob er den Unterschied zwischen dem NIH und dem Pasteur-Institut kenne. Nach und nach legte sich die Aufregung ein wenig, und die Pressekonferenz begann.

Als wir den Raum betraten, sahen wir uns einer Masse von Kameras und Reportern gegenüber. Anscheinend war niemand besonders guter Laune. James Mason, der Leiter des CDC, sprach, und ich glaube, Wyngaarden ebenfalls. Hier einige Auszüge aus Hecklers Erklärungen: »...die wahrscheinliche Ursache von AIDS ist gefunden... es wurde ein neues Verfahren zur Massenproduktion des Virus entwickelt... wir haben jetzt einen Bluttest für AIDS, und wir hoffen, daß er in sechs Monaten allgemein verfügbar ist. Das Patent für dieses Verfahren haben wir heute angemeldet... wir können AIDS-Opfer jetzt mit praktisch hundertprozentiger Sicherheit identifizieren... das neue Verfahren wird die Entwicklung eines Impfstoffs ermöglichen, der AIDS verhütet. Wir hoffen, daß ein solcher Impfstoff in zwei Jahren erprobt werden kann... und wie es so oft bei wissenschaftlichen Entwicklungen der Fall ist, sind auch in anderen Labors weitere Entdeckungen gemacht worden, sogar in anderen Teilen der Welt, und auch sie werden letztlich zu dem Ziel beitragen, das wir alle verfolgen: AIDS zu besiegen. Ich möchte hier besonders die Bemühungen des Pasteur-Instituts in Frankreich nennen, das teilweise mit dem National Cancer Institute zusammengearbeitet hat. Sie haben zuvor ein Virus nachgewiesen, das sie mit AIDS-Patienten in Zusammenhang brachten, und in den nächsten paar Wochen werden wir mit Sicherheit wissen, ob es sich dabei um das gleiche Virus handelt, das auch durch die Arbeiten des NCI identifiziert wurde. Wir glauben, es wird sich herausstellen, daß es das gleiche ist.«

Ich sprach auch. Im wesentlichen bestätigte ich, was die Ministerin Heckler gesagt hatte: daß die Ursache von AIDS meiner Ansicht nach unzweifelhaft ein neues Retrovirus sei, das wir HTLV genannt hatten; daß dieses Virus höchstwahrscheinlich das gleiche sei, das auch von einer Wissenschaftlergruppe am Pasteur-Institut gefunden wurde. Ich nannte die Mitarbeiter aus unserer Gruppe, denen die Entdeckung zu verdanken war. Und ich bestätigte, daß ein verläßlicher Bluttest entwickelt worden war, der schnell Menschenleben retten konnte.

Heckler wurde mehrfach kritisiert, weil sie eine Voraussage darüber gemacht hatte, wann wir den Impfstoff haben würden, und sie wurde verspottet, weil sie nicht wußte, wie lange so etwas dauert. Aber es war nicht ihre Schuld. Wir (besonders ich) hatten sie in dieser Frage beraten, und niemand hatte klar zwischen dem theoretisch Machbaren und dem Wahrscheinlichen unterschieden. Nachdem das verursachende Virus in einer ständig wachsenden Zellinie vielen Arbeitsgruppen für die Massenproduktion zur Verfügung stand, erschien die Impfstoffentwicklung in einem Intensivprogramm in ein paar Jahren möglich zu sein. Niemand konnte vorhersehen, welche besonderen Schwierigkeiten das AIDS-Virus machen würde; insbesondere wußte man noch nicht, daß es für derartige Untersuchungen nur wenige Tiermodelle geben würde, mit denen die Arbeit dann auch noch schwierig ist, und daß das Virus von einem Isolat zum nächsten eine beträchtliche Variabilität besitzt.

Die Fragen der Presseleute waren deutlich von dem *New York Times*-Artikel beeinflußt. Die Reporter fragten unmittelbar nach unserem Verhältnis zu den Franzosen. Wir versuchten, die Beiträge beider Labors und unsere Pläne für die weitere Zusammenarbeit zu erläutern. Der *New York Times*-Artikel und die Pressekonferenz fanden ein großes Medienecho – manches davon vernünftig, anderes nicht –, und immer noch waren es vier Wochen bis zur Veröffentlichung unserer Ergebnisse. Viele der Presseberichte, die unseren Erklärungen folgten, erwähnten die Würdigung des Pasteur-Instituts nicht. Andere Berichterstatter zitierten ihre fehlerhaften Kollegen und behaupteten, die französische Gruppe sei überhaupt nicht genannt worden. Seltsamerweise störten sich offensichtlich nur wenige daran, daß wir in dem *New York Times*-Artikel völlig ausgelassen worden waren.

Von dem ganzen Trara waren die Wissenschaftler am Pasteur-Institut verständlicherweise beunruhigt. Wo waren unsere Befunde? (Es waren immer noch einige Wochen bis zur Publikation unserer Daten.) Rechtfertigten unsere Ergebnisse wirklich unsere Schlußfolgerungen? Hatten wir wirklich einen handhabbaren Bluttest? Außerdem empfanden sie natürlich Schmerz darüber, daß ihr früherer Glaube an LAV sich nur geringer Anerkennung erfreut hatte. Aber bevor es besser wurde, sollte es noch schlimmer kommen. Man beschuldigte mich, ich hätte Montagnier sein Verdienst abgesprochen und behauptet, ich sei der alleinige Entdecker des AIDS-Virus – als ob kein anderer auf der Welt an den Arbeiten beteiligt gewesen wäre und, was noch lächerlicher ist, als ob ich die Macht hätte, anderen Wissenschaftlern die Anerkennung ihrer Arbeit streitig zu machen. Am närrischsten waren die Veröffentlichungen von John Crewdson in der *Chicago Tribune*; danach war ein Jahr verloren worden, als ob ich allein die Pasteur-Gruppe daran hindern könnte und wollte, die

Befunde bekanntzumachen und so ihre eigenen Kollegen am Pasteur-Institut – von allen anderen Wissenschaftlern ganz zu schweigen – davon zu überzeugen, daß sie die Ursache von AIDS gefunden hatten. Auf beiden Seiten des Atlantiks machten Wissenschaftler den gleichen Fehler: Sie versuchten, Fragen mit Medienvertretern zu klären, die gar kein Interesse daran hatten, die Probleme zu lösen und die Angelegenheit zu beruhigen. Beide Seiten ließen sich durch Fragen der Presse aufpeitschen, und oft reagierte die eine oder andere Partei auf eine Provokation in einer Weise, die der anderen Seite gegenüber alles andere als fair war. Es war transatlantischer Volleyball mit zu vielen harten Aufschlägen.

Für einige Zeit konnten wir ins Labor zurückkehren und wieder das tun, was wir tun wollten und erwiesenermaßen auch tun konnten: das AIDS-Virus studieren. Im folgenden Jahr taten wir genau das. Es gab viel zu erforschen, und unsere Entdeckungen waren sowohl wissenschaftlich wichtig als auch intellektuell faszinierend. Aber wenn wir geglaubt hatten, wir hätten die Welt der Politik und der Presse hinter uns gelassen, dann sollten wir bald belehrt werden, daß wir bisher nur einen Vorgeschmack erhalten hatten.

Nachdem wir unsere Zellkulturprobleme gelöst hatten, ergaben sich die wichtigsten Befunde der nächsten zwölf Monate aus der Arbeit mehrerer Postdocs, die in großen Zügen von mir und bei einem Teil der molekularbiologischen Arbeiten sowohl im allgemeinen als auch in den täglichen Einzelheiten von Flossie Wong-Staal angeleitet wurden. In der Zwischenzeit wurde entschieden, daß Sarang unsere Kultur mit der Zellinie nach Erscheinen der Artikel in *Science* zu Montagnier bringen sollte, damit er sie für seine wissenschaftlichen Untersuchungen und den Vergleich mit LAV benutzen konnte. Anfang Mai 1984 flog Sarang nach Paris. Wir beabsichtigten, bei uns ebenfalls Vergleiche anzustellen und dazu das LAV zu benutzen, das wir früher erhalten hatten. Sarang ließ unsere Zellinie H9, die das AIDS-Virus HTLV-3B produzierte, bei Montagnier – und begann mit den Experimenten.

Nachdem das Virusgenom in reiner Form zur Verfügung stand, bestand der nächste Schritt darin, es zu klonieren, das heißt, es in bestimmten Bakterien zu vermehren, die das Genom in vielen Kopien herstellen. Ende 1984 war das geschafft. Nun konnten wir das Genom des Virus umfassend charakterisieren und auch an andere Wissenschaftler zur Untersuchung weitergeben. Es folgten schnelle Fortschritte bei der Analyse der Gene mehrerer molekular klonierter Isolate, und bei einigen davon ließ sich auch die Funktion klären. Zu verdanken war das vor allem Wong-Staal, Sasha Arya und Postdocs wie Lee Ratner, Beatrice Hahn, George Shaw, Mandy Fisher und Bruno Starcich in unserer Gruppe. (Ratner und Shaw sind Amerikaner; Hahn kommt aus München, Fisher aus Birmingham in England und Starcich aus Parma in Italien.) Ein Teil dieser Arbeiten enstand in Zusammenarbeit mit William Haseltine in Harvard und Steve Petteway von Du Pont. Unabhängige Untersuchungen von Haseltine und seinen Mitarbeitern Craig Rosen und Joe Sodrowski führten zu weiteren Erkenntnissen über den molekularen Aufbau des AIDS-Virus. (Im nächsten Kapitel wird davon die Rede sein, wie das AIDS-Virus den neuen Namen HIV für human immunodeficiency Virus oder menschliches Immunschwächevirus bekam, aber ich werde das Virus schon von jetzt an mit diesem Namen bezeichnen.)

Wong-Staal erinnert sich noch lebhaft an die Aufregung, die zu jener Zeit in ihrer Gruppe herrschte: »Die Arbeit mit diesem Virus ist so, als ob man mit der Hand in eine Schatztruhe greift. Jedesmal, wenn man hineinlangt, holt man ein Juwel heraus. Es war nicht so wie irgendein tierisches Retrovirus, und wie wir bald erfahren sollten, war es in mehrfacher Hinsicht auch nicht wie die HTLVs.«

In den nächsten paar Monaten entdeckte unsere Gruppe tatsächlich an dem neuen Virus eine ganze Schatztruhe voller faszinierender Einzelheiten. Zunächst zeigten wir die Heterogenität von HIV: Von einem Isolat zum nächsten gibt es im Genom des AIDS-Virus beträchtliche Abweichungen. Bei den HTLVs ist das nur in sehr viel geringerem Umfang der Fall. Andere Experimente von Shaw führten zu der unerwarteten Entdeckung genetischer Sequenzen des AIDS-Virus im Gehirn. Damit veränderte sich das ganze Bild davon, wie die Denkstörungen, die bei AIDS-Patienten bekanntermaßen auftreten, wirklich entstehen. Vor dieser Entdeckung waren die meisten Mediziner der Ansicht gewesen, die Anomalien der Gehirnfunktion im Zusammenhang mit manchen AIDS-Fällen hätten eine Reihe von Ursachen, zum Beispiel *Toxoplasmose*, eine opportunistische Parasiteninfektion. Jetzt vermuteten wir, das AIDS-Virus könne auf die Gehirnzellen unmittelbar pathogen wirken.

Inzwischen hatten Sue Gardner, Popovic sowie unabhängig davon auch Markham und andere in unserer Gruppe entdeckt, daß das Virus nicht nur T4-Lymphocyten, sondern auch Makrophagen* infiziert. Nachdem gezeigt war, daß Virussequenzen auch im Gehirn vorkommen, identifizierten wir die sogenannten Mikrogliazellen** als Zielscheibe des Erregers. Man war bereits der Meinung, daß Mikrogliazellen eng mit den Makrophagen verwandt sind. Langsam sahen die Dinge sinnvoll aus.

Etwas sehr Wichtiges entdeckten Robin Weis in London und seine Mitarbeiter Gus Dagleish und Peter Beverly sowie David Klatzmann, der bei Montagnier in Paris arbeitete: Wie sie zeigen konnten, ist der Rezeptor für das Virus ein Molekül namens CD4 auf der Oberfläche der T4-Helferlymphocyten. Wir und andere stellten fest, daß auch Makrophagen und Mikrogliazellen solche Moleküle tragen,

---

* Wie bereits erwähnt, sind die Makrophagen Zellen, die wie Lymphocyten, Granulocyten und rote Blutzellen aus unentwickelten Knochenmarkszellen hervorgehen. In ihrer Abstammung sind sie enger mit den Granulocyten verwandt und bilden mit diesen zusammen die myeloische Entwicklungslinie. Man findet die Makrophagen im Blut, aber da sie sich zwischen verbundenen Zellen hindurchschieben können, gelangen sie auch ins Gewebe; sie reagieren dabei häufig auf chemische Anziehungssignale, die zum Beispiel von manchen Zellen nach einer lokalen Infektion freigesetzt werden. Makrophagen spielen eine unverzichtbare Rolle in unserem Abwehrmechanismus gegen Mikroben und andere kleine Körperchen. Eine ihrer Hauptfunktionen besteht darin, daß sie das fremde Protein aufnehmen, es weiterverarbeiten (d. h. in kleine Stücke schneiden) und bestimmte Teile davon auf ihrer Oberfläche präsentieren. In dieser Form werden sie dann von anderen Zellen (z. B. den T4-Lymphocyten) erkannt und lösen dort weitere wichtige Immunfunktionen aus.

** Die am besten bekannten und für die Funktion wichtigsten Zellen im Gehirn sind die Neuronen, aber daneben kann man noch einige andere, in Struktur und Funktion unterschiedliche Zelltypen erkennen. Die meisten davon bilden den Hauptteil der sogenannten weißen Gehirnmasse. Welche Funktionen sie erfüllen, ist nicht in allen Einzelheiten bekannt. Unter ihnen sind auch die *Mikrogliazellen*, relativ kleine Zellen, die vermutlich Makrophagen sind und aus dem Blut ins Gehirn gelangen. Wie oft es dazu kommt, weiß man nicht, aber es geschieht häufiger nach Verletzungen.

allerdings in geringerer Menge. Eine andere Ecke des Bildes in unserem Puzzespiel begann Gestalt anzunehmen.

Ungefähr zur gleichen Zeit (Juni/Juli 1984) verglich Wong-Staal das genetische Material aus LAV und unseren Isolaten. In Paris und in unserem Labor wurden die Proteine einander gegenübergestellt. LAV und unsere Isolate mit dem Gattungsnamen HTLV-3, so schlossen wir aus diesen Untersuchungen, gehörten zu demselben Virustyp. Es war geplant, zwei Artikel über die Vergleiche zu veröffentlichen, aber als es dafür Zeit wurde, entschloß Montagnier sich anders. In dieser Phase standen beide Gruppen kurz davor, die Feinanalysen der genetischen Struktur dieser Viren abzuschließen und dabei unter anderem auch die genaue Reihenfolge der Nucleotide in ihrem Genmaterial zu ermitteln. Seiner Ansicht nach machte die nun verfügbare genetische Sequenz alle anderen Vergleiche überflüssig und weit weniger genau: Jeder Wissenschaftler konnte einfach in der publizierten Sequenz nachlesen und darin die enge Verwandtschaft der Viren erkennen. Letztlich bezieht sich der endgültige Vergleich immer auf die Reihenfolge der genetischen Information. Diese Logik schien plausibel, und so stimmte ich zu – eine Entscheidung, die ich später bereuen sollte.

Unsere Sequenz-Feinanalysen waren Ende 1984 abgeschlossen. Die Arbeiten waren das Verdienst der Gruppe von Wong-Staal in Zusammenarbeit mit Bill Haseltine und Joe Sodrowski in Harvard und anderen.* Wir erfuhren, daß das Genom des AIDS-Virus aus 9749 Nucleotiden besteht – zu unserer Überraschung war es deutlich länger als bei den HTLVs. Wie sich außerdem zeigte, besitzt es ebenfalls ein sehr interessantes Gen, das anscheinend dem Gen *tax* der HTLVs entsprach, obwohl es beim AIDS-Virus an einer anderen Stelle liegt. (Es wurde später *tat* genannt.) Außerdem zeigten sich in der HIV-RNA Abschnitte, welche die Vermutung nahelegten, daß HIV ein paar Gene mehr besitzt als die HTLVs. Im Laufe der Zeit stellte sich heraus, daß das stimmt. Zwei davon (sie wurden bald als

---

* In unserer Gruppe spielte Lee Ratner die entscheidende Rolle. Weitere wichtige Beiträge leisteten Steve Petteway und seine Kollegen (damals bei Du Pont) sowie Takis Papas (NCI) und Nancy Chang (damals bei CetoCor, Inc.).

tat und *rev* bezeichnet) ähnelten den zusätzlichen Regulationsgenen (*tax* und *rex*) der HTLVs. Zu vier weiteren Genen gab es bei den HTLVs keine Entsprechung – mit ihnen hatten wir überhaupt nicht gerechnet. (Später stellten wir Mutanten des Virus her, das heißt, wir veränderten bestimmte Abschnitte seines Genoms, im allgemeinen das eine oder andere Gen. Auf diesem Weg konnten wir und andere zeigen, daß HIV manche der zusätzlichen Gene – allerdings nicht alle – für seine Vermehrung braucht.)

Wie ich bereits erwähnt habe, wiesen wir auch nach, daß das Virus relativ instabil ist; wie sich herausstellte, findet man beim Vergleich der einzelnen Isolate beträchtliche Abweichungen. Später brachten wir in Erfahrung, daß sich diese Variabilität auch bei ein und demselben Isolat nach einiger Zeit fortsetzt, das heißt, das Genom eines einzelnen Virus verändert sich sogar dann noch, wenn es bereits eine Zelle infiziert hat; das gab uns eine Vorstellung davon, wie schwierig die Impfstoffentwicklung werden würde. Als unsere Sequenzanalysen abgeschlossen waren, wurde uns klar, daß wir das Virus nicht weiterhin als Mitglied der HTLV-Familie beschreiben konnten, obwohl ich den Namen HTLV-3 weiterhin für logisch hielt (dieser Ansicht bin ich bis heute). Immerhin besitzen auch viele menschliche Papillomviren (Warzenviren) nur wenig Gemeinsamkeiten in ihrer genetischen Information, und dennoch werden sie immer noch mit dem gleichen Namen und verschiedenen Zahlen benannt; die menschlichen Hepatitisviren bezeichnet man nach dem Alphabet, obwohl sie noch nicht einmal zu derselben Virusklasse gehören und sich deshalb viel stärker unterscheiden als HIVs und HTLVs. Andererseits gibt es aber zweifellos viele bedeutsame Unterschiede, und die Gruppe am Pasteur-Institut hatte diesen Punkt als erste ins Gespräch gebracht. Nun war er wissenschaftlich bewiesen.

Am beunruhigendsten war die letzte Entdeckung: Eines unserer eigenen Isolate von HTLV-3B ähnelte LAV viel stärker, als es für unsere anderen Isolate typisch war. Unsere beiden bereits erwähnten Postdocs George Shaw und Beatrice Hahn hatten, schon bevor die eigentlichen Sequenzdaten vorlagen, als erste gezeigt, daß es bei dem Virus von einem Isolat zum nächsten eine starke genetische Variabilität gibt. Sie hatten bei diesen Arbeiten zwei unserer Isolate, nämlich

HTLV-3B und RF, verglichen und dann noch einige andere, damals frische Gewebeproben von Verstorbenen in den Vergleich einbezogen. Aber LAV und unser Isolat 3B waren einander deutlich ähnlicher.

Im Juni 1984 rief ich Montagnier an; ich berichtete ihm von diesem neuen Befund und teilte ihm mit, wie seltsam ich ihn fand. Er schien aber recht wenig erschüttert und bemerkte: »Sie *sollten* sehr ähnlich sein, immerhin ist es alles das gleiche Virus.« Ich bejahte, aber ich sagte ihm auch, unseren Befunden zufolge gebe es Abweichungen zwischen den Isolaten, und diese Daten würden Ende 1984 publiziert. Er meinte, es könne vielleicht verschiedene Untergruppen geben. Wie mir bald klar wurde, bestand die Möglichkeit, daß es sich bei LAV/BRU und HTLV-3B in Wirklichkeit um dasselbe Isolat handelte, das durch eine zufällige Verunreinigung in seinem oder meinem Labor entstanden war.* Ich hielt seine damalige Haltung jedoch für angemessen, denn wen sollte es schon kümmern? Schließlich gab es keinen Zweifel, daß er von Anfang an ein eigenes Isolat hatte, denn ich wußte, daß wir 1983 von ihm ein echtes neues Retrovirus erhalten hatten, und ich wußte auch, daß wir außer dem Stamm 3B noch andere Isolate besaßen. Aber diese Annahme war ein Fehler, der uns viele politische Scherereien bereitete und mir viel Zeit für wissenschaftliche Beschäftigung raubte. Außerdem reizt sie bis heute einige Leute aus der schreibenden Zunft, insbesondere einen besessenen Reporter, nämlich denselben Mr. Crewdson.

Inzwischen arbeiteten wir zusammen mit vielen Kollegen weiter an einigen besonders wichtigen epidemiologischen Studien. Manche

* Der Epidemiologe Stanley Weiss, der heute in New Jersey arbeitet, war zu jener Zeit am NCI und befand sich zufällig in der Nähe meines Büros, als ich dieses Telefongespräch führte. Nach seiner Erinnerung sorgte ich mich mehr um eine Kontamination in Montagniers Labor, und er bestätigt die beschriebene entspannte Haltung. Später hatte ich Grund zu der Annahme, daß die beiden Viren, wenn sie so eng verwandt waren, vielleicht verwechselt wurden (zufällige Verunreinigung) und daß diese Verwechslung wahrscheinlich in meinem Labor stattgefunden hatte. Aber da wir viele andere Isolate hatten und mehrere entscheidende wissenschaftliche Fortschritte erzielt hatten – ganz zu schweigen von den riesigen wissenschaftlichen und medizinischen Problemen, die noch vor uns lagen –, hielten meine Mitarbeiter und ich diese Möglichkeit nicht für schrecklich wichtig.

davon stellten einfach HIV-Infektionen in verschiedenen Ländern und Bevölkerungsgruppen fest. In anderen Untersuchungen unter der Leitung von Robert Redfield vom Walter Reed Hospital, an denen wir ebenfalls beteiligt waren, wurde zum erstenmal eine heterosexuelle Übertragung des Virus nachgewiesen. Zusammen mit Daniel Zagury berichtete ich über die Entdeckung von Viren in T4-Zellen oder Makrophagen, die sich in der Samenflüssigkeit befinden. Derartige Zellen findet man gewöhnlich nur bei Männern mit bestimmten Geschlechtskrankheiten, und deshalb äußerten wir die Vermutung, solche Krankheiten könnten ein Begleitfaktor sein, der die Übertragung des AIDS-Virus begünstigt.

Wir entdeckten und beschrieben in unseren ersten Veröffentlichungen, daß wir das Virus im Blutplasma von AIDS-Patienten in Form freier Viruspartikel gefunden hatten. Es gab also eine Virämie, ein Phänomen, das wir bei den HTLVs nie beobachtet hatten. Salahuddin und ich berichteten in Zusammenarbeit mit Jerry Groopman vom New England Deaconness Hospital in Boston über den Nachweis sehr geringer Virusmengen im Speichel. Wie wir ausdrücklich betonten, änderte sich dadurch nichts an der Schlußfolgerung aus den klaren epidemiologischen Befunden, wonach das Virus nicht zufällig übertragen wird. Dennoch wurde allein der Nachweis des Virus im Speichel in den Medien als sensationelle Neuigkeit dargestellt, und unsere vorsichtige Interpretation dieses Ergebnisses ging in einigen Spekulationen der Presse über die nun zu erwartenden neuen Risiken verloren. Ich fragte mich plötzlich, ob wir uns überhaupt noch einmal entschließen konnten, Ergebnisse einer Untersuchung zum Thema AIDS (sofern sie praktische Bedeutung hatten) zu veröffentlichen, ohne zuvor die emotionalen, gesellschaftlichen und politischen Konsequenzen einer solchen Veröffentlichung zu bedenken. Die wissenschaftliche Entwicklung war jedoch alles in allem aufmunternd. Das Puzzlespiel zeigte sein vollständiges Bild, und wir konnten die Epidemie nun verstehen.

Bis Ende 1985 waren alle diese wichtigen Schritte vollendet. Außerdem hatten mehrere Gruppen, besonders Ron Desrosiers und andere Wissenschaftler vom New England Primate Center in Zusammenarbeit mit Max Essex, Phyllis Kanki und ihren Mitarbeitern, bei manchen afrikanischen Primaten Viren entdeckt, die mit HIV verwandt sind. Essex hatte außerdem Befunde mit Serumantikörpern, nach denen es in Westfrika ein weiteres menschliches Retrovirus namens HIV-2 gibt. Mit dem neu isolierten Affen-Immunschwächevirus (simian immunodeficiency virus, SIV) testeten Essex und Kanki die Seren der Menschen und fanden bei einigen Bewohnern Westafrikas, besonders bei Prostituierten, Antikörper, die stark mit SIV reagierten. Das Reaktionsverhalten war anders als bei Personen, die mit dem AIDS-Virus (HIV) infiziert sind, und deshalb schlossen sie auf ein weiteres menschliches Retrovirus, das sowohl mit HIV als auch mit SIV verwandt ist. Sie glaubten, sie hätten ein Virus aus einer solchen Person isoliert, aber wie sich später zeigte, konnte ihr Isolat auch eine Laborverunreinigung eines SIV-Isolats sein.

Dennoch waren die Beobachtungen und die Entdeckung von Essex grundsätzlich richtig. Es gab tatsächlich ein weiteres Retrovirus, das sich anscheinend zu etwa 50 bis 60 Prozent von HIV unterschied, genau wie man auch bei HTLV-2 etwa 50 Prozent Abweichung von HTLV-1 gefunden hatte. Isolate des neuen Virus kamen bald von Montagnier und seiner Gruppe, dann von einer Gruppe in Stockholm unter Leitung von Gunnel Biberfeld und Erling Norrby, und später von Daniel Zagury und meiner Gruppe sowie von Reinhard Kurth in Frankfurt. Jetzt gab es zwei AIDS-Viren, und bei beiden zeigten sich bei verschiedenen infizierten Personen deutliche Abweichungen zwischen einzelnen Isolaten.

Die wissenschaftliche Meinung war zu dieser Zeit in einem wichtigen Punkt geteilt. Die Gruppe am Pasteur-Institut gewann ihre Isolate aus erkrankten Personen, und sie entwickelten einen Test für ihr Virus unter der Bezeichnung HIV-2 (oder LAV-2), den sie auch patentieren ließen. Sie suchten aber ihr Virus vorwiegend oder ausschließlich bei Personen, die Immunanomalien zeigten und dennoch HIV-1-negativ waren. Wie Essex hingegen feststellte, war HIV-1 in Westafrika nur selten zu finden – diese Region hatte es noch nicht erreicht –, aber HIV-2 kam dort verbreitet vor. Außerdem hatte er bemerkt, daß sich HIV-2 dort häufig bei älteren Prostituierten fand. Wegen des häufigen Vorkommens bei Prostituierten nahm er an, HIV-2 werde vermutlich wie HIV-1 auf sexuellem Wege übertragen.

Da es vorwiegend bei älteren Prostituierten vorkam, war es wahrscheinlich keine neue – oder zumindest keine sehr neue – Infektion der Westafrikaner; und da es in Westafrika auch nur wenig oder gar kein AIDS gab, stellte sich die Frage, inwieweit es sich hier überhaupt um ein AIDS-Virus handelte. In Europa sprach die Presse jedoch bereits von vielen neuen AIDS-Viren (nicht nur wegen dieses zweiten AIDS-Virus, sondern auch wegen der unklaren Vorstellung, daß verschiedene Varianten des ersten Virus verschiedene Viren sind). Die Gruppe am Pasteur-Institut und ihre Mitarbeiter blieben bei der Ansicht, das zweite Virus spiele für AIDS eine wichtige Rolle.

Die Wahrheit liegt anscheinend irgendwo in der Mitte. HIV-2 hat sich bei weitem nicht so wirksam ausgebreitet wir HIV-1, und wie man heute weiß, erzeugt es auch die Krankheit längst nicht mit der gleichen Häufigkeit. Andererseits sieht es so aus, als ob es manchmal AIDS hervorrufen kann, und die Analyse seiner Gene hat gezeigt, daß sein molekularer Aufbau stark dem von HIV-1 ähnelt. Welche feinen Unterschiede sorgen dafür, daß dieses Virus sich so viel langsamer verbreitet als HIV-1, und warum ruft es AIDS so weitaus weniger wirksam hervor? Diese Fragen bleiben unbeantwortet, aber wichtig. Wenn man solche Unterschiede findet und versteht, dann wird diese Erkenntnis nach meiner Ansicht der wirkliche Nutzen der Entdeckung von HIV-2 sein.

Weitere Unterstützung für die These, daß derartige Viren der Schlüssel zu AIDS sind, kam im August 1984 von Jay Levy und seinen Mitarbeitern in San Francisco. Sie hatten HIV ein paarmal nachgewiesen, und es war ihnen gelungen, mit einem davon die Zellinie HUT 78 zu infizieren.

Im September 1984 rief mich Dani Bolognesi von der Duke University an, ein Experte für die Hülle von Retroviren. Er hatte Anfang der siebziger Jahre bei Werner Schäfer am Max-Planck-Institut in Tübingen gearbeitet, und die dortige Gruppe war zum Vorreiter bei der Untersuchung der Strukturproteine und insbesondere der Hülle von Mäuse-Retroviren geworden. Die Wissenschaftler des Max-Planck-Instituts waren auch für die praktische Anwendung ihrer Arbeiten bekannt. So waren sie zum Beispiel auf Hinweise gestoßen, wonach die Hülle dieser Viren bei Mäusen die neutralisierenden Antikörper entstehen läßt, und deshalb lag die Vermutung nahe, daß das Hüllprotein für die Entwicklung jedes Impfstoffs gegen Retroviren von entscheidender Bedeutung sein würde.

Ich hatte Bolognesi kurz nach der Entdeckung von HTLV-1 ermutigt, sich mit menschlichen Retroviren zu beschäftigen. Er und sein Kollege Barton Haynes, ein Immunologe der Duke University, waren in den Vereinigten Staaten sogar die ersten, die HTLV-1 nach unseren Berichten fanden und isolierten. Aber Bolognesi widmete nur einen Teil seiner Zeit dem Studium menschlicher Retroviren. Nachdem die Verbindung zwischen Virus und AIDS feststand, wußte ich, daß wir seine Fachkenntnis brauchen würden, und das sagte ich ihm. Nach meiner Meinung war er in einzigartiger Weise befähigt, einen entscheidenden Beitrag zur Impfstoffentwicklung zu leisten, besonders in der frühen Phase.

Bolognesi ging das Problem energisch an, und in den Jahren 1984 und 1985 trafen wir auf internationaler Ebene eine formlose Verabredung, daß wir uns um die Entwicklung eines Impfstoffs gegen das AIDS-Virus bemühen wollten. Diese Gruppe, HIVAC (HIV vaccine, HIV-Impfstoff) genannt, arbeitet auch heute noch zusammen, indem ihre Mitglieder Ideen, Reagenzien und Informationen untereinander austauschen.

An jenem Tag rief Bolognesi mich aber nicht wegen Impfstoffen an. Nachdem wir HIV in ständig wachsenden Zellinien hatten und seine Gene sowie die Schritte seines Vermehrungszyklus recht gut kannten, verfügten wir über alle Voraussetzungen, um über verschiedene chemische Verbindungen nachzudenken und sie daraufhin zu untersuchen, ob sie das Virus bei bestimmten Vermehrungsschritten hemmen können.

Die Duke University liegt in der Nähe des »Research Triangle« in Durham, North Carolina; es besteht im wesentlichen aus einem großen, parkähnlichen Gelände, auf dem sich die Forschungseinrichtungen mehrerer großer Pharmafirmen befinden. Eine davon ist Burroughs-Welcome. Bolognesi kannte einen der dortigen Wissenschaftler namens David Barry, und die beiden Männer hatten sich für einige der vielen Arzneistoffe zu interessieren begonnen, die bei Burroughs-Welcome in den Regalen standen. Eine dieser Substanzen war von Jerry Horowitz an der Michigan Cancer Foundation in einem vom NCI finanzierten Projekt als Krebsmedikament entwikkelt worden; die Verbindung hatte vor vielen Jahren in der Krebs-Chemotherapie versagt, aber nun sah Barry sie als einen der Wirkstoffe an, bei denen sich der Versuch lohnen würde, ein Retrovirus damit zu hemmen. Tatsächlich hatte Wolfram Ostertag vom Max-Planck-Institut in Göttingen schon Anfang der siebziger Jahre gezeigt, daß diese Substanz die Reverse Transkriptase eines tierischen, leukämieerzeugenden Retrovirus hemmt.

Bolognesi bat mich, ihn zu besuchen und die Angelegenheit mit ihm, Barry und Samuel Broder, dem Direktor des NCI-Programms für klinische Onkologie, zu besprechen. Das Ergebnis dieses Treffens war letztlich die Entwicklung von AZT, das sich als erster Wirkstoff im Labor gegen das AIDS-Virus als wirksam erweisen sollte; es war auch das erste Medikament, das bei Patienten mit AIDS-Symptomen die Sterblichkeit senkte und das Leben verlängerte. Die Arbeit begann als kleine gemeinsame Studie, aber Broder und seine beiden jungen Mitarbeiter Robert Yarchoan und Hiroaki Mitsuya brachten sie wirksam durch das Stadium der Grundlagenforschung bis ins Krankenhaus.

Es war zwar nicht die endgültige Antwort auf AIDS, aber ein erster entscheidender Schritt in der Therapie. Noch wichtiger war jedoch vielleicht etwas anderes: Nun änderte sich eine in der pharmazeutischen Industrie seit langem bestehende Meinung zu der Frage, was man zur Therapie von Viruskrankheiten tun kann und was nicht. Da Antibiotika gegen Viren unwirksam sind, beschränkte man sich bei der Behandlung von Viruserkrankungen herkömmlicherweise auf die Linderung der Symptome und den Versuch, sekundäre bakterielle Infektionen zu verhindern. Nun wurde der Industrie klar, daß man Virusinfektionen möglicherweise auch unmittelbar behandeln kann, selbst wenn es sich um eine so schwere und rätselhafte Krankheit wie AIDS handelt. Das dürfte sich als eine der wichtigsten Nebenwirkungen der AIDS-Forschung erweisen.

Man hat gesagt, die Phase etwa von 1983 bis 1985 sei in der ganzen Medizingeschichte ohnegleichen, was die Geschwindigkeit des Fortschritts im Erwerb grundlegender Kenntnisse über eine menschliche Krankheit betrifft; so schnell sei dieser Fortschritt nur aufgrund der früheren Grundlagenforschung möglich gewesen, besonders in der Immunologie und (ganz besonders) in der Molekularbiologie. Diese Ansicht vertritt beispielsweise Francis Crick in seinem Buch *Ein irres Unternehmen*. Ich stimme ihr zu, allerdings nur bis zu einem gewissen Punkt. Niemand, der mit den Tatsachen vertraut ist, kann leugnen, daß neben der Grundlagenforschung auch die angewandte Krebsforschung, die sich auf das Auffinden und die Analyse krankheitserzeugender Viren beim Menschen richtet, eine mindestens ebenso wichtige Rolle gespielt hat. Das seit langem abgeschlossene Krebsvirenprogramm von John Moloney und NCI verschaffte uns viele Werkzeuge und Hilfsmittel für die Retrovirusforschung. Bis zu seiner Einstellung Ende der siebziger Jahre hat es mehr als jedes andere Programm zum Aufbau des Forschungsgebiets mit den tierischen Retroviren beigetragen, das später für das Verständnis menschlicher Retroviren lebenswichtig war.

So ergaben sich beispielsweise meine früheren Arbeiten mit den HTLVs und dem T-Zell-Wachstumsfaktor (IL-2) nicht ausschließlich aus der Grundlagenforschung. Sie waren auch dazu bestimmt, Ideen zu überprüfen, und diese Ideen hatten das Ziel, solche Viren bei Menschen zu finden und sie mit Krankheiten in Verbindung zu bringen. Und die Erfahrungen mit diesen ersten menschlichen Retroviren gaben uns dann ihrerseits den Hintergrund, die Kenntnisse und die Glaubwürdigkeit, die wir brauchten, um ein Retrovirus als Ursache von AIDS ins Gespräch zu bringen und einen Lösungsweg für das Problem vorzuzeichnen. IL-2 war unentbehrlich zum Züchten der T-Zellen. Ergebnisse der grundlegenden und angewandten Immunologie ermöglichten den Medizinern die Feststellung, daß bei AIDS die T4-Zellen zurückgehen; damit hatte man sowohl ein entscheidendes Kennzeichen der Krankheit als auch eine erste Erkenntnis über den Krankheitsmechanismus.

Zur angewandten Forschung in der Krebsbehandlung gehören beispielsweise das Programm zur unterstützenden Pflege und das Medikamentenentwicklungsprogramm des NCI sowie die Schaffung und Verwendung gemischter Arzneimittel, mit denen sich die Toxizität verringern läßt und die beim Patienten die Wahrscheinlichkeit der Resistenzentstehung senken. Alle diese zusätzlichen Forschungsgebiete sind technisch, logistisch oder theoretisch wichtig geworden oder werden es in Kürze werden, und zwar für die AIDS-Forschung, die Pflege der Patienten mit dieser Krankheit und die Verwaltung der zugehörigen Forschungsprogramme durch das US-Gesundheitsministerium und die heute von Tony Fauci hervorragend geführte AIDS-Verwaltung des NIH. Man konnte langsam anfangen, stolz auf die wissenschaftlichen Fortschritte zu sein und sich auf die verbleibenden Fragestellungen zu konzentrieren. Aber dieser Fortgang der Gedanken und Arbeiten sollte bald durch eine neue Komplikation unterbrochen werden, wie sie nur im Leben eines modernen Wissenschaftlers vorkommen kann.

Ende 1983 hatten Montagnier und seine Mitarbeiter LAV noch nicht einmal eindeutig als AIDS-Erreger identifiziert, und sie konnten es weder in einer Zellinie züchten noch hatten sie einen Bluttest, der LAV mit AIDS in Verbindung brachte; dennoch hatten sie in den USA ein Patent für einen AIDS-Bluttest angemeldet. In Europa hatten sie ebenfalls ein Patent beantragt, aber dieser Antrag war kurzerhand abgelehnt worden. Nach den einschlägigen Patentgesetzen müssen solche Anträge gestellt werden, bevor die patentierbare Erfindung in einer wissenschaftlichen Zeitschrift veröffentlicht wird. In den USA kann man den Antrag noch bis zu einem Jahr nach der Veröffentlichung stellen.

Uns war nicht bekannt, daß die Gruppe des Pasteur-Instituts um ein US-Patent nachgesucht hatte. In den dreißig Jahren meiner Wissenschaftlerlaufbahn hatte ich noch nie einen meiner Befunde patentieren lassen, und auch jetzt hatte ich nicht die Absicht, das zu tun. Aber kurz nachdem wir unsere Befunde bekanntgegeben und den Bluttest angekündigt hatten, kamen Beamte des NIH und des Gesundheits- und Sozialministeriums auf mich zu und forderten mich auf, unseren Bluttest zum Patent anzumelden. (Die Gründe dafür werde ich im nächsten Kapitel erläutern.) Nach der damaligen Rechtslage konnte ich von dem Patent keinerlei persönlichen Profit erwarten. Ich hatte mit Sicherheit keine Ahnung, daß das Gesetz eines Tages so geändert werden würde, daß auch Wissenschaftler aus

Patenten, die unter ihrem Namen angemeldet werden, einen begrenzten finanziellen Gewinn ziehen können. Die Entscheidung meiner Verwaltungsleute, ich solle ein Patent für den AIDS-Bluttest anmelden, zerrte mich wieder einmal aus dem Labor in den Blickpunkt der Öffentlichkeit.

11

Der Streit um den Bluttest: Rivalität und Versöhnung

Der Prototyp des Bluttests stand in unserem Labor Anfang 1984 zur Verfügung; ein Jahr später wurde er von der FDA zur klinischen Verwendung in den USA zugelassen und freigegeben. Obwohl die verschiedenen Firmen schon von allen erforderlichen Methoden ausgehen konnten, die wir in unserem Labor entwickelt hatten, brauchten sie dieses eine Jahr, bis sie den Test für die Blutbanken praktisch anwendbar gemacht hatten. Aber selbst das war, wie Gesundheitsbeamte mir mitteilten, die schnellste Entwicklung von einem Laborverfahren bis zum Krankenhaus und den Bluttransfusionszentren, die sie jemals erlebt hatten. Ein paar ausgewählte Firmen erhielten nichtexklusive Regierungslizenzen und sollten den Test in gegenseitiger Konkurrenz herstellen. Jede davon verfolgte einen etwas anderen Weg. Alle Tests beruhten auf der ELISA-Methode. Da sich aus unseren Befunden ergeben hatte, daß bei der Anwendung durch die Transfusionszentren falsch positive Ergebnisse auftreten würden – was dann auch tatsächlich eintrat –, verwendete man mindestens eine weitere Methode zum Antikörpernachweis, um den Test zu standardisieren und die Testergebnisse zu bestätigen. Die meisten dieser Bestätigungstests bedienten sich der Methode des Western Blot, wie wir es auch in unserem Labor getan hatten, und stellten so sicher, daß keine positiven Ergebnisse übersehen wurden. (Die Tests sind auf Seite 252 beschrieben.)

Wie schon bald deutlich wurde, verhinderte der Test eine viel stärkere weltweite Ausbreitung des Virus. Zum erstenmal verschaffte er den Gesundheitsbehörden Kenntnis darüber, wo, wann und unter welchen Bevölkerungsgruppen sich der Erreger ausbreitete. Mit dem

Tag, als der Bluttest verfügbar war, wurde AIDS zu einem Problem, das man messen und wissenschaftlich bewerten konnte. Darüber waren wir natürlich froh, aber fast zur gleichen Zeit ergaben sich auch einige negative Folgen.

Die ersten kamen aus der wissenschaftlich-medizinischen Richtung. Anfang 1984 führten wir in Tokio die ersten Tests an Bluterkranken durch und stellten fest, daß sie durchweg keine Anzeichen für das AIDS-Virus aufwiesen. Ein paar Monate später war ein beträchtlicher Prozentsatz von ihnen infiziert, weil sie weiterhin Blut oder Blutprodukte aus den USA benutzten, die damals noch nicht getestet wurden. Trotz der Laborerfolge mußte also, wie wir erkannten, auf logistischem, praktischem und politischem Gebiet noch vieles geschehen, um Menschenleben zu retten. Mir war auch klar, daß die Reaktion auf den Bluttest in verschiedenen Ländern nicht einheitlich sein würde. Beispielhaft waren nach meiner Erfahrung die Kanadier, Australier und Schweden. Schon vor der Veröffentlichung unserer Artikel im Mai 1984 kamen Medizinwissenschaftler aus diesen Ländern in unser Labor, machten sich mit der Methode vertraut und brachten sie zu sich nach Hause. Sie waren mindestens ebenso schnell wie wir in den USA in der Lage, ihre Blutvorräte zu schützen. Dagegen sahen die Wissenschaftler in einigen anderen Ländern keine Notwendigkeit, unseren Test zu übernehmen. Ich erinnere mich an europäische Gesundheitspolitiker, die anscheinend gewillt waren, einen eigenen Bluttest zu entwickeln und nicht unseren zu benutzen. Das gelang ihnen auch – nach einiger Zeit.

Eine zweite Schwierigkeit ergab sich aus Äußerungen, die einige schlecht informierte Gesundheitsbeamte in einzelnen Orten und US-Bundesstaaten über den Bluttest abgaben. Leider erschien damals jede Behauptung über AIDS berichtenswert, und so wurden sie landesweit verbreitet und trugen zu der allgemeinen Fehlinformation über AIDS bei. Am konsequentesten und schädlichsten waren Äußerungen, nach denen in Wirklichkeit niemand wisse, was der Test bedeutet; da der Test sich auf die Immunantwort gegen das Virus (Antikörper) stützte, könne er nur einen *früheren* Kontakt mit dem Erreger anzeigen, aber keine Infektion. Manchmal wurde sogar behauptet, er könne auf einen Schutz gegen die Krankheit hindeuten!

Wir wußten sehr gut, was der Test bedeutet. Eine deutliche Antikörperreaktion gegen ein Retrovirus, die zu einer leicht nachweisbaren Antikörperkonzentration im Blutserum führt, bedeutet nichts anderes, als daß ein Retrovirus sich in der betreffenden Person vermehrt. Da Retroviren ihre genetische Information beim Eindringen in die Zelle integrieren, entsteht die Immunreaktion so spät, daß sie keine Schutzwirkung mehr hat. Dieses Prinzip kannten wir durch unsere Erfahrungen mit tierischen Retroviren schon seit langem. Noch bedeutsamer war, daß die Arbeit mit den HTLVs das gleiche gezeigt hatte. Wie wir außerdem aus unseren empirischen Studien wußten, kann man im Blut von Personen, deren Serum die Antikörper enthält, im allgemeinen auch das Virus nachweisen.

Ein drittes Problem waren die Sorgen der organisierten Homosexuellengruppen im Zusammenhang mit dem Test. Sie fürchteten nicht ganz zu Unrecht, der Test könne in unfairer und diskriminierender Weise angewandt werden. Die Behauptung, man wisse überhaupt nicht, was der Test bedeute, verstärkte die emotionalen und weniger vernünftigen Gesichtspunkte dieser Sorge erheblich. Und dann gab es eine unglückliche Tatsache: Der erste echte Fortschritt der AIDS-Forschung, der praktischen Nutzen versprach, schien der Gesamtgesellschaft zu dienen und nicht dem Schutz der Gruppe, die das höchste Risiko trug. Den bereits Infizierten konnte der Test ganz offensichtlich nicht unmittelbar helfen. Nach einer verbreiteten Meinung hatten wir einen »Quarantänegürtel« geschaffen, der die »unschuldige« heterosexuelle Gesellschaft vor der »Schwulenpest« schützen sollte. Diese Anschuldigung war zwar so häßlich, daß sie nur im Flüsterton und nicht in großen Schlagzeilen verbreitet werden konnte, aber sie wurde von denjenigen ausgenutzt, die den staatlich finanzierten Wissenschaftlern am Zeug flicken wollten, weil sie der Meinung waren, wir hätten nichts getan, um die am stärksten betroffene Bevölkerungsgruppe zu schützen. Auf den ersten Blick sieht es zwar tatsächlich so aus, als ob der Bluttest den bereits Infizierten nicht hilft; in Wirklichkeit war er aber der zukunftsträchtige erste Schritt, der letztlich den Infizierten am meisten zugute kommt, oder zumindest war er für den Anfang unverzichtbar.

Mit Hilfe des Bluttests konnten wir grundlegende Erkenntnisse über die Epidemie gewinnen, die für einen vernünftigen Weg zur Kontrolle von HIV unentbehrlich sind. Außerdem wurde durch die Methoden zur Viruszucht natürlich auch die Möglichkeit geschaffen, Medikamente auf ihre Wirksamkeit gegen HIV zu untersuchen. Neben der Untersuchung von Wirkstoffen gegen die opportunistischen Infektionen war das ein Fortschritt, der unentbehrlich war, um infizierten Personen zu helfen, und er betrifft den Kern des Problems.

Patent ist in der Welt der Biowissenschaften ein relativ neuer Begriff. Wie bereits erwähnt, hatten meine Mitarbeiter und ich, wie die meisten Wissenschaftler am NIH, noch nie ein Patent angemeldet. Es brachte keinen Vorteil, das zu tun, und ehrlich gesagt, hätten wir nicht einmal gewußt, wie man es macht. So patentierten wir beispielsweise nie unsere Entdeckungen wie IL-2, HTLV-1, HTLV-2, bestimmte menschliche Onkogene (für diagnostische Tests) oder die Zellinie HL-60. IL-2 wird inzwischen von Immunologen und klinischen Medizinern in großem Umfang zur Therapie mancher Krebserkrankungen eingesetzt; ein Bluttest auf HTLV-1 wird heute vor Bluttransfusionen verlangt; und HL-60 ist eine der meistbenutzten menschlichen Zellinien – all das bringt vielen anderen Profit, ohne daß es patentiert wäre. Aber man sagte uns, der AIDS-Bluttest sei ein Sonderfall und wir müßten ihn patentieren lassen. Seither haben wir Patente für die meisten neuen Entdeckungen angemeldet oder es zumindest versucht, wenn wir glaubten, sie könnten nützliche Anwendungen finden.

Lowell Harmison war ein einflußreicher Angehöriger des Gesundheitsministeriums, der mit Technologietransfer zu tun hatte. Er war bekannt als hart, manchmal rauhbeinig, sehr energisch und fähig zur Lösung von Problemen. Ich lernte ihn kennen, als es um die praktische Anwendung des Bluttests ging. Seine Aufgabe bestand darin, die Viren und Zellinien aus meinem Labor zu übernehmen und sie zur Massenproduktion in die Industrie zu bringen. Gleichzeitig sollte die Industrie auf der Grundlage unseres Produkts den Bluttest entwickeln und nachweisen, daß sich unsere Ergebnisse auch in großem Umfang nachvollziehen ließen. Eigentlich sollten die Firmen den

Test für den landesweiten Einsatz bereitstellen, insbesondere für die Blutbanken und vermutlich auch für die übrige Welt.

Peter Fischinger, Mitdirektor des NCI, sowie Harmison und die Beamten des Gesundheitsministeriums sagten mir, ein Regierungspatent sei erforderlich, damit die größeren und qualifizierteren Firmen sich an den Versuchen beteiligten. Mit nichtexklusiven Lizenzen könne man dann Anreize für die Industrie schaffen, die beträchtlichen Investitionen vorzunehmen, die erforderlich seien. Gleichzeitig hätte die Regierung durch die Lizenzvergabe ein Mittel in der Hand, um unfähige oder sogar betrügerische Gruppen daran zu hindern, den Test allgemein anzubieten.

Die Entscheidungen traf eine Regierungskommission auf der Grundlage einer Zusammenfassung der Firmenanträge. Wir wurden gebeten, die erforderlichen Methoden zu beschreiben und Viren und Zellinien zur Verfügung zu stellen. Unser Patent bezog sich nicht auf ein Virus oder eine Zellinie, sondern auf das Verfahren zur Massenproduktion des AIDS-Virus und seinen Einsatz zum Durchmustern von Blut auf entsprechende Antikörper. Das Ministerium erhielt Anträge von 26 Firmen, und fünf davon wurden schließlich ausgewählt.* Weder meine Kollegen noch ich arbeiteten bei den Firmen, die das Rennen machten, in irgendwelchen Beratungs- oder Verwaltungsgremien zur Finanzierung oder Bewertung der Forschungsarbeiten. Keiner von uns bekam die Anträge der einzelnen Firmen auch nur zu Gesicht. Unsere Rolle im Zusammenhang mit dem Bluttest war nun zu Ende. Wir kehrten zu grundlegenden Untersuchungen ins Labor zurück, und darüber waren wir alle froh.

In diesem Stadium ahnte noch niemand, daß ein Patent einem Staatsbediensteten bedeutsame finanzielle Vorteile verschaffen könnte. Einige Jahre nach der Anmeldung unseres Patents schuf Präsident Reagan die gesetzliche Möglichkeit, daß Angehörige des Staatsdienstes einen kleinen Prozentsatz der Tantiemen für ihre Erfindungen erhalten konnten, und zwar bis zu einem Maximalbetrag

---

* Die erste war Abbott. Es folgten die holländische Firma Organon-Teknika und eine kleine US-Firma namens Electro-Nucleonics. Die letzten waren Du Pont (mit Unterstützung einer kleinen Firma namens BioTech) und Baxter-Travenol mit Genentech.

von 100000 Dollar. Wie sich herausstellte, handelte es sich beim AIDS-Bluttest um eine beträchtliche Summe.

Wie wir später erfuhren, hatte auch das Pasteur-Institut einige Monate vor uns ein Patent angemeldet. Anders als bei unserem war sein erklärter Zweck ein Test für AIDS und nicht ein Bluttest zum Schutz der Versorgung mit Spenderblut. Der französische Test hatte drei Schwachpunkte: (1) Nur 20 Prozent der Seren von AIDS-Patienten hatten in den Studien, die sie veröffentlicht und in ihrem Patentantrag vorgelegt hatten, positiv reagiert; (2) sie fanden keine Antikörper gegen die Hülle des AIDS-Virus, sondern nur gegen seinen Kern, aber entscheidend für einen wirksamen Bluttest ist der Nachweis von Antikörpern gegen *beides*, insbesondere gegen einen Bestandteil der Hülle namens GP41; und (3) hatten sie das Virus noch nicht in einer Zellinie produziert; infolgedessen war die Virusmenge sehr begrenzt, und für die industrielle Produktion hätte man einen Weg finden müssen, um das Virus alle paar Tage in eine frische Probe von Nabelschnurblut eines Neugeborenen zu übertragen. Im großen Maßstab ließ sich so kein Bluttest produzieren. Außerdem hatten sie keine überzeugenden Hinweise, daß das Virus wirklich die Ursache von AIDS ist, und sie versuchten auch nicht, diese Tatsache wegzudiskutieren; ich weiß allerdings nicht, ob das von patentrechtlicher Bedeutung ist.

Die geheimnisvolle Welt der staatlichen Patentbehörden ist für uns alle, Wissenschaftler und andere, undurchschaubar. Unser Patent wurde erteilt. Der Antrag des Pasteur-Instituts wurde dagegen zunächst nicht genehmigt, und das verstärkte die Schwierigkeiten zwischen unseren Gruppen enorm. In dem Bemühen, eine vernünftige Lösung zu finden, traf ich mich mit François Jacob, dem Nobelpreisträger und Präsidenten des Pasteur-Instituts, zu einem langen Abendessen, das mein Freund Daniel Zagury von der Universität Paris irgendwann Ende 1985 arrangiert hatte. Es fand im Haus von Claudine Escoffier-Lambiote statt; sie war damals Wissenschaftsredakteurin der Zeitung *Le Monde* und arbeitete auch im Verwaltungsrat des Pasteur-Instituts. Eine solche Doppelfunktion wäre in den USA kaum möglich. Es wäre so, als säße ein Medizinredakteur der *New York Times* oder der *Washington Post* im wichtigsten Gremium des NIH. Das Abendessen war leicht und köstlich, die Unterhaltung war es allerdings weniger.

Jacob ist eine der großen Gestalten in der biowissenschaftlichen Forschung des 20. Jahrhunderts und ein Mann, vor dem ich die größte Hochachtung habe. Er hielt es für vernünftig, wenn das NIH und das Pasteur-Institut sich die Tantiemen teilten. Ich stimmte zu. Das Pasteur-Institut habe nicht viel Geld, erklärte er, und zumindest ein Drittel der Einnahmen seien doch wohl angemessen für die Leistung ihrer Wissenschaftler, die das Virus als erste richtig beschrieben hatten. (Inzwischen war klar, daß es sich in allen Fällen um denselben Virustyp handelte). Wiederum stimmte ich zu. Er meinte auch, ich sei der wichtigste Beteiligte, und ich könne und solle dafür sorgen, daß es zu einer solchen Vereinbarung komme. Da war ich anderer Meinung. Als staatlich finanzierter Wissenschaftler ohne Verwaltungsbefugnisse glaubte ich nicht, daß ich eine solche Aufgabe übernehmen konnte. Er erklärte mir, wenn keine faire Teilung der Einnahmen erreicht würde, hätten sie keine andere Wahl, als juristische Schritte zu unternehmen, und da ich in der US-Regierung die einzige erkennbare Person im Zusammenhang mit dem Patent sei, sei ich damit in keiner sehr glücklichen Position. Er könne daran nichts mehr ändern, wenn die Dinge erst einmal in den Händen der Anwälte und anderer Instanzen seien. Ich sprach über die Angelegenheit mit James Wyngaarden, dem damaligen NIH-Direktor, und Vince DeVita, dem Leiter des NCI, sowie mit Beamten des Gesundheitsministeriums. Wie ich erwartet hatte, erklärten sie mir, die Sache liege nicht in meiner Hand. Ich beklage mich nicht über ihre Meinung. Sie hatten recht.

Der Prozeß begann, und leider hatte Jacob ebenfalls recht. Firmen für Öffentlichkeitsarbeit wurden eingeschaltet, und die ersten Verdrehungen tauchten auf. Während der nächsten zwei Jahre wurde mein Leben immer wieder von Anwälten und Spannungen bestimmt. In europäischen Zeitungen las ich empörend falsche Beschuldigungen darüber, wie Wissenschaftler des NCI unmittelbar von Abbott, Du Pont und den anderen Firmen, die den Bluttest vermarkteten, Geld erhielten. Diese Artikel wurden geschrieben, bevor eine Gesetzesänderung den Staatsangestellten solche Tantiemen zusprach, und in jedem Fall nannten sie weder die wirklichen Summen noch die Tatsache, daß solche Gelder nicht von den Firmen kamen.

Als mir klar wurde, daß diese juristischen Scherereien sich endlos hinziehen konnten, fing ich an, mir von verschiedenen Seiten Rat zu holen. Zur gleichen Zeit drängte sich das, was eigentlich eine rein juristische Angelegenheit hätte sein sollen, auch in unsere wissenschaftliche Arbeit. In dem herrschenden Meinungsklima konnten wir kaum den Luxus erwarten, uns ausschließlich auf Wissenschaft zu konzentrieren. Selbst relativ belanglose Irrtümer wurden zu Belegen für unsere Niedertracht aufgebauscht. So hatten wir beispielsweise insgesamt drei Artikel für *Science* vorbereitet, die auch eine elektronenmikroskopische Aufnahme von einem oder zwei unserer Isolate enthielten. Aber Jörg Schüpbach hatte an den Proteinen beträchtliche Arbeit geleistet, und er war unentbehrlich für die Entwicklung des Western-Blot-Verfahrens, das in dem HIV-Bluttest klinisch angewandt werden sollte. Er befürwortete mit gutem Grund einen vierten Artikel, der gleichzeitig mit den drei anderen Berichten veröffentlicht werden sollte; darin sollte ein Teil seiner Proteinuntersuchungen beschrieben werden, und er wollte als erster Autor genannt werden. Als wir uns entschlossen, diesen vierten Artikel einzureichen, fügten wir – vor allem zu Illustrationszwecken – ein zusammengesetztes Foto hinzu, auf dem das neue Retrovirus HTLV-3 neben Aufnahmen von HTLV-1 und HTLV-2 in verschiedenen Stadien ihres Lebenszyklus zu erkennen war. Um die ganze Bildserie zu zeigen, mußten wir Abzüge der Aufnahmen für die zusammengesetzte Abbildung auswählen. Versehentlich war einer der Abzüge, die für die zusammengesetze Abbildung verwendet wurden, ein Foto der LAV-Probe, die wir zeitweilig gezüchtet hatten.

Ich hatte von der Sache keine Ahnung, denn wir erhielten nur die fertig zusammengesetzte Abbildung, die aus einem Foto der aufgeklebten Bilder von Viren in den verschiedenen Stadien der Entstehung und des Abknospens bestand, und die einzelnen Isolate des Virus haben die gleiche Struktur und sind am Aussehen nicht zu unterscheiden. Aber der Elektronenmikroskopiker stellte später fest, daß ein Teil der zusammengesetzten Aufnahme ein Foto von LAV war.* Als mir das mitgeteilt wurde, schrieben wir einen Brief an *Science*, in dem wir das Problem erläuterten. In der damaligen Atmosphäre erwies sich das als kostspieliger Fehler. Schon früher hatte ich offen meine Besorgnis über das Verhalten der britischen Zeitschrift *New Scientist* zum Ausdruck gebracht, weil sie unsere Ergebnisse gedruckt hatte, bevor sie in *Science* publiziert waren – die Folge war unsere eilige Pressekonferenz. Nun setzte sich *New Scientist* an die Spitze und druckte einen bösartigen Artikel. John Maddox, der Chefredakteur von *Nature*, und einige britische Virologen, darunter Robin Weiss und William Jarrett, schrieben energische Briefe, die mich unterstützten und harte Worte über die Strategie des *New Scientist* enthielten, aber die Zeitschrift weigerte sich, die wichtigsten davon abzudrucken.

Dann berichtete die französische Gruppe über einen scheinbaren Fortschritt, der sich aber in Wirklichkeit als vorübergehender Rückschlag erwies. Im Juli 1984 berichteten sie, es sei ihnen ebenfalls gelungen, LAV in einer Kultur wachsen zu lassen, aber bei der dazu verwendeten Zellinie handelte es sich um B-Lymphocyten. Das waren überraschende Neuigkeiten, denn bis heute infiziert weder HIV noch irgendein anderes menschliches Retrovirus B-Zellen besonders wirksam. Sie wären wirklich eine seltsame Quelle für die ständige Massenproduktion des Virus. Außerdem ordneten sie ihr Virus nun nicht mehr in die Klasse C der Retroviren ein, sondern in die Kategorie D. Uns fiel auf, daß die von ihnen ausgewählte menschliche B-Zellinie (sie trägt die Bezeichnung BJAB) zusammen mit einer EBV-transformierten Zellinie gezüchtet worden war. Aber wir wußten auch, daß manche europäischen Vorräte dieser speziellen Zellinie mit einem Totenkopfäffchen-Retrovirus verunreinigt waren, das zur Klasse D

* Dazu kam es durch einen Fehler. Als Mika seine Zellkulturarbeiten mit LAV zur elektronenmikroskopischen Auswertung schickte, hatte er sie ordnungsgemäß mit LAV beschriftet. Offensichtlich wählte die technische Assistentin der Vertragsfirma, die die Auswertung vornahm, LAV für eines der Bilder, ohne zu wissen, daß es sich um das Virus der französischen Gruppe handelte. Es war einfach unter der allgemeinen Bezeichnung von AIDS-Viren aus meinem Labor eingereiht worden. Der Name LAV war zu dieser Zeit in der wissenschaftlichen Literatur noch nicht aufgetaucht.

gehört. Montagnier produzierte sehr wahrscheinlich dieses Virus und daneben vielleicht in sehr viel geringerer Menge seinen LAV-Stamm des AIDS-Retrovirus. Später gelang es Robin Weiss, LAV in einer menschlichen leukämischen T-Zellinie namens CEM zu züchten, die wir auch schon erfolgreich mit HIV infiziert hatten. Im Jahr 1985 stellte er sie Montagnier zur Verfügung, der die Isolate der Gruppe am Pasteur-Institut als Lentiretroviren einordnete; in diesem Punkt waren wir uns alle einig.*

Im Sommer 1985 traf ich mich im Haus von Daniel Zagury in Paris mit Jean-Claude Chermann. Zagury ist Immunologe an der Pariser Universität und untersucht besonders die T-Zellen. Wir waren schon seit mehreren Jahren eng befreundet; damals war meine frühere Mitarbeiterin Doris Morgan in sein Labor gegangen und hatte dort mit Studien am Interleukin-2 begonnen. Zagury war auch ein Freund Chermanns und wollte unbedingt, daß das Problem beigelegt wurde. Wie bereits erwähnt, kannte ich Chermann auch schon seit über 15 Jahren. Er ist in Temperament und Wesensart ganz anders als Montagnier, nämlich emotionaler und offener. Wie Montagnier waren auch er und seine langjährige enge Mitarbeiterin Françoise Barré-Sinoussi Fachleute für Gewebekulturen und die Wechselwirkungen zwischen Viren und den Zellen in solchen Kulturen. Aber er hatte auch Erfahrungen in der Retrovirusforschung. Viele Jahre zuvor war er während seiner Ausbildung in Bethesda am National Cancer Institute gewesen und hatte dort bei Peter Fischinger über Mäuse-Retroviren gearbeitet; Fischinger wurde später zum Mitdirektor ernannt und arbeitete dann bei DeVita.

Innerhalb von 45 Minuten schrieben Chermann und ich eine Chronik der wissenschaftlichen Ereignisse, die zur Entdeckung des AIDS-Erregers geführt hatten. Ich glaube, wenn ich nur mit Chermann zu tun gehabt hätte, hätten wir die ganze Angelegenheit an einem Tag gelöst, aber auf beiden Seiten waren auch andere Mächte

---

* Wie Weiss mir später berichtete, teilte Montagnier ihm kurze Zeit später mit, die CEM-Zellen, die Weiss ihm gegeben hatte, seien mit Mycoplasmen verunreinigt. Er (Montagnier) habe die Zellinie deshalb selbst nochmals infizieren müssen. Das bedeutete auch, daß Weiss und sein Institut keinen Anteil an den Patenterlösen erhalten würden, falls solche Gelder an das Pasteur-Institut fließen sollten.

im Spiel. Diese niedergeschriebene Geschichte wurde nie verwendet oder veröffentlicht, und zwar aufgrund einer Bitte, die ich von einem Mitglied des Pasteur-Verwaltungsrats erhielt, nämlich der bereits erwähnten Claudine Escoffier-Lambiote. Da es zur gleichen Zeit auch andere Bemühungen zur Beilegung des Streits gab, kam ich ihrer Bitte nach, aber später habe ich das bereut. Hätten wir die Chronik publik gemacht, wäre es wahrscheinlich schon ein Jahr früher zu einer Einigung gekommen. Diese anderen Bemühungen gingen von verschiedenen Stellen aus. Unter anderem gehörten dazu: Gespräche zwischen den Wissenschaftsattachés der Botschaften und dann mit mir; die Beteiligung von William Walsh, des Direktors von Project Hope, an inoffiziellen Zusammenkünften; häufige Ratschläge und Hilfe des Nobelpreisträgers Howard Temin; und mehr als alles andere der fast missionarische Eifer und eine an Kissinger erinnernde Reisediplomatie von Jonas Salk.

Wir alle kannten Salk durch die Geschichte mit dem Polio-Impfstoff und von kurzen Treffen. Ich war erstaunt, mit welcher Zähigkeit er sich auf unser Problem konzentrierte. Vielleicht waren diese Eigenschaften auch seine wichtigsten Stärken bei seiner Arbeit mit dem Polio-Impfstoff gewesen. Von Zusammenkünften in den Zimmern plüschiger Hotels wie des Ritz Carlton, wo Salk sich in Washington einquartiert hatte, bis zu Besprechungen in Pariser Cafés oder in den barackenartigen Nebenzimmern wissenschaftlicher Tagungen fast überall auf der Welt – Salk widmete die Jahre 1985 und 1986 der Aufgabe, die Harmonie zwischen den an dem Konflikt beteiligten Instituten und Labors sowie insbesondere zwischen den betroffenen Personen wiederherzustellen. Mit besessenem Engagement setzte er Diskussionen zwischen Montagnier und mir in Gang und drängte uns, eine Reihe von Erklärungen über die wissenschaftliche Geschichte des AIDS-Virus zu schreiben, neu zu schreiben und auszufeilen; ihre Fertigstellung, so glaubte Salk, würde zu einer Übereinkunft führen. Aber das war nur ein Teil des Problems. Dahinter standen die Übereinkünfte der Juristen und Institutionen, die irgendwie vorankamen. Parallel zum Fortgang der wissenschaftlichen Geschichte verliefen die Botschaftsdiplomatie und die engagierte Arbeit zweier Anwälte des US-Gesundheitsministeriums, nämlich des Chefberaters Ron Robertson und besonders seines Mitarbeiters Robert Charrow; diese beiden und ihre Gegenspielerin Ira Milstein, die das Pasteur-Institut vertrat, brachten nach meiner Vermutung die Übereinkunft zuwege.

Die jährliche internationale AIDS-Konferenz wurde 1986 in Paris abgehalten. Die produktiven Gespräche waren recht schnell vorangekommen. Nach meiner eigenen Empfindung waren die Fragen, in denen man uneinig war, recht nebensächlich; die Argumente waren abgedroschen und für die Wissenschaftler beider Seiten von untergeordneter Bedeutung. Die Fragen, auf die sich unsere Aufmerksamkeit richtete, waren wissenschaftlicher Natur. Aber wegen des riesigen Medieninteresses an der AIDS-Forschung und wegen des amerikanisch-französischen Problems herrschte dennoch hohe Spannung. Nach meinem Grußwort wurde ich von der Presse mit Fragen zu beiden Gesichtspunkten überhäuft. Salk spielte wieder einmal eine diplomatische Rolle und hielt mich in der Herrentoilette versteckt, bis mein Adrenalinspiegel wieder seinen Normalwert erreicht hatte und die Presseleute verschwunden waren; dann arrangierte er eine geplante Diskussion mit Reportern, und zwar so, daß weitaus weniger mit einer emotionalen Reaktion von mir zu rechnen war.

Vier Monate später waren meine Kollegen und ich wieder in Paris, diemal zur Jahrestagung der Pasteur Vaccine Company. Während des zweijährigen Patentstreits war der wissenschaftliche Austausch nie abgerissen, und deshalb war es keineswegs verwunderlich, daß wir an dieser Tagung teilnahmen. Es wurden umfangreiche wissenschaftliche Informationen vorgetragen, aber wie bei früheren und bis vor kurzem auch bei späteren Tagungen über Impfstoffe gab es keine wichtigen Fortschritte. Ich war enttäuscht. Nicht enttäuscht war ich dagegen über die veränderte Atmosphäre. Es waren nicht nur die Schönheit und Wärme eines Herbsttages in Paris, die den Unterschied deutlich machten; die Stimmung war entschieden von ausnehmender Freundlichkeit. Außerdem zollten kurz danach auch die Lasker Foundation und einige andere der amerikanischen und der französischen Wissenschaftlergruppe die gleiche Anerkennung.

Das nächste Mal traf ich Montagnier am 23. März 1987, meinem fünfzigsten Geburtstag. Ich war auf dem Rückweg von einer kurzen

Tagung in Europa und unterbrach die Reise, um meinen alten Freund Prakash Chandra zu besuchen, der Direktor des Instituts für molekulare Medizin an der Universität Frankfurt ist. Ich wollte dort mit ihm über einige virushemmende Chemikalien sprechen und meinen Geburtstag mit deutschen Freunden feiern. Daraus ergab sich ein Vorteil: Ich hatte die Gelegenheit, ein paar Stunden mit Montagnier zu verbringen und mit ihm die letzten Gesichtspunkte einer wissenschaftlichen Chronologie der Ereignisse niederzuschreiben, die dann in der britischen Zeitschrift *Nature* veröffentlicht wurde. Wir einigten uns auch über den Gattungsnamen des Virus. Die Bezeichnung menschliches Immunschwächevirus (human immunodeficiency virus, HIV) war bereits von anderen als geeigneter Name empfohlen worden, weil so die beherrschende Rolle des Virus als Ursache von AIDS anerkannt wird. Bald darauf besuchte der französische Premierminister Jacques Chirac die USA und gab dort zusammen mit US-Präsident Reagan die Einigung bekannt.

Die Übereinkunft hatte die unmittelbare Auswirkung, daß ein bestimmter Prozentsatz der Patenterlöse für den Bluttest dem Pasteur-Institut und dem NIH für Forschungszwecke zugewiesen wurde. Das restliche Geld floß der neuen Welt-AIDS-Stiftung zu, in der Wyngaarden, Raymond Dedonder (der Direktor des Pasteur-Instituts), Montagnier, ich und die Rechtsanwälte (Robertson und Milstein) Vorstandspositionen innehaben. Das Ziel der Stiftung ist es, diese Gelder der AIDS-Forschung in bedürftigen Ländern zukommen zu lassen. Ihre ersten Projekte werden wahrscheinlich in erheblichem Umfang dazu beitragen, daß Blut auf HIV getestet wird.

Im Sommer 1987 gab die amerikanische Gesellschaft für AIDS-Forschung (AMFAR) eine Benefizveranstaltung, für die sie als Teilnehmer den Präsidenten Reagan mit seiner Frau und Elizabeth Taylor gewinnen konnte. In Frankreich fand gleichzeitig mit der Unterzeichnung der Übereinkunft ebenfalls eine Gala-Benefizveranstaltung für AIDS statt. Unter den dortigen Teilnehmern waren Madame Chirac, Prinzessin Caroline von Monaco, der englische Schauspieler Michael York und die Sängerin Shirley Bassey. Die Wissenschaftlerteams aus Frankreich und den USA nahmen ebenfalls an diesen Veranstaltungen teil.

Im Jahr 1988 schrieben Montagnier und ich für die Zeitschrift *Scientific American* eine detailliertere Geschichte der Ereignisse, die zur Entdeckung von HIV, seiner Identifizierung als AIDS-Erreger und der Entwicklung des Bluttests geführt hatten.* Angeregt wurde der Artikel von Jonathan Piel, dem Herausgeber des *Scientific American*, sowie durch die Arbeit des energiegeladenen und außergewöhnlich kenntnisreichen Wissenschaftsjournalisten John Benditt. Es war die Oktoberausgabe 1988, die ganz der AIDS-Forschung gewidmet war. Im Juni hatte in Stockholm die internationale AIDS-Konferenz stattgefunden. Bill Blattner schrieb für das Oktoberheft 1988 des *Scientific American* einen Artikel, in dem er eine kenntnisreiche, kritische und informative Besprechung des populären AIDS-Buches *And the Band Played On* von Randy Shilts liefert; darin beschreibt er auch, in welchem Kontrast die Atmosphäre in Stockholm zu den beiden vorangegangenen AIDS-Tagungen stand. Die Tagung in Stockholm war zwar noch größer und lauter als die von Paris 1986 und Washington, D.C., 1987, aber sie strahlte das Gefühl von einem Team aus, das zusammenarbeitet, um ein Problem zu lösen, und sie versprach gute Kollegialität, Freundschaft und Kooperation. Es war der beste Moment, an den ich mich in der AIDS-Forschung erinnern kann.

Nach einem alten Sprichwort ist derjenige, der die Geschichte vergißt, dazu verdammt, sie noch einmal durchzumachen. Das stimmt sicher, aber wenn man an der Vergangenheit festhält, kann das auch die Zukunft zunichte machen. Deshalb möchte ich nicht allzu viel darüber nachdenken, welche anderen Wege es in der Vergangenheit gegeben hätte. Aber manchmal komme ich dennoch nicht umhin, zurückzudenken und zu überlegen, wo ich falsch gehandelt haben könnte. Zwar kann ein Staatsbediensteter – selbst wenn er Wissenschaftler am NIH ist – nur schwer abschätzen, wieviel Einfluß er hat, aber ich zweifle kaum noch daran, daß ich mich stärker hätte durchsetzen sollen und können, um die Ereignisse zu steuern, die mich so stark betrafen.

---

* In deutscher Sprache ist dieser Artikel im Dezemberheft 1988 der Zeitschrift *Spektrum der Wissenschaft* erschienen (Anm. d. Übers.).

Aber ich weiß, daß die Dinge auch auf der anderen Seite des Atlantiks besser hätten laufen können. Letztendlich bin ich froh, daß die Angelegenheit produktiv gelöst wurde. In ihrem Buch *The AIDS Bureaucracy* von 1988 stellt Sandra Panem eine angemessene Sichtweise dar, wenn sie schreibt: »Ungeachtet der *politischen* [im Original kursiv] Einigung über die Frage, wer das AIDS-Virus entdeckt hat [und, so kann man hinzufügen, wer den Bluttest entwickelt hat] und wer mit Nobelpreisen oder öffentlichen Schmähungen bedacht wird, hat die Erkenntnis vom Mai 1984, daß HTLV-III/LAV die Ursache von AIDS ist, die Art der Bewältigung der Epidemie grundlegend verändert. Vor dieser Zeit tappte die AIDS-Forschung im Dunkeln; danach hatte sie eine Richtung. Die Wissenschaftler konnten darangehen, die Tests spezifisch auszurichten und Strategien zur Behandlung und Vorbeugung zu entwickeln. Koordination und verstärkter Einsatz von Mitteln waren schon immer wünschenswert, aber nun wurden sie unabdingbar. Damit veränderte sich die Diskussion über die Forschungsausrichtung ebenso drastisch wie die Fragen der Informationspolitik.«

IV

AIDS-Forschung und AIDS-Politik aus der Sicht des Wissenschaftlers

12

Der Alarm

Die Jahre nach der ersten Beschreibung von AIDS (1981–1982) und die Zeit des intensiven Entdeckens (1983–1985) waren auch Jahre der Verwirrung, der fehlgeleiteten Feindseligkeiten und der gelegentlichen Panik. AIDS wurde gebraucht und mißbraucht, um einzelne Interessen oder Vorurteile durchzusetzen. Trotz der Fortschritte bei der Erforschung der Krankheit und trotz umfangreicher Aufklärungsarbeit gibt es solche Bestrebungen auch heute noch, wenn auch in geringerem Umfang.

Als sich herausstellte, daß AIDS zu einer ernsthaften Epidemie werden würde, kam es bei vielen Leuten zu Überreaktionen und dem Versuch von Schuldzuweisungen. So spielte beispielsweise ein einflußreicher Politiker in Bayern, der von einem Landarzt beraten worden war, mit der Idee von Lagern für AIDS-Infizierte. Der Landarzt hatte in den Jahren nach dem Zweiten Weltkrieg in Schweden gelebt und war ein selbsternannter AIDS-Experte; er schrieb Schmähschriften und ein Buch, das den Höhepunkt der Bangemacherei darstellte. Um seine Warnungen zu verbreiten, konstruierte er raffinierte Szenarien: So werde zwar behauptet, daß das Virus nicht unabsichtlich übertragen werden kann, aber was, so fragte er, geschieht bei einer bestimmten Verkettung von Vorfällen in einem Friseursalon? Mit Unterstützung der besten wissenschaftlichen Illustratoren reicherte er das Buch mit zahlreichen farbenprächtigen, wissenschaftlich-künstlerischen Abbildungen an. Auch einige wirklich wissenschaftliche Bilder von Zellen und Viren fügte er hinzu, von denen er ein paar von mir erhalten hatte. Da war es kein Wunder, daß ich Mitte der achtziger Jahre bei einer Reise in die Bundesrepublik Deutschland viele Befürchtungen über zufällige Übertragung hörte.

Aber schließlich behielten die kühlen Köpfe und solide Wissenschaft die Oberhand: Wissenschaftler in Bayern (zum Beispiel Friedrich »Fritz« Deinhardt, Direktor des Max von Pettenkofer-Instituts in München), in Frankfurt (Reinhard Kurth, Präsident des Paul Ehrlich-Instituts) und in Berlin (zum Beispiel die Professoren Karl O. Habermehl, Hans Gelderblom und Meinrad Koch) kämpften erfolgreich gegen derartigen Unfug.

Im Jahr 1988 kam ich wieder nach Deutschland, um eine Vortragsreihe bei Boehringer-Ingelheim zu halten. In Ostberlin versuchte ich vergeblich, mich mit einem Professor Segal zu treffen; er hatte sich die Meinung gebildet und aktiv vertreten, HIV sei von einem Wissenschaftler der US-Regierung erschaffen worden, und zwar mit Unterstützung der Frederick Cancer Research Facility im Bundesstaat Maryland. (Diese Einrichtung diente früher zum Teil tatsächlich der Militärforschung, die auch Studien zur biologischen Kriegsführung umfaßte, aber sie war von der US-Regierung schon lange zuvor aufgegeben worden.) Wie man mir erzählte, ist HIV nach Segals Hypothese eine Kombination aus HTLV-1 und dem Visna-Virus, einem Lentiretrovirus der Schafe, und wurde mit der DNA-Rekombinationstechnik hergestellt. Das ist eine interessante Ansicht, denn sie erscheint, oberflächlich betrachtet, wissenschaftlich verblüffend sinnvoll: Danach würde der HTLV-Anteil vermutlich die Fähigkeit beinhalten, den Menschen und insbesondere seine T-Zellen zu befallen, und der Visna-Bestandteil wäre für die Ausrichtung auf Makrophagen und die starke Mutationsfähigkeit verantwortlich. Das Problem ist nur, daß es HIV nachgewiesenermaßen schon lange vor der Erfindung der DNA-Rekombinationstechnik gab. Außerdem erkennt man nur eine geringe Verwandtschaft zwischen den veröffentlichten Gensequenzen von HTLV-1 und HIV, und auch zwischen den Sequenzen von Visna und HIV gibt es nur eine schwache genetische Ähnlichkeit.

Diese Meinung war einfach dumm, boshaft oder beides. Aber manche Leute sind anscheinend bereit, jeden Unsinn zu glauben, solange er ihre Vorurteile bestärkt oder ihre Politik unterstützt. Ein Teil der seriösen osteuropäischen Presse schenkte ihr eine Weile lang Glauben, und es gab viele Amerikaner, die solche wilden Anschuldigungen für wahr hielten, trotz der vielen Versuche der dortigen Wissenschaftler, sie als absurd zu entlarven. Für geraume Zeit kursierten derartige Geschichten in weiten Kreisen – auch unter Leuten, die es eigentlich besser hätten wissen müssen –, und das mit gefährlichen Folgen. Gelegentlich wurde mein Leben und das anderer amerikanischer Wissenschaftler oder Wissenschaftsverwalter bedroht. Als ich einmal an der Brown University einen Vortrag hielt, verkündete ein junger Mann, der einen Kasten in der Hand hatte, er werde mich töten, weil ich solche Dinge getan hätte. Ähnliche Vorfälle gab es auch am NIH. Und, was noch schlimmer war: Für möglich oder zumindest bequem hielten eine solche Theorie auch manche afrikanischen Politiker, die sich in die Defensive gedrängt fühlten, weil die Wissenschaftler mehr und mehr erkannten, daß HIV vermutlich aus den ländlichen Gebieten Zentralafrikas stammt.

Aber bei jeder dieser politischen Hetzkampagnen gab es Wissenschaftler aus der ganzen Welt, die in gemeinsamer Arbeit der Wahrheit wieder Geltung verschafften. Eines meiner Lieblingserlebnisse in diesem Zusammenhang spielte sich in Erice ab, einer sehr kleinen Stadt auf dem Gipfel eines Tafelberges an der Nordwestküste von Sizilien. Es ist eine alte Stadt mit normannischer, römischer, griechischer und vorgriechischer Geschichte. Mit einem phantastischen Blick auf die weiter entfernten Berge und die flache Küste von Marsala befinden sich dort die Ruinen eines griechisch-römischen Venustempels. Dieser ruhige Flecken ist Schauplatz eines Kurses für junge Wissenschaftler über neue Themen der Physik, dessen Hauptzweck die Förderung des internationalen Austausches ist. Zu seinem Programm gehören auch einige Veranstaltungen mit biologischen Themen, und als ich mich in diesem Rahmen mit Lymphocyten beschäftigte, bat man mich um einen zusätzlichen Vortrag; unter den Zuhörern waren auch zehn sowjetische Physiker, die besonders interessiert daran waren, etwas über Retroviren zu hören.

Als ich geendet hatte, fragten sie mich nach meiner Meinung zu der Behauptung, das AIDS-Virus sei von Menschen in den USA erschaffen worden. Meine Antwort war schnell, aber schlüssig, und ihre Reaktion bestand aus Freude und Applaus. Einer von ihnen (ich glaube, es war Professor Eugene Walichow aus Moskau) versprach mir, das

Problem wichtigen Personen zur Kenntnis zu bringen, die den neuen sowjetischen Staatschef Michail Gorbatschow kannten. Ich weiß nicht, ob dieser Mann für das verantwortlich war, was sich ein paar Wochen später ereignete: In einer offiziellen sowjetischen Verlautbarung wurde die Ansicht verurteilt, es gebe in den USA oder anderswo ein von Menschen erschaffenes Virus.

Eine zweite positive Auswirkung dieser Tagung ergab sich aus einer Fernseh-Pressekonferenz. Ein Reporter stellte mir fast die gleiche Frage, aber auf andere Weise: »*Könnte* man das AIDS-Virus zur biologischen Kriegführung benutzen?« Ich antwortete, das sei praktisch unmöglich, weil kein Land den Erreger unter Kontrolle halten könnte. Und ich fügte hinzu, das AIDS-Virus würde vielmehr dazu beitragen, wissenschaftliche Offenheit und Zusammenarbeit zwischen den Nationen zu erzwingen. Es werde daran mitwirken, die Menschen einander näherzubringen. Antonio Zicchichi sah das Interview zu Hause in Genf im Fernsehen. Zicchichi ist Physiker, und er ist für die Konferenzen in Erice verantwortlich. Außerdem ist er Direktor eines wichtigen internationalen Programms namens World Lab, dessen vorrangiges Ziel darin besteht, Personen im Rahmen nützlicher wissenschaftlicher Projekte zusammenzuführen; besonders handelt es sich dabei um Vorhaben, die Ost und West oder Nord und Süd einander näherbringen.

Er entschloß sich sofort, ein Virusprojekt zu finanzieren, das besonders darauf angelegt sein sollte, in Afrika zu helfen, und bat mich um Unterstützung bei der Leitung des Vorhabens. Er wollte erhebliche Mittel bereitstellen, und meine Tätigkeit sollte beratend und nicht allzu zeitaufwendig sein. Ich sagte zu. Innerhalb eines Jahres hatten wir zwölf Projekte in Gang gesetzt; sie werden von europäischen Wissenschaftlern durchgeführt, und zwar im Kontakt mit Gebieten Afrikas, in denen ein besonderer Bedarf an Untersuchungen und Hilfe besteht.

Panik, Sensationsmache und Überreaktion sind anscheinend zu einem Teil der Angst geworden, die von der Krankheit AIDS ausgeht. Ernsten Schaden können beispielsweise die immer wieder auftauchenden Diskussionen um eine zufällige oder von Insekten verursachte Übertragung von HIV anrichten. Ich habe bereits erwähnt, welche Reaktion auf unseren Befund folgte, daß Viren in geringer Menge im Speichel vorkommen. Eine zweite, hartnäckigere Befürchtung hat mit der Übertragung von HIV durch Mücken zu tun: In Belle Glade (Florida) wurde HIV-positiven Kindern die Einschulung verweigert. In Belle Glade fand sich tatsächlich eine Häufung HIV-positiver Personen. Und in Belle Glade gibt es Mücken. Wie die Wissenschaftler von den Centers for Disease Control jedoch zeigen konnten, läßt sich das Phänomen von Belle Glade leicht durch die bekannten Übertragungswege für HIV erklären, vor allem durch den dort verbreiteten Drogenmißbrauch.

Aber ein paar Journalisten und ein oder zwei Wissenschaftler neigten dazu, in Überschätzung ihrer unvollständigen Kenntnisse scheinbar logische Schlußfolgerungen zu ziehen. HIV wird durch Blut übertragen – das war die Tatsache. Deshalb sind Mücken, die sich von Blut ernähren, die Überträger – das war die falsche Schlußfolgerung. Mein Kollege Phil Markham arbeitete mit einigen Insektenspezialisten zusammen, die zunächst geneigt waren, diese Theorie zu glauben; wie sie aber feststellten, vermehrt sich HIV, anders als der Malariaparasit, in Mücken nicht. Wie sie außerdem beobachteten, können Mücken, die im Labor mit infizierten Zellen aus einem Gewebekultursystem gefüttert werden, das Virus nicht auf uninfizierte Zellen übertragen, mit denen man sie anschließend in Kontakt bringt. Diese Befunde unterstützten die sorgfältigen epidemiologischen Studien der Wissenschaftler des CDC, in denen sich bereits gezeigt hatte, daß HIV nicht von Insekten übertragen wird.

Dennoch kam eines Abends Marcus, mein jüngerer Sohn, zu mir und erklärte, ich sei gerade in den Abendnachrichten des landesweiten Fernsehens dabei, Amerika vor der Insektengefahr zu warnen. Auf dem Bildschirm sah ich eine stumme Videoaufzeichnung von einem Vortrag, den ich Monate zuvor bei der internationalen AIDS-Konferenz in Washington gehalten hatte, und zwar keineswegs über Insekten. Der Moderator sprach den Text und behauptete, ich habe eine Erklärung abgegeben; dabei sah man mich, und mein Mund bewegte sich – klarer konnte der Beweis für den Zuschauer nicht sein. Wie man mir erzählte, entstand das Ganze auf einer Cocktailparty:

Dort hatte ein Kollege, der damals geneigt war, an die Möglichkeit einer Übertragung durch Insekten zu glauben, einem Lokalreporter erzählt, ich sei mit ihm zusammen an der Arbeit über die Mücken beteiligt. Und er hatte es versäumt, dem Reporter von den negativen Befunden dieser Arbeit zu berichten. Von Reporter zu Reporter zum landesweiten Fernsehen, alles innerhalb eines Tages und ohne Rücksprache mit mir! Das war zwar eine der eher sensationslüsternen und inkompetenten Fernsehsendungen, aber es war nicht die einzige in dieser Art. Zwischen 1984 und 1986 gab es mehrere solche Berichte; ich habe dafür keine Erklärung, abgesehen von dem Druck, die tägliche Berichterstattung mit Meldungen im Sekundentakt zu füllen und nicht ins Hintertreffen zu geraten, falls ein anderer Reporter etwas gesagt hat, was ein paar Zuschauer der Fernsehnachrichten aus der sonst üblichen hypnotischen Trance geweckt hat.

Nachdem der Wirbel um die Mücken sich gelegt hatte, gerieten die Insekten leider noch einmal in die Schlagzeilen. Die Ursache waren diesmal einige ungewöhnliche Befunde, über die Jean-Claude Chermann vom Pasteur-Institut berichtet hatte. Im Jahr 1986 hatte er bei der Tagung der Pasteur Vaccine Company in Paris beschrieben, wie er DNA-Sequenzen von HIV in vielen afrikanischen Insekten gefunden hatte – nicht nur in Mücken, sondern auch in Wanzen und Küchenschaben! Das Nachweisverfahren war ungewöhnlich. Seit mehreren Jahren verwendete man eine Methode, die man im Zusammenhang mit DNA als Southern Blot bezeichnet (nach Ed Southern aus Edinburgh*, der das Verfahren als erster entwickelte); wendet man sie mit RNA an, spricht man (in einem englischen Wortspiel) vom Northern Blot. Analog zu dem später entwickelten Western Blot, bei dem Proteine in einem Gemisch getrennt und mit Antikörpern nachgewiesen werden, unterwirft man im Southern oder Northern Blot *gereinigte* DNA- beziehungsweise RNA-Moleküle, die in einem Gemisch in unterschiedlicher Größe vorliegen, einem Trennvorgang. Dann werden die Nucleinsäurefragmente auf ein Spezialpapier übertragen und dort mit einer Sonde durch die bereits früher bekannte Methode der molekularen Hybridisierung nachgewiesen.

---

* Er ist heute Professor am Waltham College der Universität Oxford.

Die Sonde kann man radioaktiv markieren. Wenn es sich um HIV-Sequenzen handelt und wenn solche Sequenzen auch in der untersuchten Probe vorkommen, heftet sich die HIV-Sonde an ihre komplementären Sequenzen (*positive Hybridisierung*). Diesen Vorgang kann man durch *Autoradiographie* sichtbar machen; dazu wird ein Röntgenfilm auf das Papier gelegt. An Stellen, wo die radioaktiv markierte Sonde hybridisiert hat (und deshalb nicht abgewaschen wurde), hinterläßt sie auf dem Film ein Signal. Mit anderen Worten: Man kann mit dieser Methode feststellen, ob eine Nucleinsäureprobe HIV-Sequenzen enthält und wenn ja, wie groß die Fragmente sind, in denen sie sich befinden.

Chermann setzte dieses Verfahren in abgewandelter Form ein: Dabei wird das vollständige Insekt auf dem Papier »zerquetscht«, und das Ganze wird dann mit der Sonde inkubiert. Er nannte das leicht scherzhaft »Quetschblot«. Virus-DNA kann sich nur dann in dem Insekt befinden, wenn HIV das Tier infiziert und sich dann in dessen Organismus aktiv vermehrt (damit seine RNA in DNA umgeschrieben wird). Wenn Küchenschaben keine Menschen beißen, wie infizieren sie sich dann? Nach Chermanns Ansicht kam es dazu, weil die Tiere menschliche Exkremente gefressen hatten. Das würde bedeuten, daß die Insekten nicht nur Blut (oder Zellen mit dem Virus in irgendeiner Form) aufnehmen, sondern daß sie dann auch noch infiziert werden; das heißt, das Virus muß es fertigbringen, in die Insektenzellen einzudringen und seine RNA in DNA umzuschreiben, damit wenigstens ein Teil seines Vermehrungszyklus abläuft. Das wäre aber seltsam, denn in geringer Menge greift HIV sogar menschliche Zellen nur schwach an.

Selbst wenn sich diese Befunde nicht als Artefakte erweisen sollten, besagen sie nur, daß Insekten die Viren aufnehmen können, und nicht, daß sie die Viren auf irgend etwas oder irgend jemanden übertragen. Meiner Ansicht nach liegt die Erklärung allerdings woanders. Ich vermute, diese Insekten enthalten *zelleigene* Gensequenzen, die mit HIV verwandt, aber nicht identisch sind. Könnten sie vielleicht als endogene Proviren die langgesuchten zellulären Urformen von HIV sein?

Daß das AIDS-Virus auf heterosexuellem Wege übertragen werden kann, war von Anfang an klar, und zwar aus mehreren Gründen: Eine solche Übertragung kommt auch bei HTLV-1 und HTLV-2 vor, obwohl diese Retroviren weit weniger infektiös sind als HIV; die epidemiologischen Studien in Afrika wiesen auf heterosexuelle Übertragung hin; und kein Virus kann im ganzen Verlauf der Geschichte nur in der Gruppe der Homosexuellen geblieben sein. Nachdem die ersten Schwierigkeiten beim Verständnis dieser Tatsache überwunden waren, wurde das *Ausmaß* der heterosexuellen Übertragung von manchen Gruppen maßlos übertrieben, am krassesten in einer veröffentlichten Studie von Masters und Johnson, die in Umfang und Anwendungsbereich sehr begrenzt war. Solche schweren Übertreibungen nutzen die Leichtgläubigkeit der Öffentlichkeit aus.

Aber von allen Reaktionen und Gegenreaktionen, die sich in der kurzen Geschichte der AIDS-Epidemie in den USA abgespielt haben, reicht keine an die Frage des Bluttests heran. Ich habe bereits einiges über seine Entstehungsgeschichte und Probleme berichtet. Später kam es wiederholt zu Diskussionen über das Wer, Wann, Wo und Wie eines HIV-Tests. Wir müssen die Epidemie verfolgen, und dazu benötigen wir regelmäßige, umfangreiche Untersuchungen der Bevölkerung. Aber die Medizinwissenschaftler haben immer wieder davor gewarnt, daß Zwangstests diejenigen abschrecken, die einen Test am nötigsten brauchen. Außerdem haben wir oft unfaires und diskriminierendes Verhalten gegenüber Personen beobachtet, die mit einem Virus infiziert sind, das in Amerika und Europa in den meisten Fällen durch homosexuelle Kontakte übertragen wird; allein der Verdacht kann Leben, Karrieren und Freundschaften zerstören.

Darüber hinaus haben die Wissenschaftler immer wieder darauf hingewiesen, wie dumm es ist, AIDS-Patienten die Einreise in ein Land zu verweigern. Die HIV-infizierten, aber derzeit gesunden Personen – und das ist die große Mehrheit der Virusträger – werden nicht abgewiesen, und dabei besteht bei ihnen weit mehr als bei den bereits Erkrankten die Wahrscheinlichkeit, daß sie sexuell aktiv sind und eine mögliche Quelle neuer Infektionen darstellen. Und, was am wichtigsten ist: Wenn wir an dieser Politik festhalten, wird uns das die internationale Mißbilligung eintragen, die es verdient.

Es ist wichtig, ausgehend von den epidemiologische Tatsachen zu einer Diskussion der eher grundlegenden biologischen Fragen im Zusammenhang mit dem AIDS-Virus zu gelangen und zu untersuchen, wie es sein breites Wirkungsspektrum entfaltet. Zu diesem Zweck möchte ich hier die dreizehn Fragen anführen und beantworten, die mir am häufigsten gestellt werden.

1. Welches Ausmaß hat die Krankheit weltweit? Diese und die meisten anderen Fragen nach Zahlen kann man nicht mit absoluter Genauigkeit beantworten. Wegen mangelnder Berichterstattung und Problemen bei der Diagnose sind die Zahlen, mit denen die Epidemiologen arbeiten, nicht so verläßlich, wie es wünschenswert wäre. Die Diagnose wird beispielsweise schwierig, wenn jemand in einem Endemiegebiet für Tuberkulose lebt und an der durch HIV aktivierten Tuberkulose stirbt, denn in solchen Fällen wird als Todesursache möglicherweise nur Tb angegeben. Meist wird bei AIDS-Todesfällen nur die unmittelbare, von den örtlichen Pathologen am leichtesten erkennbare Todesursache genannt, und das ist häufig ein Erreger aus der lokalen Mikrobenflora.

Nach unseren besten Schätzungen gibt es etwa 100000 AIDS-Fälle in den USA und etwa eine Million Fälle weltweit – aber die *nach Berichten* geschätzte Zahl liegt weltweit nur bei 300000.

2. Wie groß ist heute das Ausmaß der Infektion? Auch hier sind die Zahlen ungenau, und zwar noch in weit stärkerem Maße als bei den AIDS-Fällen. Eine Schätzung von einer Million Infizierten in den USA erscheint vernünftig, und nach meiner Ansicht muß die Zahl weltweit bei etwa zehn Millionen liegen.

3. Welches Ausmaß können wir in der Zukunft erwarten? Epidemiologen und andere Gesundheitsbeamte sind fast gezwungen, Versuche zur Beantwortung dieser Frage zu unternehmen, und sie tun das oft mit mathematischen Analysen. Ich mißtraue allen mathematischen Lösungsversuchen für biologische Fragestellungen. Sie sind häufig falsch, weil es schwierig ist, alle Variablen zu erkennen. Einige vernünftige Schätzungen der Zahl zukünftiger AIDS-Fälle sollten möglich sein, wenn man die Zahl der Infizierten, die Zeit zwischen Infektion und Beginn der AIDS-Symptome und die Konstanz von Virus und Begleitfaktoren kennt. Aber wie wir gerade gesehen haben, kennt man die Zahl der weltweit Infizierten eben nicht; allerdings gibt es für die USA, Europa und Teile Asiens vernünftige Schätzungen.

Was die Zeit von der Infektion bis zum Ausbruch von AIDS angeht, hat sich die Schätzung vielfach verändert. Anfangs ging man von ein paar Jahren aus, dann waren es vier bis fünf, dann sieben Jahre; nach der heutigen Schätzung wird über die Hälfte der Infizierten innerhalb von zehn Jahren AIDS bekommen, und die Mehrheit wird irgendwelche Symptome aufweisen. In einer sorgfältigen mathematischen Analyse, die erst vor wenigen Jahren in einer renommierten amerikanischen Fachzeitschrift erschien, wurde behauptet, wenn AIDS nicht innerhalb von 14 Jahren nach der Infektion auftrete, komme es überhaupt nicht mehr zum Ausbruch. Ich bezweifle, daß es heute noch Wissenschaftler gibt, die am AIDS-Virus arbeiten und an diese Behauptung glauben, wenn sie es überhaupt jemals taten. Ein anderer wichtiger Faktor ist die Veränderlichkeit von HIV. Vielleicht sind manche Stämme weniger pathogen als andere. Und schließlich können sich die Begleitfaktoren im Laufe der Zeit ändern, und das kann die Häufigkeit ebenfalls beeinflussen. Läßt man alle diese Bedenken beiseite und richtet man sich nach den umfangreichsten Befunden, dann wird es nach den Schätzungen des CDC allein im Jahr 1991 etwa 74000 *neue* AIDS-Fälle geben, und es wird acht Milliarden Dollar kosten, diese Patienten zu pflegen und zu behandeln. Im gleichen Jahr wird es nach der Vorhersage zu 54000 Todesfällen wegen AIDS kommen.

Wichtiger als die Zahl der AIDS-Fälle ist für den weiteren Verlauf der Epidemie die Geschwindigkeit der Infektion, und die ist weitaus schwieriger vorherzusagen. Sie hängt nicht nur von Begleitfaktoren und Virusvarianten ab, sondern auch vom Verhalten der Menschen und seiner Beeinflussung durch Aufklärungskampagnen und andere Faktoren. Ich glaube nicht, daß man sie genau schätzen kann.

4. *Woher stammt AIDS und das AIDS-Virus?* Da Krankheiten oft in rätselhafter Weise auftauchen und dann wieder verschwinden, ist es leichter, das Verschwinden einer bekannten Krankheit zu verfolgen als das Auftauchen einer neuen. Die Schwierigkeit besteht zum Teil darin, daß es sich möglicherweise um eine alte Krankheit handelt, die aber nun zum erstenmal erkannt wird, weil die historischen Aufzeichnungen lückenhaft sind oder weil früher keine geeigneten medizinischen Methoden zur Verfügung standen. Man muß sorgfältig zwischen seltenen Einzelfällen und einer Krankheitsepidemie unterscheiden. Auch die Syphilis tauchte als Epidemie 1495 zum erstenmal auf, aber vereinzelt gab es sie vermutlich schon früher; in der gleichen Weise verbreitete sich das AIDS-Virus – zumindest in den USA und anderen Industrieländern – mit Sicherheit zum erstenmal in den siebziger Jahren, aber schon bevor es dort zum erstenmal erkannt wurde, existierte es in Menschen.

Man hat inzwischen viele Seren aus den verschiedensten Regionen der Welt, die vor vielen Jahren eingefroren wurden, auf HIV untersucht; meines Wissens haben alle diese Tests ergeben, daß das Virus sich erst vor kurzem weit verbreitete. Andererseits gibt es Hinweise auf vereinzelte HIV-Infektionen in isolierten Bevölkerungsgruppen schon aus den fünfziger und sechziger Jahren, und möglicherweise gab es sie schon viel früher. Belgische Mediziner beschrieben schon Anfang der sechziger Jahre eine Krankheit, die sich in nichts von AIDS unterschied; sie trat bei ein paar Menschen aus ländlichen Gebieten Zentralafrikas auf, die in die Krankenhäuser von Kinshasa (Zaire) kamen. Das früheste Beispiel, das ich kenne, ist ein Bericht über einen norwegischen Seemann, der Ende der fünfziger Jahre eine AIDS-artige Krankheit bekam, nachdem er eine Küstenstadt im mittleren Ostafrika besucht hatte. Es existierten noch Gewebeproben von ihm aus jener Zeit, und die erwiesen sich im Test als HIV-positiv. Es gibt also diese frühen Fallbeschreibungen; in Teilen Zentralafrikas findet man heute die größte Infektionshäufigkeit; HIV-2, der engste Verwandte, ist im wesentlichen auf Äquatorial-Westafrika beschränkt; und mehrere Affenarten sind mit dem verwandten Affen-Immunschwächevirus (SIV) infiziert. Aus all diesen Gründen vermuten wir, daß HIV-1 aus Äquatorialafrika stammt.* Wie bereits erwähnt, ist mindestens eine Form dieses Affenvirus zu 80 Prozent homolog zu HIV-2; dagegen hat noch niemand ein Affenvirus gefunden, das zu mehr als 40 bis 50 Prozent mit HIV-1 übereinstimmt.

Das hat einige meiner Kollegen zu der Vermutung veranlaßt, daß die natürliche Evolution dieser Viren folgendermaßen verlaufen ist: SIV → HIV-2 → HIV-1. Aber das ist nicht leicht einzusehen. Wenn es stimmt, warum findet man HIV-1 dann nicht in Westafrika? Oder warum tauchte HIV-1 in Westafrika jedenfalls erst spät und nur selten auf, wo HIV-2 dort doch häufig ist? Und warum herrscht HIV-1 in Zentralafrika vor, wo HIV-2 selten ist? Es gibt ganz offensichlich ein unbekanntes Verbindungsglied, vielleich ein noch nicht entdecktes, näher mit HIV-1 verwandtes Affenvirus; das würde darauf hinweisen, daß Menschen mindestens zweimal unabhängig mit solchen Affen-Retroviren infiziert wurden: Ein SIV wurde zu HIV-2, und aus einem anderen SIV entwickelte sich HIV-1.** Das wäre keine Überraschung, denn HTLV-1 dürfte sich ebenfalls aus STLV-1 entwickelt haben und von den afrikanischen Affen auf Menschen übergegangen sein. Vielleicht werden wir die Antworten auf diese Fragen nie genau wissen, aber sie sind nicht nur von akademischem Interesse: Wenn wir sie beantworten, können wir vielleicht zukünftige, von Tieren ausgehende Katastrophen wie die Krankheitsübertragung von Tieren auf Menschen verhindern.

Eines ist klar: Ein früher seltenes und in abgelegenen Gegenden beheimatetes Virus wurde relativ häufig und verbreitete sich, und zwar fast sicher aufgrund bestimmter Veränderungen in der Bevölkerungsentwicklung und Lebensweise der Menschen im 20 Jahrhundert. Man kann sich eine stabile Wechselbeziehung zwischen Wirt

---

* In der Frühzeit meiner AIDS-Forschung (Anfang 1983) besuchte mich interessanterweise die freie Journalistin Ann Guidicci Fettner; sie erzählte mit Bestimmtheit, der Herkunftsort und das Ausbreitungszentrum der Epidemie sei eine Flußniederung in der Nähe des Victoria-Sees. Sie behauptete auch, offensichtlich aufgrund ihrer Erfahrungen und Beobachtungen in Zentralafrika, ihrer Meinung nach stamme das Virus von den afrikanischen Grünen Meerkatzen.

** In neuester Zeit gab es tatsächlich Berichte über ein SIV-Isolat aus einem Schimpansen, das mit HIV-1 enger verwandt ist als alle früheren SIV-Isolate.

(Kleinaffen, Schimpansen und Menschen) und Parasit (HIV-1 und HIV-2) vorstellen. In Teilen Äquatorialafrikas dürften die Menschen vereinzelt infiziert gewesen sein. Zu den ersten Infektionen kam es vielleicht durch Kontakt mit dem Fleisch infizierter Affen (Kleinaffen und Schimpansen). Wann das war, läßt sich nicht genau bestimmen, aber manche molekularen Analysen von HIV-1 legen den Verdacht nahe, daß es in den letzten paar Jahrhunderten geschah. Man könnte annehmen, daß die HIV-2-Infektion wesentlich älter ist, denn dieses Virus ist für die endemisch infizierten Westafrikaner weitaus weniger schädlich als HIV-1 für die Bevölkerung im allgemeinen. Andererseits wäre auch denkbar, daß HIV-2 einfach von Anfang an für Menschen weniger pathogen war und ebenfalls erst vor relativ kurzer Zeit den Weg zu den Westafrikanern gefunden hat. Wir wissen es einfach nicht.

Aber wir wissen etwas anderes: Anfangs muß die Infektion, vermutlich in ländlichen Gebieten, eingedämmt worden sein, weil das Virus mit der jeweils erkrankten Person starb. Demographische Veränderungen könnten dieses Gleichgewicht über den Haufen geworfen haben. Die Einflüsse aus Europa bewirkten eine Umstrukturierung der Landwirtschaft. Selbst wenn europäische Technokraten mit den besten Absichten anfingen (Afrika den Afrikanern), waren alte Bevölkerungsgruppen, die anscheinend schon lange zuvor ihre alte Lebensweise verloren hatten, offensichtlich nicht in der Lage, die neuen, von den Europäern übernommenen Methoden beizubehalten, und das dürfte zu Wanderungsbewegungen geführt haben, deren Ziel gewöhnlich die Städte waren. Infolgedessen gab es neue Sexualkontakte und Drogenmißbrauch. Mit Sicherheit hat auch der Flugverkehr und die dadurch entstandene schnelle Zunahme des internationalen Reisens zu der plötzlichen Veränderung im Verhältnis zwischen HIV und Menschen beigetragen. Eine Rolle spielte außerdem die seit der Mitte des Jahrhunderts zunehmende Verwendung von Blut und Blutprodukten zu medizinischen Zwecken, die bis vor kurzem nicht die Vorteile keimfreier Geräte ausnutzte, und auch die intravenöse Verwendung von Rauschgift war von Bedeutung.

5. Wer bekommt AIDS? Wer mit HIV infiziert wird, ist von Region zu Region und von einer Bevölkerungsgruppe zur nächsten unterschiedlich. Wie uns die Untersuchungen mit HTLV-1 gelehrt haben, kann man für eine Region, ein Dorf oder ein Gebiet nicht verallgemeinern. Was an einem Ort richtig ist, gilt nicht für den nächsten. In den USA und Europa stellen homosexuelle Männer, wie von Anfang an, die größte Gruppe der HIV-Infizierten, aber in manchen Gebieten machen auch Drogenfixer einen hohen Prozentsatz aus. In den USA werden 40 Prozent der Kinder, die von infizierten Müttern zur Welt gebracht oder gesäugt werden, ebenfalls infiziert. Auch die Bluterkranken stellen einen kleinen Anteil der Infizierten, aber seit die Spenderblutversorgung überwacht wird, werden AIDS-Fälle, die auf Bluttransfusionen beruhen, in den meisten Industrieländern nach und nach fast bis auf Null abnehmen. Die heterosexuelle Übertragung verläuft wirksamer vom Mann auf die Frau, besonders wenn zusätzlich Geschlechtskrankheiten vorliegen, bei denen die Zahl der weißen Blutzellen (Leukocyten) als Reaktion auf die Infektion erhöht ist, denn damit steigt auch die Wahrscheinlichkeit einer HIV-Übertragung. Wie einige Gruppen gezeigt haben, fördern geschwürartige Schäden ebenfalls die Virusübertragung, insbesondere auch von Frauen auf Männer; solche Schäden gehören zu den charakteristischen Merkmalen mancher wohlbekannter Geschlechtskrankheiten – Beispiele sind Chlamydien, weicher Schanker, bestimmte Herpestypen und Syphilis. Das häufigere Vorkommen solcher Krankheiten in Afrika ist sicherlich die Erklärung dafür, daß auf diesem Kontinent so häufig heterosexuelle Übertragung stattfindet.*

In Asien, Südamerika und Haiti erkennt man auch deutlich die starken regionalen Unterschiede bei der Übertragung menschlicher Retroviren. So breitet sich HIV-1 beispielsweise bereits in Thailand aus und ist dabei, für dieses Land zu einer langwierigen, schweren Belastung zu werden. In China dagegen ist das gleiche Problem nicht von nennenswerter Bedeutung. Rio de Janeiro dürfte zu Beginn der

* Außerdem weiß man nie, ob und wann diese Geschlechtskrankheiten in anderen Gebieten, zum Beispiel in Amerika und Europa, wieder zunehmen. Wenn das geschieht, kann man auch dort mit häufigerer heterosexueller Übertragung rechnen.

Epidemie eine der Städte mit der am häufigsten HIV-verseuchten Spenderblutversorgung gewesen sein; das zeigte sich in einer kleinen Übersichtsstudie, die wir 1984 durchführten, aber viele andere Gegenden Südamerikas waren praktisch HIV-frei. Kurz nachdem wir den Bluttest entwickelt hatten, testeten wir auch eine Reihe von Haitianern, und dabei fanden wir einen der größten Prozentsätze HIV-positiver Personen, den wir Anfang der achtziger Jahre beobachteten. Es gibt aber andere karibische Inseln (zum Beispiel Trinidad), wo der Anteil viel geringer war. Nach meiner Ansicht ist die beste Erklärung für diesen Befund die bessere medizinische Versorgung und Ausrüstung in Trinidad, die zu geringerer Ansteckung durch Blut führt (zum Beispiel keimfreie Kanülen und Spritzen).

Auch andere Faktoren können zu solchen Unterschieden beitragen, beispielsweise Voodoo-Rituale. Am Beispiel Haiti wird auch deutlich, welche phantastischen, neuartigen Dinge Biowissenschaftlern widerfahren können, die auf diesem Gebiet arbeiten. Meine Mitarbeiter und ich wurden von einigen in Haiti arbeitenden US-amerikanischen Medizinerkollegen, die uns Blut geschickt hatten, gebeten und sogar fast angebettelt, die Befunde nicht zu veröffentlichen; das politische Klima war zu jener Zeit so, daß sie glaubten, um ihr Leben fürchten zu müssen.

Zusammengefaßt lautet demnach die Antwort auf diese Frage: Jeder, dessen Blut häufig mit dem Blut anderer Personen in Berührung gelangt, und jeder, der – zum Beispiel beim Geschlechtsverkehr – in engen Kontakt mit den Körperflüssigkeiten infizierter Personen kommt, hat natürlich ein erhöhtes Risiko, AIDS zu bekommen.

6. Welches sind heute die größten Probleme im Zusammenhang mit AIDS? Die Aufmerksamkeit, die man AIDS in den USA geschenkt hat, konzentrierte sich zum größten Teil auf die homosexuellen Männer. Das galt besonders in der ersten Zeit, nachdem man die Epidemie als solche erkannt hatte. Weltweit gesehen, sind aber heute die größeren Probleme die Ausbreitung von HIV in Zentralafrika, Teilen Asiens und vermutlich auch Teilen Südamerikas sowie die ebenfalls weltweiten Probleme der Drogensucht und des anderweitigen Kontakts mit verseuchtem Blut, beispielsweise in Gegenden, wo medizinische Spritzen und Kanülen noch häufig verunreinigt sind – derartiges gibt es auch in Teilen Osteuropas.

Auch Kinder, deren Mütter drogensüchtig sind oder aus anderen Gründen ein hohes Infektionsrisiko haben, sind ein Problem für die Zukunft. In einer Zeit wirtschaftlicher Schwierigkeiten und anderer von Mikroben oder Parasiten ausgelöster Krankheiten trifft HIV-1 Teile Äquatorialafrikas am härtesten. In manchen Gegenden sind dort 20 Prozent der allgemeinen Bevölkerung auf der Straße, 40 Prozent der Krankenhauspatienten und ein fast ebenso hoher Anteil der Soldaten HIV-1-positiv. Von Anfang an gab es Hinweise, daß das Virus durch sexuelle Beziehungen zwischen Männern und Frauen übertragen werden kann. Der Unterschied zwischen Afrika und anderen Regionen hinsichtlich der Übertragungshäufigkeit auf diesem Weg gab Anlaß zu Spekulationen und einigen wissenschaftlichen Untersuchungen.

Die logischste Erklärung und die besten Daten lieferten Frank Plummer und seine Mitarbeiter in Manitoba (Kanada). Wie ich bereits in der vorangegangenen Antwort erwähnt habe, sprechen ihre und andere Befunde für eine Rolle anderer Geschlechtskrankheiten bei der Übertragung von HIV-1, besonders wenn es sich um Krankheiten mit geschwürartigen Schäden der Geschlechtsorgane handelt. Solche Schäden sind bei infizierten Personen wahrscheinlich eine reichhaltige Quelle für HIV. Wie Zagury und ich außerdem feststellten, kommt HIV im Sperma infizierter Männer in Verbindung mit weißen Blutzellen (Makrophagen und T4-Zellen) vor, und solche Zellen sind bei Personen mit Geschlechtskrankheiten wie Gonorrhöe in wesentlich größerer Zahl vorhanden. Solche sexuell übertragbaren Krankheiten sind in Zentralafrika ein äußerst wichtiges Problem. Wenn man HIV und AIDS in diesen Gegenden bekämpfen will, muß man auch an der Beseitigung der anderen Krankheiten arbeiten – es sei denn, man könnte einen HIV-Impfstoff entwickeln.*

* Um Überinterpretationen vorzubeugen, möchte ich klarstellen, daß die heterosexuelle Übertragung von HIV in beiden Richtungen erfolgen kann, also vom Mann auf die Frau und umgekehrt, und zwar auch dann, wenn keinerlei Geschlechtskrankheit vorliegt.

7. Gibt es nicht viel wichtigere medizinische Probleme als AIDS, zum Beispiel Krebs und Herzkrankheiten in den Industrieländern und Malaria, Tuberkulose und parasitäre Darm- und Atemwegserkrankungen in Afrika? Das ist, mit anderen Worten, die Frage: Schenkt man AIDS heute nicht zu viel Aufmerksamkeit, und geben wir dafür nicht zu viel Geld aus? Werden dadurch nicht andere medizinische Gesundheits- und Forschungsprogramme gefährdet? Die Antworten auf solche Bedenken sind – zumindest für mich – kompliziert. Die erste Reaktion muß lauten: Weder Interesse noch Geld, das in die AIDS-Forschung investiert wird, muß mit der Aufmerksamkeit und der Finanzierung für andere Bereiche der medizinischen Wissenschaft in Konflikt geraten. AIDS ist ein *neues, zusätzliches* Problem. Die Gesellschaft sollte den Gürtel an anderer Stelle enger schnallen, aber nicht in den übrigen Bereichen des Gesundheitswesens.

Außerdem nimmt AIDS zu, und seine Ursache ist bekannt. Es gibt Dinge, die man vernünftigerweise tun kann, um die Krankheit zurückzudrängen und eines Tages auszumerzen. Je mehr Kenntnisse wir besitzen, desto mehr Maßnahmen können wir ergreifen. Bei manchen anderen Krankheiten ist das nicht der Fall. Bei der Tuberkulose kennt man die Ursache, und es gibt eine Heilungsmethode. Was würden wir durch weitere umfangreiche Tuberkuloseforschung an Neuem erfahren? Das Hauptproblem bei Tb ist heute logistischer Natur – Entwicklung und Verteilung von Medikamenten und Verbesserung der Ernährung. Tb ist aber auch ein HIV-Problem, denn dieses Virus hat in vielen Fällen dafür gesorgt, daß die Tuberkulose noch zerstörerischer wirken konnte. Das gleiche gilt sogar für die meisten Infektionskrankheiten: HIV verschlimmert sie.

Auch eine andere Tatsache muß man in Betracht ziehen: So, wie die AIDS-Forschung besonders Anfang der achtziger Jahre von Kenntnissen aus anderen Bereichen der Grundlagenforschung und der angewandten medizinischen Wissenschaft profitiert hat, nützt sie selbst heute wiederum anderen Forschungsgebieten. AIDS hat auch Epidemien einiger Krebsleiden ausgelöst, zum Beispiel mancher Formen des B-Zell-Lymphoms und des Kaposi-Sarkoms, und bei ein paar anderen Krankheiten ist die Häufigkeit angestiegen. Aus der AIDS-Forschung ergaben sich neue Erkenntnisse über die Entstehung solcher Tumoren – in Kapitel 15 wird davon die Rede sein. Höchstwahrscheinlich werden diese Kenntnisse auch für das Verständnis einiger anderer Krebsformen hilfreich sein. Die Impfstoffforschung, die virologische Grundlagenforschung und die Immunologie haben sich durch die AIDS-Forschung bereits erheblich verstärkt. Das gleiche gilt für die virushemmende Chemotherapie. Aus diesen und anderen Gründen gelange ich zu der Schlußfolgerung, daß das Interesse an der AIDS-Forschung und ihre Finanzierung nicht übertrieben sind. Wenn überhaupt, haben sie den angemessenen Umfang erst mit ein paar Jahren Verspätung erreicht.

8. Wird das AIDS-Virus wieder verschwinden? Es ist zweifelhaft, ob das geschieht, wenn der medizinischen Wissenschaft kein drastischer Eingriff gelingt oder wenn sich die Zahl infizierter Personen durch eine Änderung der Lebensgewohnheiten nicht entscheidend verringert. Wahrscheinlich wird sich die Infektionshäufigkeit irgendwie stabilisieren. Das kann zu einer dauerhaften Duldung von HIV führen, wenn die Gesellschaft das Virus als tolerierbares Risiko ansieht. Letztlich dürfte das Ergebnis dann ähnlich sein wie bei der Syphilis, als es für diese Krankheit noch keine wirksame Behandlungsmethode gab. Das würde bedeuten, daß eine Generation nach der anderen die (in den meisten Ländern) geringe, aber durchaus nennenswerte Möglichkeit einer Infektion mit dem AIDS-Virus akzeptiert.

9. Kann das AIDS-Virus, das ja häufig mutiert, auch zu einem Virus werden, das zufällig übertragen wird? Bei der internationalen AIDS-Konferenz 1988 in Stockholm stellte man Montagnier und mir diese Frage in getrennten, gleichzeitig stattfindenden Interviews. Damals gaben wir unterschiedliche Antworten. Er meinte, es sei möglich. Ich sagte, wenn das geschehe, bedeute es wahrscheinlich das Ende der Menschheit, aber ich hielt es für unmöglich. Durch die Fähigkeit zur zufälligen Übertragung würde sich das Wesen des Virus grundlegend ändern. Seine tödliche Wirkung beruht nach meiner Ansicht auf seiner unheimlichen Treffsicherheit, mit der es sich gegen die wichtigsten Zellen des Immunsystems richtet. Die Ursache ist eine sehr spezifische Wechselwirkung zwischen dem Glycoprotein seiner Hülle und den CD4-Molekülen der T4-Helferlymphocyten und Makrophagen. Damit das Virus zufällig übertragen werden kann, müßte es sehr viel leichter in der Lage sein, die Zellen an den Eintrittsstellen (also die Epithelzellen der Schleimhäute) zu infizieren, zum Beispiel an den Innenwänden von Nase, Rachen, Mund oder Verdauungstrakt. Man kann sich nur schwer ein HIV vorstellen, das sich in ausreichendem Umfang vermehrt, seine Ausrichtung so verändert, daß es solche Zellen leicht infizieren kann, und dennoch die Zielrichtung auf T4-Helferlymphocyten und Makrophagen beibehält.

Als Montagnier und ich bei einem privaten Treffen diese Frage diskutierten, einigten wir uns auf eine gemeinsame Antwort, die eine mittlere Position bezieht: Die Mutation des AIDS-Virus zu einem zufällig übertragbaren Erreger ist höchst unwahrscheinlich. Nach meiner Ansicht gibt es im Zusammenhang mit AIDS, mit anderen medizinischen Fragen und der Umwelt zu viele echte Probleme, als daß wir uns ernsthaft mit derartigen Phantasien beschäftigen sollten. Es gibt Variationen beim AIDS-Virus, aber in Bereichen, wo die Abweichungen tolerierbar sind. Und das Ausmaß dieser Abweichungen ist begrenzt.

10. Wieviel Blut oder Speichel mit HIV ist erforderlich, damit es zur Infektion kommt? Das ist eine der häufigsten Fragen von Pflegepersonal und anderen Personen, die mit fremdem Blut und Speichel in Berührung kommen: die Krankenschwester, die sich versehentlich mit einer Kanüle in den Finger sticht, der Chirurg, der sich bei der Operation schneidet, der Helfer, der bei einem HIV-Infizierten die Mund-zu-Mund-Beatmung vornimmt, und so weiter. Die mir bekannten wissenschaftlichen Schätzungen des Blutvolumens, das für eine Infektion erforderlich ist, reichen von 10 bis 100 Mikroliter. (100 Mikroliter sind ungefähr zwei Tropfen; 10 Mikroliter ist etwa die Menge, die man braucht, um einen Stecknadelkopf zu bedecken, oder auch weniger.)

Für mich bedeuten solche Schätzungen nicht viel. Die Antwort auf die Frage hängt natürlich von der Viruskonzentration im Blut (oder Speichel) ab. Abgesehen von einer sehr kurzen Periode nach dem Beginn der Infektion (wenn noch nicht genügend Zeit für eine Immunantwort verstrichen ist), liegt die HIV-Menge im Blut im Spätstadium von AIDS viel höher als in frühen Phasen der Krankheit. Das Blut eines Kranken im Spätstadium ist also wahrscheinlich stärker infektiös. Wie wir im nächsten Kapitel noch im einzelnen sehen werden, führt der Kontakt mit einer Viruspartikel höchstwahrscheinlich nicht zu einer Infektion. (Viele Viruspartikel sind defekt, andere können ihre Hülle verlieren, und wieder andere werden abgebaut, bevor sie eine Zielzelle finden.) Entscheidend ist natürlich auch die Form des Kontakts mit HIV-verseuchtem Blut. Trifft es auf unverletzte Haut, führt es wahrscheinlich nie zur Infektion; sind dagegen Hautschäden vorhanden (zum Beispiel durch eine Hautentzündung), kann eine Infektion stattfinden. Dafür gibt es Beispiele, in denen es zum Kontakt mit einer erheblichen Menge konzentrierter Viren kam (ein Laborunfall in einer Einrichtung, die das Virus in großen Mengen produzierte).

Ich kenne keine aktuelle, genaue Statistik über Infektionen von Pflegepersonal durch unabsichtliche Stiche mit Kanülen, die HIV-verseuchtes Blut enthielten, aber nach allgemeiner Ansicht sind solche Vorfälle selten. Das fragliche Blutvolumen ist in solchen Fällen recht klein. Wenn also die Viruskonzentration nicht gerade sehr hoch ist, kommt es nicht zur Übertragung. Es gibt Berichte über Pflegepersonen, die sich durch Blutkontakt der Augen und des Gesichts eine Infektion zugezogen haben. In diesen Fällen handelte es sich um größere Blutmengen, wie auch bei Laborunfällen.

Die Frage der Übertragung durch Speichel war umstritten. Ich kann nur feststellen, daß meine Mitarbeiter und ich HIV in nachweisbarer Menge im Speichel einiger infizierter Personen gefunden und darüber auch berichtet haben. Die Viruskonzentration war sehr gering, aber nach meiner Ansicht kann man Speichel als mögliche Infektionsquelle nicht völlig ausschließen, wenn es zu intensivem Kontakt kommt. Verdeutlicht wird das durch Berichte aus der Sowjetunion:

Danach kam es anscheinend bei der Säuglingspflege zur HIV-Übertragung *von* infizierten Babys (die das Virus durch verseuchtes Blut erhalten hatten) *auf* die Mutter. Aber man sollte solchen Beobachtungen nicht zu viel Bedeutung beimessen. So gibt es beispielsweise keine Hinweise auf eine Übertragung von HIV beim Küssen, und das gleiche gilt natürlich auch für die Tröpfcheninfektion beim Niesen oder Husten.

11. Können neue Medikamente die Kranken nicht schneller erreichen? Gibt es da nicht starke Verzögerungen? Die Antwort lautet natürlich und muß immer lauten: Ja. Ja, man kann es immer besser machen und Medikamente schneller dahin bringen, wo sie gebraucht werden; das gilt nicht nur für AIDS-Patienten, sondern für alle, die an schweren Krankheiten leiden. Aber ich kann mir kein schärferes zweischneidiges Schwert vorstellen: Je schneller man Arzneistoffe in der Therapie einsetzt, desto größer ist das Risiko der falschen Verwendung, giftiger Nebenwirkungen und sogar des regelrechten Betrugs. Zahlreiche Behandlungsmethoden für AIDS haben für Schlagzeilen gesorgt und Schaden angerichtet, um dann wieder zu verschwinden. Diejenigen, die durch lautstarke Unterstützung oder »Aktivismus« für ihren schnellen klinischen Einsatz gesorgt hatten, reden später einfach nicht mehr darüber. Es findet keinerlei Entschuldigung statt. Nichts wird widerrufen. In der »Literatur« (gewöhnlich Tageszeitungen), in der über den »Erfolg« berichtet wurde, gibt es keine Richtigstellung.

Der Schaden betrifft nicht nur die Gesundheit der behandelten Person. Meistens – allerdings nicht immer – waren solche Medikamente für den Körper unschädlich. Die negativen Auswirkungen bemessen sich gewöhnlich nach der verlorenen Zeit der Wissenschaftler und Pflegepersonen, die angetrieben und manchmal sogar gezwungen wurden, Luftschlösser zu bauen. Schädlich ist auch der Verlust an Vertrauen gegenüber medizinischen Wissenschaftlern, Gesundheitsbeamten und dem eigenen Arzt des Patienten. Aber solche unerwünschten Auswirkungen sind nur ein Teil des Problems. Eine schwerwiegendere Begleiterscheinung besteht darin, daß angemessenere Gesundheitsvorsorge vernachlässigt wird. Das neueste »Wundermittel« gegen AIDS ist die Hyperthermie – das Blut wird aufgeheizt, um das Virus zu töten. Ich habe viele HIV-Infizierte darüber mit nicht geringem Interesse sprechen hören. Aber es gibt in Verbindung mit dieser Methode schwerwiegende Risiken, und außerdem hat sie wenig Sinn. Trotz einiger wissenschaftlicher Stimmen, die sie am Anfang unterstützten, wird sie nach meiner Ansicht mehr schaden als nützen.

Wie wir andererseits auch wissen, kann eine vernünftig begründete Behandlungsmethode in Verbindung mit umfangreichen Laborbefunden manchmal zur Entwicklung eines AIDS-Medikaments führen, aber dann dauert es noch sehr lange, bis das Verfahren Eingang in die Krankenhäuser findet. Die Gründe für solche Verzögerungen sind nicht immer einfach, und nicht immer liegt es an unserer Unfähigkeit oder an einer übertriebenen Regulationspolitik der Behörden. Manchmal ist beispielsweise die fragliche Verbindung nicht verfügbar. Ich habe vielleicht eine Idee, entwickle ein Labor-Testsystem, finde aufgrund der Idee und der Laborbefunde eine chemische Verbindung, erhalte positive Laborergebnisse und habe auch vielversprechende toxikologische Befunde; dennoch kann ich die Verbindung nicht zum allgemeinen Einsatz bringen, weil ich von den Interessen, Produktionsmöglichkeiten und Gremienentscheidungen des Herstellers abhängig bin.

Glücklicherweise gibt es einige hochintelligente, gut informierte Aktivisten, die beides sehr genau beobachten: ungerechtfertigte Behauptungen ebenso wie unnötig langsame Medikamentenentwicklung. Das Project Inform von Martin Delaney spielt in dieser Hinsicht in den USA eine Schlüsselrolle. Mit umfangreichen Kenntnissen und deutlichen Diskussionen wertet diese Organisation ständig die Informationen über die AIDS-Therapie aus, faßt das Wesentliche daraus zusammen und verteilt es an viele tausend HIV-Infizierte.

12. Gibt es einen Zusammenhang zwischen AIDS und Krebs? Ja, und zwar in mehrfacher Hinsicht. Erstens bekommen viele AIDS-Patienten eine Krebserkrankung oder auch mehrere, wie wir in Kapitel 14 sehen werden. Manchmal stehen die Tumoren offensichtlich im Zusammenhang mit anderen Infektionen. In anderen Fällen scheinen sie ein Teil des eigentlichen Vorgangs der HIV-Infektion zu sein. Zweitens wird AIDS von einem Retrovirus ausgelöst, dem dritten, das man beim Menschen kennt. Das erste kann eine Krebserkrankung der T4-Zellen (nämlich die adulte T-Zell-Leukämie) hervorrufen, und die meisten Retroviren der Tiere erzeugen bekanntermaßen ebenfalls Krebs. Drittens erinnern die lange Krankheitsdauer, das Leiden und die Komplikationen an die Erfahrungen vieler Krebspatienten, und das gleiche gilt auch für die soziale Ausgrenzung in den ersten Jahren nach der Entdeckung der Krankheiten. Immerhin fürchteten sich die Menschen noch vor nicht allzu langer Zeit schon vor dem Wort *Krebs*, und ein Verwandter mit dieser Krankheit wurde fast versteckt, oder zumindest versuchte man das.

Und schließlich dient die Krebsbehandlung vielen Prinzipien der AIDS-Therapie als Modell. Das Ziel ist letztlich das gleiche: spezifisch eine Zelle oder ein Virus zu treffen. Kombinierte Chemotherapie, Medikamentenresistenz und ihre Vermeidung, umfangreiche medizinische und soziale Begleittherapie, komplizierte klinische Erprobung und die damit zusammenhängenden ethischen Fragen – all das war und ist auch Teil der alltäglichen Krebstherapie.

Andererseits gibt es natürlich bei den Störungen auf der Ebene der Zellen und Moleküle, also beim eigentlichen Wesen der Krankheit, grundlegende Unterschiede.

13. Wann wird es für AIDS-Patienten eine Heilung und für die Bevölkerung einen Impfstoff zum Schutz vor der Infektion geben? Bevor wir die Antwort auf diese Frage betrachten, wollen wir zunächst die Kenntnisse über die Wirkungsweise des Virus erweitern und die Hinweise betrachten, nach denen HIV die Ursache von AIDS ist. Von diesen Themen handeln die beiden nächsten Kapitel.

13

Wie das AIDS-Virus wirkt

Die klinische Ausprägung mit den ersten Symptomen von AIDS läßt sich nach meiner Ansicht in fünf Gesichtspunkte unterteilen, die teilweise voneinander völlig unabhängig sind.

1. Schwere Anomalien des Immunsystems mit der unvermeidlichen Folge opportunistischer Infektionen. Das Nachlassen der Immunfunktion führt schließlich dazu, daß viele Infektionen nicht mehr richtig abgewehrt werden können. Als opportunistisch bezeichnet man Infektionen mit Mikroben, die sich normalerweise in einem Menschen nicht einnisten und/oder keine Krankheit auslösen können. In bestimmten Situationen, zum Beispiel bei einer Person mit funktionsunfähigem Immunsystem, sind sie dazu jedoch in der Lage. Aus bisher unbekannten Gründen ist die verbreitetste schwere opportunistische Infektion bei AIDS die mit einem allgegenwärtigen, durch die Luft übertragbaren Parasiten namens *Pneumocystis carinii*. Man kann sie – allerdings nicht immer erfolgreich – behandeln, indem man zunächst oral das Antibiotikum Septra verabreicht und anschließend intravenös Pentamidin injiziert; Pentamidin kann als Aerosol inhaliert werden und so zur Vorbeugung gegen die Infektion dienen.

Außerdem kommt ein breites Spektrum anderer opportunistischer Infektionen vor, darunter Hautschäden, die meist auf Pilz-, Parasiten- oder Virusinfektionen zurückzuführen sind. Nicht ungewöhnlich ist auch eine seltsame Infektion mit einem Bakterium, das normalerweise nicht beim Menschen vorkommt. Es trägt den Namen *Mycobacterium Avium Intracellulare* und ist ein Verwandter des Tuberkuloseerregers; gewöhnlich infiziert es nur Vögel.

Dieser Erreger ist zwar ein Bakterium, aber bakterielle Infektionen sind nicht so zahlreich und gewöhnlich auch nicht so schwer wie

Virus- und Pilzerkrankungen. Der Grund ist wahrscheinlich die Tatsache, daß AIDS vor allem den zellgebundenen Teil des Immunsystems betrifft; die ordnungsgemäße Antikörperproduktion (humorale Immunität) wird weit weniger beeinträchtigt, und sie ist der Mechanismus, der uns vorwiegend gegen bakterielle Krankheitserreger schützt. Für das AIDS der Neugeborenen gilt das allerdings weniger.

Viele verbreitete Virusinfektionen, die für den Menschen normalerweise harmlos sind, können für einen AIDS-Kranken zu einer ernsten Gefahr werden. Ein gutes Beispiel ist das Cytomegalievirus (CMV) aus der Familie der Herpesviren. Viele Menschen sind ihr ganzes Leben lang mit CMV infiziert und spüren nur geringe oder gar keine Auswirkungen; bei AIDS-Patienten kann eine solche Infektion hingegen schwere Symptome hervorrufen. Das bekannteste ist vielleicht eine schwere Entzündung der Netzhaut, die das Augeninnere auskleidet. Diese sogenannte CMV-Retinitis kann durch Blutungen oder Netzhautablösung zum Verlust des Augenlichts führen.

Manche HIV-Infizierten bekommen eine Anämie. Zu einem solchen Rückgang der Zahl roter Blutzellen kann es auf unterschiedliche Weise kommen, unter anderem weil im Knochenmark nicht mehr genügend Vorläufer für die roten Blutzellen gebildet werden. Nach Untersuchungen, die vorwiegend von Neil Young und seinen Mitarbeitern am NIH durchgeführt wurden, kann ein kleines, sehr verbreitetes Virus, das man als Parvovirus bezeichnet und das für gesunde Menschen unschädlich ist, bei HIV-infizierten Personen eine schwere aplastische Anämie hervorrufen.

Ein anderes Herpesvirus, Herpes simplex genannt, verursacht Schädigungen der äußeren Haut und der Schleimhäute von Mund, Lippen und Speiseröhre. Wieder ein anderes mit der Bezeichnung Varicella-zoster erzeugt Gürtelrose, eine schrecklich schmerzhafte Nerven- und Hautkrankheit. Neben der Pneumocystis-Lungenentzündung kommen sehr häufig andere Pilzinfektionen vor, die ebenfalls schwerwiegend sein können. Eine solche Krankheit, die manchmal der Tuberkulose ähnelt, ist die Histoplasmose.

Ein weiterer Pilz (Candida) ruft Soor hervor, eine schmerzhafte Erkrankung, die dem Inneren des Mundes ein weißes, fleckiges Aussehen verleiht. Ein Pilz, der Candida ähnelt, ist Cryptococcus. Viele gesunde Menschen tragen ihn in ihrer Lunge, aber das Immunsystem hält ihn dort »gefangen«. Bei AIDS-Patienten hat er die Möglichkeit, sich auszubreiten und die äußere Membranumhüllung von Gehirn und Rückenmark zu erreichen. Wenn das geschieht, kann eine schwere Meningitis (Gehirnhautentzündung) entstehen.

Und schließlich kommen schwere Parasiteninfektionen vor. Manche verursachen Fieber und Durchfall, andere führen zu noch schwereren Symptomen. Vielleicht am bekanntesten ist Toxoplasma. Dieser Parasit wird von Tieren auf den Menschen übertragen; ein erheblicher Anteil der gesunden Bevölkerung (je nach geographischer Region 10 bis 30 Prozent) ist damit infiziert. Gewöhnlich befindet er sich in Muskeln oder Gehirn. Bei AIDS-Patienten kann er zu schwerwiegender Zerstörung von Gehirngewebe führen (Gehirn-Toxoplasmose).

Diese und viele andere opportunistische Infektionen treten auf, wenn die Anzahl der T4-Zellen zurückgeht; sie liegt in unserem Blut gewöhnlich bei etwa 1000 je Kubikmillimeter und nimmt nach einer HIV-Infektion jedes Jahr um etwa 50 Zellen je Kubikmillimeter ab. Sinkt sie unter 300, treten immer mehr ernsthafte Infektionen auf.

Die Behandlung ist bei fast allen diesen Infektionen äußerst schwierig, und weitere Forschung ist hier lebenswichtig. Mehr als alles andere sind es die unzähligen Infektionen, die zu der ungewöhnlichen Vielfalt der Befunde bei AIDS führen, und deshalb spricht man auch vom Immunschwäche*syndrom* und nicht einfach von einer Krankheit.

2. Reaktion der Funktionsbestandteile des Immunsystems auf das Virus. Trotz der schweren Beeinträchtigung einzelner Bestandteile zerstört eine HIV-Infektion die Immunfunktion nicht völlig, und in ihren ersten Stadien kommt es offensichtlich nur zu geringen Störungen. Obwohl eine kräftige Immunantwort auf HIV erforderlich ist, führt manchmal auch diese Reaktion selbst zu Symptomen und sogar zu schweren Nebenwirkungen. Deshalb können manche klinischen Anzeichen und Symptome in den ersten Stadien der Infektion unmittelbar auf der Immunantwort gegen das Virus beruhen. So tritt beispielsweise im Zusammenhang mit der Virämie (freie Viren im Blut) häufig Fieber auf, höchstwahrscheinlich weil die immunstimulierten

Zellen temperatursteigernde Moleküle freisetzen. Auch zu einer Vergrößerung der Lymphknoten kommt es im Frühstadium oft, unter anderem durch die Vermehrung der Lymphocyten als Reaktion auf das Virus.

Die Blutplättchen, manchmal auch Thrombocyten genannt, sind Teile von Zellen, die sich im Knochenmark durch Abschnüren von einer Mutterzelle bilden. Sie sind unentbehrlich für die Blutgerinnung. Geht ihre Zahl zurück, kommt es leichter zu Blutungen, erkennbar an häufigen Blutergüssen, Blut in Urin und Kot, Nasenbluten und ähnlichem. Zurückgehen kann die Zahl der Blutplättchen durch die Antikörper, die gegen eine eingedrungene Mikrobe gebildet werden; dieser Zustand, *Immunthrombocytopenie* genannt, tritt manchmal nach HIV-Infektionen auf. Ein weiteres Phänomen, die *interstitielle plasmazelluläre Pneumonie*, ist vor allem bei AIDS im Kindesalter verbreitet und dort einer der ernstesten und akutesten Zustände: Weiße Blutzellen (Lymphocyten und Makrophagen) besetzen die Zellen, welche die Lungen auskleiden, und stören den Austausch des lebenswichtigen Sauerstoffs zwischen Lunge und Blutgefäßen sowie den umgekehrten Übergang des Kohlendioxids vom Blut in die Lunge und dann nach außen. Eigentlich erstickt das Kind also. Warum es zu dieser Reaktion kommt, ist nicht ganz klar, aber man vermutet, daß HIV-infizierte Lungenmakrophagen chemische Lockstoffe (chemotaktische Faktoren) freisetzen, die andere Zellen dazu anregen, in die Lunge einzuwandern. Auch das ist ein Beispiel für eine Krankheit, die sich als gefährliche Nebenwirkung aus der normalen, zur Abwehr von HIV erforderlichen Immunreaktion ergibt.

3. *Infektion des Gehirns mit der Folge geistiger Störungen*, oft fortschreitend bis zu Schwachsinn und / oder Psychosen.

4. *Auslösung bestimmter Arten anormalen Zellwachstums*, zum Beispiel B-Zell-Lymphom und Kaposi-Sarkom.

5. *Verschiedenste Krankheiten aufgrund häufigerer Infektion mit krankheitserzeugenden Mikroben (Pathogenen).* Pathogene Mikroben unterscheiden sich von den opportunistischen Erregern insofern, als sie auch bei gesunden Personen mit vorhersagbarer Häufigkeit Krankheiten auslösen. Durch die Lebensweise – beispielsweise durch

wiederholten Kontakt mit Blutresten verschiedener Menschen bei Drogenabhängigen – und wegen der Immunfehlfunktion bei HIV-Infizierten besteht ein höheres Risiko nicht nur für opportunistische Infektionen, sondern auch für solche Krankheiten. Hierher gehören Infektionen mit manchen Formen der Hepatitisviren (die manchmal nicht nur Leberentzündung, sondern auch Krebs hervorrufen können), Herpes simplex- und Papillomviren, die Tuberkulosebakterien, die HTLVs und viele andere.

Ich möchte nun das beschreiben, was in meiner Sicht die einzelnen Infektionsstadien bei einer HIV-infizierten Person ausmacht. Als Beispiel wähle ich die Übertragung von HIV von einem Mann auf eine Frau beim Geschlechtsverkehr. Der infizierte Mann in unserem Beispiel hat in seiner Samenflüssigkeit aufgrund einer früheren Geschlechtskrankheit eine erhöhte Zahl weißer Blutzellen, und damit ist auch die HIV-Menge erheblich größer, denn das Virus ist in einem Teil der Makrophagen und Lymphocyten enthalten. (Das ist für die Übertragung vom Mann auf die Frau nicht unbedingt erforderlich, aber ich glaube, es ist offensichtlich, daß auf diese Weise die HIV-Menge und damit auch die Ansteckungswahrscheinlichkeit steigt.) Außerdem sind in geringer Zahl auch freie, nicht zellgebundene Viruspartikel vorhanden. Wenn der Mann ejakuliert, verlieren wahrscheinlich einige HIV-Partikel ihre äußere Hülle, so daß sie nicht mehr infektiös sind, aber durch kleine, vielleicht nur im Mikroskop erkennbare Risse in der Vaginalschleimhaut gelangen ein paar infizierte T-Zellen und Makrophagen in den Blutkreislauf der Frau. In manchen Fällen gehen wahrscheinlich einige freie Viruspartikel den gleichen Weg.

Die Makrophagen beinhalten infektiöse Viren*, und wenn diese Zellen in der fremden Umgebung zugrunde gehen, setzen sie viele intakte, infektiöse HIV-Partikel frei. Diese Partikel treiben nun im

* Das ist ein ungewöhnliches Phänomen. Wie ich früher erwähnt habe, bilden sich die vollständigen, infektiösen Retroviruspartikel erst durch Abknospen an der äußeren Zellmembran. Das gilt auch für HIV-infizierte Makrophagen, aber zusätzlich findet man bei ihnen infektiöse HIV-Partikel auch *innerhalb* der Zellen.

Blut und beginnen auch, in manche Gewebe zu wandern; dabei finden sie ihre bereitstehenden Zielzellen. (Makrophagen besitzen die Fähigkeit der *Diapedese*: Sie können sich oder Ausstülpungen ihrer Zellen in die Zwischenräume anderer Zellen stecken.) Überall im Körper gibt es in den Geweben die Langerhansschen Zellen, die anscheinend mit den Makrophagen verwandt sind und wie diese auf ihrer Oberfläche die CD4-Moleküle tragen. Infolgedessen werden sie infiziert. Vielleicht noch wichtiger ist, daß die Übertragung von HIV schon früh nach der Infektion erfolgt, wenn die Zelle, die das Virus trägt (oder das freie Virus selbst), in das lymphatische System eindringt.*

Hier in den Lymphknoten befinden sich die retikulären Follikelzellen. Sie sind ebenfalls mit den Makrophagen verwandt, tragen CD4-Moleküle auf ihrer Oberfläche und sind deshalb ein Ziel für HIV. Wie die Makrophagen des Blutes und die Langerhansschen Zellen können auch diese Zellen Fremdstoffe (Antigene) weiterverarbeiten und den Lymphocyten präsentieren. Die T4-Lymphocyten wandern in einen Teil des Lymphknotens, den man als Reaktionszentrum bezeichnet (hier finden auch Entwicklung und Vermehrung der B-Zellen statt) und treten mit den vielen dort vorhandenen Follikelzellen in Wechselwirkung. Zahlreiche HIV-Partikel, die sich in den Follikelzellen vermehrt haben, stehen nun bereit und können die T4-Zellen infizieren. Diese frühe Phase ist oft von einer Lymphknotenschwellung (Lymphadenopathie) begleitet, nach meiner Vermutung vor allem wegen der Vermehrung der B-Zellen, die Antikörper gegen HIV herstellen.

Diese B-Lymphocyten sind aktiviert, das heißt, sie befinden sich in einem Zustand aktiven Stoffwechsels und teilen sich oft. Neben der Produktion und Ausscheidung von Antikörpern setzen manche B-Zellen auch Lymphokine frei, biologisch aktive Proteinmoleküle,

---

* Das kann auf unterschiedliche Weise geschehen. Am wichtigsten ist meines Wissens der Weg über die Sinusoide, Kapillarenden in den Lymphknoten, in die Blutlymphocyten oder freie Viren einwandern. Dort befinden sich die Lücken zwischen den Zellen, durch die Zellen und Viren ins lymphatische System eindringen können. Die Kapillarenden sind die winzigsten Enden der Arterien, die das sauerstoffreiche Blut vom Herzen zu allen Geweben tragen.

von denen in anderem Zusammenhang schon die Rede war. Solche Lymphokine fördern die weitere HIV-Infektion, und die Proteine abgebauter Viruspartikel können ihrerseits weitere B-Zellen aktivieren und so für die Produktion von noch mehr Lymphokinen sorgen. Ein ähnlicher Teufelskreis bildet sich wahrscheinlich auch bei den T4-Zellen; allerdings wird die Lymphokinfreisetzung bei ihnen vermutlich nicht durch die HIV-Proteine in Gang gesetzt, sondern durch HIV selbst, das diese Zellen infiziert. Solche Vorgänge führen zu einem Kreislauf, in dem Viren (oder Virusproteine) die Produktion der Lymphokine anregen, was wiederum zu stärkerer Virusvermehrung führt, und so weiter. In den ersten Jahren ist das Immunsystem noch in der Lage, dieser Herausforderung zu begegnen, aber in späteren Stadien kann es das nicht mehr.

Peter Biberfeld aus Stockholm und andere haben jedoch gezeigt, daß die Lymphknoten nach und nach zugrunde gehen. Offensichtlich werden die retikulären Follikelzellen letztlich von HIV zerstört. Die »Architektur« der Drüsen geht immer mehr verloren, bis sie keinen geeigneten Ort für die Lymphocytenentwicklung mehr darstellen.

Auch ein anderer Ablauf ist denkbar: Danach gelangen die infizierten T4-Lymphocyten aus der Samenflüssigkeit des Mannes ebenfalls in den Blutkreislauf, aber die meisten von ihnen enthalten keine infektiösen Viren, sondern nur das stumme »Provirus«, also die Virusgene in Form von DNA, eingebaut in die chromosomale DNA der Zelle. Aber dieser infizierte T4-Lymphocyt stößt vor seinem Tod noch mit einer Zelle der Frau zusammen und wird dadurch »aktiviert« – ein Vorgang, den man aus Labor-Zellkultursystemen bestens kennt. Auslöser der Aktivierung kann auch eine Infektion mit anderen Mikroben oder die Wirkung von Lymphokinen sein, die vielleicht aufgrund der ersten Auswirkungen von HIV oder HIV-Proteinen auf andere Zellen bereits in ausreichender Menge im Blut vorhanden sind. Wenn das geschieht, werden die Gene in der Provirus-DNA angeschaltet, und HIV wird gebildet, freigesetzt und wirksam auf eine Empfängerzelle übertragen; der dabei ablaufende Prozeß ähnelt vermutlich dem im Labor: Auch dort ist das wirksamste Mittel zur Übertragung aller menschlichen Retroviren die Mischkultur, in der man infizierte und uninfizierte Zellen zusammenbringt, und zwar in einer Konzentration, die ausreichende Zell-Zell-Kontakte gewährleistet.

Wichtig ist, daß ein einziger Kontakt mit dem Virus ausreichen kann. Viele Menschen entgehen trotz wiederholter Kontakte der Infektion, und deshalb glaubten manche klinischen Wissenschaftler in den ersten Jahren, zu einer Infektion komme es nur bei wiederholten Viruskontakten. Aber das erscheint wenig sinnvoll. Die weitaus wahrscheinlichere Ursache ist die *zufällige* Übertragung einer ausreichenden Virusmenge bei einem einzigen Kontakt – am wichtigsten ist also die Virus*dosis*. Viele Partikel sind inaktiv, und nur einige werden den Weg bis zu den Zielzellen in aktiver Form schaffen. Und daß das geschieht, ist um so wahrscheinlicher, je höher die Gesamtzahl der Viruspartikel ist. Auch der Virusstamm kann von Bedeutung sein, denn in Laborexperimenten hat sich gezeigt, daß manche Varianten sich weit wirksamer vermehren als andere.

Es dauert einige Wochen oder vielleicht auch länger, bis die Frau aus unserem Beispiel beginnt, Antikörper gegen das Virus zu produzieren, und auch die zelluläre Immunantwort setzt erst nach einigen Tagen ein. Während dieser Zeit hat das Virus also leichtes Spiel, und es vermehrt sich in so großem Umfang, daß man leicht freie Viren im Blut finden kann – es kommt zu der in diesem Kapitel schon beschriebenen Virämie. (Dieses Stadium ist oft von Fieber, Schüttelfrost und anderen Anzeichen einer akuten Infektion begleitet.) Es ist die Phase, in der HIV sich festsetzen kann.

Über welche Stufen verläuft dieser Vorgang? Zuerst muß HIV zu seiner Zielzelle gelangen. Ist die Zahl infektiöser Partikel groß genug, erreichen manche davon rein zufällig geeignete Zellen, bevor sie inaktiviert werden; dann verbindet sich ein Bestandteil der Hülle von HIV mit einem CD4-Molekül auf der Oberfläche der Zielzelle. Ein wirksamerer Weg für die Virusinfektion ist jedoch der Zell-Zell-Kontakt, denn dabei wird das Virus neu gebildet und ist mit größerer Wahrscheinlichkeit infektiös. Neben der Verbindung zwischen der Hülle von HIV und dem CD4-Molekül dürfte es auch andere Wechselwirkungen geben, durch die sich Zellen vorübergehend verbinden können.

Schon kurz nachdem das Virus an das CD4-Molekül der Zielzelle angekoppelt hat, dringt der Viruskern (das »Core«) in die Zelle ein. Dieser Vorgang ist nur vage bekannt, aber das Core beinhaltet die Virus-RNA (sein Genom) und die Reverse Transkriptase, beides geschützt durch die Strukturproteine des Viruskerns. Im Cytoplasma der Zelle wird an der Virus-RNA die DNA des Provirus aufgebaut; diesen Vorgang, den man als umgekehrte Transkription bezeichnet, habe ich in vorangegangenen Kapiteln im Zusammenhang mit den HTLVs und in geringerem Umfang auch in Verbindung mit HIV erläutert. Die Reaktion wird von der Reversen Transkriptase katalysiert und liefert, wie bereits erwähnt, im wesentlichen eine DNA-Kopie der Virusgene, die zuvor in Form von RNA vorlagen. Der Prozeß des Umschreibens ist nicht fehlerfrei, und wenn es dabei zu Abweichungen kommt, kann ein inaktives, »totes« Virus entstehen; dennoch stärken solche Fehler letztlich das Virus, denn sie tragen zu seiner Wandelbarkeit bei und erhöhen damit seine Überlebenschancen in der fremden, sich verändernden Welt im Körperinneren der infizierten Person.

Wichtig ist, daß das Umschreiben von RNA in DNA *nur* in der Zelle stattfindet, niemals außerhalb davon. Das liegt wahrscheinlich daran, daß in der Zelle die »Bausteine« der DNA vorhanden sind, die Desoxyribonucleotide, die das Virus allein nicht besitzt. Die Desoxyribonucleotide verbinden sich und bilden starke chemische Bindungen (sogenannte kovalente Bindungen) aus; ihre Reihenfolge wird dabei durch die Anordnung ähnlicher Nucleotide in der Virus-RNA festgelegt, die gewissermaßen als »Bauplan« für die neue DNA dienen. Man kann sich die aneinandergehefteten Nucleotide wie eine Perlenkette vorstellen. Jede Perle (Nucleotid) hat zwei »Haken«: einen zur Anheftung an die letzte Perle der Kette und einen zweiten auf der anderen Seite, an dem die nächste Perle befestigt wird. Der Unterschied besteht darin, daß es vier Arten von Perlen gibt, und die Reihenfolge, in der sie verknüpft werden, ist durch die Anordnung in der RNA-Matrize festgelegt. Diese Reihenfolge bestimmt die Funktion der einzelnen Virusgene und entscheidet darüber, ob das Virus auch nur dieses frühe Stadium überlebt.

Wenn der erste Strang der DNA fertig ist, wird ein zweiter aufgebaut. Nun dient nicht mehr die RNA, sondern der erste DNA-Strang als Vorlage. Die ursprüngliche RNA wird sogar durch eine zweite Funktion der Reversen Transkriptase zerstört. Das Core mit der Provirus-DNA gelangt in den Zellkern (die Einzelheiten dieses Vorgangs sind nicht geklärt), und das Provirus baut sich an vielen, anscheinend fast zufällig ausgewählten* Stellen in die DNA der Wirtszelle ein. Damit hat das Virus die erste Hälfte seines Vermehrungszyklus beendet.

Aber es gibt wichtige Unsicherheiten. Ein Beispiel habe ich bereits erwähnt: Seltsamerweise tauchen im Cytoplasma mancher Makrophagen (und gelegentlich sogar in T-Zellen) vollständige, infektiöse Viruspartikel auf; so etwas habe ich bei Zellen, die mit anderen Retroviren infiziert waren, nie beobachtet. Wie es dazu kommt, ist nicht bekannt. Kann sich HIV möglicherweise in solchen Zellen vermehren, ohne daß vorher ein Provirus in die chromosomale DNA im Zellkern eingebaut werden muß?

Gleichgültig, ob es zur Integration kommt oder nicht – im zweiten Teil seines Vermehrungszyklus muß HIV die Gene des Provirus aktivieren, so daß wieder Virus-RNA entstehen kann. Aus Zellkulturexperimenten mit Viren kennen wir bestimmte Faktoren, die Virusgene anschalten können. Einen davon haben wir bereits kennengelernt: bei den T4-Helferlymphocyten geschieht das durch den Kontakt zwischen nicht verwandten Zellen. Häufiger kommt es zur Aktivierung durch die Proteine eines fremden Erregers, also nach einer Infektion. Manche Proteine dienen für bestimmte T-Zellen als antigener Reiz; andere wirken in gleicher Weise auf andere T-Zellen.

Manchen Hinweisen zufolge sind andere Zellen, vor allem Makrophagen, an diesem Vorgang beteiligt: Sie präsentieren der T4-Zelle

---

* Damit sich ein DNA-Provirus in die DNA der Zellchromosomen integrieren kann, müssen zwei Voraussetzungen erfüllt sein: Die Zell-DNA muß Öffnungen oder Brüche haben, und es muß ein Mittel geben, um die Enden der Provirus-DNA mit den Enden der geöffneten Zell-DNA zu verbinden. Dieser Vorgang ist auf andere Bestandteile des Virus (besondere Enzyme) und auch auf einige von der Zelle bereitgestellte Dinge angewiesen. Damit der Einbauvorgang ablaufen kann, muß sich die Zelle anscheinend im Stadium der Mitose (Zellteilung) befinden, und zwar insbesondere in dem Stadium, in dem die Zell-DNA vor der Entstehung der beiden Tochterzellen verdoppelt wird.

zunächst das fremde Protein und scheiden biologisch aktive Moleküle, die sogenannten *Cytokine*, und in manchen Fällen auch Interleukine aus. (Wenn sie von Lymphocyten abgegeben werden, bezeichnet man solche Substanzen, wie bereits erwähnt, auch als Lymphokine.*) Durch die Aktivierung ändert sich der Stoffwechselzustand der T-Zellen drastisch. Viele zuvor inaktive Zellgene werden angeschaltet, so daß neue Proteine entstehen. Die Zelle wird größer und teilt sich. In dieser Phase werden auch die Provirus-Gene von HIV aktiviert.

Die Ausprägung der Virusgene wird durch ein Regulationselement namens LTR gesteuert. Zufällig sind manche besonderen Signale in diesem HIV-Abschnitt fast identisch mit bestimmten Sequenzteilen in der DNA menschlicher Zellen. Sie werden in T-Zellen von Zellfaktoren – chemisch gesehen, sind es Proteine – beeinflußt, die auftauchen, wenn eine T-Zelle in der beschriebenen Weise stimuliert wird. Unter solchen Bedingungen wird eine Gruppe zuvor inaktiver Zellgene angeschaltet, und dadurch entstehen in der T-Zelle die Proteine, die sie für ihre Funktion als ausgereifte Zelle braucht. Bei den T4-Helferzellen kann eine solche Stimulation zur Produktion und Freisetzung anderer Lymphokinproteine mit entscheidender biologischer Bedeutung führen: Sie tragen beispielsweise dazu bei, daß die B-Zellen Antikörper und mehrere andere Proteine herstellen können, die mit ihren Funktionen das Immunsystem entscheidend beeinflussen. Leider setzen die gleichen Auslöser in infizierten T-Zellen auch die Ausprägung von HIV in Gang.

Aber bevor sich HIV bilden kann, müssen noch mehrere Schritte ablaufen. Das Schicksal der neugebildeten Virus-RNA-Moleküle ist unterschiedlich. Manche wandern vom Zellkern unmittelbar ins Cytoplasma. Andere werden, wie es für die HTLVs schon beschrieben wurde, gespleißt (ein- oder zweimal). Dieser Vorgang läuft genauso ab wie die gleichnamige Tätigkeit der Seeleute: Ein Faden (in diesem Fall die RNA) wird geschnitten, einige Teile werden entfernt, und die

---

* Ein Lymphokin, das die T4-Zellen produzieren und freisetzen, ist das Gamma-Interferon. Diese Substanz kann ihrerseits wieder Makrophagen so aktivieren, daß sie eingedrungene Fremdmikroben, die sie »gefressen« haben, abbauen können.

verbleibenden Stücke werden wieder verbunden. Ob die RNA gespleißt wird und wenn ja, ob dann ein oder zwei solche Vorgänge stattfinden, ist entscheidend für ihre spätere Funktion. Die nicht oder nur einmal gespleißten Moleküle bilden die Messenger-RNA, die für die Synthese der Virus-Strukturproteine sorgt. Die zweimal gespleißten Moleküle sind die Vorlage für die Bildung der Regulationsproteine.

Der ganze Vorgang, durch den die Virus-RNA gebildet, transportiert und gespleißt wird, hängt von mindestens zwei Virusproteinen (*Tat* und *Rev*) ab, die ich als Regulationsproteine bezeichnen möchte. Für ihre Entstehung sorgen, wie bereits erwähnt, einige der doppelt gespleißten RNA-Moleküle, die als Messenger-RNA dienen, wenn sie ins Cytoplasma gelangen. *Rev* und *Tat* werden als erste Virusproteine gebildet, wenn eine infizierte T-Zelle immunologisch stimuliert wird. Deshalb bezeichnet man sie auch als »frühe« Virusproteine, und die Gene, die sie codieren, heißen »frühe« Gene. Später dienen nicht oder einmal gespleißte RNA-Moleküle als Messenger-RNA und setzen die Synthese der Virus-Strukturproteine (der »späten« Virusproteine) in Gang. Manche Strukturproteine des Virus (nämlich diejenigen, die später das Virus-Core bilden) müssen noch zu geringerer Größe »zurechtgestutzt« werden. Das wird von einem besonderen Enzym bewerkstelligt, einer *Protease* (die beim AIDS-Virus ganz anders wirkt als in normalen Zellen).* Bemerkenswerterweise ähnelt der gesamte Vorgang stark der Vermehrung der HTLVs.

Diese Protease ist spezifisch für das AIDS-Virus. Der letzte Schritt ist die Zusammenlagerung der RNA des Virusgenoms und der Virus-Strukturproteine an der Zellmembran, von der sich das fertige Virus anschließend abschnürt. Wie bereits erwähnt, zeigt HIV die Besonderheit, daß einige Viruspartikel sich zumindest in manchen infizierten Zellen auch im Cytoplasma bilden. HIV hat noch andere Gene, die Proteine mit noch kaum bekannter Funktion herstellen; mög-

---

* Es gibt viele verschiedene Proteasen, und einige Formen findet man auch in gesunden Zellen. Die Protease des AIDS-Virus besitzt aber einige Besonderheiten. Soweit man weiß, besteht ihre wichtigste Funktion darin, ein größeres Vorläuferprotein zu geringerer Größe zurechtzuschneiden; in dieser Form wird es dann zum endgültigen Strukturprotein des HIV-Core.

licherweise sind sie ebenfalls an der Regulation der Vorgänge beteiligt, die zur Bildung von HIV führen.*

Zusätzlich zu dem gewöhnlichen Weg, auf dem sich Retroviren bilden, gibt es bei HIV einen weiteren Vorgang, der jedoch dem bei den HTLVs ähnelt. Diese Viren sind in der Lage, sich vor dem Immunsystem zu »verstecken« (in Form der »stummen«, nicht exprimierten DNA-Form, in der das Virus in die DNA der Chromosomen einer infizierten Zelle integriert ist). Sie vollenden ihren Vermehrungszyklus nur dann, wenn diese Gene aktiviert werden, aber es ist für das Virus von Vorteil, das mit einer gewissen Häufigkeit und schnell zu tun. HIV ist zu beidem gut in der Lage, und wie die HTLVs benutzt es dazu die Funktion eines seiner Regulationsproteine. Wenn dieses für die Virusentstehung unentbehrliche »frühe« Protein (*Rev*) vorhanden ist, dann und anscheinend nur dann werden die Messenger-RNA-Moleküle zur Bildung der Virus-Strukturproteine verfügbar. Aber das geschieht auf eigene Kosten! Wenn *Rev* die Funktion dieser Messenger-RNA-Moleküle, nämlich den Aufbau der Strukturproteine, begünstigt, geht seine eigene Messenger-RNA verloren. *Rev* wird nicht mehr neu gebildet, und die weitere Virusproduktion kommt zum Erliegen. Es handelt sich also um einen sehr strikten Kontrollmechanismus, der einen Ausbruch der Virusbildung und dann ein schnelles Ende bewirkt.

Wie Daniel Zagury und ich gezeigt haben, kann eine T4-Zelle ab-

---

* Viele Einzelheiten dieser Vorgänge wurden von denselben Personen aufgeklärt, die schon vorher an den ersten molekularbiologischen Untersuchungen menschlicher Retroviren mitgearbeitet hatten. Zu nennen sind hier besonders meine Mitarbeiter Flossie Wong-Staal und Sasha Arya; William Haseltine und seine Mitarbeiter; Craig Rosen (heute bei Roche); Joe Sodrowski in Boston; und Simon Wain-Hobson vom Pasteur-Institut. Wichtige und neuartige Beiträge zur Molekularbiologie der HIVs und in neuerer Zeit auch der HTLVs haben außerdem geleistet: George Pavlakis und Barbara Felder von der Frederick Cancer Research Facility, Maryland; Beatrice Hahn und George Shaw, früher in unserer Gruppe und heute in Alabama; Irvin Chen (UCLA); Paul Luciw von der University of California in Davis; James Mullins, früher in der Abteilung von Max Essex in Harvard und heute in Stanford; Warner Greene und Bryan Cullen an der Duke University; S. Venkatesan, M. Martin und K.T. Jeang am NIH; Lee Ratner, früher bei uns und heute an der Washington University; Masa Hatanaka in Kyoto; John Brady am NCI; Matteus Peterlin an der University of California in San Francisco; und Mike Matthews am Cold Spring Harbor Laboratory.

sterben, wenn sie HIV freisetzt, und das scheint mit der freigesetzten Virusmenge im Zusammenhang zu stehen. Man weiß zwar nicht, warum, aber es hat mit der Menge an Virus-Hüllprotein und mit der Zahl der CD4-Moleküle in der Zelle zu tun – eine Beobachtung, die Haseltine und seine Mitarbeiter in Harvard als erste machten. Die freigesetzten Viren breiten sich auf andere Stellen aus. Wie Anthony Fauci und seine Kollegen sowie eine unabhängige Gruppe in Japan entdeckten, können auch Makrophagen dazu angeregt werden, Viren freizusetzen, und zwar in Verbindung mit manchen Cytokinen, kleinen, biologisch aktiven Proteinmolekülen, die wahrscheinlich bei Entzündungsprozessen entstehen. Anders als die T4-Zellen sterben die Makrophagen jedoch nicht ab, und deshalb glauben manche Wissenschaftler, daß sie ein Reservoir für das Virus darstellen. HIV kann aber eine anormale Ausscheidung von Cytokinen aus den Makrophagen bewirken*, die möglicherweise für einige der Krankheitssymptome verantwortlich ist. Solche Cytokine können in einem Teufelskreis wiederum die HIV-Produktion verstärken.

Derartige Laboruntersuchungen legen stark den Verdacht nahe, daß der Verlauf von AIDS durch alles beschleunigt wird, was T4-Zellen und Makrophagen aktiviert. Deshalb dürften chronische Infektionen, welche die T4-Zellen mobilisieren, ganz allgemein für AIDS-Opfer schädlicher sein, als sie es sonst wären. Da solche Infektionen bei AIDS-Patienten regelmäßig auftreten, sind sie in den epidemiologischen Befunden nicht als Begleitfaktoren der Krankheit zu erkennen. Einige neue Untersuchungen lassen aber eindeutig vermuten, daß HIV durch bestimmte Infektionen unmittelbarer und wirksamer aktiviert wird. So haben zum Beispiel Courtenay Bartholomew und seine Mitarbeiter von der University of the West Indies in Port of Spain (Trinidad) in Zusammenarbeit mit William Blattner

---

* Ich habe in diesem Kapitel bereits das gleiche Phänomen für B- und T4-Zellen beschrieben; da es sich bei ihnen aber um Lymphocyten handelt, wurden die biologisch aktiven Moleküle als Lymphokine und nicht mit dem eher allgemeinen Namen Cytokine bezeichnet. Ein anderer Unterschied besteht darin, daß die B-Zellen nicht vom infektiösen Virus selbst, sondern von den HIV-Proteinen aktiviert werden. B-Lymphocyten tragen auf ihrer Oberfläche keine CD4-Moleküle und werden deshalb gewöhnlich nicht von HIV infiziert.

vom NCI gezeigt, daß die Verlaufsgeschwindigkeit von AIDS bei HIV-Infizierten zunimmt, wenn gleichzeitig eine Infektion mit HTLV-1 vorliegt. Ähnliches fanden auch Stan Weiss bei Drogenabhängigen in New Jersey, die mit HTLV-1 (oder HTLV-2) und HIV-1 infiziert waren, Nashiko Hattori und Kiyoshi Takatsuki in Japan und weitere Gruppen, die HIV-infizierte Personen untersuchten. Nach dem derzeitigen Kenntnisstand sind also die HTLVs *die einzigen bekannten spezifischen Begleitfaktoren* für AIDS: Sie verstärken das Fortschreiten der grundlegenden Anomalien des Immunsystems. Viele andere Mikroben, mit denen wir alle ständig in Berührung kommen, dürften zwar ebenfalls dazu beitragen, aber sie tun das in so geringem Ausmaß und/oder sind so verbreitet, daß sie sich in der Statistik nicht zeigen.

In den Kapiteln 6 und 7 habe ich bei der Beschreibung der HTLVs ein Regulationsprotein namens *Tax* erwähnt, das aus den infizierten Zellen freigesetzt werden kann. Wenn *Tax* ausgeschieden wurde und eine andere T-Zelle erreicht, kann es sich an ihre Oberfläche heften und sie aktivieren. Trägt diese T-Zelle ein HIV, wird auch dessen Expression in Gang gesetzt. Auf diesem Weg könnte HTLV den Krankheitsverlauf bei AIDS-Patienten beschleunigen. Ein anderer möglicher Mechanismus wurde bei den Untersuchungen meines Postdoc Paolo Lusso deutlich. Er zeigte, daß ein HTLV und ein HIV dieselbe Zelle infizieren können. Dabei entsteht möglicherweise ein Virus mit den Hüllbestandteilen beider Erreger, das ein erweitertes Spektrum von Zielzellen befallen kann.

Ein charakteristisches Kennzeichen von AIDS ist der Rückgang von Zahl und Funktion der T4-Zellen. Darin liegt eine grausame Ironie: T4-Zellen und Makrophagen sind zwei unserer wichtigsten Wächter *gegen* Infektionen und damit das Kernstück im Kampf des Organismus gegen HIV, und gleichzeitig sind sie das Ziel, auf das sich das Virus richtet. Aber die Zahl der T4-Zellen geht nicht nur zurück, weil sie unmittelbar von HIV getötet werden. Anscheinend ist bei einem HIV-Infizierten zu jedem beliebigen Zeitpunkt nur eine unter 50 bis 100 T4-Zellen von dem Virus befallen, und nach unseren Erfahrungen werden seine Gene während der meisten Zeit von noch nicht einmal einer unter 10000 Zellen ausgeprägt.

Anscheinend wirken vielmehr auch andere, weniger direkte Mechanismen. Nach den Vermutungen mancher Wissenschaftler können bei einem HIV-Infizierten auch *uninfizierte* T4-Zellen von den Killerzellen des Immunsystems angegriffen werden. Auf eine Möglichkeit, wie es dazu kommen könnte, stießen Dani Bolognesi und seine Arbeitsgruppe: Nach ihren Beobachtungen können sich Bestandteile der Hülle von abgebauten Viren an die CD4-Oberflächenmoleküle uninfizierter T4-Lymphocyten heften. HIV-infizierte Patienten besitzen Antikörper, die mit solchen Komplexen aus Hüllprotein und CD4 reagieren, und diese Antikörper ziehen dann mit einem unspezifischen Teil ihrer Moleküle (Fc genannt) die Killer-T-Zellen an. Ein weiterer möglicher Begleitfaktor beim Rückgang der T4-Zellen ist eine Anomalie bei der Produktion des T-Zell-Wachstumsfaktors IL-2 durch die T-Zellen von AIDS-Patienten, auch wenn die betreffenden Zellen nicht infiziert sind.* Noch andere Mechanismen wurden von Ellis Reinerz und seiner Gruppe in Harvard beschrieben. Und schließlich haben wir nur unvollständige Kenntnisse über die Funktion der Thymusdrüse bei HIV-infizierten Personen. Sie ist der Ort, an dem die T-Zellen reifen; ist sie beeinträchtigt, kann das zu ungenügender Produktion ausgereifter T-Zellen führen.

Aber kehren wir zu meinem Beispiel von der kürzlich erfolgten Übertragung zurück: Einige Wochen später hat sich das Virus auf viele Stellen im Körper verteilt, besonders durch den Transport in infizierten Makrophagen, die zwischen den Zellen der kleinen Blutgefäße hindurchwandern und sich in weiter entfernten Stellen des Gewebes festsetzen können; aber auch die freien HIV-Partikel können sich verteilen. Manche Mikrogliazellen im Gehirn sind nun ebenfalls infiziert (manche Wissenschaftler glauben sogar, daß diese Gehirnzellen unmittelbar von Makrophagen abstammen). Solche infizierten Mikrogliazellen können in anormaler Weise Cytokine

* In Untersuchungen mit Daniel Zagury gelangten wir zu der Ansicht, daß dieses Phänomen durch die Wirkung eines weiteren Cytokins namens Alpha-Interferon entsteht, das bei HIV-Infizierten häufig in großer Menge vorhanden ist.

ausscheiden, und manche dieser Substanzen sind für benachbarte Zellen giftig.

Als wir anfingen, Gewebeproben von AIDS-Toten zu untersuchen, waren wir überrascht, wie häufig wir genetische Information von HIV in der DNA des Gehirns nachweisen konnten. Dieser Befund wurde später von unserem Labor und von anderen bestätigt: Den Berichten zufolge konnte man in der Flüssigkeit, die Gehirn und Rückenmark umgibt, häufig Viren oder die gegen sie gerichteten Antikörper nachweisen. Nach diesen Befunden ist das Gehirn ein wichtiger Ort der Virusinfektion. Manche Studien legen den Verdacht nahe, daß die Infektion des Gehirns schon früh stattfindet; demnach sind wahrscheinlich die unmittelbaren Auswirkungen von HIV auf das Gehirn für die geistigen Störungen verantwortlich, die schon in einem frühen Stadium ein Anzeichen für eine HIV-Infektion sein können.

Bevor man das wußte, hielten die Mediziner alle oder die meisten Gehirnanomalien für die Folgen einer opportunistischen Infektion mit dem Parasiten Toxoplasma oder für die Auswirkungen eines Tumors (Lymphom) im Gehirn. Beides kommt zwar ebenfalls vor, aber in ihrer großen Mehrzahl entstehen die Hirnschäden bei AIDS durch die HIV-Infektion. Dieser Befund ist natürlich von unmittelbarer praktischer Bedeutung, denn er veränderte die Behandlungsmethoden und die Diagnoseverfahren bei Personen mit Nervenleiden.

Aber auf welche Weise schädigt HIV das Gehirn? Zum Teil ist dafür sicher die unmittelbare toxische Wirkung des Virus auf die Mikrogliazellen verantwortlich. Das wiederum dürfte dazu führen, daß die »Architektur« des Gehirns die Neuronen nicht mehr ausreichend stützt, so daß deren Funktion beeinträchtigt wird. Auf einen weiteren Mechanismus habe ich bereits hingewiesen: die anormale Freisetzung von Cytokinen. Volker Erfle äußerte auf der Jahrestagung meines Labors im August 1990 noch einen anderen Verdacht: Nach seinen Befunden setzen die infizierten Zellen ein weiteres HIV-Regulationsprotein namens *Nef* frei, dessen Moleküle in einigen Teilen dem gehirnvergiftenden Protein der Skorpione ähnelt. Bringt man *Nef* unmittelbar mit verschiedenen Gehirnzellen zusammen, entwickeln diese offenbar anormale Membranfunktionen. Die Vielfalt der

Mechanismen läßt deshalb vermuten, daß bereits wenige infizierte Zellen im Gehirn ausreichen, damit HIV dort tiefgreifende Störungen hervorruft.

Die Verteilung der infizierten Makrophagen auf verschiedene Stellen im Körper dürfte auch die Ursache vieler anderer, relativ früh auftretender Symptome sein. Ein weiteres verbreitetes Krankheitszeichen ist der Durchfall, der bei einer Person ohne ausreichende Immunfunktion offensichtlich durch viele verschiedene Begleitinfektionen ausgelöst werden kann; nach manchen Untersuchungen kann er aber auch durch die direkte HIV-Infektion der Zellen in der Darmwand entstehen.

Bei den meisten Infizierten entstehen im Rahmen der Immunreaktion gegen das Virus auch Antikörper, die weitere Infektionsvorgänge hemmen (neutralisierende Antikörper), sowie zelluläre Immunreaktionen, zum Beispiel die Aktivierung von Killer-T-Zellen, die virusinfizierte Zellen angreifen. So entsteht häufig ein falsches Gefühl von Sicherheit, denn das klinische Bild scheint sich zu stabilisieren; das Virus untergräbt jedoch in dieser Phase weiterhin langsam, aber unausweichlich die Funktionsfähigkeit des Immunsystems.

Ebenso schlimm ist auch, daß sich im Virus kleine genetische Veränderungen abspielen, so daß mutierte Varianten entstehen. Viele oder sogar die meisten derartigen Varianten waren auch bei Beginn der Infektion schon vorhanden, aber einige entstehen erst im Laufe der Zeit. Zwangsläufig dominieren dabei solche Formen, die den Angriffen des Immunsystems am besten entgehen können, und so wiederholt sich der Vorgang immer wieder. Wenn das Virus eine bedeutende Übermacht über das Immunsystem gewinnen kann, folgt eine ganze Reihe schädlicher Wirkungen: mehr Viren, mehr infizierte Zellen, mehr Schäden für das Immunsystem. Gewöhnlich ist das der Verlauf.

Manche Mediziner sprechen bei AIDS von Latenz. Nach dieser Vorstellung folgt auf die Phase der Erstinfektion mit Virämie und akuter Immunreaktion eine lange Periode, in der das Virus inaktiv ist; erst danach wird das Virus demnach wieder aktiv, so daß die Krankheit ihr Endstadium erreicht. Aber das stimmt so nicht. Von

Latenz kann man nur auf der Ebene der Zellen reden, das heißt, viele Zellen prägen das Virus nicht aus. Aber es gibt immer einige Zellen, die das tun. Das Fortschreiten der Krankheit ist die Folge einer Ansammlung von Stimulationsfaktoren, weiterer Virusausbreitung und weiterer Schwächung der Immunfunktion – bis schließlich für das Immunsystem eine Schwelle erreicht ist; jenseits davon sind die Folgen tödlich.

Ich habe für mein Beispiel einer HIV-Infektion absichtlich die Übertragung vom Mann auf die Frau gewählt, weil ich deutlich machen möchte, daß das vermutlich weltweit der häufigste Übertragungsweg ist - *nicht* der von Mann zu Mann durch Analverkehr, wie wir in den USA und Europa gerne annehmen. Dieser Weg wurde nur deshalb in den genannten Gebieten viel häufiger diskutiert, weil sich die HIV-Infektion in vollem Umfang in den Vereinigten Staaten und Europa zuerst bei männlichen Homosexuellen zeigte.

Nach immer stärkeren Hinweisen ist aber der weltweit beherrschende Übertragungsweg der von Mann zu Frau. Bei Ansteckung von Mann zu Mann gelangt das Virus aus der Samenflüssigkeit über kleine Verletzungen im Analbereich ins Blut. Bemerkenswert ist in diesem Zusammenhang eine Entdeckung meiner neuen Mitarbeiterin Anita Agarwal, die mit Veffa Franchini zusammenarbeitet: Danach können zwei Parasiten, die man im Kot findet, nämlich Giardia und Amoeba, von HIV infiziert werden! Diese Parasiten sind in Afrika und bei Homosexuellen auf der ganzen Welt recht verbreitet. Es stellt sich die Frage, ob sie für die Übertragung von HIV von Bedeutung sind.

Bei Säuglingen verläuft der Ausbruch von AIDS natürlich auf einem anderen Weg. Zunächst einmal erfolgt die Infektion vorwiegend im Mutterleib, weil freie Viruspartikel von der Mutter durch die Placenta in den Blutkreislauf des Fetus gelangen. Aus bisher unbekannten Gründen entgehen manche Kinder der Infektion während der Schwangerschaft, aber dann können sie sich durch den Blutkontakt während der Entbindung oder später durch die Muttermilch infizieren. Anscheinend vermehrt sich HIV bei Kleinkindern rascher, es werden mehr Zellen infiziert, und der Krankheitsverlauf ist wesentlich schneller als bei Erwachsenen. Das liegt daran, daß das

Immunsystem eines Neugeborenen noch nicht so stark entwickelt ist, so daß es noch weniger die Chance hat, HIV wirksam zu bekämpfen. Andere klinische Unterschiede zwischen Kleinkindern und Erwachsenen spiegeln die unterschiedliche Mikrobenbesiedelung und den unterschiedlichen Grad der Gewebereifung wider.

Ich gelange zunehmend zu der Ansicht, daß im Spätstadium der HIV-Infektion, wenn die Immunfunktion merklich unterdrückt ist, andere Viren auf der Bildfläche erscheinen können; sie verschlimmern das Ganze und tragen zum Fortschreiten der Krankheit bei, bis das Vollbild der klinischen Anomalien erreicht ist, das die Ärzte des CDC als AIDS bezeichnen. Wie bereits erwähnt, ist HTLV-1 vielleicht das beste Beispiel für ein solches Begleitvirus. Aus den genannten Gründen ist es schwierig, epidemiologische Statistiken über andere Mikroben aufzustellen, weil sie sehr verbreitet sind und ihre Wirkung erst in einem so späten Krankheitsstadium entfalten, daß man sie nicht unterscheiden kann. In einigen Fällen lassen Laboruntersuchungen mit solchen Erregern allerdings auf einen Faktor schließen, der möglicherweise zum Fortschreiten der Erkrankung beiträgt: An dem *primären* Krankheitsprozeß der Immunfehlfunktion, besonders dem entscheidenden Rückgang der T4-Zellen, dürfte ein neues menschliches Herpesvirus beteiligt sein.

Herpesviren sind, wie ich bereits kurz erläutert habe, DNA-Viren, und sie enthalten wesentlich mehr genetische Information als die Retroviren. Deshalb besitzen solche Viren auch viel mehr Proteine und sind erheblich größer als ein Retrovirus. Herpesvirus-Infektionen können beim Erstkontakt (gewöhnlich in der Kindheit) zu akuten Krankheitserscheinungen führen, die sich gewöhnlich selbst begrenzen. Wie die Retroviren können sie sich im menschlichen Organismus ein Leben lang festsetzen, aber sie bauen ihre DNA nicht in das genetische Material ihrer Wirtszellen ein, sondern sie verbergen sich oft in einem bestimmten Teil der Zellpopulation; dabei vermehren sie sich nicht oder nur wenig, bis eine Streßsituation oder Immunsuppression das Gleichgewicht mit den Zellen stört. Dann vermehren sie sich stark und schädigen die Zellen. Manchmal verursacht auch die gegen sie gerichtete Immunreaktion Probleme. Man kennt fünf menschliche Herpesviren: Herpes simplex 1 und 2 (die Ursache von Erkältungsbläschen und Läsionen der Geschlechtsorgane), Herpes Varicella-zoster (Erreger von Windpocken und Gürtelrose), das Cytomegalievirus (kann bei immunsupprimierten Personen verschiedene Probleme verursachen, insbesondere eine schwere Entzündung der Netzhaut im Auge), und das Epstein-Barr-Virus (EBV, Erreger der infektiösen Mononucleose und ein Begleitfaktor bei manchen Krebserkrankungen, darunter B-Zell-Lymphomen, und einem Krebs des Nasen-Rachen-Raumes).

Im Jahr 1985 versuchten meine Mitarbeiter und ich, die Ursache der B-Zell-Lymphome zu finden, die bei HIV-Infizierten sehr häufig vorkommen. Lymphome sind Krebserkrankungen; sie entstehen, wenn ein Lymphocyt in einem Lymphknoten oder an einer anderen Stelle zu einer bösartigen, transformierten Zelle wird und sich vermehrt. In einem Vorgang, den man als *Metastasierung* bezeichnet, wandern die Zellen gewöhnlich an andere Stellen, besonders in andere Lymphknoten und in die Milz. Diese Organe schwellen an; manche davon können auch lahmgelegt oder in anderer Weise geschädigt werden. Manchmal findet auch in der Darmwand, im Gehirn oder an anderen Orten übermäßige Zellvermehrung statt. Bei dem Lymphom, das im Zusammenhang mit AIDS auftritt, sind die Lymphknoten seltsamerweise nicht besonders stark betroffen. Es befällt vielmehr im charakteristischen Fall die Wände des Verdauungstrakts, und dabei entstehen die für diese Stellen charakteristischen Symptome: Schmerzen und Schluckbeschwerden, wenn die Speiseröhre betroffen ist, sowie Magen- und Darmprobleme, wenn der Ort der Erkrankung tiefer liegt.

B-Zell-Lymphome entstehen, wie der Name sagt, durch Transformation eines B-Lymphocyten. Viele B-Zell-Lymphome bei AIDS-Patienten ähneln stark dem afrikanischen Burkitt-Lymphom, das, wie bereits erwähnt, anscheinend durch eine chronische Malariainfektion und die dadurch entstehende Stimulation der B-Zell-Vermehrung in Verbindung mit dem Herpesvirus EBV entsteht; EBV führt zur Immortalisierung vieler B-Zellen, besonders wenn seine Vermehrung nicht begrenzt wird. Aber die AIDS-Lymphome sind vielfach EBV-negativ. Deshalb suchten wir nach einem anderen

Virus. Mein früherer Mitarbeiter Zaki Salahuddin, unser Kollege Dharam Ablashi und ich fanden ein solches Virus in dem gleichen Jahr, in dem wir mit der Suche begonnen hatten, und im folgenden Jahr berichteten wir darüber. Wir nannten es HBLV für menschliches B-lymphotropes Virus (human B-lymphotropic virus). Es war seit 25 Jahren das erste Mal, daß wieder ein neues menschliches Herpesvirus entdeckt worden war. Wie sich bei unseren Untersuchungen zeigte, ist das Virus weit verbreitet, und es infiziert die Menschen offenbar schon seit langer Zeit. Einige Befunde legten für uns den Verdacht nahe, es könne bei manchen derartigen Lymphomen ein auslösender Faktor sein. Glücklicherweise verfolgten wir diese Idee nicht weiter, denn inzwischen sieht es so aus, als ob sie falsch ist. In die Irre geführt hatte uns die Tatsache, daß man das Virus schon früh aus B-Zell-Lymphomen isolieren kann.

Es ergab sich noch eine weitere ironische und unvorhersehbare wissenschaftliche Wendung: Paolo Lusso, ein junger Postdoc, der erst kurz zuvor aus Turin in unser Labor gekommen war, konnte überzeugend nachweisen, daß dieses Virus vorwiegend T-Zellen befällt. Sein bevorzugtes Ziel sind sogar die T4-Lymphocyten! Meines Wissens hatte man bis zur Entdeckung der menschlichen Retroviren keine T-lymphotropen und mit Sicherheit keine T4-lymphotropen Viren gekannt. Jetzt waren allein in den achtziger Jahren fünf solche Viren entdeckt worden: die vier Retroviren HTLV-1, HTLV-2, HIV-1 und HIV-2 sowie das »neue« Herpesvirus, das man heute als Herpesvirus-6 oder HHV-6 bezeichnet. (Dieser Name ist neutral und ungefährlich, falls die Zukunft noch mehr Überraschungen bringen sollte.)

Aber HHV-6 war nicht nur deshalb interessant, weil es die $CD4^+$-T4-Helferlymphocyten so wirksam infiziert. Wie Lusso zeigen konnte, tötet es diese Zellen sogar noch wirksamer als HIV, wenn es sich in ihnen vermehrt. Eine Doppelinfektion mit HIV und HHV-6 erzeugt eine synergistische Wirkung: Dann sterben mehr T4-Zellen ab, als es der Summe der beiden Einzelwirkungen entspricht. Aber HHV-6 ist, wie gesagt, ein weltweit verbreitetes Virus, das die Menschen mit ziemlicher Sicherheit schon sehr lange infiziert. Antikörper dagegen findet man in den USA bei 60 Prozent aller Kinder, vermutlich aufgrund einer Infektion in den ersten ein bis zwei Lebensjahren. Manchen Hinweisen zufolge ist HHV-6 in der frühen Kindheit der Erreger einer recht harmlosen Erkrankung namens Roseola infantum (Dreitagefieber). Da Infektionen mit Herpesviren gewöhnlich latent sind – das heißt, sie können über lange Zeit und sogar das ganze Leben über ruhen –, nehmen wir an, daß die meisten Erwachsenen HHV-6 in einigen ihrer Zellen tragen.

Warum kommt es dann bei den meisten Menschen nicht zum Rückgang der T4-Zellen und zur Immunschwäche? Nach meiner Ansicht liegt das daran, daß die Herpesviren bei Gesunden im allgemeinen gut unter Kontrolle gehalten werden. Ist aber eine HIV-Infektion so weit fortgeschritten, daß die Immunfunktion deutlich eingeschränkt ist, kann man vernünftigerweise annehmen, daß sich die Vermehrung von HHV-6 verstärkt. Unsere Beobachtungen stehen mit dieser Vorstellung im Einklang, denn wir konnten HHV-6 bei Personen, die außerdem noch AIDS haben, leichter finden und isolieren als bei gesunden HHV-6-Infizierten.

Zusätzlich zu alledem gibt es noch eine dritte Beobachtung. Wie Lusso vor kurzem feststellte, kann HHV-6 in manchen Zellen, die zuvor CD4-negativ waren, das Gen für CD4* anschalten. So werden zum Beispiel aus T8-Zellen nach einer HHV-6-Infektion Zellen mit den Oberflächenmarkern T4 und T8. In dieser Form sind sie dann ein Ziel für die HIV-Infektion, denn wie wir gesehen haben, ist das CD4-Molekül auf der Zelloberfläche der Rezeptor für HIV. Aus diesen Gründen vermute ich, daß HHV-6 zum Ausbruch von AIDS beiträgt – *es ist dafür nicht notwendig,* aber es beschleunigt vielleicht das Fortschreiten der Immunstörung.

Aber anders als bei HTLV-1 wird es wahrschenlich nicht gelingen, die Vermutung, die sich ausschließlich auf *in vitro*-Experimente stützt, mit epidemiologischen Befunden zu stützen oder zu widerlegen. Der Grund: Die meisten Menschen sind positiv für HHV-6-Antikörper. Hinweise könnten sich jedoch aus Untersuchungen an Tieren ergeben. Wie wir festgestellt haben, sind Schimpansen emp-

* Der erste und bekannteste Name ist T4-Lymphocyt oder T4-Zelle, aber in den letzten Jahren bevorzugen die Immunologen die Bezeichnung CD4-positive T-Zelle.

fänglich für HHV-6. Man wüßte gerne, ob die Infektion dieser Tiere mit HIV-1, die bisher nicht zu AIDS geführt hat, im Zusammenwirken mit HHV-6 die Krankheit auslöst. Noch besser wäre die Entwicklung eines Medikaments, das die Vermehrung von HHV-6 spezifisch hemmt. Damit könnte man HIV-Infizierte in Kombination mit HIV-hemmenden Wirkstoffen behandeln und untersuchen, ob es den in dieser Weise doppelt Behandelten besser geht als Patienten, die nur Medikamente gegen HIV erhalten.*

Manche Reporter haben mich gefragt, warum ich mich mit HHV-6 beschäftige. Selbst wenn es HIV unterstützt und T4-Zellen tötet, so ihr Argument, was kann man schon dagegen tun? Für die meisten Wissenschaftler ist das eine seltsame Frage – wir untersuchen nicht nur Themen, von denen wir *genau wissen*, daß sich daraus etwas Nützliches ergibt. Die meisten von uns beschäftigen sich vielmehr mit Dingen, für die sie sich interessieren, und wir untersuchen das, was wir untersuchen können. Wir lassen uns von Hinweisen und Ideen leiten, und oft gelangen wir gerade dadurch zu neuen wissenschaftlichen Erkenntnissen. Besonders unangemessen ist die Frage aber im Zusammenhang mit HHV-6, denn aus der Erforschung dieses Virus könnte sich tatsächlich eine positive praktische Wirkung ergeben. Wenn HHV-6 manchmal, wie ich spekuliert habe, als Begleitfaktor am Fortschreiten von AIDS beteiligt ist, wird wahrscheinlich irgend jemand eines Tages einen Weg finden, um in diesen Prozeß einzugreifen – auch wenn ich mir derzeit nicht vorstellen kann, wie das geschehen soll. Nach klinischen Studien sieht es bereits so aus, als ob eine Verbindung namens *Foscarnet* dazu beitragen kann, den Verlauf von AIDS zu verlangsamen; wie mein Kollege Howard Streicher außerdem gezeigt hat, hemmt dieser Wirkstoff auch ein Enzym von HHV-6 und verringert so dessen Fähigkeit, Zellen zu infizieren. Möglicherweise besteht zwischen den beiden Befunden ein Zusammenhang.

---

* Ich muß aber abschließend feststellen, daß ich mich in dieser ganzen Diskussion mit HHV-6 (und den Rückschlüssen auf die HTLVs) nur als *Begleitfaktor* beschäftige. Die einzige wirkliche Ursache von AIDS ist HIV. Wird es beseitigt, verschwindet auch die Epidemie.

Als Anmerkung zum Thema HHV-6 sollte ich noch eine Bemerkung über das Syndrom der chronischen Müdigkeit machen, das auch als »Yuppie-Krankheit« bekannt ist. Wie EBV und einige andere Viren wurde auch HHV-6 gelegentlich als mögliche Ursache für das rätselhafte Syndrom der chronischen Müdigkeit genannt, das bei Angehörigen der gehobenen Mittelschicht beschrieben wurde und in dieser Bevölkerungsgruppe auch am häufigsten vorkommt. Es gibt einige Befunde, die eine solche Annahme stützen. Andere weisen auf ein mit HTLV-2 verwandtes Retrovirus hin, das bei solchen Erkrankungen eine Rolle spielen könnte. Die Indizien für beide Theorien sind aber bisher noch nicht schlüssig.

Bei vielen HIV-Infizierten kommt es zu gut- oder bösartigen Anomalien des Zellwachstums. Ich habe mehrfach gehört, wie manche meiner Kollegen die Entstehung von Tumoren bei AIDS kurz summarisch auf die Immunschwäche zurückführten, als ob das eine angemessene Erklärung wäre, nach der man zur nächsten Frage übergehen könnte. Diese Vorstellung geht auf die alte Theorie der Immunüberwachung zurück; sie wurde vor vielen Jahren von einem der kreativsten Biologen unserer Zeit populär gemacht, nämlich von dem inzwischen verstorbenen Sir Frank MacFarlane Burnet aus Melbourne (Australien); er erhielt 1960 zusammen mit Sir Peter Medawar den Nobelpreis für die Nachweis der Immuntoleranz. Burnet war auch der Urheber der immunologischen Theorie von der klonalen Selektion; sie machte einen Hauptmechanismus für die Entstehung der Antikörpervielfalt deutlich, die das breite Spektrum der Immunreaktionen ermöglicht.

Die Theorie von der Immunüberwachung ist hingegen viel weniger gut gesichert, und sie hat die Krebsforschung meiner Ansicht nach oft in die Irre geführt. Dieser Vorstellung zufolge können Zellen oft bösartig werden, aber sie werden dann von Bestandteilen des Immunsystems zerstört oder in Schach gehalten. Es gibt klinische Befunde, die mit solchen Vorstellungen im Einklang stehen, aber man findet auch Widersprüchliches: So treten zum Beispiel nur wenige Krebstypen nach längerer Immunsuppression mit größerer Häufigkeit auf. Außerdem steigern nur wenige Arten der Immununterdrükkung überhaupt das Krebsrisiko. Die haarlosen »Nacktmäuse« werden mit einem Defekt in der T-Zell-Produktion geboren, aber die Häufigkeit der Tumorentstehung ist bei ihnen nicht erhöht. Auch viele andere Beispiele zeigen die ernsthaften Einschränkungen dieser Theorie. Ich werde im nächsten Kapitel darauf zurückkommen.

Bei Krebserkrankungen oder Hyperplasien*, die man im Zusammenhang mit Immunstörungen beobachtet, sind die Mechanismen, die für das anormale Wachstum verantwortlich sind, nach meiner Vermutung weitaus komplizierter. Meiner Theorie zufolge handelt es sich mehr um eine positive Wachstumsverstärkung der Zellen im Immunsystem und nicht um einen Funktionsdefekt, der den bereits transformierten Zellen das unkontrollierte Wachstum gestatten würde. Das scheint eher mit der Beobachtung übereinzustimmen, daß Immunstörungen nur in sehr begrenzten Fällen zu einem erhöhten Krebsrisiko führen, und es steht auch mehr im Einklang mit meinen eigenen Laborbefunden. Ich bin überzeugt, daß man hier nicht zu stark verallgemeinern darf. Jede Art anormalen Wachstums entsteht und verschwindet nach ihrem eigenen Mechanismus.

Am deutlichsten wird das bei den HIV-Infizierten. Bei AIDS-Patienten wurden mehrere Formen anormalen, übermäßigen Zellwachstums beschrieben. Die Lymphome der B-Zellen habe ich bereits erörtert. Eine andere derartige Erkrankung ist das Kaposi-Sarkom, das vor dem Auftauchen von AIDS so selten war, daß es fast zu einem Teil des definitionsgemäßen Bildes von AIDS wurde. Auch für einige andere Krebstypen, zum Beispiel Leberkarzinome, wurde über eine erhöhte Häufigkeit berichtet. Beginnend mit der zuletzt genannten Krebsart, möchte ich die Entstehungsmechanismen dieser Tumoren beschreiben.

---

* Als *Hyperplasie* bezeichnet man anormales Zellwachstum, bei dem die Zellen jedoch keine Krebszellen sind. Sie können wieder zum normalen Verhalten zurückkehren. Das übermäßige Wachstum findet oft nur vorübergehend statt, abhängig in vielen Fällen von Signalen wie zum Beispiel den von anderen Zellen abgegebenen Wachstumsfaktoren. Metastasen findet man nie. Man denke nur an die normale Wundheilung: Setzt sie sich über die Behebung des Schadens hinaus fort, entsteht eine Hyperplasie. Bösartige Zellen sind dagegen von sich aus anormal. Sie erzeugen aus sich heraus abweichende Wachstumssignale.

Soweit ich weiß, gab es früher keine Hinweise, daß Immunstörungen zu Leberkrebs führen. Bestimmte chemische Verbindungen, beispielsweise das Pilzgift Aflatoxin, können diese bösartige Erkrankung auslösen. Wichtig sind in diesem Zusammenhang einige Viren, die auch unterschiedlich schwere Leberentzündungen (Hepatitis) verursachen. Wie wir heute wissen, gibt es mehrere Typen der Hepatitisviren; obwohl inzwischen auch klar ist, daß diese Formen sogar zu ganz verschiedenen Virusgruppen gehören, werden sie seltsamerweise nach wie vor so bezeichnet, als bildeten sie eine einheitliche Kategorie: Hepatitis A, Hepatitis B und so weiter – eine Namensgebung, die jungen Studenten verwirrend erscheinen muß.

Nicht alle Hepatitisviren verursachen Leberkrebs. Eines, das diese Wirkung haben kann, ist das menschliche Hepatitis-B-Virus (HBV). Es wird, wie andere menschliche Retroviren, durch Blut, Sex und von der Mutter auf das Kind übertragen, d. h., es geht dieselben Wege wie HIV. Natürlich kommt HBV bei HIV-Infizierten besonders häufig vor, und infolgedessen tritt bei solchen Personen auch Leberkrebs häufiger auf als bei HIV-negativen Menschen. Wahrscheinlich gestattet das beeinträchtigte Immunsystem auch eine stärkere Vermehrung und Ausbreitung von HBV, so daß die Wahrscheinlichkeit der Krebsentstehung durch das Hepatitisvirus weiter steigt.

Ich habe bereits definiert und beschrieben, was B-Zell-Lymphome sind und wie sich ihre Entwicklung erklären läßt; der beteiligte Mechanismus ist nach meiner Vermutung analog zum Burkitt-Lymphom, einem in Teilen Afrikas endemischen Lymphom der B-Zellen. Um es noch einmal kurz zu wiederholen: Eine geringe Zahl von B-Zellen wird mit EBV infiziert und dadurch immortalisiert. Das geschieht im Organismus der meisten Menschen. Aber die Zahl solcher Zellen steigt, wenn die Funktion der T8-Zellen nachläßt: Zu dieser Unterklasse der T-Lymphocyten gehören Zellen, welche die Ausprägung von Virusgenen und manche Bereiche des Zellverhaltens steuern können. Beim Burkitt-Lymphom ist für den Rückgang vermutlich der Malariaparasit (Gattungsname *Plasmodium*) verantwortlich.

B- und T-Zellen haben eine Eigenschaft, die unter den Zellen eines Erwachsenen einzigartig ist: Die unreifen Vorläufer ihrer ausgereiften Formen entstehen durch Umordnung der DNA-Sequenzen in ihren Chromosomen; auf diese Weise entsteht die Sequenzvielfalt, die für ihre jeweiligen Immunreaktionen gebraucht wird. Aufgabe der B-Zellen ist die Bildung der Immunglobuline (Antikörper), die während des gesamten Lebens stattfindet. Durch solche genetischen Vorgänge steigt natürlich die Wahrscheinlichkeit eines Fehlers, der zu einer bösartigen Entartung (dem Lymphom) führt, und noch wahrscheinlicher wird das, wenn die Zahl der betreffenden Zellen ansteigt, weil sie aufgrund der Wirkung von EBV nicht mehr normal absterben. Verschlimmert wird das Ganze, weil die Zellen ständig zur Teilung angeregt werden. Der Mitosereiz für eine B-Zelle ist ein bestimmtes Antigen; in dem genannten Fall handelt es sich um die Proteinantigene des Malariaparasiten.

Ich glaubte, bei HIV-Infizierten seien die Verhältnisse ähnlich. Die anormalen T4-Zellen würden demnach durch Ausscheidung von Signalsubstanzen einen Funktionsdefekt der T8-Zellen hervorrufen, der dann seinerseits zu einem Anstieg der Zahl der EBV-immortalisierten Zellen führt. Die Vermehrung dieser Zellen sollte außerdem durch die Proteine von HIV angeregt werden. Riccardo Dalla Favera von der Columbia University, der vor vielen Jahren bei mir als Postdoc arbeitete und heute (wie auch schon damals) ein führender Wissenschaftler auf dem Gebiet der Onkogene ist, fand jedoch etwas Überraschendes: Bei etwa einem Drittel der B-Zell-Lymphome von AIDS-Patienten findet man EBV nicht. Als wir daraufhin nach anderen immortalisierenden Viren suchten, entdeckten wir HHV-6; es ist zwar ein neues Herpesvirus, aber es immortalisiert die Zellen nicht.

Wir wunderten uns aber weiterhin über die EBV-negativen Lymphome. Unserer Annahme zufolge müssen die Zellen immortalisiert werden, um bösartig zu werden. Wäre es da vielleicht denkbar, daß Menge und Dauer der Einwirkung von HIV-Proteinen nicht nur den erwarteten Effekt haben – nämlich die Zellteilung einzelner B-Zellen durch Antigenstimulation zu verstärken –, sondern daß dieser Vorgang so häufig geschieht, daß einige Zellen durch genetische Fehler immortalisiert werden? Neuere Befunde aus einer Arbeitsgruppe in San Francisco und von Dean Mann am NCI weisen darauf hin, daß es tatsächlich so sein könnte. Oder gibt es noch ein weiteres, bisher nicht entdecktes B-lymphotropes Virus, das solche Zellen in gleicher Weise wie EBV immortalisieren kann?

Jedenfalls treten B-Zell-Lymphome aufgrund der HIV-Infektionen heute als kleinere Krebsepidemie auf. Der NCI-Direktor Dr. Sam Broder wies kürzlich darauf hin, daß bis zu 46 Prozent aller AIDS-Patienten, die durch AZT-Behandlung länger am Leben bleiben, B-Zell-Lymphome bekommen. Und auch ohne AZT, bei entsprechend kürzerer Lebensdauer, ist dieses Lymphom außergewöhnlich häufig. Auf die Krebskliniken werden deshalb in Zukunft größere Probleme mit Krankenversorgung und Kosten zukommen.

Wie Peter Biberfeld und seine Kollegen in Stockholm kürzlich feststellten, erzeugt ein Stamm von SIV, das in der Tierwelt der engste Verwandte von HIV ist, bei Affen mit dem Gattungsnamen Cynomolgus ebenfalls B-Zell-Lymphome, und zwar sehr wirksam (nämlich bei über einem Drittel der infizierten Tiere) und schnell. Diese Befunde über B-Zell-Lymphome im Zusammenhang mit HIV und SIV sind ungewöhnlich und kamen unerwartet. Weder HIV noch SIV infiziert die B-Zellen (und in dem Tumor findet man auch tatsächlich keine nennenswerten Mengen von Virus-Gensequenzen); das bedeutet, daß beide nicht die gleiche Funktion ausüben wie ein herkömmliches Tumorvirus. Die infizierten Zellen sind T4-Zellen und Makrophagen, aber dennoch tritt die Krebserkrankung bei den uninfizierten B-Zellen auf. Diese Viren transformieren also eine normale Zelle nicht zur Tumorzelle, sondern sie wirken indirekt. Das ist wichtig für meine nächsten Überlegungen; sie betreffen einen seltsamen Tumor, das Kaposi-Sarkom.

14

Das Kaposi-Sarkom: ein besonderer Tumor bei AIDS

Krebserkrankungen treten gewöhnlich in inneren Organen des Körpers auf; sie breiten sich unsichtbar aus und ersparen so dem Patienten und anderen den zusätzlichen Schrecken, ihnen beim Wachstum zusehen zu müssen. Das Kaposi-Sarkom entwickelt sich jedoch häufig auf der Hautoberfläche, im Mund oder in einer anderen sichtbaren Körperöffnung. Es wurde von dem österreichischen Hautarzt Moritz Kaposi 1872 erstmals beschrieben, aber es blieb ein seltener Tumor, den auch manche Ärzte nicht einmal kannten, bevor AIDS sich mit ganzer Gewalt auswirkte. Das Kaposi-Sarkom (ich werde es kurz als KS bezeichnen) fand man früher bei älteren Männern mit jüdischer oder italienischer Abstammung, und später auch bei anderen Personen aus dem Mittelmeerraum, insbesondere bei Griechen. Meist beschränkte es sich auf die unteren Extremitäten, und gewöhnlich war es nicht aggressiv.

Viel später tauchte das Kaposi-Sarkom in Zentralafrika auf; auch dort waren gewöhnlich Männer betroffen, aber sowohl junge als auch alte. Bei jungen Männern war oft mehr Körpergewebe beteiligt, und das KS war aggressiver als bei älteren Patienten. Die Mittelmeerform bezeichnet man heute als *klassisches* KS, und die afrikanische Variante wird *endemisches* KS genannt.

Für die Entstehung dieser Tumoren hat man genetische Mechanismen verantwortlich gemacht, und manche Befunde weisen bei der klassischen Form auf eine erbliche Veranlagung hin. Die afrikanische Variante ist verbreiteter bei Farbigen und bei den Bewohnern der Äquatorregion. Ihr häufigeres Vorkommen bei Farbigen (und beim Stamm der Bantu in Südafrika) spricht ebenfalls für einen genetischen

Faktor. Aber die geographische Häufung des afrikanischen KS läßt sich natürlich auch durch äußere Einflüsse erklären. Tatsächlich wurde ein Virus, nämlich das Cytomegalievirus (CMV), mehrfach als möglicher Erreger studiert, besonders von Gaetano Giraldo in Neapel. Ich habe CMV bereits als verbreitetes menschliches Herpesvirus beschrieben; bei immunsupprimierten Personen und Kleinkindern verursacht es manchmal ernsthafte Gesundheitsprobleme, aber die meisten Infizierten schädigt es nicht nennenswert. Die Ergebnisse der Untersuchungen über CMV beim KS sind jedoch widersprüchlich und keineswegs schlüssig. Meiner Ansicht nach sprechen die Indizien derzeit in ihrer großen Mehrzahl gegen eine Beteiligung von CMV als Ursache des KS; falls das Virus überhaupt beteiligt sein sollte, dann, so kann man mit Fug und Recht behaupten, muß in jedem Fall ein weiterer, bisher unbekannter Faktor hinzukommen.

Eine dritte Form des KS fand man bei Patienten, deren Immunfunktion man als Vorbereitung auf eine Organtransplantation absichtlich unterdrückt hatte. Auch hier waren die Betroffenen häufig jüdischer oder italienischer Abstammung. Die letzte bekannte Form schließlich ist das neue, HIV-gekoppelte Kaposi-Sarkom, das man auch als *epidemisches* KS bezeichnet; es findet sich, zumindest in den USA und Europa, ebenfalls vorwiegend bei Männern. Diese Einschätzung ist wegen der stärkeren Infektion männlicher Homosexueller in den genannten Ländern natürlich zweifelhaft, aber in Afrika ist das HIV-assoziierte KS bei Frauen ebenfalls seltener. Wie das endemische (also nicht HIV-gekoppelte) KS kommt auch die HIV-gekoppelte Form häufig bei jungen Menschen vor. Ihr klinischer Verlauf kann sehr aggressiv sein. Da HIV in Teilen Zentralafrikas recht verbreitet ist, werden das HIV-gekoppelte epidemische KS und das endemische KS häufig verwechselt. Offensichtlich hat sich das KS auch ohne HIV entwickelt und wird das auch weiterhin tun. Das bedeutet aber nicht, daß die HIV-Infektion für die *epidemische* Form keine Rolle spielt (nach meiner Ansicht ist das Virus sogar entscheidend). Für mich bedeutet es nur, daß die Wahrscheinlichkeit der KS-Entstehung auf mehreren Wegen steigen kann, genau wie bei einer Reihe anderer Krebserkrankungen.

Aber KS ist ein seltsamer »Krebs«. Ich kann mir keinen Tumor mit einer solchen Vorliebe für Männer vorstellen, außer in Verbindung mit dem Gewebe der Geschlechtsdrüsen oder mit einem *offensichtlich* »männlichen« epidemiologischen Faktor, wie man es zum Beispiel früher beim Rauchen und Lungenkrebs beobachtete.

Schon die Zusammensetzung des Tumors ist ungewöhnlich. Die meisten menschlichen Krebsgeschwüre bestehen zum allergrößten Teil aus Zellen eines einzigen Typs. Normalerweise entsteht jede Art von Krebs durch die gleichförmige Ausbreitung bestimmter Krebszellen, die in der Lage sind, in gesundes Gewebe einzuwandern. Das Kaposi-Sarkom ist anders. Es besteht aus einem Gemisch verschiedener Zelltypen. Vorwiegend findet man zwar eine Vermehrung der kleinen Blutgefäße (das ist die Ursache der blauroten Farbe, die man an den Hautschäden beobachtet) sowie infiltrierende Lymphocyten und Makrophagen, aber es kommen auch Fibroblasten* und Endothelzellen (Zellen der Blutgefäß-Innenwände) vor. Zwischen all diesen Zellen finden sich nach und nach in immer größerer Zahl die Spindelzellen, so genannt wegen ihres Aussehens.

Bis vor sehr kurzer Zeit war niemand in der Lage, die Spindelzellen im Labor in reiner Form zu untersuchen, aber man nimmt an, daß sie die eigentlichen Tumorzellen des KS sind, auf die alle übrigen Zellen irgendwie reagieren. Nach Ansicht der meisten Wissenschaftler, die sich mit dem KS beschäftigen, stammen die Spindelzellen entweder von Endothelzellen ab oder aber von den glatten Muskelzellen, welche die Wände der Blutgefäße bilden. Aber diese Sichtweise wirft ein Problem auf: Zellen verschiedener Typen können unter bestimmten Umständen die Spindelform annehmen, und wie ich bereits erwähnt habe, war es bis vor kurzem nicht möglich, KS-Zellen im Labor zu studieren. Deshalb wußte man auch nicht genau, woher diese Zellen stammen.

Krebs ist, wie wir gesehen haben, klonal, d.h., die Tumorzellen stammen von einer einzigen transformierten Zelle ab und breiten sich aus, weil einige von ihnen die Fähigkeit besitzen, an eine andere Stelle

---

* *Fibroblasten* sind die Zellen des Bindegewebes. Normalerweise vermehren sie sich bei Verletzungen. Ihr Wachstum wird gewöhnlich durch mehrere Arten äußerer Signale (Wachstumsfaktoren) gesteuert.

zu wandern und dort weiterzuwachsen (Metastasierung). KS beginnt jedoch anscheinend an vielen Stellen gleichzeitig. Beim AIDS-gekoppelten KS findet man Schäden an inneren Organen, auf den Schleimhautoberflächen des Verdauungstraktes und auf der Haut; sie alle scheinen neu zu entstehen und nicht durch Metastasierung von einer ursprünglichen Tumorstelle aus. Wenn sich diese Beobachtung bestätigt, wäre das die seltsamste Eigenschaft des KS; demnach müßte bei dem Betroffenen im Milieu des Körperinneren ein Faktor vorhanden sein, der über längere Zeit hinweg und an mehreren Orten ständig anormales Zellwachstum in Gang setzt. Manchmal verschwindet ein KS-Tumor auch in einer frühen Entwicklungsphase. Wie ich schon erwähnt habe, bekommen Patienten, die man im Vorfeld einer Organtransplantation mit immunsuppressiven Medikamenten behandelt, häufig die dritte Form des KS. Nach Absetzen der Therapie geht der Tumor manchmal zurück. *Keine* andere Krebserkrankung verhält sich so.

Wie sehen demnach die derzeitigen Vorstellungen über die Herkunft des KS und seinen Entstehungsmechanismus aus? Einige seiner einzigartigen Merkmale haben manche Wissenschaftler zu einer Sichtweise gebracht, der auch ich beipflichte: Danach ist das KS, zumindest in seinem Frühstadium, keine echte Krebserkrankung, sondern es beruht auf einer ständigen Stimulation der Zellen durch Wachstumsfaktoren. Diese plausible Idee ist allerdings noch schlecht umrissen, und bisher fehlen Befunde, die sie unterstützen. Die Argumente, die dafür sprechen, stehen im allgemeinen im Zusammenhang mit ähnlich vagen Beobachtungen der Immunsuppression, mit der KS *scheinbar* gekoppelt ist. In den meisten Einführungsvorträgen über AIDS, die ich gehört habe, wurde das AIDS-gekoppelte KS, falls man es überhaupt erwähnte, kurzerhand als Auswirkung der offensichtlichen, durch die HIV-Infektion entstandenen Immunsuppression abgetan.

Diese manchmal recht leichtgläubige Sichtweise ergibt sich aus zwei Beobachtungen: KS entsteht manchmal nach Organverpflanzungen, wenn die Abstoßung des Transplantats durch Immuntherapie verhindert wird, und das epidemische KS ist mit HIV assoziiert, einem Virus, das letztlich das Immunsystem schwer schädigt. Aber eine solche Betrachtungsweise gründet sich weniger auf ernsthafte Gedanken oder Untersuchungen über KS als vielmehr auf die Hinterlassenschaft des verstorbenen Sir Frank Macfarlane Burnet, den ich im letzten Kapitel schon erwähnt habe.

Burnet war einer der originellsten Denker in den Biowissenschaften. Er war Direktor des berühmten Walter and Eliza Hall Institute of Experimental Medicine in Melbourne und ist der Urheber vieler wichtiger Vorstellungen der modernen Immunologie. Eine seiner Theorien ist die von der Immunüberwachung; ihr traue ich nicht, denn sie läßt uns zu sicher glauben, daß wir die Ursache der Tumoren bei immungeschwächten Personen kennen. In ihrer einfachsten Form besagt die Hypothese von der Immunüberwachung, daß Krebszellen häufig entstehen und dann von unserem gesunden Immunsystem regelmäßig angegriffen und zerstört werden. Ein Schaden des Immunsystems würde demnach die Krebsentstehung begünstigen.

Zwar kann ein Rückgang einiger spezieller Immunfunktionen zum Fortschreiten einer Krebserkrankung beitragen, aber ich bezweifle, daß Immundefekte eine besondere Bedeutung für ihre *Entstehung* haben. Das bedeutet nicht, daß die Zellen des Immunsystems nicht an der Ausbildung mancher Formen von Krebs beteiligt wären. Aber wie ich noch erläutern werde, wirkt das Immunsystem nach meiner Ansicht, wenn es eine Rolle spielt, nicht durch sein Versagen im Kampf gegen eine bereits bestehende Krebserkrankung, sondern es ist an der eigentlichen Entstehung des Tumors beteiligt – durch anormale Ausscheidung der Lymphokine und ähnlicher, biologisch aktiver Moleküle. Die Vorstellung von derart fehlerhafter Freisetzung dieser höchst wirksamen Substanzen zur falschen Zeit und am falschen Ort wird, so scheint mir, unsere Theorien über die Entstehung vieler Krankheiten in Zukunft immer stärker beeinflussen.

Wenn man die Vorstellung anzweifelt, nach der die Immunschwäche selbst der Schlüssel zur Entstehung von KS ist, kann man anfangen, Fragen zu stellen: Warum gerade dieser Tumor? Warum nicht eine Krebserkrankung der Lunge, der Haut, des Pankreas oder irgendeines anderen Organs? Und wie verhält es sich mit dem klassischen und dem endemisch-afrikanischen KS? Mir sind keine Hinweise bekannt, nach denen in solchen Fällen regelmäßig eine Immunschwäche vorliegt.

Aber zurück zum HIV-gekoppelten KS, das hier im Mittelpunkt des Interesses steht: Einer der ersten, die es untersuchten, war Bijan Safai vom Memorial Sloan-Kettering Hospital in New York, ein Hautarzt, der sich schon seit langem mit dem KS beschäftigte. Wie er mir bei mehreren Gelegenheiten berichtete, hat er KS in einer Reihe von Fällen als erstes klinisches Zeichen einer HIV-Infektion beobachtet. Mit anderen Worten: Das KS kann schon bald nach einer HIV-Infektion auftreten, noch vor den ersten nachweisbaren Schäden am Immunsystem. Ein hartnäckiger Anhänger der Theorie von der Immunüberwachung hat argumentiert, in solchen Fällen, wo sich KS nach einer HIV-Infektion, aber vor einer erkennbaren Beeinträchtigung der Immunfunktion entwickelt, seien die Veränderungen im Immunsystem einfach so geringfügig, daß die Wissenschaftler sie nicht nachweisen könnten. Auf solche Ideen und Argumente gibt es natürlich keine Erwiderung. Aber so entstehen endlose Diskussionen – und fruchtlose noch dazu.

Nach meiner Überzeugung sind die vier Formen des KS trotz der gleichartigen pathologischen Schäden in Wirklichkeit vier verschiedene Krankheiten; gemeinsam sind ihnen nur die Art der beteiligten Zellen, die pathologisch-morphologische Beschreibung und die Tatsache, daß sie vorwiegend bei Männern vorkommen. Mit anderen Worten: Für mich ist das KS etwas Ähnliches wie Lungenentzündung oder Leukämie – die Struktur des Schadens oder die Form der Leukämiezellen sieht vielleicht gleich aus, aber wir können heute in manchen Fällen verschiedene Ursachen und Entstehungsmechanismen unterscheiden.

Man hat mich gefragt, wie ich behaupten könne, daß HIV als epidemische Erkrankung des Menschen neu ist, wo Kaposi selbst doch schon im vorigen Jahrhundert lebte. Solche Fragen verkennen den Kernpunkt. Das klassische KS (und auch die endemische Form) ist HIV-negativ, genau wie man bei der tuberkulösen Pneumonie weder Staphylokokken noch andere primäre Erreger der Lungenentzündung findet, während andererseits bei einer durch Staphylokokken oder andere Erreger hervorgerufenen Lungenentzündung keine Tuberkulosebakterien nachweisbar sind. Aber es gibt hier noch eine andere interessante Einzelheit; sie fesselte mich zum erstenmal, als ich Ursache und Entstehung des HIV-gekoppelten KS untersuchte. Könnte es vielleicht eine andere Mikrobe, ein anderes Virus geben, das im Zusammenwirken mit HIV für das epidemische KS *notwendig* und nur noch nicht entdeckt ist?

Im Jahr 1985 kam Peter Biberfeld als Gastwissenschaftler in mein Labor. Er war viele Jahre lang Pathologe am Karolinska-Institut in Stockholm gewesen. Mit seinem langjährigen Interesse an Lymphomen und dem klassischen KS begann er natürlich ebenfalls, sich mit der Pathologie von AIDS zu beschäftigen. Als er zu mir kam, sprach er mehr über das KS als über irgend etwas anderes. Er hatte eine vage, aber nach meinem Dafürhalten richtige Vorstellung, nach der das KS im Frühstadium kein neoplastischer Zustand ist. Ähnliche Ideen hatten zuvor auch einige andere Pathologen geäußert und publiziert, unter ihnen Alan Rabson und José Costa vom NCI. Auf irgendeine Art und Weise wird demnach eine Gruppe von Zellen ständig zur Vermehrung angeregt. Die Verbindung zu HIV beeindruckte uns zwar, aber ich war sicher, daß wir das Virus in den Tumorzellen (vermutlich den Spindelzellen) nicht finden würden, denn unsere Kenntnisse über HIV ließen uns vermuten, daß das Virus solche Zellen nicht infizieren kann. Und selbst wenn eine Infektion stattfinden sollte, sprechen viele Gründe gegen die Annahme, daß sie unmittelbar die Umwandlung zu Tumorzellen bewirkt. Aber diese Möglichkeit überprüften wir ohnehin, denn wir wollten sichergehen.

Mit der Methode der molekularen Hybridisierung suchten wir in der DNA von KS-Gewebeproben nach Gensequenzen von HIV. Die Ergebnisse waren erwartungsgemäß negativ. Biberfeld interessierte sich nur wenig für Spekulationen darüber, wie das ganze Phänomen zustande kommt; er konzentrierte sich vielmehr auf die Mechanismen seiner weiteren Entwicklung. Ich hatte stark das Gefühl, HIV müsse in irgendeiner Form beteiligt sein – aber wie? Und wie verhielt es sich mit den anderen, schon früher bekannten KS-Formen? Ungefähr zur gleichen Zeit hörte ich von den Epidemiologen, daß sich das KS bei homosexuellen HIV-Trägern häufiger entwickelt als bei anderen Infizierten. Wie ich später erfuhr, nimmt die Häufigkeit des HIV-gekoppelten KS im Vergleich zu der Zeit vor einigen Jahren ab; manchmal bezeichnen die Epidemiologen diese Aussage allerdings als angreifbar, weil sie sich auf eine ungeeignete, voreilige statistische Analyse stützt. Die Befunde legen offensichtlich den Verdacht nahe (ohne allerdings etwas zu beweisen), daß sogar am HIV-gekoppelten KS neben HIV noch etwas anderes beteiligt ist. Könnte es sich um eine weitere, begleitend auftretende Mikrobe handeln? Oder ist es ein weniger spezifischer Begleitfaktor (oder auch mehrere)? Solche Befunde und Biberfelds Interesse veranlaßten uns zu ernsthafteren Untersuchungen.

Mein erstes Ziel bestand darin, *bekannte* menschliche Tumorviren auszuschließen, also alle Viren außer HIV, von denen man schon wußte, daß sie das Wachstumsverhalten der Zellen verändern. Im Umfeld einer HIV-Infektion könnte KS möglicherweise von Viren ausgelöst werden, deren Beteiligung an anderen Krebserkrankungen bekannt war oder von denen man zumindest wußte, daß sie Zellen in Gewebekulturen und unter Laborbedingungen zum krebsartigen Zustand transformieren können. Wir gingen nach dem gleichen Verfahren vor wie bei der Suche nach HIV. Edward Gelman, der damals bei mir als Postdoc arbeitete und heute Mitdirektor des Lombardi Cancer Center der Georgetown University ist, und später Stephen Josephs und andere Mitarbeiter meines Labors beschafften sich KS-Gewebeproben, reinigten daraus die DNA und untersuchten sie auf Gene (Nucleotidsequenzen) verschiedener Viren, zum Beispiel HTLV-1, HTLV-2, HHV-6, CMV, Papillomviren und ein anderes DNA-Virus namens JC.* Zum Teil wurden diese Experimente in Zusammenarbeit mit Peter Howley vom National Cancer Institute durchgeführt. Die Ergebnisse waren negativ.

Dann entschloß ich mich zu dem Versuch, die Spindelzellen in

* JC-Viren sind kleine DNA-Viren; am stärksten ähneln sie den tierischen Viren aus der Gruppe der Papovaviren, zu denen besonders die Erreger SV40 und Polyoma gehören. Diese beiden Viren erzeugen bei Tieren Krebs, aber es gibt keine Hinweise, daß JC beim Menschen die gleiche Wirkung hat. Manchen Indizien zufolge kann JC jedoch unter bestimmten Bedingungen eine schwere Nervenkrankheit auslösen, gewöhnlich aber nicht bei gesunden Menschen.

langfristigen Gewebekulturen zu züchten. Das würde zwei Zielen dienen: Erstens wäre es der vielversprechendste Weg, um ein *neues* Virus zu finden, nach dessen DNA wir in dem KS-Gewebe nicht suchen konnten, weil es das hypothetische, noch zu entdeckende KS-Virus war. Für ein solches Virus gab es natürlich keine Gensonden, denn um sie herzustellen, hätten wir es zuerst isolieren müssen. Und zweitens hätten wir die Spindelzellen, wenn uns ihre Zucht gelang, zum erstenmal in reiner Form studieren können. Das würde uns vielleicht Aufschlüsse über das Wesen dieser Zellen liefern. Selbst wenn wir kein neues Virus fanden, konnten wir dabei möglicherweise grundlegende Erkenntnisse über den Tumor gewinnen. Mein früherer Assistent Zaki Salahuddin ging an die Arbeit, und zwar zusammen mit Shuji Nakamura, einem weiteren Gastwissenschaftler, der kurz zuvor aus der von Professor Hideo Hiyashi geleiteten pathologischen Abteilung der Universität Kumamoto in Kyushu (Japan) in unsere Gruppe gekommen war. Nakamura und Salahuddin wollten versuchen, die Spindelzellen zum Wachsen zu bringen, und Biberfeld wollte an ihrer Charakterisierung mitarbeiten.

Wir mußten aus der gemischten Population die *richtigen* Zellen *langfristig* züchten, wenn wir ein Virus nachweisen, isolieren und charakterisieren wollten, das nur in geringen Mengen oder in einem Ruhezustand vorlag. Leicht würde es nicht werden. Wie wir bald erfuhren, war mit diesen Zellen noch nicht einmal die kurzfristige Gewebekultur gelungen. Anfangs versuchten wir es mit verschiedenen, bereits gut bekannten Wachstumsfaktoren, die im Handel erhältlich waren. Die meisten hatten wenig oder gar keine Wirkung. Mit einigen wuchsen die Zellen aus den KS-Gewebeproben vorübergehend, aber das war zuwenig – nicht nur für einen Virusnachweis, sondern auch für eine eingehende Untersuchung der Zellen.

Als nächstes entschlossen wir uns, nach neuen Wachstumsfaktoren zu suchen. Nach einigen vergeblichen Versuchen hatten wir Glück und fanden einen, der wirkte. Der »neue«* Faktor hatte die gleichen Eigenschaften, die wir schon von unserem alten T-Zell-Wachstums-

---

* »Neu« steht in Anführungszeichen, weil ich nicht sicher bin, ob dieses Protein nicht bereits früher entdeckt wurde. Möglicherweise hatten wir nur für eine bekannte Sub-

faktor (Interleukin-2) und dem noch früher entdeckten Faktor GM-CSF für myeloische Zellen sowie seither von vielen anderen Lymphokinen kannten: Er wird in der Gewebekultur von T4-Lymphocyten ins Nährmedium freigesetzt, wenn sie immunaktiviert oder zur Teilung angeregt werden. Sarngadharan reinigt derzeit diesen Faktor. Es handelt sich nach unserer bisherigen Kenntnis um ein Protein, das stark den bereits früher erwähnten, von stimulierten T4-Lymphocyten ausgeschiedenen Proteinen (Lymphokinen) ähnelt. Wie wir inzwischen außerdem wissen, können auch einige andere wohlbekannte Faktoren (zum Beispiel Interleukin-6, TNF, Interleukin-1 und der basische Fibroblasten-Wachstumsfaktor) das Wachstum der Spindelzellen unterstützen, allerdings nicht so wirksam wie der neue Faktor. Jedenfalls waren wir mit dem Wachstumsfaktor aus den T4-Zellen in der Lage, die KS-Spindelzellen in reiner Form zu züchten und im einzelnen zu studieren.

Einige Untersuchungen führten wir in Zusammenarbeit mit Judah Folkman und seinen Kollegen von der Harvard Medical School durch; wie sich dabei herausstellte, haben die Spindelzellen tatsächlich viele Eigenschaften von Endothelzellen, aber sie besitzen auch einige Merkmale glatter Muskelzellen. Da diese beiden Zelltypen die Hauptstruktur der Blutgefäßwände bilden, sieht es in jedem Fall so aus, als ob die Spindelzellen unvollständig differenzierte Zellen sind, die mit den Blutgefäßen zu tun haben. Aber das ist derzeit nicht der interessanteste Aspekt.

Wenn die Spindelzellen mit dem Wachstumsfaktor aus den T4-Zellen zur Vermehrung angeregt werden, produzieren sie mehrere biologisch aktive Substanzen nach Art der Lymphokine. Da diese Moleküle aber nicht von Lymphocyten hergestellt werden, bezeichnet man sie als Cytokine (*Cyto* = Zelle). Möglicherweise läßt sich mit ihrer Hilfe der ganze Entstehungsmechanismus des KS erklären; einige von ihnen sind Substanzen, die auf dieselben Zellen wirken, von denen sie auch produziert werden (allerdings haben sie nicht die gleiche »Kraft« wie das neue Lymphokin). Unter diesen zusätzlichen

---

stanz einen neuen Verwendungszweck gefunden; mit Sicherheit kann man das erst sagen, wenn man mehr über ihre Aminosäuresequenz weiß.

Faktoren sind auch einige, die das Wachstum normaler Fibroblasten und Endothelzellen fördern, sowie chemotaktische Faktoren, die andere Zellen, zum Beispiel Lymphocyten und Makrophagen, zu den Spindelzellen ziehen.

Noch interessanter ist, daß einige dieser von den Spindelzellen freigesetzten Faktoren das Wachstum und die Entwicklung neuer Blutgefäße fördern. Dank der Forschung auf diesem Gebiet, die vor vielen Jahren von Judah Folkman vorangetrieben wurde, kennt man heute zumindest ein paar solche angiogenen Substanzen (Wachstumsfaktoren für Blutgefäße). Bei einigen der Faktoren, die unsere Spindelzellen in der Gewebekultur freisetzen, handelt es sich um derartige, bereits bekannte Substanzen.

Der aufregendste Befund ergab sich, als Nakamura einige menschliche KS-Spindelzellen aus der Gewebekultur in Mäuse injizierte, deren Immunsystem unterdrückt war, so daß sie die fremden menschlichen Zellen nicht sofort abstoßen konnten. In diesen sogenannten Nacktmäusen, deren Immunsystem aus genetischen Gründen nicht funktioniert, entwickelte sich innerhalb von zehn Tagen nach der Injektion eine Geschwulst, die bei näherer Untersuchung dem KS im Frühstadium ähnelte. Menschliche Tumorzellen, die man solchen Tieren injiziert, vermehren sich oft als einheitliche Masse, und manchmal breiten sie sich auch aus. Die immungeschwächte Maus kann sie, anders als ein gesundes Tier, nicht abstoßen.

Zunächst erschienen diese Ergebnisse nicht unerwartet. Wir nahmen an, der KS-artige Schaden, der sich in der nackten Maus entwickelt hatte, komme durch das Wachstum der menschlichen Spindelzellen zustande. Zu unserer Überraschung war es aber kein menschlicher Tumor. Wie sich bei der Untersuchung der Chromosomen in seinen Zellen zeigte, stammte er vielmehr aus der Maus. Und wenn die injizierten menschlichen Spindelzellen schließlich abstarben, bildete sich bald darauf auch der KS-artige Tumor aus Mauszellen zurück. Nach meiner Interpretation bedeutet das, daß die injizierten menschlichen Zellen Faktoren freisetzen, die bei der Maus innerhalb von zehn Tagen einen KS-artigen Schaden entstehen lassen!

Ein weiteres charakteristisches Merkmal des KS ist sein *ödematöses* Erscheinungsbild: Es ist mit einer Ansammlung wäßriger Flüssigkeit außerhalb der Zellen verbunden. Das gleiche beobachtet man auch bei dem KS-artigen Tumor, den man bei Nacktmäusen erzeugen kann. Shinsaku Sakurada, ein neuer japanischer Postdoc, der mit Nakamura und mir zusammenarbeitete, fand die Ursache dafür: Die dünnsten Blutgefäße, auch Kapillaren genannt, werden durchlässiger. Seinen Ergebnissen zufolge sind dafür wahrscheinlich die Wirkungen eines weiteren Cytokins verantwortlich, um dessen Nachweis er sich nun bemüht.

Beruhen alle anderen biologischen Aktivitäten, die wir beobachtet hatten, auf bereits bekannten Wachstumsfaktoren und Cytokinen, oder würden wir auch hier neue Substanzen finden, wie bei den stimulierten T4-Zellen, mit denen wir das Wachstum der Spindelzellen in Gang gesetzt hatten? Wie Untersuchungen von Barbara Ensoli in unserer Gruppe gezeigt haben, sind viele dieser Cytokine tatsächlich mit bereits bekannten Faktoren identisch. So stellen die Spindelzellen beispielsweise in großen Mengen das Interleukin-1 (IL-1), den basischen Fibroblasten-Wachstumsfaktor und den Granulocyten-Makrophagen-koloniestimulierenden Faktor (GM-CSF) her. Eine Ausnahme bildet möglicherweise ein Wachstumsfaktor, den Thomas Maciag und seine Arbeitsgruppe an den American Red Cross Laboratories in Rockville (Maryland) untersuchen: Es ist mit den bekannten Fibroblasten-Wachstumsfaktoren verwandt, aber möglicherweise nicht identisch.

Interessante unabhängige Befunde ergaben sich in der Zwischenzeit aus Arbeiten von Gilbert Jay, die er am National Cancer Institute begonnen und in seiner neuen Position an den American Red Cross Laboratories in Bethesda* fortgesetzt hatte. Jay brachte das Gen *tat* von HIV in einen sich entwickelnden Mäuseembryo. (Diese Methode der Herstellung sogenannter *transgener* Mäuse durch Einbringen eines bestimmten Fremdgens wurde von anderen entwickelt.**)

* Von diesem Labor war schon zuvor die Rede, einmal mit der Ortsbezeichnung Bethesda, Maryland, und ein anderes Mal mit der Bezeichnung Rockville, Maryland. Das Labor zog im Verlauf der hier beschriebenen Ereignisse von Bethesda nach Rockville um.

** Bei transgenen Mäusen trägt jede Zelle des erwachsenen Tieres eine Kopie des eingebrachten Fremdgens. Hier ist davon die Rede, daß nur bestimmte Zellen das

Bei diesem Verfahren trägt jede Zelle eine Kopie des Gens. Wie Jay feststellte, bekommen viele männliche Mäuse, die in dieser Art behandelt wurden, KS-artige Schäden, aber die betreffenden Zellen prägten das Gen *tat* nicht aus, d.h., das Gen war in den KS-artigen Zellen stumm. Dort entstand weder die Messenger-RNA noch das Protein des *tat*-Gens. Statt dessen prägten einige in der Nachbarschaft gelegene Zellen das Gen aus.

Meiner Ansicht nach zeigen diese Ergebnisse erstaunliche Parallelen zu unseren Befunden. Bei uns setzten die ständig aktivierten T4-Zellen (die beim Patienten vermutlich durch wiederholte Infektion und/oder ein oder mehrere HIV-Proteine stimuliert werden) ein Lymphokin frei, das nach unserer Vorstellung über eine Entfernung hinweg auf ein Ziel wirkt; das Ziel sind vermutlich die unreifen Zellen, aus denen sich die Blutgefäße bilden: Sie werden zu Spindelzellen und setzen nun ihrerseits mehrere Cytokine frei, von denen einige den KS-Schaden verursachen, während andere das Wachstum der Spindelzellen aufrechterhalten. In Jays System führt nach meiner Überzeugung die ständige Expression von *tat* in einigen Zellen zur Freisetzung eines Faktors aus diesen Zellen (oder aus anderen Zellen, die das *tat*-Protein erreicht). Der Faktor wirkt dann über eine Entfernung hinweg und setzt das Wachstum der Spindelzellen in Gang, die ihrerseits die vielen beobachteten Cytokine ausscheiden.

Aber eine verblüffende Überraschung, die sich auf eine weitere Hypothese gründete, lag noch vor uns. Von Anfang an hatte ich meinem Mitarbeiter Shuji Nakamura vorgeschlagen, er solle sich auch die Nährlösungen ansehen, in denen HIV-infizierte T4-Zellen wuchsen. Dabei würde er vielleicht feststellen, daß nicht nur aktivierte, immunstimulierte T4-Zellen, sondern auch HIV-infizierte Zellen den gleichen »neuen« Faktor freisetzen. Wenn das stimmte, dann könnten wir zwei Gründe angeben, warum das KS nach einer HIV-Infektion häufiger auftritt: Erstens setzen die T4-Zellen ständig den neuen Wachstumsfaktor frei, weil sie dauernd durch die allgegenwärtigen HIV-Proteine stimuliert werden, die durch den Abbau des

---

Fremdgen ausprägen und das zugehörige fremde Protein produzieren. Welche Zellen das sind, ist unterschiedlich, je nach dem jeweils eingefügten Gen.

Virus entstehen und sich bekanntermaßen im Blut befinden; außerdem könnten zu der Aktivierung auch andere Mikroben beitragen, die AIDS-Patienten viel häufiger als Gesunde infizieren. Und zweitens könnten die infizierten T4-Zellen durch HIV dazu angeregt werden, den gleichen Spindelzell-Wachstumsfaktor auszuscheiden, den wir auch bei den aktivierten, gesunden T4-Zellen gefunden hatten.

Wie wir schnell entdeckten, setzen die HIV-infizierten T4-Zellen tatsächlich einige *zelleigene* Wachstumsfaktoren für Spindelzellen frei, aber nur in sehr geringer Menge; man kann bisher nicht mit Sicherheit behaupten, daß es sich dabei um dieselbe Substanz handelt, die auch aktivierte, gesunde T4-Zellen herstellen. Viel interessanter war eine andere Beobachtung: Die HIV-infizierten Zellen setzen den größeren Teil der Wachstumsfaktor-Aktivität nur kurz nach der Infektion neuer T4-Zellen frei. Meine Mitarbeiter Ensoli und Wong-Staal wußten, daß auch das *Virus*protein *tat* nur kurz nach der akuten Infektion entsteht. Außerdem kannten wir die Befunde von Alan Frenkel, der damals an der Johns Hopkins University arbeitete und heute am Whitehead-Institut in Boston ist. Nach seiner verblüffenden Feststellung kann das *tat*-Protein sich an Zellen anheften und in sie eindringen. Vor dem Hintergrund dieser Beobachtung, unserer früheren Befunde und der Ergebnisse von Jay mußten wir nun noch zeigen, daß HIV-infizierte Zellen das *tat*-Protein auch *freisetzen* und daß es auf die Spindelzellen ebenfalls als Wachstumsfaktor wirken kann.

Genau das konnte Ensoli schnell bestätigen. Wie sie außerdem feststellte, wird *tat* zur Wachstumsstimulation der Spindelzellen nur in sehr geringer Konzentration gebraucht. Dieser Befund ist aus mehreren Gründen bemerkenswert. Meines Wissens wurde damit zum erstenmal ein Virusprotein beobachtet, das normalerweise zur Steuerung der Virusbildung dient und außerdem aus den infizierten Zellen freigesetzt wird, so daß es als Wachstumsfaktor für andere Zellen wirken kann. Das erinnert in mehrfacher Hinsicht an das *tax*-Protein von HTLV-1 und HTLV-2, das ebenfalls die Virusbildung reguliert und außerdem das Zellwachstum beeinflußt. Aber *tax* wirkt, soweit man weiß, nicht unmittelbar als Wachstumsfaktor (und meines Wissens wird es auch von den infizierten T4-Zellen nicht ausgeschieden), sondern es schaltet, wie ich bereits erläutert habe, in der HTLV-infizierten T-Zelle die Gene für einen zelleigenen Wachstumsfaktor (IL-2) und seinen Rezeptor an.

Ein hervorragendes Beispiel dafür, wie sich die Wissenschaft weiterbewegt, lieferten John Brady und seine Mitarbeiter am National Cancer Institute sowie Ron Gartenhaus, ein neuer Postdoc in meinem Labor: Nach ihren allerneuesten Beobachtungen kann *tax* ebenfalls außerhalb der Zellen als Wachstumsfaktor wirken. Diese Vorstellung, daß ein Virusprotein, und zwar insbesondere ein Regulationsprotein (das an einem Virusgen hergestellt wird und bei der Replikation des Virus mitwirkt, ohne selbst in die Viruspartikel aufgenommen zu werden), freigesetzt wird und das Verhalten benachbarter, *uninfizierter* Zellen beeinflussen kann, ist für die Virusforschung neu. Meiner Ansicht nach wird sich herausstellen, daß solche Vorgänge an der krankheitsauslösenden Wirkung vieler Zellen beteiligt sind.

Aber warum ist das KS bei HIV-infizierten Homosexuellen häufiger als bei anderen Virusträgern, und warum kommt es in allen seinen Formen vorwiegend bei Männern vor? Wie bereits erwähnt, scheinen diese Beobachtungen auf einen weiteren Umweltfaktor – beispielsweise ein noch nicht entdecktes Virus – bei homosexuellen Männern hinzudeuten, und es könnte sich auch herausstellen, daß es tatsächlich so ist. Da auch in Jays Experimenten mit den Mäusen vor allem die Männchen betroffen waren, braucht man jedoch nicht unbedingt einen solchen äußeren Faktor zur Erklärung. Vielleicht spielt einfach die unterschiedliche Konzentration des männlichen Geschlechtshormons Testosteron eine Rolle. In den epidemiologischen Studien, nach denen KS bei homosexuellen Männern häufiger ist als bei anderen HIV-Infizierten, wurden die Homosexuellen vor allem mit Drogenfixern und Bluterkranken verglichen. Vielleicht ist der Testosteronspiegel in der Gruppe der sexuell aktiven Homosexuellen allgemein höher als bei den Rauschgiftabhängigen und den Bluterkranken.

Diese Hypothese läßt sich überprüfen. Sie ist auch unter zell- und molekularbiologischen Gesichtspunkten reizvoll, denn die Geschlechtshormone beeinflussen die Produktion der Cytokine und ihre Wechselwirkungen mit den zelleigenen Rezeptoren. Deshalb könnten sie sich durchaus auf Wachstum und Verhalten der Spindelzellen auswirken. Auch das läßt sich feststellen, und solche überprüfbaren Hypothesen sind das, was die Wissenschaft voranbringt. Manche Befunde aus neuerer Zeit stehen mit der beschriebenen Vorstellung im Einklang. So hat beispielsweise Prakash Gill von der University of Southern California in einer gemeinsamen Studie mit uns festgestellt, daß Testosteron die Produktion von IL-6 durch die Spindelzellen verstärkt, und IL-6 kann auch das Wachstum dieser Zellen anregen.

Vielleicht werden die T-Zellen bei Homosexuellen auch häufiger aktiviert als bei Drogensüchtigen oder Bluterkranken. Wenn das stimmt, dann produzieren sie das neue Lymphokin, das ein so wirksamer Wachstumsfaktor für die Spindelzellen ist, in größerer Menge. Diese Frage wird in unserem Labor demnächst überprüft. Von Bedeutung ist in diesem Zusammenhang möglicherweise das, was Mark Kaplan vom North Shore Hospital in Long Island (das der Cornell Medical School angegliedert ist) auf der letzten Jahrestagung unseres Labors über zwei KS-Fälle bei Drogenfixern berichtete. Beide waren nicht nur mit HIV-1, sondern außerdem auch mit HTLV-2 infiziert. Wie erwähnt, können HTLV-infizierte T-Zellen ebenfalls als Quelle für das gleiche Lymphokin dienen. Wenn HTLV-2 hier eine Rolle spielt (und nicht nur eine zufällige Begleitinfektion darstellt), muß es über einen Mechanismus wirken, der durch die gleichzeitige Anwesenheit von HIV enorm verstärkt wird (die zusätzlichen, von HIV induzierten Wachstumsfaktoren werden gebraucht), denn eine HTLV-Infektion allein führt nicht zum KS.

Bis wir das epidemische KS ganz verstehen, liegt noch ein langer Weg vor uns. Verwirrend ist beispielsweise ein neuerer epidemiologischer Befund. Harold Jaffe von den Centers for Disease Control analysierte das Auftreten von KS bei HIV-infizierten Frauen, die mit HIV-infizierten bisexuellen Männern geschlafen hatten, und verglich das Ergebnis mit der Häufigkeit bei infizierten Frauen, deren Sexualpartner HIV-infizierte Empfänger von Bluttransfusionen oder Drogenabhängige waren. In allen Fällen hatten sie sich wahrscheinlich bei diesen Sexualkontakten infiziert. KS tauchte aber viel häufiger bei den Frauen auf, die sich bei den bisexuellen Männern angesteckt hatten, und wesentlich seltener bei denen, die ihre Infektion von HIV-positiven Drogenabhängigen hatten. Die Studie umfaßte zwar nur eine begrenzte Zahl von Fällen, aber wenn sich ihre Ergebnisse bestätigen sollten, läge die Schlußfolgerung auf der Hand: Ein anderer, bisher nicht entdeckter Faktor – vermutlich eine Mikrobe, die wahrscheinlich sexuell übertragbar ist –, würde demnach für die Entstehung des epidemischen KS und vielleicht auch für seine anderen Formen eine Rolle spielen.

Ich möchte meine Gedanken über die Entstehung des KS noch einmal zusammenfassen: Es stammt nach meiner Überzeugung von einer nicht voll differenzierten Zelle, die in der Lage ist, Blutgefäße zu bilden, wenn sie von bestimmten Cytokinen und Lymphokinen stimuliert wird und sich in einem geeigneten Strukturzusammenhang befindet. Findet man solche Zellen in den KS-Schadstellen, bezeichnet man sie als Spindelzellen. Ihr Wachstum wird von mehreren Cytokinen in Gang gesetzt. Das wirksamste wird von den T4-Zellen ausgeschieden, wenn sie immunstimuliert werden; zu einer solchen Stimulation kommt es bei manchen Arten chronischer Infektionen. Dieses Lymphokin wird derzeit in unserem Labor gereinigt und in großen Mengen hergestellt, um eine eingehende Untersuchung zu ermöglichen. Wenn die Spindelzellen dann aktiv wachsen, produzieren und sezernieren sie viele gut bekannte Cytokine, die dann im weiteren Verlauf viele der charakteristischen Eigenschaften des KS-Tumors hervorrufen. Mit anderen Worten: Durch einen ersten Schritt, nämlich die Wachstumsstimulation der Spindelzellen, wird eine Kaskade von Ereignissen in Gang gesetzt. Beim HIV-gekoppelten KS kommt ein weiterer Faktor hinzu, der das Wachstum der Spindelzellen anregt. Jedesmal, wenn HIV neue T4-Zellen infiziert, setzen diese Zellen vorübergehend das Virusprotein *tat* frei, das schon in sehr geringer Konzentration das Wachstum der Spindelzellen anregt.

HIV kann die Vermehrung der Spindelzellen auch noch auf andere

Weise verstärken. Wie wir in Kapitel 13 gesehen haben, kommt es nach einer HIV-Infektion bekanntermaßen zu einer anormalen Aktivierung zahlreicher B-Lymphocyten, obwohl diese Zellen nicht infiziert sind. Manche Wissenschaftler haben darauf hingewiesen, daß das eine Wirkung des Virus-Hüllproteins gp120 sein könnte, das beim Abbau der HIV-Partikel frei wird. Wie man außerdem weiß, setzen aktivierte B-Zellen die Cytokine Interleukin-6 und Tumor-Nekrosefaktor (TNF)* frei; wie bereits erwähnt, wirken beide Substanzen auf die Spindelzellen ebenfalls wachstumsfördernd. Und um noch mehr Öl ins Feuer zu gießen, kann TNF auch die Vermehrung von HIV verstärken, so daß mehr HIV-infizierte Zellen entstehen – der Teufelskreis dreht sich immer weiter.

Im Frühstadium ist KS manchmal umkehrbar, denn dann ist es noch keine echte Krebserkrankung. Die Zellen vermehren sich nicht von selbst, sondern sie sind auf die Zufuhr der stimulierenden Cytokine (Lymphokine) und/oder des *tat*-Proteins angewiesen, die das Wachstum der Spindelzellen in Gang halten. In diesem Stadium ähnelt der KS-Schaden der normalen Wundheilung nach einer Hautabschürfung. Durch das ständige anormale Zellwachstum kommt es aber in den Spindelzellen mit großer Wahrscheinlichkeit zu einer genetischen Mutation (oder auch mehreren), und das führt in manchen Zellen zu ihrer unabhängigen Vermehrung. Dadurch wird aus dem KS-Schaden eine echte Krebserkrankung, das Sarkom. Von nun an läßt sich der Tumor durch Entzug der stimulierenden Wirkstoffe nicht mehr rückgängig machen.

Die Experimente, deren Ergebnisse zu solchen Überlegungen ge-

---

* Dieses Protein trägt seinen Namen, weil man bei seiner Entdeckung unter anderem beobachtete, daß es in manchen Tumoren von Tieren und in deren Umgebung Veränderungen herbeiführen kann, die zum Absterben der Tumorzellen führen. Wie wir heute wissen, sind die Wirkungen von TNF aber weitaus vielfältiger. TNF wird von verschiedenen Zellen freigesetzt; für uns ist er von Bedeutung, weil er bei HIV-infizierten Patienten in anormal großen Mengen vorkommt; er kann die Bildung von noch mehr HIV bewirken; und stärkere HIV-Produktion führt, wie Tony Fauci und seine Gruppe gezeigt haben, zu stärkerer TNF-Bildung; TNF wird auch von den KS-Spindelzellen gebildet und trägt (wie wir entdeckten) zu ihrem Wachstum bei; außerdem wirkt er auf andere Zellen, die an der Entstehung dieses komplexen Tumors mitwirken.

führt haben, wurden ursprünglich nur mit dem HIV-gekoppelten epidemischen KS durchgeführt. Nach unserer Ansicht könnten ähnliche Mechanismen aber auch an der Entstehung der anderen Formen des KS beteiligt sein. Kürzlich hatten wir die Gelegenheit, das endemische (afrikanische) KS sowie einige Fälle des klassischen KS und des KS nach Nierentransplantationen mit immunsuppressiver Therapie zu studieren. Nach unseren Befunden sieht es so aus, als ob auch dabei das Wachstum der Spindelzellen und die Freisetzung der Cytokine im Mittelpunkt stehen; mit anderen Worten: Bei allen Typen des KS dürften die gleichen Mechanismen wirksam sein. Von zentraler Bedeutung für die Entstehung von KS ist nach meiner Überzeugung irgend etwas, das zu einem Ansteigen von Zahl und Aktivität der Spindelzellen führt. Wie die Doktoren S. Sakurada und S. Nakamura in meinem Labor festgestellt haben, verstärken Corticosteroide (zum Beispiel Cortison) erheblich die Fähigkeit der von den T4-Zellen ausgeschiedenen Lymphokine (und einiger anderer, weniger wirksamer Wachstumsfaktoren für diese Zellen), die Vermehrung der Spindelzellen anzuregen.

Wie ich bereits erwähnt habe, entsteht auch bei Patienten, die eine Immunsuppressionstherapie erhalten, manchmal ein KS. Im Rahmen solcher Therapien werden auch Corticosteroide eingesetzt, und nach Absetzen der Medikamente bilden sich die KS-Schäden in manchen Fällen dauerhaft zurück. Nach meiner Überzeugung entsteht das KS bei solchen Patienten nicht durch die Unterdrückung der Immunfunktion, sondern weil die Therapie das Immunsystem (und zwar die T4-Zellen) dazu anregt, das Lymphokin freizusetzen, das die Spindelzellen zur Vermehrung treibt. Im Zusammenhang mit der Steroidtherapie ist eine solche Wachstumsverstärkung deutlich zu erkennen. Auch diese Hypothese läßt sich überprüfen. Man weiß bereits, daß Steroide tatsächlich die Wirkung von Lymphokinen verstärken. Man muß nun Methoden entwickeln, mit denen man die Konzentration der Spindelzellen-Wachstumsfaktoren und ihren eventuellen Anstieg messen kann.

Zur Frage der Entstehung von KS bei älteren Männern aus Mittelmeerländern und zum endemischen afrikanischen KS habe ich keine hilfreichen Ideen. Wie die meisten anderen Wissenschaftler, die sich mit diesen Krankheiten beschäftigen, nehme ich an, daß die erstgenannte Erkrankung aufgrund einer genetischen Veranlagung und die zweite durch einen (noch zu entdeckenden) infektiösen Erreger entsteht. Ich würde aber spekulieren, daß in beiden Fällen Spindelzellen-Wachstumsfaktoren eine Rolle spielen.

Die Entwicklung der Erkenntnisse über KS ist ein gutes Beispiel dafür, wie unser Labor an einer medizinischen Fragestellung arbeitet. Und ich glaube, sie zeigt auch deutlich, wie unsere Gruppe ihre größte Produktivität entfalten kann. Erst wenn man brauchbare experimentelle Systeme entwickelt hat, kann man in dem Wissen über menschliche Erkrankungen und manchmal auch bei ihrer Behandlung echte Fortschritte erzielen. Ideen, so hat man gesagt, sind billig – was zählt, sind Arbeit und Antworten. Das ist zwar eine Übertreibung, die dazu dient, eine Aussage deutlich zu machen, aber die Aussage selbst ist nicht falsch. Solange es keine nützlichen Systeme zur Untersuchung des KS gab, waren wir ausschließlich auf epidemiologische und klinische Studien, anatomische Untersuchungen und viele Spekulationen angewiesen. Das setzt den Erkenntnissen Grenzen. Jetzt verfügen wir über Labor-Gewebekultursysteme zur Untersuchung der Zellen, die beim KS anscheinend die Schlüsselrolle spielen, und wir haben das Tiermodell mit den Mäusen, an denen wir uns mit weiteren Fragestellungen beschäftigen können.

Mit Hilfe dieser Systeme fangen wir jetzt an, chemische Verbindungen daraufhin zu untersuchen, wie wirksam sie das Wachstum der Spindelzellen in den Gewebekultursystemen unterdrücken können. Zeigt sich in einem solchen *in vitro*-System ein vielversprechender Wirkstoff, gehen wir zum Mausmodell über und stellen fest, ob die fragliche Substanz die Entwicklung der KS-Schäden verzögern oder verhindern kann; außerdem läßt sich ermitteln, ob der Wirkstoff in der Lage ist, den bereits entstandenen Tumor wirksam und ohne starke Nebenwirkungen zu zerstören. Auf diese Weise kann man empirisch versuchen, effektive Medikamente gegen KS zu finden – eine Methode von Versuch und Irrtum. Anhand der Erkenntnisse, die sich aus der Arbeit mit solchen neuen Systemen ergeben, kann man aber auch gezielt Wirkstoffe aufspüren oder entwerfen, die vermutlich wirksam sein werden. Man kann zum Beispiel versuchen,

Hemmstoffe für die Lymphokine oder das *tat*-Protein zu finden, also für die Substanzen, die das Spindelzellwachstum anregen. Und man kann Verbindungen entwickeln, welche die *Wirkungen* der von den Spindelzellen ausgeschiedenen Cytokine stören.

Nach den Feststellungen mancher Wissenschaftshistoriker brauchten die Wissenschaftler nichts über Grundlagen oder Mechanismen zu wissen, um die Antibiotikabehandlung für manche bakteriellen Erkankungen zu entwickeln, und Sabin, Salk und Koprowski brauchten auch die Wirkungsweise des Poliovirus nicht zu verstehen, um ihre Impfstoffe herzustellen. Das stimmt. Aber diese Zeiten sind nach meiner Überzeugung in fast allen Bereichen für immer vorbei. Die meisten Fragen, die sich durch Zufälle oder ohne große Schwierigkeiten lösen ließen, *sind* gelöst. Die Mehrzahl der Impfstoffe, für deren Entwicklung man nur den Erreger finden brauchte, gibt es schon. Weiterer Fortschritt wird sich wahrscheinlich vorwiegend aus grundlegenden Kenntnissen über die Krankheitsprozesse ergeben, und solche Kenntnisse wiederum stammen aus Ergebnissen der Grundlagenforschung in Bereichen wie Molekularbiologie, Immunologie und Zellbiologie. Und wie ich deutlich gemacht habe, muß man solche Kenntnisse dann in Laborsystemen anwenden, die eine Möglichkeit bieten, die richtigen Fragen zu stellen – und sie zu beantworten.

15

Was verursacht Krankheiten? (Und insbesondere: Warum ist HIV die Ursache von AIDS?)

Wann können wir wirklich behaupten, die Ursache einer Krankheit zu kennen? Oder genauer gefragt: Wann reichen unsere Kenntnisse aus, damit wir sagen können: Dieses oder jenes ist die Ursache einer bestimmten Erkrankung; es ist ein Nebenfaktor (Begleitfaktor), der neben der eigentlichen Ursache vorhanden sein muß, damit die Krankheit ausbricht; es verstärkt den Krankheitsverlauf; oder es ist für die Krankheit ohne Bedeutung? In geringerem Maße, als man es sich wünscht und vorstellt, haben wir handfeste Gesetzmäßigkeiten, an die wir uns bei solchen Feststellungen halten können, und Patentrezepte gibt es überhaupt nicht. Nach meiner Überzeugung bedienen wir uns in erster Linie des gesunden Menschenverstandes, stark angereichert mit den richtigen Erfahrungen.

Manchmal ist die Ursache einer Krankheit so offenkundig, daß jede Diskussion absurd wäre. Das gilt zum Beispiel bei Verletzungen. In anderen Fällen ist die Entstehungsgeschichte einer Erkrankung so kompliziert und multifaktoriell, daß es möglicherweise wenig Sinn hat, von Ursachen zu sprechen; so erscheint es beispielsweise bei manchen Krebserkrankungen plausibler, sich eine wachsende Zahl von Faktoren vorzustellen, die einen bestimmten Vorgang immer wahrscheinlicher machen: Fehlt einer davon, ist die Wahrscheinlichkeit der Krankheitsentstehung geringer, auch wenn die Wahrscheinlichkeitskurve dabei keine Gerade ist. Eine dritte Kategorie (sie ist die verbreitetste) liegt irgendwo in der Mitte: Es gibt eine Ursache, also eine unabdingbare Voraussetzung, und Begleitfaktoren steigern dann häufig die Wahrscheinlichkeit, daß die Krankheit entsteht, die

Schwere ihres Verlaufs, die Geschwindigkeit, mit der sie ausbricht oder alle diese Eigenschaften. Andererseits kann es auch Faktoren geben, welche die Wahrscheinlichkeit der Krankheitsentstehung verringern. In diese dritte Kategorie gehören die meisten Infektionskrankheiten.

Betrachten wir einmal den extremen Fall einer äußeren Verletzung. Bei einem Radfahrer, der von einem Lastwagen angefahren wurde, braucht man über die Ursache der schweren Kopfverletzung nicht lange zu diskutieren. Auch Statistik ist nicht erforderlich – der gesunde Menschenverstand reicht aus. Aber einmal angenommen, an dem Unfall waren vier Radfahrer beteiligt, von denen drei rote Hemden und zwei einen Schutzhelm trugen. Einer der Helmträger landet im Gebüsch und bleibt unverletzt, der andere stürzt auf Beton und zieht sich Verletzungen zu. Die beiden Radfahrer ohne Helm landen ebenfalls im Gebüsch und verletzen sich. Die drei Verletzten trugen die roten Hemden. Auch hier ist keine statistische Untersuchung erforderlich. Man kann annehmen, daß der Helm einen Schutz darstellt und daß man sich ohne Helm auf Beton schwerer verletzt als im Gebüsch. Trotz des eindeutigen Zusammenhangs würde man über die roten Hemden nicht allzuviel nachdenken.

Mit diesen vier Einzelbefunden lassen sich unsere Hypothesen nicht bestätigen, aber mit ausreichender Zeit und genügend großen Zahlen könnte man sie beweisen. Aufgrund unserer sonstigen Erfahrungen ergibt sich ein Sinn: Beton ist härter als Gebüsch; die Verletzungen sind schwerer, wenn der betroffene Körperteil nicht geschützt ist; ein Schädel ist ungeschützt leichter verletzbar als mit einem Helm. Man könnte argumentieren, die Ursache der Kopfverletzung sei der Beton, das rote Hemd oder das Fehlen eines Helms – aber so denken wir nicht. Die eigentliche Ursache ist der Zusammenstoß mit dem Lastwagen. Die anderen Faktoren beeinflussen die Auswirkungen positiv, negativ oder – wie im Fall der roten Hemden – überhaupt nicht. Wenn sich der Zusammenhang mit den roten Hemden allerdings in vielen weiteren Fällen wiederholen sollte, müßte man die Möglichkeit in Betracht ziehen und untersuchen, daß die Farbe des Hemdes solche Verletzungen beeinflußt, auch wenn es dafür keine offensichtliche logische Erklärung gibt.

Die Medizin hat nur im Bereich der Infektionskrankheiten Richtlinien formuliert, um Kausalitätszusammenhänge festzustellen. Diese Richtlinien sind berühmt: Es sind die Kochschen oder Henle-Kochschen Postulate. Sie wurden von Robert Koch und Jakob Henle vor etwa 100 Jahren aufgestellt – nicht weil die beiden Päpste oder Dogmatiker gewesen wären, sondern weil sie die Bestrebungen mancher Ärzte bremsen wollten, die in laienhafter Weise bei jeder neuentdeckten Mikrobe einen neuen Krankheitserreger gefunden zu haben glaubten. Die Regeln wurden damals gebraucht, und sie können auch heute nützlich sein, wenn man sie nicht allzu blind befolgt. Dem großen Mikrobiologen Robert Koch widerfuhr das Schicksal vieler berühmter Persönlichkeiten: Man nahm ihn zu lange zu wörtlich und zu ernst. Manchmal vergessen wir, welche riesigen Fortschritte wir in den letzten hundert Jahren gemacht haben; Geräte, Reagenzien und Diagnoseverfahren liegen weit jenseits von allem, was Koch sich je hätte träumen lassen. Gleich geblieben ist aber die Notwendigkeit des gesunden Menschenverstandes und die Erfahrungen in Klinik und Labor bei der Arbeit mit Krankheiten im allgemeinen und mit der fraglichen Krankheit im besonderen. Nach meiner Überzeugung wäre Koch der erste gewesen, der das erkannt hätte.

Die Kochschen Postulate sind nach wie vor ein ausgezeichnetes Hilfsmittel für die Ausbildung, aber außerhalb der Seminarräume gelten sie bei weitem nicht absolut. (Auch im Unterricht sollten sie nicht als Dogmen, sondern in historisch ausgewogenem Zusammenhang dargestellt werden.) Selbst zu Kochs Zeiten waren sie nicht immer erfüllt. Außerdem beziehen sie die heute verfügbaren neuen Verfahren nicht mit ein, die sich aus der Molekularbiologie, Immunologie und Epidemiologie ergeben, und das gleiche gilt auch für die besonderen Probleme, vor die uns die Viren stellen. Sie wurden schließlich für bakterielle Erkrankungen aufgestellt, und selbst dabei versagen sie oft. Manchmal ist es unmöglich, sie zu erfüllen; vielfach versucht man das nicht einmal; und manchmal sind sie ganz einfach der falsche Maßstab.

Kurz zusammengefaßt, lauten die Kochschen Postulate folgendermaßen:

1. Der Erreger muß in dem *betroffenen* Gewebe (dem vermuteten Sitz der Krankheit) in *allen* Fällen der Krankheit aufzufinden sein. (Man findet den Keim also immer da, wo sich die Krankheit befindet.)

2. Der Keim darf nicht bei anderen Krankheiten oder als zufällig vorhandener, nichtpathogener Erreger auftauchen. (Immer wenn man den Keim findet, findet man auch die Krankheit.)

3. Der Erreger muß sich immer wieder in reiner Form, frei von anderen Keimen und vom Wirtsorganismus, isolieren lassen. (Der Keim muß sich allein identifizieren und untersuchen lassen.)

4. Der so isolierte Keim muß in der Lage sein, die Krankheit erneut auszulösen, und er muß sich aus dem so infizierten Tier wieder isolieren lassen. (Jedes Tier, in das man den Keim einführt, muß die Krankheit bekommen und den Keim wieder liefern.)

Es ist wichtig, nochmals darauf hinzuweisen, daß das *vor hundert Jahren* die *idealen* Richtlinien zum Nachweis einer *bakteriellen* Krankheitsursache waren. Auch Koch selbst wußte um ihre Grenzen und verlangte bei seinen eigenen Arbeiten nicht immer, daß sie vollständig erfüllt waren. (Diese Tatsachen machen auf die wenigen, die gegen HIV als Erreger von AIDS argumentieren, offenbar keinen Eindruck.) So wurde Koch beispielsweise sehr berühmt, nachdem er das Bakterium gefunden hatte, das die Tuberkulose auslöst. Er isolierte die Mikrobe zwar in reiner Form und konnte damit die Krankheit bei einem Tier erzeugen, aber dennoch hatte seine Hypothese Fehler. Erstens gibt es, wie wir heute wissen, viele klinische Formen der Tb. (Nach meiner Vermutung hängt das mit Dosis und Übertragungsweg des Erregers sowie mit genetischen Faktoren bei Bakterium und Infiziertem zusammen.) Manchmal ist Tb eine Erkrankung der Wirbelsäule, in anderen Fällen sind die Nieren betroffen, aber meistens ist die Lunge erkrankt. Und, was noch wichtiger ist: Die meisten Infizierten sind *gesunde* Überträger. Die Kochschen Postulate ziehen diese letzte Tatsache nicht in Betracht, die heute ein zentrales Thema bei der Untersuchung fast aller Infektionskrankheiten darstellt. Kurz gesagt, war das zweite Postulat selbst bei Kochs klassischen Arbeiten über Tuberkulose nicht erfüllt.

Außerdem läßt sich das Bakterium auch nicht aus jedem Tb-Kranken isolieren. Nach Ansicht mancher Wissenschaftler liegt das daran, daß andere Krankheiten der Tuberkulose ähneln, so daß es sich bei negativen Befunden nicht um echte Tb-Fälle handelt. Aber das stimmt nicht. Jeder erfahrene Assistenzarzt kann Fälle bezeugen, in denen nach mehreren falsch negativen Nachweisen der Mikrobe doch noch die Isolierung gelang. Pathologen können sogar über Fälle berichten, in denen das Bakterium sich bis zum Tod nicht isolieren ließ – danach ist die Diagnose oft einfacher, besonders wenn der Pathologe durch einen Unfall selbst zum Empfänger des Keims wird und ungewollt eines der Kochschen Postulate erfüllt, indem er die Krankheit bekommt.

Auch die Cholera läßt sich mit den Kochschen Postulaten nicht problemlos erklären. Koch, ein brillanter Wissenschaftler mit Selbstbewußtsein und einem offenkundigen Konkurrenzdenken, stand ein wenig mit Pasteur im Wettbewerb, als es darum ging, die Ursache dieser neuen oder wieder auftauchenden, tödlichen epidemischen Krankheit zu finden. Er entdeckte das Cholerabakterium. Er »wußte«, daß es der Choleraerreger war. Es tauchte wiederholt im Zusammenhang mit Ausbrüchen der Epidemie auf, aber er konnte bei Tieren keine Cholera auslösen. Max von Pettenkofer aus München stritt mit ihm, und um Koch das Gegenteil zu beweisen, schluckte er etwa einen Drittel Teelöffel von der Mikrobe. Er bekam Durchfall – aber er starb nicht an der »Cholera«. Bei seinem Tod muß er geglaubt haben, er habe Koch für immer widerlegt, aber wie wir heute wissen, bekommt nur ein Bruchteil der mit dem Cholerabakterium Infizierten tatsächlich die Krankheit. Subklinisch infizierte – und vollig symptomlose – Überträger sind sogar die Regel. Und das ist keine Besonderheit, die sich nur auf die Cholera beschränkt. *Der Ausbruch der Krankheit ist bei der Mehrzahl der Erreger die Ausnahme.*

Mit den Postulaten gab es noch ein anderes Problem. Friedrich Löffler, ein weiterer deutscher Pionier der Mikrobiologie und Mitarbeiter Kochs, entdeckte den »Löffler-Bazillus«, den Erreger der

Diphtherie. Aber er fand die Mikroben in einer Schleimhautverletzung im Rachen eines erkrankten Kindes. Leider handelte es sich aber nicht um eine Erkrankung des Rachens, sondern des Gehirns, und dort gab es den Erreger nicht! Nach den Maßstäben von Kochs erstem Postulat hatte Löffler den Erreger nicht gefunden – aber bei späteren Arbeiten stellte sich heraus, daß er ihn doch entdeckt hatte: Die Mikroben im Rachen setzen ein *Neurotoxin* frei, eine Substanz, die mit dem Blut ins Gehirn gelangt und dort Schaden anrichtet; die Mikrobe hat hier also eine indirekte, aber dennoch entscheidende Wirkung.

Noch einleuchtender sind die Verhältnisse vielleicht bei der Lepra. Die klinische Lepra ist unschwer zu diagnostizieren, aber das Bakterium ist selbst heute nur schwer faßbar, und meines Wissens ist es bisher nicht gelungen, die Krankheit bei Tieren zu erzeugen. Kochs viertes Postulat ist also nicht erfüllt. Hundert Jahre nach Koch kennen wir hundertmal so viele Ausnahmen. In manchen Fällen ist genau bekannt, warum nur ein Bruchteil der Infizierten nach einem Kontakt mit der Mikrobe, die als Erreger identifiziert wurde, die Krankheit bekommt. Aber in den meisten Fällen wissen wir es nicht.

Für noch mehr Verwirrung sorgen die Viren. Ein Virus *kann man nicht isolieren und außerhalb von Zellen züchten*. Es vermehrt sich nur in Zellen. Bakterien und andere lebende Mikroben mit eigenem Stoffwechsel kann man natürlich im Normalfall in reiner Form in einer reichhaltigen Nährlösung wachsen lassen, und solche Mikroben können oft bei vielen verschiedenen Tieren Krankheiten auslösen. *Da Viren sich aber nur in Zellen vermehren, ist ihr Wirtsspektrum häufig beschränkt*. Oftmals findet man kein Tier, das sich mit einem menschlichen Virus infizieren läßt. Eine bakterielle Erkrankung, die sich in Tieren nicht erzeugen ließ, gab es sogar in Kochs Arbeiten, und er kannte auch den Erreger: das Cholerabakterium; aber das war bei den Krankheiten des Menschen, die anerkanntermaßen eine bakterielle Ursache haben, vermutlich eine Ausnahme. Bei Viren ist ein eingeschränktes Spektrum von Zielorten dagegen der Normalfall. *Viele Viren erzeugen selbst dann keine Krankheit, wenn man sie in ein Tier bringt; in vielen Fällen liegt das daran, daß sie das Tier unter keinen Umständen infizieren können*. Erzeugt EBV, der

Erreger der infektiösen Mononucleose, diese Krankheit auch bei Tieren? Löst das menschliche Hepatitis-B-Virus bei Tieren ebenfalls Leberentzündung oder Leberkrebs aus? Die Antwort auf beide Fragen lautet Nein. Und wie oft hat man mit den vielen verschiedenen Stämmen des Influenzavirus bei Tieren die Grippe erzeugt?

AIDS ist ebenfalls ein anschauliches Beispiel. Wie wir gesehen haben, ist der Rezeptor für HIV ein sehr spezifisches Molekül auf der Oberfläche mancher menschlicher Zellen, und die Anheftung an diesen Rezeptor ist die erste Voraussetzung für eine erfolgreiche Infektion. Man kann HIV nicht einmal daraufhin testen, ob es eine Krankheit auslöst, außer bei Schimpansen und Gibbonaffen. Sie sind offenbar die einzigen Tiere, die sich überhaupt reproduzierbar infizieren lassen. (Solche Tests führen wir nur in sehr engem Rahmen durch: Gibbons gehören zu den gefährdeten Arten, und Schimpansen fast auch.)

Ich habe meine Mitarbeiter oft daran erinnert, daß wir selbst dann, wenn uns die Infektion von Tieren mit einem menschlichen Virus gelingt, unter Umständen irreführende Ergebnisse erhalten. Ich habe bereits in einem früheren Kapitel das eindringliche Beispiel des Gibbonaffen-Leukämievirus erwähnt: Bringt man es in junge Gibbons, kann es Leukämie auslösen, aber bei anderen Primaten, denen man es injiziert, hat es diese Wirkung nicht. Umgekehrt erzeugt das Virus *Herpes saimiri* in seinem »normalen« Affenwirt keine Krankheit, aber wenn man es in Affen einiger anderer Arten bringt, kann es einen Krebs der Lymphknoten (Lymphom) hervorrufen. Die Schlußfolgerung lautet also: Man kann aus solchen Untersuchungen keine Schlußfolgerungen ziehen, wenn uns nicht zusätzliche Informationen bei dem Versuch helfen, einem Virus die Funktion des Erregers zuzuschreiben.

Die letzten hundert Jahre haben uns außerdem gelehrt, daß die Grundannahme der Kochschen Postulate falsch ist: Sie gehen davon aus, daß es für jede Krankheit einen eigenen auslösenden Erreger gibt und daß jede Krankheit nur einen Erreger hat. Wir wissen es heute besser. Beispielsweise kann eines der Hepatitisviren noch Jahre nach der Infektion eine Krebserkrankung erzeugen. Das kann geschehen oder auch nicht, genau wie kurz nach der Infektion die akute Hepatitis ausbrechen oder nicht ausbrechen kann. Ich habe bereits die vielen verschiedenen Wirkungsweisen des Tuberkulosebakteriums erwähnt. Bei Syphilis entsteht, wie allgemein bekannt ist, ein Geschwür an den Geschlechtsorganen, und dann kann man auch die Mikrobe leicht finden und isolieren. Mancher erinnert sich vielleicht auch, daß der gleiche Erreger später Hautveränderungen hervorrufen und Jahre – manchmal viele Jahre – später eine verheerende Herz- und/oder Gehirnkrankheit erzeugen kann, obwohl man die Mikrobe dann möglicherweise nicht mehr findet. (Die Entstehungsmechanismen der drei Krankheiten sind nicht genau gleich.) Das Masernvirus erzeugt die verbreiteten Masern; lange nach der Infektion kann es aber auch eine Gehirnkrankheit hervorrufen. Die Papillomviren sind die Erreger der gewöhnlichen Hautwarzen, aber manche Stämme können (mit noch nicht identifizierten Begleitfaktoren) nach vielen Jahren Genital- und Cervixkrebs auslösen.*

Wie wir gesehen haben, kann HTLV-1 nach langer Zeit eine Leukämie erzeugen; es kann aber auch Nervenkrankheiten und sehr wahrscheinlich auch anderes hervorrufen. Eine Infektion mit Polioviren in sehr jungem Alter bewirkt wahrscheinlich nichts, aber wenn sie später stattfindet und wenn der Betroffene nicht geimpft ist, folgt ein zerstörerischer Angriff auf das Nervensystem. Rauchen verursacht Nebenhöhlenentzündungen, Bronchitis, Kehlkopf- und Lungenkrebs und Emphyseme. Es steigert die Häufigkeit von Herz-Kreislauferkrankungen, Brust- und Blasenkrebs und die Lebensgefahr durch Ausbruch von Bränden (nur im letzten Falle ist es ein schneller Tod). Das Rauchen ist also ein weiteres Beispiel für einen Wirkstoff, der als Ursache und/oder Begleitfaktor zu vielen Erkrankungen beiträgt.

Noch deutlicher ist das, was man an den Viren der Tiere lernen

---

* Papillomviren, die Hautwarzen erzeugen, sind ein sehr interessanter beispielhafter Fall, in dem uns der gesunde Menschenverstand sagt, daß wir es mit der Ursache der krankhaften Veränderung zu tun haben: Man findet sie regelmäßig in den Warzen, und in Tierexperimenten hat man gezeigt, daß sie diese Schädigungen hervorrufen können. Aber sie müssen noch im Labor nach den Maßstäben für Viren isoliert (d. h. erfolgreich übertragen und in Zellen gezüchtet) werden. Auch beim Hepatitis-B-Virus und dem Leprabakterium ist die Zucht in Laborkulturen bisher nicht gelungen.

kann, denn dabei kann man steuern, welchem Tier man die Injektion gibt und wann. In einem früheren Kapitel war beispielsweise von den zahlreichen Krankheiten die Rede, die das Katzenleukämie-Retrovirus hervorrufen kann. Meist wissen wir nicht, warum eine bestimmte Krankheit entsteht; manchmal gibt es einen Zusammenhang zwischen dem Ausbruch der Erkrankung und der Virusdosis, dem Übertragungsweg, dem genetischen Zustand des infizierten Organismus oder einigen anderen Begleitfaktoren.

Manchmal kennt man auch ein Virus und sucht dann nach der Krankheit. So war es beispielsweise, nachdem meine Mitarbeiter und ich 1986 das menschliche Herpesvirus-6 entdeckt hatten. Es war in den meisten Bevölkerungsgruppen verbreitet. Aber verursachte es beim Menschen irgendeine Krankheit? Später lieferten epidemiologische und immunologische Studien in Japan starke Indizien, daß es eine relativ gutartige Kinderkrankheit auslöst. Anderen Hinweisen zufolge kann es aber dann, wenn die Infektion erst im Jugend- oder Erwachsenenalter stattfindet, auch eine andere Krankheit hervorrufen, die der infektiösen Mononucleose ähnelt. Man kann also mit Sicherheit schließen, daß *ein Erreger mehr als eine Krankheit erzeugen kann.*

Auch das Umgekehrte hat man in den hundert Jahren seit Koch beobachtet: *Eine scheinbar einheitliche Erkrankung kann mehrere Ursachen haben.* So gibt es für die Leukämien bei Tieren und Menschen mit Sicherheit mehrere Auslöser, selbst wenn es sich um Leukämien des gleichen Typs handelt. Das gleiche dürfte auch für alle anderen Krebserkrankungen des Menschen gelten.

Vielleicht die wichtigsten Entwicklungen in der Zeit nach Koch betreffen die Methoden, mit denen man mit einer »neuen« mikrobiellen Erkrankung umgeht. Es gibt epidemiologische Längs- und Querschnittstudien sowie raffinierte Tests für die Antikörper im Blutserum infizierter Personen, mit denen man auch die Untergruppen dieser Moleküle unterscheiden kann. Manche Antikörper, *Immunglobulin M* oder IgM genannt, tauchen kurz nach der Infektion auf. Andere mit der Bezeichnung IgG entstehen später. Auf diese Weise kann man auch Personen überwachen, die noch gesund sind; entnimmt man das Serum zum richtigen Zeitpunkt, kann man die Zeit seit der Infektion abschätzen und mit den Krankheitssymptomen in Zusammenhang bringen.

In jüngerer Zeit hat uns die molekulare Epidemiologie ein komplizierteres, aber noch empfindlicheres Hilfsmittel an die Hand gegeben. Wir können damit verschiedene Gewebe und Körperflüssigkeiten sehr genau auf die Anwesenheit der Virusgene untersuchen, und zwar sowohl bei aktiven als auch bei inaktiven Viren. Und schließlich gibt es eine Reihe von Zellkultursystemen, an denen man die Wirkungen des Virus studieren kann; aus solchen Untersuchungen läßt sich ableiten, welche Zielzellen das Virus befällt, welche Wirkungen es dort ausübt und ob diese Befunde im Einklang mit dem Krankheitsbild stehen, für dessen Entstehen wir das Virus verantwortlich machen.

Auch andere Virologen haben sich über das Versagen der Kochschen Postulate bei Viren geäußert. Schon vor über 50 Jahren hielt T.M. Rivers es für notwendig, als weiteres Kriterium »die Entwicklung einer spezifischen Immunantwort gegen den Erreger« hinzuzufügen. Nach der Erinnerung von Al Evans, eines bekannten Epidemiologen der Yale University, legte Rivers auch Wert auf die Feststellung, daß es *gesunde Überträger* gibt; damit entzog er einem der Kochschen Postulate die wichtigste Grundlage. Robert Huebner fügte als weiteres Element die epidemiologischen Längs- und Querschnittstudien hinzu. Evans selbst hat vorgeschlagen, wir sollten folgende immunologischen Kriterien anlegen: Antikörper fehlen vor der Erkrankung und vor dem Kontakt mit dem Erreger; während der Krankheit treten Antikörper (IgM und IgG) dagegen regelmäßig auf; Antikörper vor dem Erregerkontakt deuten auf Immunität hin (da bin ich anderer Meinung, denn es trifft nicht immer zu); und kein Antikörper gegen einen anderen Erreger soll mit der Krankheit gekoppelt sein, es sei denn, der andere Erreger ist ein Begleitfaktor.

HIV ist die alleinige primäre Ursache der AIDS-Epidemie. Diese Schlußfolgerung, die wir Anfang 1984 zogen, gründet sich auf folgende Beobachtungen:

1. Bei AIDS-Patienten findet man ein neues Virus, und zwar entweder durch einen Antikörpertest mit dem Blutserum (in 88 bis 100

Prozent der Fälle, anfangs mit Unterschieden je nach der verwendeten Methode) oder durch Isolierung des Virus (in etwa 50 Prozent der Fälle). Die Isolate wurden aus Blutzellen, Blutplasma, Knochenmark und Thymusdrüsen hergestellt.

2. Das Virus findet sich auch bei einem hohen Prozentsatz der sogenannten »Prä-AIDS«-Fälle und in Bevölkerungsgruppen, die bekanntermaßen ein hohes Risiko haben, AIDS zu bekommen, aber in den USA nur selten bei gesunden Heterosexuellen.

3. Wie sich an den Eigenschaften des Virus zeigte, war es neu oder zumindest bis dahin unbekannt. AIDS als Epidemie war eindeutig neu.

4. Immer, wenn HIV gefunden wurde, war AIDS vorhanden oder zeigte sich kurze Zeit später. Umgekehrt gilt: kein HIV – kein AIDS.

5. Untersuchungen (in Zusammenarbeit mit den Wissenschaftlern des CDC) an Blutspendern und den zugehörigen Empfängern zeigten, daß 19 Empfänger, die AIDS bekommen hatten (ohne daß andere Risikofaktoren erkennbar gewesen wären), ohne Ausnahme HIV-Träger waren, wobei jeweils mindestens einer der Spender ebenfalls HIV-positiv war (und das zu einer Zeit, als in den USA nur einer unter 2000 Blutspendern mit HIV infiziert war). Die Studie wurde bald darauf auf 28 Personen ausgedehnt, und auch dabei gab es keine Ausnahme – ein lückenloser Zusammenhang.

6. Das Virus infiziert T-Lymphocyten. Wie wir bald darauf entdeckten, kann es auch Makrophagen befallen, die für die Immunfunktion von entscheidender Bedeutung sind.

7. Wir fanden HIV häufig im Gehirn von Patienten, die an AIDS gestorben waren. Demenz ist ein weiteres verbreitetes Merkmal von AIDS.

Schon bald berichteten das CDC und andere, darunter auch mein Labor, über Hinweise, die gegen andere Ursachen (Mikroben oder anderes) von AIDS sprachen. Sowohl durch positive Indizien als auch durch den Ausschluß anderer Möglichkeiten kam es also dazu, daß HIV als AIDS-Erreger bekannt wurde.

Was haben wir seither hinzugelernt? Es sammelten sich immer mehr Befunde an, die frühere Ergebnisse bestätigten und erweiterten; so kann man heute überzeugender als bei allen anderen Viruserkrankungen behaupten, daß HIV die Ursache von AIDS ist. Ich möchte nur einige Beispiele nennen.

In einem Land nach dem anderen trat AIDS in epidemischer Form auf, und immer *nachdem* HIV anwesend war. Mit anderen Worten: Die Entwicklung von AIDS steht in allen untersuchten Ländern im Zusammenhang mit dem Eindringen und der Ausbreitung von HIV in der Bevölkerung.* Und die Häufigkeit, mit der AIDS nach einer HIV-Infektion auftritt, ist stetig gestiegen. Im Jahr 1990 sah es so aus, als ob über 50 Prozent aller Infizierten (und zwar vielleicht weit über 50 Prozent) AIDS bekommen. Trotz des langsamen Krankheitsverlaufs ist HIV eines der wirksamsten krankheitsauslösenden Viren, das man kennt.

Wie große Prospektivstudien** mit homosexuellen Männern gezeigt haben, gibt es einen deutlichen statistischen Zusammenhang zwischen dem Auftreten von AIDS bei Personen, die HIV-positiv wurden (oder es schon waren) im Gegensatz zu anderen, die HIV-negativ blieben.

Inzwischen konnte man HIV bei fast 100 Prozent aller AIDS-Fälle isolieren (das ist ein weit höherer Prozentsatz als bei den meisten anderen Viren, die bereits als Krankheitserreger anerkannt sind). Mit Virusisolierung, Antikörpernachweis im Serum und Nachweis der Virusgene (durch molekulare Hybridisierung) kann man heute praktisch *alle* AIDS-Fälle als HIV-positiv bezeichnen, während sich das Virus in den gesunden »Nichtrisikogruppen« nur sehr selten nachweisen läßt.

Eine Längsschnitt-Prospektivstudie an 22 Kindern HIV-positiver Mütter, die von D. Douard und Kollegen in Bordeaux (Frankreich) durchgeführt wurde, zeigte im Test kurz nach der Geburt in allen

* Da es sich um ein für alle geographischen Regionen neues Virus handelt, ist das nicht schwer zu zeigen. Seren aus vielen verschiedenen Gegenden, die aus früheren, viele Jahre zurückliegenden Untersuchungen aufbewahrt worden waren, enthalten nur in seltenen Ausnahmefällen Antikörper gegen HIV.

** Eine *Prospektivstudie* führt man durch, bevor bestimmte Ereignisse eintreten. In diesem Fall wurden HIV-negative Homosexuelle jahrelang beobachtet, und *dann* wurden sie auf HIV und Krankheitszeichen untersucht.

Fällen Antikörper gegen HIV. Das war zu erwarten, denn Mütter geben ihre eigenen Antikörper während der Schwangerschaft an das Kind weiter. Solche Antikörper bleiben einige Monate erhalten; dann nimmt ihre Konzentration ab, und sie verschwinden – es sei denn, das Kind hat sich im Mutterleib, bei der Geburt oder während der Säuglingspflege mit dem Virus infiziert. Wenn das der Fall ist, bildet das Kind nach und nach seine eigenen Antikörper. Nach einem Jahr fiel die Antikörpermenge bei 15 der 22 Babys ab, und schließlich verschwanden die Antikörper ganz. Aus keinem dieser Kinder konnte man das Virus isolieren, und alle blieben gesund. Im Blutserum der übrigen sieben blieben die Antikörper dagegen erhalten. Bei ihnen ließen sich im Blutserum die Virusproteine nachweisen, die auf die Anwesenheit des Virus hinwiesen; bei vier dieser Kinder versuchte man, das Virus zu isolieren, was auch in allen vier Fällen gelang. (Ein Kind starb, zwei andere und ihre Mütter kamen nicht mehr ins Krankenhaus zurück.) Alle sieben Kinder zeigten Symptome von AIDS. Kurz gesagt: Die uninfizierten Kinder HIV-positiver Mütter bekamen in keinem einzigen Fall AIDS. Bei den infizierten Babys brach die Krankheit aus.

Weit mehr wissen wir über die Pathogenese, d. h. über die Art und Weise, wie HIV seine krankheitserzeugende Wirkung ausübt. Ausgehend von dem Virus, läßt sich immer schlüssiger die grundlegende Anomalie bei AIDS erklären, die zur Voraussetzung für so viele andere Infektionen und Probleme wird. Einige dieser Punkte habe ich bereits erörtert, und deshalb möchte ich mich hier nur mit ein paar besonderen Argumenten auseinandersetzen, die andere im Zusammenhang mit dieser Frage angeführt haben und die ich für falsch halte.

Diejenigen, die immer wieder Einwände gegen die Schlußfolgerung erhoben haben, HIV sei die Ursache von AIDS, haben anscheinend in ihrer großen Mehrheit keine eigenen wissenschaftlichen oder medizinischen Erfahrungen. Da ist zum Beispiel der englische Schriftsteller Jad Adams mit seinem Buch *AIDS: The HIV Myth* (1989); Katie Leishman, die für die Zeitschrift *The Atlantic* schreibt (dieses Blatt kann man, ich glaube zu Recht, als gemäßigt und zeitgeistgemäß bezeichnen) und Syphilis für die Ursache von AIDS hält;

und Anthony Liverridge, der immer wieder zugunsten von allem schreibt, von dem er glaubt, daß es gegen HIV spricht. Ein anderer AIDS-»Schreiber« ist ein Anhänger eines afrikanischen Schweinevirus. Seiner Ansicht nach ist alles eine Verschwörung der CIA. Ein häufig zitierter New Yorker Arzt namens Joseph Sonnabend nannte wiederholt mehrere Ursachen für diese eine Epidemie und vertrat damit die These mehrfacher Risikofaktoren. Manche Wissenschaftler – und ich selbst vermutlich mehr als andere – dienen solchen Schreibern als Zielscheibe, vielleicht aus verständlichen Gründen. Unverständlich ist aber ihr Mangel an Skrupeln und Einsicht. Mit Ausnahme von Sonnabend haben sie sich in keiner Weise so vorbereitet, daß sie Aussagen über Erkrankungen des Menschen machen könnten. Die Situation wäre komisch, hätte sie nicht in einem gewissen Ausmaß Menschenleben beeinflußt.

Vor den Veröffentlichungen vom Mai 1984 hatten viele ernst zu nehmende Wissenschaftler mögliche Ursachen für AIDS ins Gespräch gebracht, unter anderem die Antigenüberlastung: Danach gäbe es keine einzelne Ursache, sondern zu viele Infektionen hätten das Immunsystem geschädigt. Eine andere Theorie sprach von einem Pilz; wie ich bereits erwähnt habe, wurde sie widerlegt, weil es keinerlei stützende Befunde gab und weil AIDS mit dem Faktor VIII übertragen wurde, der Bluterkranken zur Behandlung ihres Leidens injiziert wurde; die Substanz wird bei der Herstellung so gefiltert, daß sie keine Mikroben von der Größe eines Pilzes mehr enthalten kann. Auch von Mycoplasmen * und vielen anderen Erregern war die

* Wie Viren, Rickettsien und Chlamydien sind auch die *Mycoplasmen* so klein, daß sie einen Ultrafilter (450 Nanometer) passieren können. Im Unterschied zu diesen Mikroben haben sie aber einen eigenen, vollständigen Stoffwechsel, und sie vermehren sich außerhalb der Zellen. In dieser Hinsicht ähneln sie mehr den größeren Mikroben (Bakterien, Pilze und Parasiten). Anders als die Bakterien besitzen sie aber keine feste äußere Zellwand, sondern nur eine Membranhülle. Das ist einer der Gründe, warum sie in Größe und Form höchst wandelbar sind. Sie wurden zum erstenmal 1898 von Edmond Nocard und Pierre Roux isoliert, und zwar im Zusammenhang mit einer tödlichen Lungenentzündung bei Rindern, die in Europa seit dem siebzehnten Jahrhundert bekannt war. Bei Menschen kann ein Typ der Mycoplasmen ebenfalls Lungenentzündung hervorrufen. Öfter findet man sie aber im Labor als verbreitete, zufällige Verunreinigung von Zellkulturen. Kürzlich – und für mich überraschend – hat Montagnier ihnen bei AIDS eine Rolle als primärer Begleitfaktor und nicht als

Rede. Aber seit Mai 1984 ist HIV unter Wissenschaftlern und Medizinern weitgehend als unumstrittene Ursache von AIDS anerkannt.

Diese Tatsache haben in den USA unter anderem die Centers of Disease Control, die National Institutes of Health, die National Academy of Science und das Institute of Medicine zur Kenntnis genommen. Zur gleichen Schlußfolgerung gelangte auch die Weltgesundheitsorganisation, und derselben Meinung sind nach meiner Kenntnis alle gesundheits- und biowissenschaftlichen Dienststellen, Stiftungen und Gesellschaften auf der Welt, die sich je zu der Ursache von AIDS geäußert haben.

Ein Wissenschaftler allerdings, nämlich Peter Duesberg, wurde fast berühmt, weil er in den Medien und einigen wissenschaftlichen Zeitschriften die starke Überzeugung vertrat, HIV sei nur ein Trittbrettfahrer der Erkrankung: »AIDS wird durch eine Lebensweise mit Risikoverhalten ausgelöst... Es gibt keine Ursache... Es gibt viele Ursachen... Ob jemand HIV-infiziert ist, spielt keine Rolle... Wenn er einen anderen ansteckt, spielt das keine Rolle... Man sollte sicher nicht den virushemmenden Wirkstoff AZT einnehmen, denn AZT wirkt immunsuppressiv und fördert deshalb die Entstehung von AIDS.« Duesbergs Behauptungen haben einige andere Wissenschaftler beeinflußt, darunter Robert Root-Bernstein, der ebenfalls über dieses Thema geschrieben hat, und Duesbergs langjährigen Kollegen in Berkeley, den Virologen Harry Rubin.

Root-Bernstein, ein Physiologe von der Michigan State University, hat viele Argumente Duesbergs neu formuliert und stimmt mit

---

opportunistische Infektion zugeschrieben. Seiner Ansicht nach sind sie die Hauptursache für das Absterben der T4-Zellen; er beruft sich dabei vor allem auf seine neuesten Befunde, wonach er in seiner Kultur des AIDS-Virus Mycoplasmen gefunden hat. Montagnier empfiehlt auch, AIDS mit Antibiotika zu behandeln: Sie hemmen die Mycoplasmen, und nach seinen Befunden verlangsamen sie auch das Absterben einer Kultur von T4-Zellen, wenn man sie zusammen mit HIV- und offensichtlich auch mycoplasmenhaltigem Blut einsetzt. Ich kann dieser Empfehlung auf der Grundlage unserer Arbeit und der Indizien, die ich gesehen habe, nicht zustimmen; ich halte sie auch nicht für logisch begründet. Diese überraschende Theorie, die vorwiegend in Pressekonferenzen vorgetragen wurde, hat aber die Langlebigkeit der verwirrten und (für andere) verwirrenden Argumente verstärkt, nach denen HIV nicht die primäre Ursache von AIDS ist.

ihnen allen überein. Er besteht besonders auf der Einhaltung der Kochschen Postulate, ohne ihre Begrenzungen zu erkennen und ohne sich klarzumachen, daß auch Koch und seine Mitarbeiter sie nicht immer erfüllten. Wie Duesberg ist sich auch Root-Bernstein nicht bewußt, daß die Nichteinhaltung der Postulate bei Krankheiten, die von Viren verursacht werden, ganz allgemein die Regel und nicht die Ausnahme ist.

Er bietet noch mehr Argumente gegen HIV und für die Theorie von der Lebensweise an. So sind normale Zellen (»normale« Menschen) nach seiner Behauptung unempfindlich gegen eine HIV-Infektion, was man daran erkennen könne, daß HIV »sich nur in einer seltsamen Zellinie züchten läßt«. Danach sind die AIDS-Patienten aus *anderen* Gründen immungeschwächt, und erst wenn das der Fall ist, kann HIV sie infizieren. Das ist eindeutig unwahr. Kein Virus würde überleben, wenn es nur immungeschwächte Personen infizieren könnte. Jedenfalls infiziert HIV im Labor mit Leichtigkeit »frische«, gesunde Makrophagen, T4-Zellen und Langerhanssche Zellen, die unmittelbar von normalen, gesunden Spendern stammen. Außerdem gibt es natürlich HIV-Infizierte, die noch nicht immungeschwächt sind, weil AIDS bei ihnen noch nicht ausgebrochen ist. Solche Fälle werden jede Woche, ja vielleicht sogar täglich von irgendeinem Labor dokumentiert. Man kennt sogar Beispiele, wo derartiges einer technischen Assistentin widerfuhr, die in einer HIV-Produktionsanlage arbeitete und durch einen Unfall mit dem Virus in Kontakt kam und sich infizierte.

Nach Ansicht von Root-Bernstein nimmt die Virusmenge bei HIV-Infizierten, die sich dem Ausbruch der Krankheit nähern, immer weiter ab, und das spricht in seinen Augen gegen HIV als Ursache. Hier stimmt weder die Tatsache noch die Schlußfolgerung. Nach neueren, gut bekannten Befunden steigt die HIV-Menge im Verlauf der Krankheit an, und wenn Argumente sich darauf berufen, wie viele Viren zu einem bestimmten Zeitpunkt (im Früh- oder Spätstadium) vorhanden sein sollten, dann ist das reiner Sophismus. Er behauptet, fünf Prozent der AIDS-Patienten seien Antikörper-negativ, und das spreche gegen HIV. Auch das stimmt nicht. Die Entwicklung von Antikörpern kann aus vielen Gründen ausbleiben. Entscheidend ist, ob das *Virus* vorliegt. Mit verbesserten Isolierungs- und Nachweismethoden kann man HIV heute bei allen AIDS-Patienten finden.

Nach einem anderen Argument von ihm gibt es zwischen AIDS und dem Herpes simplex-Virus (HSV), dem Epstein-Barr-Virus (EBV), dem Cytomegalievirus (CMV) und dem Hepatitis-B-Virus eine ebenso enge Beziehung wie mit HIV. Das stimmt nicht. Der Zusammenhang ist *fast* so stark. Entscheidend ist aber, daß die anderen Erreger (besonders HSV, EBV und CMV) alte, allgegenwärtige Viren sind. Die meisten von uns sind damit infiziert. Es ist fast die gleiche Logik, als wenn man behauptet, es gebe einen Zusammenhang zwischen AIDS und Haaren. HIV ist, zumindest für die meisten Bevölkerungsgruppen, relativ neu, und es ist ganz offensichtlich nicht allgemein verbreitet. Deshalb hat sein Zusammenhang mit AIDS eine viel größere Bedeutung, und er ist wesentlich spezifischer.

Root-Bernstein behauptet (in einer bisher nicht veröffentlichten Arbeit) außerdem: »Da die meisten gesunden Tiere für eine HIV-Infektion nicht empfänglich sind, können wir sicher sein... daß *erst* eine Immunschwäche vorliegen muß, bevor die Infektion möglich wird.« Das ist sicher ein gewagter Schluß für einen Mann, der uns zur Vorsicht bei unseren Vorstellungen mahnt. Die Logik ist offensichtlich fehlerhaft. Es gibt keinen Grund zu der Annahme, die Infektion sei deshalb nicht möglich, weil das Tier nicht immungeschwächt ist. Die wahren Ursachen sollten einem Mikrobiologen geradezu ins Auge springen: So haben Tiere beispielsweise auf der Oberfläche ihrer Zellen nicht den richtigen Rezeptor. Wie kann er erklären, daß Schimpansen und Gibbons infiziert werden? Liegt es daran, daß sie immer immungeschwächt sind? Nein. Es ist vielmehr zum Teil darauf zurückzuführen, daß sie auf der Oberfläche mancher Zellen einen CD4-Rezeptor besitzen, der dem entsprechenden Molekül beim Menschen ähnelt.

Wie Duesberg ist auch Root-Bernstein der Ansicht, Bluttransfusionen führten von sich aus eine Immunschwäche herbei, und deshalb komme AIDS im Zusammenhang mit Bluttransfusionen vor. Dabei verkennt er – oder vielleicht weiß er es auch nicht –, daß täglich überall auf der Welt Tausende von Bluttransfusionen vorgenommen werden, ohne daß AIDS entsteht. Vielleicht ist ihm auch nicht bekannt, daß manchmal schon ein paar Tropfen Blut zu AIDS geführt haben; und außerdem war meines Wissens immer, wenn eine Bluttransfusion AIDS ausgelöst hat, auch mindestens einer der Spender HIV-positiv. Der Zusammenhang zwischen AIDS-Erkrankungen aufgrund von Bluttransfusionen und der HIV-Verseuchung des Blutes gehört zum Eindeutigsten, was mir in der Medizin begegnet ist.

Root-Bernstein macht über das Kaposi-Sarkom einige Aussagen, denen ich zustimme: Wir kennen noch nicht alle Faktoren, die zu seiner Entstehung beitragen, HIV kann der alleinige Erreger des epidemischen KS sein oder auch nicht, und wenn es – was ich glaube – tatsächlich eine wichtige Funktion hat, dann muß diese Funktion indirekt sein. Aber dann erzählt er uns, erstens gebe es beim KS Hinweise auf bestimmte Chromosomenabweichungen, und diese seien zweitens nicht mit der Beteiligung eines Virus zu vereinbaren. In beiden Punkten hat er unrecht. Die Chromosomenveränderungen beim KS sind unterschiedlich: Oft findet man überhaupt keine Anomalien, und wenn es welche gibt, dann sagt ihre Art nichts darüber aus, ob die Veränderung in den Tumorzellen auf ein Virus, eine chemische Verbindung, eine physikalische Ursache oder puren Zufall zurückgeht.

Was Duesberg betrifft, so hat er promoviert und ist Professor für Molekularbiologie an der University of California in Berkeley, und er verfügt auch über eine Ausbildung in Chemie. Er hat vor vielen Jahren wichtige Beiträge zu unserem Wissen über die Molekularbiologie tierischer Retroviren (besonders von Hühnern) geleistet und ist Mitglied der National Academy of Sciences. Andererseits ist er aber weder Epidemiologe noch Arzt oder Angehöriger des staatlichen Gesundheitswesens. Und, was noch wichtiger ist: Meines Wissens hat Duesberg nie über eine natürlich vorkommende Erkrankung bei Tieren oder Menschen gearbeitet, auch nicht über AIDS. Und ich nehme an, er hat sich auch nie mit HIV beschäftigt.

Duesberg hat seine Argumente im Laufe der Zeit abgeändert, wie es jeder tut, wenn sich neue Erkenntnisse ergeben. Folgende Kernaussagen hat er bisher veröffentlicht:

1. AIDS ist nicht neu, nicht ansteckend und keine einheitliche Krankheit. Die US-Regierung (CDC) hat HIV übereilt in die Defini-

tion von AIDS aufgenommen. Nach dieser Definition hat nur derjenige AIDS, der auch mit HIV infiziert ist.

2. AIDS ist weder ein echtes Syndrom noch eine neue Krankheit, sondern es ist eine Ansammlung vieler anderer, älterer Erkrankungen und Faktoren, die zur Immunschwäche führen. Solche Faktoren sind unter anderem Fehlernährung, Bluttransfusionen, Lebensweise und Mißbrauch von Drogen (einschließlich der Antibiotika). Babys mit AIDS erhalten die Drogen während der Schwangerschaft von der Mutter. Säuglings-AIDS unterscheidet sich ohnehin vom AIDS der Erwachsenen, also muß es sich wirklich um eine andere Krankheit handeln.

3. Mit Immunschwäche läßt sich die Entstehung von Tumoren, z. B. des Kaposi-Sarkoms und der Lymphome, nicht erklären.

4. AIDS hängt nur mit »Risikofaktoren« zusammen und nicht mit HIV. Wenn man einen Zusammenhang mit HIV findet, bedeutet das nur Zusammenhang und nicht Ursache.

5. HIV folgt nicht dem klassischen Schema der Krankheitsentstehung durch Viren. Viren rufen eine Krankheit schnell hervor, nachdem sie sich stark vermehrt haben. Dagegen findet man HIV nur lange nach der Infektion im Zusammenhang mit der Krankheit, »wenn sich das Virus nicht vermehrt« und wenn Antikörper gegen das Virus vorhanden sind; Antikörper schützen aber gegen Viren.

6. Wenn bei diesen Krankheiten (AIDS) die Zahl der T4-Zellen zurückgeht, dann liegt das nicht an einem Retrovirus, denn Retroviren sind nie cytopathisch. Manche von ihnen können Krebs erzeugen, andere bewirken überhaupt nichts. HIV ist ein einfaches, harmloses Retrovirus ohne AIDS-spezifische oder sonstwie besondere Gene.

Obwohl Daniel Zagury und ich sowie David Ho, Mark Feinberg und David Baltimore das Gegenteil gezeigt haben, behauptet Duesberg, daß HIV die T4-Zellen nicht tötet. Mit einem Bericht von Schnittmann untermauert er seine Ansicht, von den wenigen infizierten T4-Zellen würden 99 Prozent als Virusreservoir überleben. Es würden nicht genügend T4-Zellen infiziert, als daß sie von HIV ausgerottet werden könnten. HIV sei in Wirklichkeit ein Papiertiger.

7. Die lange Zeit zwischen HIV-Infektion und Krankheitsausbruch beweist, daß das Virus nicht die Ursache von AIDS ist.

8. Die Kochschen Postulate sind nicht erfüllt:

a) Viele Menschen, die mit HIV infiziert sind, haben noch kein AIDS.

b) HIV ist im Gewebe der erkrankten Stelle nicht vorhanden. (Als entscheidendes Beispiel führt er an, daß man HIV nicht in den Neuronen des Gehirns findet, obwohl Gehirnerkrankungen vorkommen.)

c) HIV ruft bei Tieren kein AIDS hervor.

d) Manche Menschen mit AIDS sind keine HIV-Träger. (Dazu zitiert er zum Beispiel Arbeiten meines Labors aus dem Mai 1984, in denen berichtet wurde, daß die Isolation von HIV bei etwa 50 Prozent der AIDS-Fälle gelungen war.)

9. Säuglinge bekommen AIDS, weil sie denselben Einflüssen (zum Beispiel Drogen) ausgesetzt sind wie ihre Mütter. Daß bei den Babys ein Zusammenhang zwischen AIDS und HIV besteht, spielt keine Rolle.

10. Ganz ähnlich spielt es auch keine Rolle, daß Bluterkranke und andere Blutempfänger AIDS im Zusammenhang mit der Übertragung von HIV bekommen haben, denn Blut als solches wirkt immunsuppressiv.

11. Das Modell mit Affen und SIV ist nach Duesbergs Ansicht zu weit vom AIDS der Menschen entfernt. Die Krankheit tritt dort seiner Meinung nach so schnell auf, daß man sie mit AIDS nicht vergleichen kann, und sie unterscheidet sich auch in anderer Hinsicht von der menschlichen Erkrankung.

12. Die neue Epidemie geht nach seiner Meinung auf ein breites Spektrum chemischer Verbindungen und anderer Einflüsse zurück: von Kokain, Heroin und Amylnitrit über Antibiotika, Narkosemittel und AZT bis zu Mehrfachkontakten mit Mikroben und einfachen Bluttransfusionen (ohne jede Mikrobe).

13. Er behauptet auch, die Zahl der durch Bluttransfusionen entstandenen AIDS-Fälle habe sich in den USA von 1988 bis 1989 verdoppelt. Wenn HIV der Erreger sei, so sein Argument, müßte die Überwachung des Blutes (die 1985 begann), durch die kein HIV-positives Blut mehr verwendet wird, zu einem Rückgang geführt haben.

Es ist schwierig, mit ihm und anderen darüber zu diskutieren, ob AIDS alt ist und aus vielen verschiedenen Krankheiten besteht. Wie kann ich das widerlegen? Man kann nur darauf hinweisen, daß Duesberg Chemiker und molekularer Virologe ist. Er hat nie, weder früher noch heute, menschliche Krankheiten untersucht. Kein Arzt, kein Epidemiologe, kein Gesundheitsbediensteter irgendwo auf der Welt würde, soweit ich weiß, seiner Sichtweise zustimmen. Natürlich hat es auch früher Immundefekte gegeben, besonders in jüngerer Zeit und im Zusammenhang mit manchen Medikamenten, Strahlung (erstaunlich, daß er diesen Faktor nicht erwähnt) und starker Fehlernährung. Das Argument, alte, verbreitete Infektionen würden eine derartige Krankheit hervorrufen, ist schlicht falsch, und das gleiche gilt für die Behauptung, AIDS komme durch einfache Bluttransfusionen zustande. Ich kann mir nur schwer vorstellen, daß irgend jemand, der heute New Yorker Krankenhäuser besucht, Argumente gegen AIDS als neue Epidemie vorbringen kann.

Duesberg beschäftigt sich mit der Häufung von AIDS bei jungen homosexuellen Männern (in den USA und Europa), aber HIV sammelt sich nicht in dieser Gruppe an. Er sagt, Viren suchten sich das Geschlecht nicht aus, aber da irrt er: Manche tun das durchaus, und zwar aus vielen offensichtlichen und nachvollziehbaren Gründen. Tatsächlich ist HIV nicht das einzige Virus, das in der genannten Bevölkerungsgruppe besonders verbreitet ist. Die Häufung betrifft auch das Hepatitis-B-Virus und einige andere, sexuell übertragbare Mikroben. Wenn ausreichend viele Angehörige einer Gruppe in engeren körperlichen Kontakt kommen als andere, dann wird es in dieser Gruppe natürlich häufiger zu Infektionen kommen, besonders wenn das Virus wesentlich leichter durch das Blut übertragen wird. (Blutkontakte sind beim Analverkehr wahrscheinlicher als beim vaginalen Sex.) Von HTLV-1 wissen wir, daß die Übertragung vom Mann auf die Frau wahrscheinlicher ist als von der Frau auf den Mann; das Risiko der sexuellen Übertragung von der Frau auf den Mann ist tatsächlich am geringsten. Das gleiche gilt auch für HIV. Die Übertragungswahrscheinlichkeit ändert sich durch die bereits erwähnten Begleitfaktoren wie zum Beispiel Geschwüre, die auf Geschlechtskrankheiten zurückgehen. Sind bei einer Frau solche Schäden vorhanden, erleichtert das die HIV-Übertragung zum Mann, und ich stimme den Berichten von Frank Plummer und anderen zu, wonach das in Teilen Afrikas ein Hauptfaktor für die Ansteckung von Männern durch Frauen ist.

Geradezu absurd erscheint es mir, den Antibiotika und Narkosemitteln bei dieser Epidemie eine Bedeutung zuzuschreiben. Es gibt keine epidemiologischen Befunde, die einen solchen Verdacht stützen. Fast ebenso lächerlich ist die Vorstellung, daß Babys durch die Drogen ihrer Mütter AIDS bekommen. Wenn eine Frau zwei Kinder hat, von denen eines mit HIV infiziert ist und das andere nicht – wie wäre das zu erklären? Solche Beispiele gibt es, und außerdem haben wir die aufschlußreiche Studie von Douard und Kollegen aus Bordeaux, von der ich auf Seite 385 berichtet habe.

Was die Entstehung der Tumoren (KS und Lymphome) betrifft, weicht meine Meinung nicht stark von Duesbergs Ansicht ab. Ich glaube nicht, daß sie einfach durch die Immunschwäche zu erklären ist, und ich habe meine Ansichten und eine Zusammenfassung unserer experimentellen Befunde im vorangegangenen Kapitel dargestellt. Die derzeitigen Hinweise sprechen allerdings stark dafür, daß eine HIV-Infektion die Wahrscheinlichkeit des KS erhöht, und ich glaube, langsam verstehen wir auch, warum.

Früher hatte Duesberg auch argumentiert, es bestehe kein Zusammenhang zwischen HIV und AIDS (diese Ansicht vertritt Root-Bernstein noch heute), aber seine Einwände sind anscheinend inzwischen nicht mehr so energisch. Er nimmt den Zusammenhang zur Kenntnis, aber er behauptet, Zusammenhang müsse nicht Kausalität bedeuten. Das stimmt zwar, aber es ist ein verdammt guter Ansatzpunkt, besonders dann, wenn Virus und Epidemie in den meisten Bevölkerungsgruppen neu sind und wenn epidemiologische *Prospektiv*studien, wie es bei HIV der Fall war, eine klare Verbindung zeigen.

Ich habe mich zwar schon früher in diesem Kapitel (allgemein und als Argumente gegen HIV) mit den Kochschen Postulaten beschäftigt, aber ich möchte sie hier im Zusammenhang mit Duesbergs Argumentation gegen HIV noch einmal aufgreifen. Es handelt sich unter anderem um folgende Aussagen:

1. Viele Menschen mit HIV haben kein AIDS. Da hat er recht – aber die meisten und vielleicht alle werden es bekommen. Vergessen sind offenbar der symptomfreie Überträger und die subklinischen Infektionen, die man von fast allen Mikroben kennt. In den hundert Jahren seit Koch haben wir das gelernt, und auch Koch selbst wußte es schon. Man denke nur an die vielen Menschen, die mit Kochs Tb-Bakterium in Kontakt kamen und sich damit infizierten, ohne jemals krank zu werden!

2. Umgekehrt deutet ein Test, in dem man Antikörper gegen HIV findet, nach seiner Behauptung auf einen früheren Kontakt mit dem Erreger und dauerhaften Schutz hin, aber nicht auf eine Infektion zum jetzigen Zeitpunkt. (Damit wird unterstellt, die Anwesenheit der Antikörper bedeute, daß das Virus getötet wurde.) Das ist ein verblüffendes Argument, denn Duesberg hat Erfahrungen in der Retrovirusforschung. Er muß wissen, daß die meisten Antikörper eben *keinen* Schutz darstellen. In vielen Fällen hat kein einziger von ihnen eine Schutzwirkung. Schützende Antikörper, die wir auch als neutralisierend bezeichnen, fehlen oft, oder es gibt zu wenige von ihnen, oder das Virus entgeht ihnen durch Mutation – genau das geschieht bei HIV! Jedenfalls haben sich die Methoden zur Isolierung von HIV seit 1983 / 1984 verbessert. Heute können die meisten Labors aus fast jedem AIDS-Kranken das Virus isolieren, und mit Sicherheit ist es in allen oder fast allen Fällen anhand der Serumantikörper oder durch molekulare Hybridisierung nachzuweisen. Einen eindeutigeren Zusammenhang kenne ich von keiner anderen Viruskrankheit.

3. Das nächste Kochsche Postulat, das Duesberg anführt, verlangt, daß die Mikrobe in dem *erkrankten Gewebe* vorhanden sein muß. Da Demenz oft ein Teil der AIDS-Erkrankung ist und da die Neuronen (Nervenzellen) im Gehirn die Träger der Denkfunktionen sind, betrachtet er die Tatsache, daß HIV diese Zellen nicht infiziert, als Hinweis gegen HIV als Ursache von AIDS. Wie ich bereits erläutert habe, ist AIDS nicht die erste Krankheit, bei der dieses Postulat nicht erfüllt ist, und als Beispiel aus Kochs eigenem Labor habe ich die Diphtherie angeführt. Man fand die Mikrobe in der Rachenschleimhaut, obwohl das Gehirn erkrankt war. Später erkannten die Mediziner, warum.

Die Mikrobe erzeugt ein Neurotoxin, das mit dem Blut ins Gehirn gelangt und dort den Schaden verursacht. Ironischerweise (und das ist recht verblüffend) ignoriert Duesberg die Tatsache, daß meine Mitarbeiter und ich HIV schon vor sechs Jahren im Gehirn nachgewiesen haben – und dieser Befund wurde seither in großem Umfang bestätigt. Ja, es stimmt, später fanden wir heraus, daß es sich vorwiegend in den Mikrogliazellen befindet, und außerdem kommt es möglicherweise noch in einigen anderen Zellen vor, die dem Gehirn seine Struktur geben und seine einzelnen Teile verbinden. Die Schädigung dieser Zellen kann sich offenbar nachteilig auf die Neuronen auswirken. Außerdem gibt es Grund zu der Annahme, daß infizierte Mikrogliazellen fälschlicherweise Cytokine freisetzen, deren Moleküle dann zerstörerisch auf die Neuronen wirken.

Und schließlich gibt es, wie ich in Kapitel 13 kurz erwähnt habe, den Befund von Volker Erfle und seinen Kollegen in München: Wie sie in jüngster Zeit gezeigt haben, können infizierte Gehirnzellen das HIV-Regulationsprotein *Nef* freisetzen. Nach ihrem Bericht wirkt *Nef* auf andere (nichtinfizierte) Gehirnzellen giftig, und es hat interessanterweise einige Struktureigenschaften mit dem Nervengift der Skorpione gemeinsam. Das andere charakteristische Kennzeichen von AIDS ist natürlich die Immunschwäche, und welche Zellen könnten für ein Virus, welches das Immunsystem infiziert und beeinträchtigt, wohl ein geeigneteres Ziel darstellen als die T4-Lymphocyten und Makrophagen?

Das Tiermodell mit den Affen und das Affenvirus SIV in Mißkredit zu bringen, war unfair. Duesberg mußte bei seiner Behauptung über den schnelleren Verlauf der Krankheit wissen, daß die Wissenschaftler gezielt nach abweichenden SIV-Stämmen und möglichst empfindlichen Tieren gesucht hatten, um die größtmögliche Zahl von Befunden zu erhalten, ohne erst fünfzehn Jahre warten zu müssen. Aber inzwischen gibt es tatsächlich Beispiele, in denen SIV nachgewiesen wurde und erst Jahre später die Krankheit in Gang setzte, genau wie HIV beim Menschen. Noch weniger fair ist das, was er über die Bluttransfusionen behauptet. Die Zunahme von AIDS bei Säuglingen und Kindern, die Bluttransfusionen erhalten haben, ist auf den langen

Zeitraum bis zum Ausbruch von AIDS zurückzuführen: Zur Infektion kam es also in den meisten Fällen, *bevor* der Bluttest verfügbar war. Da es sich um *HIV-positive Kinder* handelt, ist das Argument unsinnig.

Wie ich bereits erwähnt habe, kritisiert Duesberg die Annahme, HIV sei die Ursache von AIDS, am härtesten mit seiner Überzeugung, das Virus »verletze die klassischen Bedingungen der Viruspathologie« (was immer diese Bedingungen sein mögen). Nach seiner Ansicht lassen alle Viren schnell eine Krankheit entstehen und vermehren sich dabei stark; bei der HIV-Infektion tritt AIDS dagegen erst spät auf, wenn das Virus sich nicht vermehrt und wenn (vermutlich schützende) Antikörper vorhanden sind. Er ist der Auffasung, kein Retrovirus sei cytopathisch, HIV töte die T4-Zellen nicht, und die Virusmenge im Körper reiche nicht aus, um die Krankheit zu erklären.

Alle diese Punkte sind falsch. Viele Viren erzeugen eine Krankheit erst nach längerer Zeit. Daß sie nicht wie »klassische« Virusinfektionen aussehen, bedeutet nur, daß die medizinische Wissenschaft in den letzten Jahrzehnten Neues hinzugelernt hat. Die langsamen Viruskrankheiten sind heute bestens bekannt. So bricht beispielsweise die Masern-Enzephalitis erst Jahre nach der Infektion aus; wenn sie beginnt, findet man nur selten infektiöse Viren. Auch Kuru und die Jacob-Kreutzfeld-Krankheit beginnen oft erst Jahrzehnte nach dem Kontakt mit ihrem seltsamen Erreger, und das gleiche gilt für ihr Gegenstück bei Tieren, die Krankheit Scrapie der Schafe.

Beispiele für langsame Viruserkrankungen gibt es im Bereich der tierischen Retroviren im Überfluß – es ist bemerkenswert, daß Duesberg, der doch Fachmann für molekulare Virologie war, sie nicht beachtet. Die Leukämieviren der Katzen, Affen und Rinder können Jahre nach der Infektion die Leukämie entstehen lassen. Auch HTLV-1 braucht beim Menschen gewöhnlich ein Jahrzehnt oder länger, bis es seine Wirkung entfaltet. Ähnlich lang sind die Zeiträume auch bei anderen menschlichen Tumorviren: Das gilt unter anderem für das Hepatitis-B-Virus und Leberkrebs sowie für bestimmte Stämme der Papillomviren und die Krebserkrankungen der Geschlechtsorgane. Ein weiteres Beispiel bietet die Gruppe der *Papova-*

viren. Manche dieser kleinen DNA-Viren können bei Tieren Krebs erzeugen. Ihr Gegenstück beim Menschen, das JC-Virus, kann eine Krankheit namens progressive multifokale Leukenzephalopathie oder PML (die Kurzbezeichnung ist uns allen lieber) entstehen lassen. Es handelt sich um eine schwere, chronische Erkrankung des Gehirns, die ebenfalls lange nach der Infektion und nur unter bestimmten Voraussetzungen auftritt.

Diese Beschreibung der langsamen Viren wäre aber unvollständig, würde ich nicht die typischsten (vielleicht kann man sogar das Wort *klassisch* gebrauchen) Vertreter dieser Gruppe erwähnen, bestimmte Lentiretroviren der Huftiere. Diese Viren kennt man schon seit Jahrzehnten. Sie sind entfernt mit HIV verwandt und rufen bei Tieren die Krankheiten erst nach einer Latenzzeit hervor, die mehrere Jahre dauern kann. Duesberg übergeht sie einfach mit der Bemerkung: »Vermutlich rufen sie die Krankheit nicht hervor.« Das ist eine verblüffende Behauptung: Man kann solche Viren nämlich absichtlich in Tiere bringen, die dann auch wieder die Krankheit bekommen!

Solche »Kritiker« machen sich nicht klar, daß manche Viren *trotz* der gegen sie gerichteten Immunantwort in der Lage sind, zu infizieren, sich festzusetzen und sich zu erhalten. Besonders deutlich wird das natürlich bei den Retroviren, deren DNA sich in die DNA der Chromosomen einbaut. Und wenn sie das erkannt haben, dann glauben sie, das Virus könne nach dem Einsetzen der Immunantwort seine Vermehrung nicht mehr in Gang bringen. Es gibt aber klare Hinweise, daß die Immunreaktion bei der Abwehr von HIV *versagt*. Es entstehen Varianten, die den Verteidigungsmechanismen entgehen. Die neutralisierenden Antikörper und die zelluläre Immunität reichen schlicht und einfach nicht aus.

Was die Behauptung betrifft, es gebe mit fortschreitender Krankheit nur noch wenig oder überhaupt keine Viren mehr, so besagen alle mir bekannten Befunde aus den letzten fünf Jahren genau das Gegenteil. Eva Marie Fenyö und Birgitta Asjö in Stockholm, Jay Levy und Mitarbeiter in San Francisco, Leibowitch in Frankreich, Ho in New York, Schnittmann am NIH und viele andere haben mit ihren Arbeiten klar gezeigt, daß die HIV-Menge mit dem Fortschreiten der Krankheit zunimmt. Manche Befunde gehen sogar noch weiter: Die

HIV-Menge steigt an, *bevor* die Krankheit fortschreitet, und dabei überwiegen immer stärker die Virusvarianten, die sich am aktivsten vermehren.

Nach einer weiteren Überzeugung der HIV-Gegner ist kein Retrovirus cytopathisch (zellschädigend oder zelltötend), und diese Behauptung erhalten sie aufrecht, ohne daß sie jemals HIV studiert hätten! Temin zeigte sogar schon vor etlichen Jahren, daß manche Vogel-Retroviren (sie gehören zu genau der Virusgruppe, mit der auch Duesberg arbeitete) cytopathisch sind, und jeder, der mit HIV arbeitet, weiß mit Sicherheit, daß es ebenfalls diese Wirkung hat. Heute wissen wir allerdings, daß manche Isolate weitaus weniger cytopathisch sind als andere. Ich kenne keine Studie, in der nicht bei allen AIDS-Patienten cytopathische Varianten nachgewiesen wurden. Nach unseren Erfahrungen im Labor für Tumorzellbiologie hat jedes Isolat, das wir untersuchten, die Zellen des Immunsystems auf die eine oder andere Weise geschädigt.

Ich habe auch auf die indirekten Wirkungen von HIV hingewiesen. Mit den Kritikern bin ich der Ansicht, daß Autoimmunität (das wäre ein Mechanismus, bei dem die Immunantwort auf das Virus fälschlicherweise auch die körpereigenen Zellen angreift, und zwar besonders die des Immunsystems) offensichtlich für die Entstehung von AIDS keine Rolle spielt, aber ich habe andere indirekte Wirkungen des Virus im Sinn, bei denen der Verdacht auf eine größere Bedeutung naheliegt. Wie erwähnt, kann eine HIV-Infektion zu einer fehlerhaften Freisetzung von Cytokinen führen, und wenn diese höchst wirksamen Moleküle am falschen Ort und zur falschen Zeit ausgeschieden werden, können sie viele charakteristische Merkmale der Krankheit entstehen lassen. Ich habe auch die Wirkung der Virusproteine erörtert, die beim Abbau der Viren entstehen, zum Beispiel das Hüllprotein von HIV, das Wachstum und Funktion der T-Zellen behindert. Nach neueren Hinweisen von Wissenschaftlern des Massachusetts Institute of Technology kann das HIV-Protein *Tat* die normale Reaktion von T-Zellen bei der Aktivierung durch ein Antigen hemmen.

Eine weitere Erklärung haben Howard Temin, William Blattner und ich schon 1989 in einem Brief an die Zeitschrift *Science* abgegeben: Um zu zeigen, daß eine Mikrobe die Ursache einer Krankheit ist, brauchen wir nicht zu wissen und nachzuweisen, wie sie die Krankheit erzeugt. Fast alle Kausalitätsbeziehungen, die in der Vergangenheit aufgestellt wurden, auch die von Robert Koch, beinhalteten keine solchen Erklärungen. Möglicherweise – und das ist die letzte Ironie – wissen wir darüber, wie HIV die Krankheit erzeugt, mehr als über die pathogenen Mechanismen praktisch aller anderen Mikroben, und diese Kenntnisse passen zum Erscheinungsbild der Krankheit.

Wie alle, die sich mit HIV beschäftigen, bin auch ich mir bewußt, daß zur HIV-Krankheit viele andere Mikroben und Faktoren beitragen können. Die opportunistischen Infektionen werfen ganz offensichtlich eigene Probleme auf – ein Beispiel ist die Lungenentzündung, die der opportunistische Erreger *Pneumocystis* hervorruft. Ich gebe zu, daß die Verhältnisse beim Kaposi-Sarkom kompliziert sind, und ich stimme auch zu, daß bestimmte Pilze und viele Viren für einen in weitem Umfang variablen, nicht immer vorhersagbaren klinischen Verlauf sorgen. Die klinischen Unterschiede (die allerdings längst nicht so ausgeprägt sind, wie manche Leute meinen) zwischen verschiedenen HIV-infizierten Bevölkerungsgruppen lassen sich in vielen Fällen auf die Mikrobenbesiedlung der jeweiligen Region oder auf das unterschiedliche Alter bei der Infektion zurückführen.*

Aber das sind Nebenwirkungen und Folgen der HIV-Infektion. Das Virus ist die unabdingbare Voraussetzung für die Epidemie. Gefühlsmäßig stimme ich auch der Vorstellung zu, daß es Begleitfaktoren *für die Wirksamkeit von HIV selbst* geben kann. Im letzten Kapitel und schon seit fünf Jahren habe ich vorgeschlagen, zwei davon besonders gründlich zu betrachten: HTLV-1 und HHV-6. Möglicherweise gibt es noch viele weitere. Aber auch ohne sie wird AIDS auftreten, es dauert wahrscheinlich nur etwas länger. Dennoch bin ich überrascht, daß Montagnier auf der Grundlage einiger Nachweise in Zellkulturproben ein Mycoplasma (auch als pleuropneumoniearti-

* Bei manchen Neugeborenen verläuft die Krankheit schneller als bei anderen HIV-Infizierten. Offensichtlich spielt dabei das Alter bei der Infektion eine Rolle. Wurde das Neugeborene schon im Mutterleib in einem frühen Stadium der Schwangerschaft infiziert, wenn es noch wenig entwickelt war, ist der Krankheitsverlauf schneller.

ger Organismus oder PPLO bekannt) als mögliche oder wahrscheinliche *Voraussetzung für AIDS zusammen mit HIV* ins Gespräch gebracht hat. Kurz gesagt, hat er Duesberg damit *ein wenig* unterstützt. (Der aber hat Montagniers Idee interessanterweise übergangen.) Nach Montagniers Ansicht ist diese verbreitete Verunreinigung von Labor-Zellkulturen für den Rückgang der T4-Zellen bei AIDS erforderlich. Ich halte das für unwahrscheinlich.

Die Biowissenschaftler haben unterschiedlich auf Duesberg reagiert. Die meisten von ihnen halten den Mund und amüsieren sich ein wenig über seine Behauptungen. Einige, die sich geäußert haben, zum Beispiel Jerry Groopman von der Harvard University, sehen in ihm einen nützlichen Störenfried, auch wenn sie seine Ansichten für falsch halten. Diejenigen, die ihm in den Medien ein Forum verschafften, äußerten offenes Lob. Andere meinen, selbst wenn er unrecht habe, sei uns durch ihn doch immerhin klargeworden, wie wenig wir über HIV und seine Wirkungsweise wissen. Nach meiner Ansicht wissen wir aber eine Menge über das Virus und wie es wirkt, auch wenn wir natürlich noch viel mehr wissen müssen. Andere Kommentatoren betrachten Duesbergs Standpunkt weitaus kritischer; unter ihnen sind Robin Weiss, der langjährige Retrovirusforscher und frühere Direktor des Chester Beatty Cancer Institute in London, und George Klein, Professor für Immunologie am Karolinska-Institut in Stockholm. Ich neige zu einer Ansicht, die David Baltimore öffentlich geäußert hat: Duesbergs Medienerfolg hat seine gefährlichen Seiten. Seine Meinung hat das Vertrauen in Wissenschaft und Wissenschaftler sowie in Medizin, Ärzte und Gesundheitsbedienstete untergraben.

Wenn man das Vertrauen in die einzigen Menschen schwächt, die über AIDS arbeiten, dann trägt das nicht dazu bei, alle Anstrengungen zum Sieg über die Krankheit zu vereinigen. Auf diese Weise werden vielmehr Mißtrauen und vielleicht sogar offene Feindschaft gefördert, und die Wissenschaftler werden dann häufig zu bequemen Zielscheiben für diejenigen, die von Berufs wegen Regierungsinstitutionen und Staatsbedienstete angreifen. Wenn ich auf die Geschichte der Medizin in den letzten fünfzig Jahren zurückblicke, kann ich nur wenige Fälle erkennen, in denen sich die etablierten Medizinwissenschaftler über eine Krankheitsursache einig waren und dennoch später einer Fehleinschätzung überführt wurden. Unverantwortliche Phrasen gegen HIV als Ursache von AIDS könnte manche infizierten Personen dazu verleiten, auf die virushemmende Therapie zu verzichten, oder, was noch schlimmer ist, sich nicht darum zu kümmern, wen sie anstecken.

Wenn man mich bittet, zu erklären, warum diese Kritiker unsere wissenschaftlichen Befunde mit HIV nicht akzeptieren, dann antworte ich, daß es sogar Menschen gibt (ich hoffe, unter ihnen sind nicht allzu viele Wissenschaftler), die nicht glauben, daß die USA einen Menschen auf den Mond gebracht haben. Wie man mir erzählte, gibt es auch eine Flacherden-Gesellschaft, und diese Leute haben angeblich eine komplizierte Theorie entwickelt, mit der sich alle Beweise für die Kugelform der Erde wegdiskutieren lassen.

16

Was können wir gegen AIDS und das AIDS-Virus tun?

Der Titel dieses Kapitels ist natürlich die drängendste und wichtigste Frage in dem vorliegenden Buch. Um sie zu erörtern, möchte ich mich zunächst mit den Reaktionen des einzelnen und der Gesellschaft und dann mit denen der Mediziner und Wissenschaftler beschäftigen; der zweite Punkt untergliedert sich in die Therapie für HIV-infizierte Personen und die Verhütung von HIV-Infektionen.

Über die sozialen, wirtschaftlichen, juristischen und ethischen Seiten von AIDS ist schon viel geschrieben worden, und zwar von Leuten mit mehr unmittelbarer Erfahrung, als ich sie jemals haben werde, und deshalb auch mit weitaus größerer Autorität. Ich möchte nur kurz meine Übereinstimmung mit den am stärksten verbreiteten Empfindungen zum Ausdruck bringen. Da wir mit Sicherheit sagen können, daß das AIDS-Problem in den nächsten paar Jahren nicht umfassend zu lösen sein wird, sind langfristige Programme zur Sexualaufklärung erforderlich. Es darf uns nicht langweilen, diese Aufgabe immer wieder zu erfüllen, denn das Risiko wird immer neue Menschen betreffen. Die Sexualaufklärung ist ein wichtiger Gesichtspunkt, aber meiner Ansicht nach können wir nicht mit hundertprozentiger Sicherheit sagen, was ungefährlichen Sex ausmacht. Wie man sagt, nimmt die Ausbreitungsgeschwindigkeit von HIV in manchen Homosexuellengruppen deutlich ab. Aber selbst wenn es sich dabei nicht nur um ein Sättigungsphänomen handeln sollte, kann man daraus nicht schließen, daß es auf die Benutzung von Kondomen zurückgeht. Die Ursache könnte auch eine Verhaltensänderung sein, also eine Abnahme der Zahl sexueller Kontakte.

Ebenso wichtig wie das Propagieren der Benutzung von Kondomen ist eine ständige Aufklärung über das Wesen des Virus und eine allgemeine Verbesserung des naturwissenschaftlichen Unterrichts. Auf dem Weg zu diesen schwierigen Zielen gibt es nach meiner Überzeugung keine Abkürzungen. Der größte Aufklärungsbedarf besteht bei denen, die häufig als unerziehbar gelten: den Drogenabhängigen. Uns bleibt kaum etwas anderes übrig, als es zu versuchen, und nach Ansicht mancher Arbeitsgruppen, zum Beispiel der an der University of California in Davis, gibt es Hinweise, daß es auch möglich ist. Deshalb erscheint es einerseits sinnvoll, in einer einheitlichen Strategie sterile Kanülen und Spritzen kostenlos abzugeben, und manchen Hinweisen zufolge funktioniert das auch. So ging beispielsweise in Glasgow, wo solche Verteilungsaktionen stattfanden, die Zahl der Neuinfektionen zurück; in Edinburgh dagegen, wo keine Spritzen ausgegeben wurden, beobachtete man keinen Rückgang. Andererseits kann ich mich des Gefühls nicht erwehren, daß man die Drogenabhängigen mit einer solchen Strategie praktisch aufgibt, und es gibt die Ansicht, daß sie den Drogenkonsum in manchen Gruppen unterstützt. Eines können wir alle tun: der Drogenkultur weniger Toleranz entgegenbringen, einer Kultur, in der beispielsweise (vielleicht häufiger in der ersten Phase der Kokain-Epidemie, aber auch heute noch) im landesweiten Fernsehen und in Filmen Witze über Kokain gemacht werden und in deren Privathäusern der Tolerierung von Drogen das Wort geredet wird.

Wir alle können auch durch unsere Meinungsäußerung die Hilfe für die weniger begünstigten Länder verstärken, besonders für solche mit erheblichen AIDS-Problemen. Selbst unter vollkommen egoistischen Gesichtspunkten wäre es sinnvoll, mehr für die Menschen dort zu tun. Für Krankheiten, die sich in Form von Mikroben ausbreiten, gibt es keine isolierten Bevölkerungsgruppen mehr. Für manche Viren gilt: Was sie »dort« anrichten können, das können sie auch »hier« anrichten. Die Organisationen haben in erheblichem Umfang darauf reagiert, daß Zentralafrika Hilfe im Kampf gegen AIDS braucht. Die größte davon ist die Weltgesundheitsorganisation (WHO), sowohl was die Zahl der beteiligten Personen angeht, als auch hinsichtlich der Arbeitsintensität und der Finanzmittel. Andererseits bin ich ein wenig besorgt um die Zukunft der WHO, denn sie hat Jonathan Mann, den Leiter ihres AIDS-Programms, verloren; er war eine der profiliertesten Führungspersönlichkeiten, die mir im Kampf gegen AIDS begegnet sind. Aber auch kleinere Organisationen sind beteiligt oder werden es in Kürze sein, zum Beispiel die Welt-AIDS-Stiftung, die nach der amerikanisch-französischen Übereinkunft an den Einnahmen aus dem Bluttest-Patent beteiligt ist, und das virologische Projekt des World Lab, das zum größten Teil von Italien finanziert wird.

Auch das neue schwedische Programm verdient eine Erwähnung. Es wird von SAREC finanziert, Schwedens Forschungsförderungseinrichtung für unterentwickelte Länder, und sein Ziel sind Projekte, die sich speziell mit AIDS beschäftigen und einige afrikanische Staaten mit Erfahrungen und Informationen versorgen. Die Ziele und Pläne von SAREC zeigen deutlich eine langfristige Ausrichtung, konzentrieren sich auf die medizinische Wissenschaft und berücksichtigen das Zusammenwirken mit Kollegen aus den afrikanischen Ländern.

Aber Teile Afrikas und Brasiliens, Thailand, Haiti, New York City und einige andere Gegenden werden noch mehr Hilfe brauchen. Es gibt Bereiche, in denen HIV häufig ist und in denen noch nicht einmal Bluttests durchgeführt werden; medizinische Aufklärung über AIDS gibt es dort fast überhaupt nicht. Manche dieser Regionen benötigen medizinisches Wissen und Handeln mehr als irgend etwas anderes. Für einen Laborwissenschaftler ist es ein Schock, wenn er hört, daß in vielen Regionen Afrikas noch nicht einmal die Standardimpfstoffe (zum Beispiel gegen Masern) verabreicht werden, weil die logistischen und wirtschaftlichen Probleme unüberwindlich sind. Deshalb herrscht das Gefühl vor, daß die Verhältnisse mit einem AIDS-Impfstoff kaum anders wären. Aber die Unterschiede zwischen diesen Krankheiten sind riesig. Wenn mit AIDS das gleiche geschieht, wäre das ein unverzeihliches Versagen der weltweiten Gesundheitsvorsorge und der Regierungen in Industrie- und Entwicklungsländern. Schon der Gedanke, die ordnungsgemäße Verteilung eines solchen Impfstoffs könnte nicht gelingen, müßte die größten gemeinsamen staatlichen Anstrengungen in Gang setzen, die sich je in der Geschichte der Medizin auf eine bestimmte geographische Region gerichtet haben.

Auch der einzelne kann dazu beitragen, den AIDS-Kranken in den Entwicklungsländern zu helfen, indem er sich langfristig des Problems bewußt ist und seine Besorgnis äußert. Die einzelnen sind es, die das Wissen und Gewissen der Gesellschaft voranbringen und so eine Haltung von größerer Betroffenheit schaffen.

Zu den Beiträgen, welche die medizinische Forschung zur Kontrolle von AIDS und HIV leisten kann, gehören Diagnose-, Therapie- und Vorbeugungsmethoden. Der diagnostische Bluttest für HIV wird heute in den meisten Regionen problemlos benutzt, aber für die weniger entwickelten Länder wäre es von großem Nutzen, wenn man einen einfacheren Test entwickeln könnte, der die Ergebnisse schneller liefert und weniger kostet. Ich bin jedoch sicher, daß derartige Arbeiten nicht die nötige Beachtung finden – vermutlich weil es dafür zu wenig finanzielle Anreize gibt.

AIDS-Patienten benötigen primäre und sekundäre Behandlung. Mit *sekundärer* Behandlung meine ich die unterstützende Pflege, zum Beispiel Ersatz des Flüssigkeits- und Mineralverlusts aufgrund des Durchfalls, Blutersatz nach starken Blutungen und den Angriff auf zusätzliche Infektionen und Krebserkrankungen durch Antibiotika beziehungsweise tumorhemmende Medikamente. Die *primäre* Behandlung ist dagegen einerseits der unmittelbare Angriff auf das Virus mit virushemmender Chemotherapie oder Biotherapie (mit nichtchemischen Substanzen wie Interferon und Cytokinen) und andererseits die deutliche Verringerung der Immunanomalien. Ich bin mir unsicher über die Auswirkungen der sogenannten chemischen Immunstimulantien, die das Immunsystem ganz allgemein anregen. Wird das Virus nicht eingedämmt, tragen solche Wirkstoffe möglicherweise nur zu seiner Ausbreitung bei. Ich weiß auch nicht, was manche Leute unter »Immunmodulatoren« verstehen, obwohl solche Wirkstoffe in manchen Teilen der Welt bereits klinisch eingesetzt werden. Vermutlich sollen sie dazu dienen, die Funktion des Immunsystems zu verbessern. Der Begriff ist natürlich vage, aber er hört sich gut an. Welche »Modulation« findet im einzelnen statt? Ich kenne keine chemische Verbindung, die nachgewiesenermaßen eine allgemeine, wiederherstellende Wirkung auf das Immunsystem hätte, und ich wäre gegenüber allen gegenteiligen Behauptungen skeptisch.

Wonach man natürlich strebt, um das Immunsystem zu unterstützen, ist die Wiederherstellung von Zahl und Funktion der T4-Zellen, die Korrektur der Makrophagen-Fehlfunktion und die Unterstützung der cytotoxischen T-Zellen, die virusbefallene Zellen töten, sowie der B-Zellen, die mit den von ihnen produzierten Antikörpern für die Neutralisierung der infektiösen Viren sorgen. Mit anderen Worten: Man will gezielt die Virusvermehrung stören und den Immunangriff unterstützen; den ersten Zweck erreicht man mit Hemmstoffen für Freisetzung und Infektionsfähigkeit des Virus, den zweiten mit einem Impfstoff.

Theoretisch gibt es zur Wiederherstellung der Immunfunktion eine Methode, die wirken könnte: die vollständige Entfernung des Knochenmarks einer infizierten Person und sein Ersatz durch das Knochenmark eines Gesunden, wobei der HIV-infizierte Empfänger im Frühstadium der Infektion gleichzeitig eine intensive virushemmende Therapie erhält. In der einen oder anderen Form haben mehrere klinische Immunologen dieses Verfahren vorgeschlagen, unter ihnen David Sachs am NIH und Shimon Slavin von der Hadassah Medical School in Jerusalem; man hat jedoch bisher nicht ernsthaft versucht, die Methode anzuwenden, vor allem aus Angst vor den offenkundigen Gefahren, die sich dabei für eine durch AIDS bereits immungeschwächte Person ergeben. Erfolgreich wäre man damit vermutlich eher in den frühen, vorklinischen Stadien einer HIV-Infektion, aber damit steht der Arzt vor dem immer gleichen Dilemma: Lohnt sich das Risiko einer Schädigung bei einer Person, die noch keinerlei medizinische Auswirkungen der HIV-Infektion spürt?

Bevor ich das Gebiet der »Immunmodulation« verlasse, möchte ich noch einmal an die seltsame Geschichte mit dem Cyclosporin erinnern. Wie die nächtliche Wiederkehr eines lange vermißten Vetters erschienen plötzlich Berichte über einen Durchbruch in der klinischen AIDS-Therapie durch den Einsatz von Cyclosporin, einer Substanz, welche die Immunfunktion und insbesondere die T-Zellen *hemmt*. Die drei klinischen Immunologen aus Frankreich, die diesen Erfolg verkündeten, waren vermutlich von einer Hypothese beeinflußt, die Montagnier vertreten hatte: Danach geht die Entstehung von AIDS zu einem großen Teil auf eine gegen HIV gerichtete Autoimmunerkrankung* zurück. Wenn das bei AIDS der entscheidende Punkt wäre, dann hätte es einen gewissen Sinn, das Immunsystem weiter zu zerstören; dabei ergibt sich allerdings ein erhebliches Risiko, denn der AIDS-Patient ist ja bereits immungeschwächt. Das Problem beschränkt sich aber nicht nur auf dieses Risiko, denn es gab und gibt nach wie vor nur wenige Hinweise, daß die Schäden bei AIDS in größerem Umfang auf Autoimmunität zurückgehen. Das Seltsame beim Cyclosporin war eher die Art, wie die Befunde präsentiert wurden, und weniger die dahinterstehenden Ideen oder wissenschaftlichen Gedanken: So schnell, wie ein größerer Nutzen behauptet wurde (es waren nur wenige Patienten, und es handelte sich nur um einen Zeitraum von etwa einer Woche), so schnell verschwand die Geschichte auch wieder.

Im Gegensatz zu den begrenzten Möglichkeiten, das Immunsystem zu beeinflussen, gibt es viele Verfahren, mit denen man das Virus stören kann. Der wesentliche Zweck jeder primären Behandlung eines HIV-Infizierten besteht darin, die Ausbreitung des Virus zu verhindern. Um dabei den größtmöglichen Erfolg zu erzielen, sollte die Behandlung so bald wie möglich nach der Infektion beginnen und das ganze Leben lang fortgesetzt werden. Da die meisten virushemmenden Medikamente für AIDS-Patienten Nebenwirkungen haben, ergibt sich daraus wieder ein Dilemma. Wenn nicht alle HIV-Infizierten AIDS bekommen (und das ist immerhin denkbar), ist es dann gerechtfertigt und sinnvoll, jemanden schon kurz nach der HIV-Infektion zu behandeln, auch wenn er noch keine Symptome hat, also allein aufgrund der Ansicht, daß eine schwere Krankheit wahrscheinlich ist und daß eine frühe virushemmende Therapie mehr Erfolg verspricht als eine Behandlung in einem späteren Stadium? Ich würde

---

* Eine *Autoimmunerkrankung* entsteht durch einen Angriff des Immunsystems auf körpereigenes Gewebe. Bei AIDS wird zum Beispiel behauptet, die Krankheit entstehe zum Teil dadurch, daß das Immunsystem neben HIV auch Bestandteile eigener Zellen angreift. Man kann zwar einige Antikörper gegen HIV finden, die auch mit der einen oder anderen Zelle reagieren (das gleiche beobachtet man auch bei vielen anderen Krankheiten), aber es gibt keinerlei Hinweise, daß solche Reaktionen zu Schäden oder Funktionsstörungen führen.

meinen, ja, abhängig natürlich von der Einschätzung des Verhältnisses zwischen Giftigkeit und virushemmender Wirkung bei dem fraglichen Medikament. Man muß jeden einzelnen Wirkstoff in dieser Weise bewerten, und das gleiche gilt manchmal auch für den Patienten.

Nachdem klar war, daß HIV die primäre Ursache von AIDS ist, konnte man über Hemmstoffe einige Vorstellungen entwickeln, die sich ausschließlich auf unsere Kenntnis des Vermehrungszyklus tierischer Retroviren und die von den HTLVs bekannten Besonderheiten stützten. Unverzichtbar war jedoch ein experimentelles System, in dem man die Hemmung von HIV durch die verschiedenen Verbindungen testen konnte. Die Entwicklung eines reproduzierbaren Zellkultursystems für die ständige Vermehrung von HIV (der Zellinienklon H9 und andere Zellinien, die mit verschiedenen Stämmen von HIV infiziert sind) war die Voraussetzung für solche Arbeiten und auch für die Aufklärung einiger kennzeichnender, einzigartiger Besonderheiten bei der Vermehrung von HIV, durch die sich zusätzliche Ideen für eine virushemmende Behandlung ergaben.

Nachdem man erkannt hatte, daß das CD4-Molekül auf der Oberfläche der T4-Lymphocyten, Makrophagen und anderer mit den Makrophagen verwandter Zellen der wichtigste Zellrezeptor für HIV ist, kamen mehrere Arbeitsgruppen auf die Idee, die Bindung des Virus an die Zellen mit freien CD4-Molekülen zu blockieren. Bei dieser Therapiemethode mit »molekularen Ködern« konkurrieren die freien CD4-Moleküle mit dem CD4 auf der Zelloberfläche um die Bindung an das Virus. Der Komplex aus Virus und CD4 wird dann später abgebaut. Die Massenproduktion von CD4 in freier, reiner Form gelang mit Hilfe der DNA-Rekombinationstechnik vor einigen Jahren mindestens drei Arbeitsgruppen in Industriefirmen. Erwartungsgemäß hemmte das Protein in *in vitro*-Laborversuchen das Eindringen des Virus in die Zellen. Mit der klinischen Verwendung begannen 1988 mehrere Gruppen, besonders Samuel Broder und seine Kollegen am National Cancer Institute, Paul Volberding in San Franscisco, Jerry Groopman in Boston und ein Team an der Duke University. Den bisherigen Ergebnissen zufolge gibt es wenig oder keine Toxizität, aber trotz vielversprechender Befunde, über die

Norman Litvan bei SIV-infizierten Makaken berichtete, gibt es bisher bei HIV-infizierten Patienten enttäuschenderweise keine Hinweise auf einen Rückgang der Virusmenge oder eine klinische Erholung. Das liegt höchstwahrscheinlich daran, daß sich nur unter großen Schwierigkeiten eine geeignete Konzentration von CD4 im Blut erreichen und aufrechterhalten läßt.

Da das Therapieverfahren mit CD4 größere Erfolge möglich erscheinen läßt, sollte man sich nach meiner Ansicht in wesentlich mehr klinischen und experimentellen Untersuchungen darum bemühen, die Konzentration der wirksamen chemischen Gruppen von CD4 im Blut konstant zu halten und zu steigern.* Interessant ist in diesem Zusammenhang auch die Frage der Medikamentenresistenz. Man findet sie häufig bei Bakterien und bei Zellen (Krebszellen), die man mit Wirkstoffen behandelt, um sie zu töten oder ihr Wachstum zu blockieren. Wie wir noch sehen werden, kann die Resistenz auch bei der virushemmenden Therapie ein Problem darstellen. Bei der Behandlung mit CD4 sollte sie dagegen nicht so schnell auftreten. Wenn HIV gegen die CD4-Therapie resistent würde, dann hieße das, daß es zu einem Virus mutiert ist, das kein AIDS mehr hervorrufen kann, denn die Wechselwirkung zwischen CD4 und Virus ist in meinen Augen der wichtigste Teil der Geschichte von HIV und AIDS.

Über die einzelnen Schritte, über die das Virus nach seiner Bindung an CD4 in die Zelle eindringt, weiß man nur wenig. Ich kenne keine Methode, mit der man diesen Vorgang wirksam hemmen könnte. Es gibt allerdings Verbindungen, die manchen Berichten zufolge das Eindringen des Virus stören können; ihre Wirkungsmechanismen sind nur vage bekannt, und es gibt bei ihnen keinen Grund zu der Annahme, daß sie spezifisch wirken. Eine solche Verbindung ist ein Kohlenhydrat-Polymer namens Dextransulfat. Ein anderes trägt die Handelsbezeichnung AL 721. Nach meiner Vermutung wird keine davon bei der zukünftigen Behandlung von HIV-Infektionen wichtig werden, denn bei beiden sind die Wechselwirkungen unspezifisch, und ihre Hemmwirkung ist *in vitro* sehr gering.

---

* Leider zeigen auch die neuesten Untersuchungen erstaunlich enttäuschende Ergebnisse.

Ein offensichtlicher Angriffspunkt ist die Reverse Transkriptase. Ihre im Vergleich zu anderen Zellenzymen einzigartigen Eigenschaften, ihre unentbehrliche Funktion für die Virusvermehrung und die Tatsache, daß man ihre Hemmstoffe leicht untersuchen kann, machen sie zu einer fast idealen Zielscheibe. Außerdem existieren über die entsprechenden Enzyme anderer Retroviren beträchtliche Kenntnisse, auf die man zurückgreifen kann. Deshalb ist es keine Überraschung, daß sich die ersten Untersuchungen zur Entwicklung wirksamer Medikamente gegen HIV mit RT-Hemmstoffen beschäftigten. Der erste war eine Verbindung namens Suramin. Sie wurde anfangs von Broder in Zusammenarbeit mit einigen Wissenschaftlern aus meiner Arbeitsgruppe studiert. Die Laborergebnisse waren beeindruckend und wiesen auf Ungefährlichkeit hin (das Virus wurde bei Konzentrationen blockiert, die auf die Zellen noch nicht toxisch wirkten), aber bei den klinischen Versuchen stellte sich dann doch heraus, daß die Verbindung für einen ungefährlichen Einsatz zu toxisch ist.

Arbeiten am Pasteur-Institut führten zur klinischen Erprobung einer weiteren Verbindung mit dem Handels-Codenamen HPA-23. Sie wurde sehr bekannt, als Rock Hudson sich nach Paris begab, um sich damit behandeln zu lassen. Seine Reise veranlaßte auch einige andere Amerikaner, aus dem gleichen Grund nach Frankreich zu fliegen. Meines Wissens wird HPA-23 auch heute noch klinisch eingesetzt, allerdings ohne öffentliches Aufsehen. Ich bezweifle, daß Rock Hudson oder irgend jemand anderes sehr von HPA-23 profitiert hat. Es ist ein Polymer, und zwar ein *Polyanion*, also ein großes Molekül aus negativ geladenen Einzelbausteinen. Man bezeichnet es auch als Heteropolymer, weil die Untereinheiten nicht identisch sind; sie bestehen vor allem aus negativ geladenen Wolframat-Molekülen. Wie Wissenschaftler vom National Cancer Institute in Bethesda in Zusammenarbeit mit Chermann schon vor etlichen Jahren festgestellt hatten, übt diese Substanz, wie viele andere zuvor und später untersuchte Verbindungen, in Gewebekulturversuchen auf die RT von Mäuseleukämie-Retroviren eine gewisse Hemmwirkung aus. Leider ist die Wirkung von HPA-23 auf die RT von HIV nur sehr gering, und auf die HIV-Infektion von Zellen in Labor-Gewebekulturen hat die Verbindung nur einen geringen oder überhaupt keinen hemmenden Effekt.

Anders sind die Verhältnisse bei AZT. Es ist ein wirksamer Hemmstoff für die Reaktion der Reversen Transkriptase bei der Vermehrung von HIV. Samuel Broder und seine Mitarbeiter am National Cancer Institute (ursprünglich in Zusammenarbeit mit Dani Bolognesi und seinen Kollegen an der Duke University) führten vor dem klinischen Einsatz systematische Untersuchungen durch, und eine *gewisse* klinische Wirksamkeit wurde erst behauptet, nachdem sorgfältige pharmakologische Studien abgeschlossen waren und nachdem klinische Tests zur Überlebensrate und Krankheitshäufigkeit deutliche Unterschiede zwischen Placebo- und AZT-behandelten AIDS-Patienten ergeben hatten.

Der Mechanismus, nach dem AZT auf die RT wirkt, ist bekannt. Wenn die Virus-RNA in DNA umgeschrieben wird, wächst die DNA-Kette, weil ein Purin- oder Pyrimidinbaustein nach dem anderen angefügt wird. In einem früheren Kapitel habe ich die DNA mit einer Perlenkette verglichen, wobei jede Perle ein Nucleotid ist. Jede Perle hat zwei »Haken«: Mit dem einen wird sie an die wachsende Kette angehängt, und der andere, auf der gegenüberliegenden Seite, dient zum Anfügen der nächsten Perle. AZT ist eine Perle ohne den zweiten Haken. Es wird an die wachsende DNA-Kette angeheftet, aber es kann das nächste Nucleotid nicht aufnehmen. Deshalb bezeichnet man es als *Kettenterminator*. Natürlich stellen auch unsere Zellen DNA her, bevor sie sich teilen, und als Katalysatoren für diese Reaktion brauchen sie Enzyme (die DNA-Polymerasen), die sich zwar von der Virus-RT unterscheiden, ihr aber auch in mehrfacher Hinsicht ähneln. Deshalb hat AZT, wie die meisten Wirkstoffe, auch Nebenwirkungen.

Es gibt aber eine gewisse Spezifität. Die HIV-Infektion wird bei niedriger AZT-Konzentration ohne toxische Wirkung auf die Zellen in beträchtlichem Ausmaß gehemmt. Dafür gibt es wahrscheinlich zwei Gründe: Das Virus vermehrt sich stärker als unsere Zellen, und die RT ist höchstwahrscheinlich auch stärker fehleranfällig, d.h., sie benutzt häufiger falsche Nucleotide als die Enzyme, welche die Synthese der Zell-DNA katalysieren. Erwartungsgemäß ergeben sich

Nebenwirkungen bei höherer Konzentration vor allem in Zellen, die sich, wie beispielsweise die Knochenmarkszellen, oft teilen und deshalb DNA produzieren. Deshalb kann AZT zu einem Rückgang der Zahl mancher Blutzellen führen. Aus diesem und anderen Gründen muß die AZT-Therapie von Leuten, die Erfahrung mit solchen Wirkstoffen haben, sorgfältig überwacht werden.

Ein zweites Problem ist die Entstehung resistenter HIV-Varianten. Sie war ebenfalls zu erwarten. Eine dritte Schwierigkeit sind die hohen Kosten. Dennoch ist AZT das einzige Medikament, das sich in sorgfältigen klinischen Versuchen als wirksam erwiesen hat. Es ist nicht die endgültige Lösung, aber es verlängert das Leben und verringert vor allem die Krankheitshäufigkeit. In einigen Fällen hat es auch für eine Rückbildung der Nervenschäden gesorgt. Nach meiner Ansicht gehören die Arbeiten von Broder und Kollegen, die teilweise in Zusammenarbeit mit David Barry von der Firma Burroughs-Welcome durchgeführt wurden, bereits zu den klassischen Studien zur vernünftig begründeten Therapie einer menschlichen Krankheit, aber letztlich werden sie vermutlich deshalb in Erinnerung bleiben, weil damit ein neues Stadium der Medizin begann: die virushemmende Behandlung und vielleicht die Entwicklung von »Antiviotika«.

AZT war auch der Anlaß für die Untersuchung ähnlicher Verbindungen, die ebenfalls den Purin- und Pyrimidinbausteinen der DNA ähneln. Die meisten davon wirken vermutlich wie AZT durch Abbruch der DNA-Kette. Vielversprechend sind unter anderem Dideoxyinosin (ddI) und Dideoxycytosin (ddC). Es gibt auch andere Möglichkeiten, die RT-Reaktion zu hemmen; ich möchte darauf hier nicht näher eingehen und nur erwähnen, daß einige derartige Verbindungen verfügbar sind und sich in der klinischen Prüfung befinden. Phosphonoformiat hemmt beispielsweise die RT von HIV. Es blokkiert auch die DNA-synthetisierenden Enzyme mancher Herpesviren, zum Beispiel die von HHV-6.

Ein anderes HIV-spezifisches Enzym ist eine Protease, die von dem Virus gebildet wird und dazu dient, die Proteine des Viruskerns zu verkleinern und so funktionsfähig zu machen. Dieser Schritt ist für den Infektionszyklus von HIV unabdingbar. Unsere Zellen besitzen ebenfalls Proteasen, aber über die chemischen Eigenschaften des HIV-Enzyms weiß man mittlerweile eine ganze Menge, und man ist auch auf Unterschiede zu den zelleigenen Proteasen gestoßen. Das hat vor allem in der pharmazeutischen Industrie viele Arbeitsgruppen veranlaßt, Verbindungen zu entwerfen und herzustellen, die das Virusenzym blockieren. Heute ist das anscheinend einer der vielversprechendsten Bereiche in der HIV-Forschung.

Auch andere Teile des Vermehrungszyklus von HIV bieten sich als Angriffspunkte an: Dazu gehören die komplizierten Vorgänge bei der Ausprägung der integrierten Provirus-DNA und ihrer Rückumwandlung in Virus-RNA, der darauf folgende Transport und das Spleißen der RNA, die Reifung der Virusproteine, bei der aus größeren Vorläufermolekülen kleinere Strukturen werden, und das Zusammenfügen und die Freisetzung der Viren an der Zellmembran. Wie bereits erwähnt, erfordert die Synthese der RNA die Funktion viruseigener Proteine (*Tat* und *Rev*)*, und für die Spaltung der Proteine wird ein viruseigenes Enzym (die Virus-Protease) gebraucht. Kein Hemmstoff für *Tat, Rev* oder Protease hat sich bisher klinisch als wirksam erwiesen, aber dies ist derzeit eines der aktivsten und wichtigsten Forschungsgebiete.

Manche Wissenschaftler denken auch über neue, unerprobte, aber theoretisch reizvolle Verfahren zur virushemmenden Therapie nach, die sich auf die Molekularbiologie gründen. Ein derartiges Verfahren, das man derzeit aktiv verfolgt, bedient sich der *Anti-Sinn-RNA*. Wenn ein Gen ausgeprägt wird, liegt es natürlich in Form der Messenger-RNA (mRNA) vor, die dann im Cytoplasma der Zelle »translatiert« wird; dazu tritt sie mit anderen Zellbestandteilen in Wechselwirkung, insbesondere mit einer weiteren Klasse der RNA, die man als Transfer-RNA (tRNA) bezeichnet. Jede tRNA kann eine bestimmte Aminosäure tragen, und diese Bausteine bilden die zelleigenen Proteine. Wie ich in einem früheren Kapitel bereits kurz erläutert habe, sorgt die mRNA für die richtige Reihenfolge der Aminosäuren, weil sie unterschiedliche tRNA-Moleküle anzieht, wenn ihre Information »translatiert« wird. Dazu dienen die *Codons* des genetischen

* Die Gene schreibt man *tat* und *rev*, die zugehörigen Proteine *Tat* und *Rev*.

Codes, Gruppen von drei Nucleotiden; jedes dieser Tripletts läßt eine tRNA herantreten, dann folgt das nächste Triplett, und so weiter; auf diese Weise wird die Reihenfolge der Aminosäuren festgelegt. Die Aminosäuren werden über chemische Bindungen verknüpft. Ihre Anordnung bestimmt die Eigenschaften des Proteins. Nach dem gleichen Muster werden auch mRNA und Proteine des Virus gebildet.

Wenn man die Nucleotidsequenzen wichtiger mRNA-Moleküle des Virus kennt – und das ist bei HIV der Fall –, kann man ein Teilstück der dazu komplementären* Sequenz im Labor synthetisieren. Ein solcher Nucleinsäureabschnitt wird nicht translatiert. Er läßt also kein Protein entstehen, aber er verbindet sich mit der aktiven Messenger-RNA, die daraufhin ebenfalls nicht mehr translatiert wird, so daß das zugehörige Virusprotein nicht mehr entsteht. In Labortests konnnte man zeigen, daß das Verfahren funktioniert; es handelte sich um eine gemeinsame Studie meines Kollegen Prem Sarin mit Paul Zamecnik und John Goodchild von der Worcester Foundation for Experimental Biology in Massachusetts. Ähnliche, aber unabhängige Untersuchungen von Flossie Wong-Staal, einer anderen Kollegin, und von Sam Broder und seinem Mitarbeiter Hiroaki Mitsuya kamen zu dem gleichen Ergebnis: Die HIV-Vermehrung wird blockiert.

Aber bevor die Anti-Sinn-RNA klinisch angewandt werden kann, müssen noch erhebliche Probleme gelöst werden, besonders was die Methoden zur Herstellung ausreichender Mengen dieser Moleküle angeht; schwierig ist es aber auch, sie in ausreichender Konzentration ins Blut zu bringen und dafür zu sorgen, daß sie die Barriere der Zellmembran passieren. Wenn das gelingt, könnte das Verfahren theoretisch sehr spezifisch und äußerst nützlich sein. Außerdem zeigen sich daran aber auch deutlich einige einzigartige Probleme zwischen AIDS-Forschern und Medien. Wong-Staal hatte ihre Ergebnisse auf einer wissenschaftlichen Tagung im Frühjahr 1989 in China

---

* Der Begriff *komplementär* bezeichnet hier die Tatsache, daß manche Nucleotide sich mit anderen Nucleotiden verbinden. Diese Paarung erfolgt über sogenannte Wasserstoffbrücken. So paart sich beispielsweise die Nucleotidfolge UACG mit der Sequenz AUCG, weil U mit A und G mit C Wasserstoffbrücken ausbildet.

präsentiert. Dort war ein Teil der chinesischen und italienischen Presse anwesend. Ohne ihren Bericht zu beachten, hielt ich gleichzeitig woanders einen Vortrag. Plötzlich sah ich mich mit Aufregung und Fragen über unsere Behandlung mit Anti-Sinn-RNA konfrontiert, die ohne mein Wissen bereits in manchen Teilen Europas als großer Fortschritt in der AIDS-Behandlung für Schlagzeilen gesorgt hatte. In Wirklichkeit *könnte* sie das sein, irgendwann einmal. Im Augenblick ist es nur ein interessanter Laborbefund, der weiter verfolgt wird.

Schon seit einigen Jahren diskutieren wir ein weitaus unkonventionelleres Verfahren, ohne daß wir es jedoch bisher ausprobiert hätten. Uns und anderen ist es gelungen, defekte HIV-Varianten herzustellen. Manche davon können Zellen infizieren und sich vermehren, ohne jedoch sichtbare cytopathische Effekte zu haben. Andere prägen nach der Infektion einige Proteine aus, können sich jedoch nicht vermehren. Einige Mitarbeiter aus meiner Gruppe haben sich vorsichtig dafür ausgesprochen, Knochenmarkszellen aus einem AIDS-Patienten zu nehmen und sie absichtlich mit solchen defekten Viren zu infizieren. Dahinter steckt die Vorstellung, daß solche Zellen nicht geschädigt werden, sondern dauerhaft gegen eine Infektion durch die HIV-Partikel aus anderen Zellen des Betreffenden geschützt sind. Theoretisch können sich solche Zellen weiter vermehren und die Immunfunktion des Patienten wiederherstellen. Die Sorge ist allerdings, ob sich die defekten Viren tatsächlich als harmlos erweisen. Wer kann das wissen? Und können sie möglicherweise durch Rekombination* mit dem HIV des Patienten ihre Defekte verlieren?

Eine ähnliche, ebenfalls ungewöhnliche Methode wäre der Einsatz der Gentherapie bei HIV-Infizierten. Hier ist nicht der Ort, um die Methodik und Durchführbarkeit der Gentherapie zu erörtern, und deshalb möchte ich nur einige ihrer Prinzipien im Zusammenhang mit einer möglichen Anwendung bei HIV-Infektionen erwähnen.

---

* *Rekombination* ist bei Retroviren ein bestens bekanntes Phänomen: Dabei wird genetisches Material zwischen zwei verschiedenen Einheiten ausgetauscht. So kann sich der »Anfang« eines Chromosomenstranges mit dem »Ende« eines anderen verbinden, und umgekehrt.

Bisher ist der Einsatz der Gentherapie noch bei keiner menschlichen Erbkrankheit gelungen. Derzeit werden aber für immer mehr genetisch bedingte Leiden die zugehörigen Genabweichungen genau eingegrenzt, und man kann anormale Gene immer wirksamer durch ihr normales Gegenstück ersetzen; deshalb sieht es so aus, als würde dies in nicht allzu ferner Zukunft zu einem Routineverfahren werden.* Verblüffenderweise wird man wahrscheinlich ein harmloses tierisches Retrovirus verwenden, welches das »gute« Gen in die Zellen trägt. In diesem Zusammenhang bezeichnet man das Retrovirus als Vektor.

Die Probleme bestehen einerseits darin, das »gute« Gen bei einer Krankheit wirksam in eine ausreichnde Zahl von Zellen des richtigen Typs zu bringen, und andererseits muß man es auch in das richtige Gewebe dirigieren. AIDS ist natürlich keine Erbkrankheit. Hier müßte das Ziel darin bestehen, die Funktion einiger HIV-Gene oder Genprodukte (Proteine), die für die Virusvermehrung erforderlich sind, ins Leere laufen zu lassen, zu zerstören oder zu blockieren. Dazu gibt es zahlreiche Möglichkeiten. So experimentiert Eli Gilboa vom Sloan-Kettering Institute in New York zum Beispiel mit der Übertragung von Gensequenzen, an die sich das Protein *Tat* anheftet. Bei diesem Verfahren würde man in das Knochenmark eines HIV-Infizierten die Nucleinsäuresequenzen (*Tar* genannt) hineinbringen, die *Tat* festhalten.

Wenn das DNA-Provirus von HIV in einer infizierten Zelle aktiviert wird, sind *Tat* und *Rev*, wie wir gesehen haben, die ersten HIV-Proteine, die gebildet werden. Diese »frühen« Proteine sind unentbehrlich für die Herstellung der anderen Virus-Genprodukte. Die Funktion von *Tat* besteht darin, mit bestimmten Regulationssequenzen (*Tar*) von HIV in Wechselwirkung zu treten, welche die Produktion funktionsfähiger Messenger-RNA des Virus beeinflus-

* Während dieser Text geschrieben wird, hat der erste Versuch begonnen. Die Krankheit beruhte auf einer bestimmten Mutation in einem Gen, durch die das Enzym Adenosindesaminase defekt ist. Nach ersten Befunden von French Anderson und Michael Blaise am NIH sieht es so aus, als ob durch den Austausch dieses Gens gegen sein intaktes Gegenstück für den Patienten bereits eine gewisse chemische Verbesserung erreicht wurde.

sen. Bringt man *Tar*-Sequenzen im Überschuß in die Zellen, so heftet sich *Tat* an sie und nicht an die »normalen« *Tar*-Abschnitte von HIV. Andere Wissenschaftler haben über ähnliche Verfahren nachgedacht: So könnte man beispielsweise Mutanten von *Tat* übertragen, die sich an die *Tar*-Sequenzen von HIV heften, ohne jedoch die weiteren Funktionen von *Tat* auszuführen. Da solche Funktionen für die Vollendung des Replikationszyklus von HIV unentbehrlich sind, kommt die Virusvermehrung auf diese Weise zum Stillstand. Ist ein mutiertes Protein in größerer Menge vorhanden als sein normales Gegenstück, spricht man auch von einer *trans*-dominanten Mutante. Dies und vieles andere sind heute aufregende Ideen. Morgen, davon bin ich überzeugt, werden es aufregende Therapieverfahren gegen das Virus sein.

Der letzte Ansatz, den ich für erwähnenswert halte, ist die virushemmende Immuntherapie, also der Einsatz eines Impfstoffs zur Anregung einer gegen HIV gerichteten Immunreaktion – nicht zur Verhütung von Infektionen, sondern um das Virus bei einem bereits Infizierten zu hemmen. Mit der Entwicklung des Verfahrens beim Menschen begannen Daniel Zagury und seine Mitarbeiter 1986 in Paris. Sie verabreichten den Patienten auf unterschiedliche Weise und im Abstand von etwa drei Monaten bestimmte Virusproteine; am detailliertesten und beeindruckendsten sind heute die Ergebnisse, die zusammen mit Odile Picard vom San Antoine-Krankenhaus in Paris erreicht wurden. Im Jahr 1987 begann Jonas Salk in Zusammenarbeit mit Alexandra Levine von der University of Southern California mit ähnlichen Arbeiten; sie verwendeten abgetötete, vollständige Viren, denen gewöhnlich ein Bestandteil der Virushülle fehlt. Wie die Studien von Zagury und Picard zielen auch diese Versuche darauf ab, die zelluläre Immunität zu verstärken. Sie sind ebenfalls vielversprechend.

Um einen echten Impfstoff gegen AIDS zu entwickeln, muß man irgend etwas herstellen, das eine Immunreaktion auslöst, so daß eine Infektion mit HIV verhindert wird, und wenn die Infektion nicht blockiert werden kann, muß die Entstehung der Krankheit abgewendet werden. Das Verfahren unterscheidet sich nicht grundsätzlich von der Entwicklung von Impfstoffen gegen verschiedene andere Mikroben, aber im Zusammenhang mit HIV stellen sich einige einzigartige Schwierigkeiten. Die meisten wirksamen Impfstoffe gegen Viruskrankheiten enthalten entweder *abgeschwächte, lebende, vollständige Viren* oder *abgetötete, vollständige Viren.** Wie ich bereits erwähnt habe, lehnen die meisten Wissenschaftler diese Methode bei HIV ab, und auch die Food and Drug Administration ist mit ziemlicher Sicherheit gegen ihren Einsatz bei uninfizierten, gesunden Personen. Das erste Hindernis bei der Entwicklung eines HIV-Impfstoffs besteht also darin, daß man einen *Untereinheiten-Impfstoff* braucht, der nur ein Protein des Virus (oder einige wenige Proteine) beziehungsweise Bruchstücke solcher Proteine enthält.

Aber dieses Problem ist wahrscheinlich nicht unüberwindlich. Die Firma Merck hat beispielsweise einen wirksamen Untereinheiten-Impfstoff gegen das Hepatitis-B-Virus hergestellt. Es gibt mehrere Methoden, um Virusproteine oder Teile davon in den erforderlichen Mengen herzustellen. Eine ist die chemische Synthese (synthetischer Impfstoff), die andere ist eine von vielen Abwandlungen der DNA-Rekombinationstechnik (Gentechnik). So kann man das Gen für das gewünschte Virusprotein – beispielsweise das Hüllprotein von HIV – in aktiver Form vermehren, so daß das Protein in großen Mengen entsteht. Das Gen muß dazu in einer Form ** vorliegen, in der man es in ein Bakterium oder einen anderen Trägerorganismus bringen und dort vervielfachen kann. Wenn man die Bedingungen richtig gestaltet, wird das Protein von den Bakterienzellen in die umgebende Flüs-

---

* *Lebende, abgeschwächte Viren* sind genetisch so verändert, daß sie keine Krankheit mehr hervorrufen. Eine solche Veränderung tritt manchmal ein, wenn man die Erreger unter Laborbedingungen über längere Zeit in Tieren züchtet. In anderen Fällen fand man das abgewandelte Virus in »freier Wildbahn«. So entwickelte Edward Jenner seinen Pockenimpfstoff offensichtlich aufgrund der Beobachtung, daß Melkerinnen in England die Krankheit nicht bekamen. Er zog daraus den zutreffenden Schluß, die Frauen seien geschützt, weil sie sich bei den Kühen mit dem Kuhpockenvirus infiziert hatten, das auch gegen Pocken schützt, ohne jedoch selbst die Krankheit zu erzeugen. *Abgetötete, vollständige Viren* sind Krankheitserreger, die (meist chemisch) inaktiviert wurden. Die so »getöteten« Viren können noch die entsprechende Immunreaktion auslösen, ohne jedoch die Krankheit zu erzeugen. Nach diesem Prinzip wirkt der Polio-Impfstoff von Salk.

** Wie bei einem Virus, das ein Bakterium infiziert, muß das Gen Signale besitzen, die seine Aktivität (also seine Ablesung) möglich machen.

sigkeit ausgeschieden, und aus einer solchen Lösung kann man das Virusprotein dann reinigen und als möglichen Impfstoff einsetzen.

In anderen Verfahren versucht man, die ganze Mikrobe als Lieferanten des Virusproteins einzusetzen. Zu diesem Zweck kann man manche harmlosen Bakterien verwenden. Als Träger des Gens für das Protein, das als Impfstoff dienen soll, haben manche Wissenschaftler neben Bakterien auch ein anderes Virus verwendet, das im gleichen Zusammenhang bereits in Gebrauch ist. So haben wir beispielsweise eine Zusammenarbeit mit Bernard Moss vom NIH begonnen. Moss ist ein hervorragender Fachmann für mehrere Bereiche der molekularen Virologie. In den letzten Jahren haben er und unabhängig davon auch Enzo Paoletti von der Firma Virogenetics im Staat New York sich mit der Möglichkeit beschäftigt, das Vaccinia- oder Kuhpockenvirus in abgeschwächter Form als Träger für die Gene anderer Viren zu benutzen. Es gelang ihnen, das Gen für das Hüllprotein aus HIV-Isolaten meines Labors in das Vaccinia-Virus einzubauen und damit das Hüllprotein zu produzieren. Man kann es aus Zellkulturen isolieren, die mit dem so veränderten Vaccinia-Virus infiziert sind, und es dann in freier Form verwenden, wie ich es zuvor für Bakterien beschrieben habe. Man kann aber mit dem Vaccinia-Virus auch Menschen impfen, wie bei einer gewöhnlichen Pockenimpfung, und so theoretisch einen Doppelimpfstoff herstellen.

Andere Wissenschaftler haben das gleiche Verfahren auf abgeschwächte, zur Impfung geeignete Stämme des Poliovirus angewandt. Dabei ergibt sich als offenkundiger Vorteil ebenfalls die Möglichkeit der Doppelimpfung. Ein anderer Nutzen ist nicht so offensichtlich. Bei einer Impfung mit lebenden, abgeschwächten Polio- oder Vaccinia-Erregern suchen sich die Viren ihre Zielzellen und vermehren sich darin eine gewisse Zeit lang. Dabei werden ihre Proteine auf eine Weise und in einer Form an der Zelloberfläche freigesetzt, auf die das Immunsystem aufgrund seiner Entwicklungsgeschichte besonders gut reagieren kann. Immerhin folgt der Vorgang ja dem normalen Verlauf einer Virusinfektion. Wenn man das HIV-Hüllprotein auf diese Weise produziert, wird es ebenfalls an der Zelloberfläche präsentiert. Verwendet man dagegen nur ein isoliertes Virusprotein oder einen Teil davon, wird es dem Immunsystem nicht in optimaler Weise dargeboten. Infolgedessen wird die Immunreaktion nicht so kräftig sein, es sei denn, sie wird durch Adjuvantien* verstärkt.

Weitere Schwierigkeiten bei der Entwicklung eines HIV-Impfstoffs betreffen die Wandelbarkeit der Virusstämme; außerdem gibt es kein System mit kleinen Versuchstieren, und man muß vermutlich, anders als bei allen anderen Viren, die Infektion auch mit nur einer einzigen Viruspartikel verhindern, weil das Virus seine genetische Information in die DNA der Zellchromosomen einbauen kann und weil das Gehirn, in dem kein Immunangriff stattfindet, schnell und dauerhaft infiziert wird. In dem verbleibenden Teil dieses Kapitels möchte ich zusammenfassen, was bisher erreicht wurde und welche Gebiete mir für die nähere Zukunft besonders vielversprechend erscheinen.

Im Jahr 1985 bildeten meine Mitarbeiter und ich zusammen mit mehreren anderen Arbeitsgruppen aus verschiedenen Ländern eine Arbeitsgemeinschaft namens HIVAC; ihr Ziel war der Austausch von Ideen, Informationen und Reagenzien. Wir entschlossen uns, die Arbeiten zunächst auf einen Untereinheiten-Impfstoff zu konzentrieren, der das gesamte Hüllprotein von HIV oder Teile davon enthält. Als Immunreaktion auf die Virusproteine erwarteten wir einerseits Antikörper, die das Virus neutralisieren (d.h. seine Infektionsfähigkeit blockieren) können, und andererseits eine Reaktion der T-Zellen, von denen einige (nämlich manche T4-Lymphocyten) die B-Zellen bei der Antikörperproduktion unterstützen, während andere (manche T8-Zellen und andere) die virusinfizierten Zellen angreifen, wenn die Virusproteine, die in diesen Zellen produziert werden, die Zelloberfläche erreichen und dort von den T-Zellen erkannt werden. Eine T-Zell-Reaktion können Teile der meisten Virusproteine auslösen, aber neutralisierende Antikörper werden im allgemeinen nur gegen das Hüllprotein von HIV gebildet. Das gleiche gilt auch für andere Retroviren.

* Ein *Adjuvans* ist eine Flüssigkeit, mit der man den Impfstoff vermischt; sie regt aufgrund ihrer Zusammensetzung das Immunsystem an.

Im Idealfall wollen wir jede nur denkbare Kombination ausprobieren: vollständiges Virus-Hüllprotein mit und ohne seine Zucker-Seitengruppen; einzelne Virusproteine zusammen mit verschiedenen Proteinen des Viruskerns, der Reversen Transkriptase oder Regulationsproteinen wie *Tat* und *Rev*; und so weiter. Jede Kombination soll außerdem mit verschiedenen Adjuvantien erprobt werden. Wie man mir sagte, kann das Adjuvans für große Unterschiede in der Wirksamkeit eines Impfstoffs sorgen. Ich glaube das auch, aber manchmal werden die Adjuvantien auch zum Lieblingsspielzeug verschiedener Impfstoffspezialisten, und dann klingt vieles eher nach Kunst als nach Wissenschaft. Aber es ist leicht zu erkennen, wie viele verschiedene Kombinationen geprüft werden müssen; bis die beste gefunden ist, kann einige Zeit vergehen.

Die einzigen Versuchstiere, die sich reproduzierbar mit HIV infizieren lassen, sind Schimpansen, und die sind weder leicht zu bekommen noch leicht zu verwenden, vor allem wegen der häufig berechtigten Bedenken der Tierschützer. Schon deshalb wäre die Impfstoffentwicklung von Anfang an schwierig gewesen, selbst wenn es mit HIV keine anderen Probleme gäbe. Solche Schwierigkeiten waren möglicherweise ein Anlaß für die Behauptung mancher Immunologen, ein Impfstoff gegen HIV-Infektionen sei unmöglich. Aber die Notwendigkeit zwang uns, weiterzumachen. Meine Arbeitsgruppe stellte mehreren anderen Teams die klonierten Gene für das Hüllprotein verschiedener HIV-Isolate zur Verfügung, damit sie diese Proteine produzieren konnten. Die einzelnen Gruppen verfolgten unterschiedliche Strategien bei der Produktionsmethode oder der Art des Hüllproteins (vollständiges Protein oder Fragment davon, mit und ohne Zuckergruppen und so weiter). Eine der ersten derartigen Bemühungen von Bernard Moss habe ich bereits erwähnt.

Für die Untersuchung der Infektionsfähigkeit, die wir zum endgültigen Nachweis der Schutzwirkung gegen HIV brauchen, sind wir auf die Schimpansen angewiesen, aber das gilt nicht für Studien zur Immunantwort im allgemeinen. Die meisten Tiere reagieren auf einen Kontakt mit dem Virus, mit gereinigten Virusproteinen oder mit Teilen davon, indem sie Antikörper produzieren und eine zelluläre Immunität entwickeln, selbst wenn ihre Zellen von HIV nicht infiziert werden. Man kann also in Erfahrung bringen, welches Verfahren die stärkste Reaktion hervorruft. Zu solchen Erkenntnissen haben viele Wissenschaftler beigetragen, aber entscheidend mitgewirkt haben anfangs die Gruppe an der Duke University unter Leitung von Dani Bolognesi, eine Gruppe in einer kleinen Biotechnologie-Firma namens Repligen in Zusammenarbeit mit Wissenschaftlern des MIT unter der Leitung von Scott Putney, Marjorie Robert-Guroff, Marvin Reitz und Peter Nara vom Labor für Tumorzellbiologie und das Team der Firma Genentech. Bei solchen Untersuchungen wurde deutlich, welcher Abschnitt des Hüllproteins die stärkste humorale Immunantwort (d.h. die stärkste Antikörperproduktion) hervorruft. Wie sich außerdem herausstellte, läßt sich dieser Abschnitt vom Rest des Hüllproteines abtrennen; er ist in dieser Form genauso wirksam und setzt die Produktion neutralisierender Antikörper in Gang; diese reagieren genau mit demjenigen Virusstamm, dessen Hüllprotein verwendet wurde.

Es gibt Gründe dafür, nur Proteinteile und nicht das gesamte Hüllprotein zu benutzen, denn manche Abschnitte davon könnten die falschen Antikörper entstehen lassen, die nicht nur nutzlos, sondern sogar schädlich sein können. Wenn man also den genannten Teil des Hüllproteins verwenden will, muß man in Erfahrung bringen, wie man ihn chemisch abwandeln oder welche Teile man anfügen muß, damit die Antikörperreaktion breiter gefächert ist und sich gegen alle HIV-Stämme richtet, die einen Menschen infizieren können. Entscheidend waren im ersten Stadium auch die Arbeiten von Jay Berzofsky und seinen Mitarbeitern am National Cancer Institute. Durch sie lernten wir einige Abschnitte des Hüllproteins kennen, welche die gesuchte *zelluläre Immunantwort* hervorrufen; auch hier sind die Einzelteile ebenso wirksam wie das ganze Protein. Diese Stücke in der richtigen Kombination und bestmöglichen Aufbereitung (d.h. im optimalen Adjuvans), chemisch abgewandelt und mit anderen Virus-Proteinbestandteilen verbunden, um eine umfassendere Immunantwort zu erzeugen, sind nach meiner Überzeugung das Herzstück der zukünftigen Bemühungen um einen AIDS-Impfstoff. Auf diesen Bereich werden wir unsere Anstrengungen konzentrieren. Durch derartige Untersuchungen kann man (zumindest glauben wir das) weitaus vernünftiger und weniger zufällig die möglichen Impfstoffe auswählen, die man dann an Schimpansen erprobt.

Wir haben auch an gröberen Versuchen mitgearbeitet, in denen wir herausfinden wollten, welche Wirkung das vollständige Hüllprotein hat. Eine der Arbeitsgruppen von HIVAC, die australische Impfstofffirma Immuno, hat inzwischen sogar mit der ersten Phase der klinischen Erprobung an Menschen begonnen. Sie stellt das gesamte Hüllprotein eines unserer HIV-Stämme in großen Mengen her. Das ganze Hüllprotein trägt die Bezeichnung gp160.* Nachdem sie zunächst die Immunantwort auf gp160 an kleinen Tieren und einigen Kleinaffen untersucht hatten, testeten sie das Protein mit ihrer Adjuvans-Zubereitung bei einigen Schimpansen. Von dem Ergebnis waren sie so beeindruckt, daß sie nun die Absicht haben, dieses Material in einer Pilotstudie auch an Menschen zu erproben. Solche anfänglichen Untersuchungen dienen dazu, die Toxizität zu ermitteln und die Immunantwort in Labortests zu messen. Immuno hat dafür kürzlich die Genehmigung erhalten, aber das Verfahren unterscheidet sich nicht nennenswert von einer Studie, die eine kleine US-Firma namens MicroGene Sys an Menschen vornimmt. Ihre Ergebnisse haben gezeigt, daß das vollständige Virus-Hüllprotein bei Menschen nicht toxisch wirkt. Das steht im Einklang mit weniger umfangreichen, aber noch früheren Untersuchungen von Daniel Zagury; allerdings zeigte sich in der Studie von MicroGene Sys bei den gesunden freiwilligen Versuchspersonen nur eine schwache, nicht sehr interessante Immunantwort, während die Reaktion bei Zagury stärker gewesen war.

Während alle diese Untersuchungen in Gang waren, fand man ein System, das nach Ansicht der meisten Beteiligten die Impfstoffentwicklung erheblich voranbringen wird. Wie man schon seit den Arbeiten von Essex, Desrosiers, Kanki und Mitarbeitern aus dem Jahr 1985 weiß, sind viele afrikanische Affen mit dem Affen-Immunschwächevirus SIV infiziert, das in etwa 40 Prozent seiner geneti-

---

* Wie ich bereits früher erläutert habe, besteht das Hüllprotein von HIV, wie bei allen Retroviren, aus zwei Teilen: Der große äußere, der bei HIV ein Molekulargewicht von etwa 120000 hat und Zucker-Seitenketten besitzt, wird als gp120 bezeichnet. Der innere Abschnitt heißt gp41, und das gesamte Gebilde aus beiden Teilen nennt man gp160.

schen Information mit HIV übereinstimmt. Wie mehrere Wissenschaftler an Primatenzentren später zeigen konnten, bekommen asiatische Affen (Makaken), denen man bestimmte SIV-Stämme injiziert, AIDS; afrikanische Affen, die man mit den gleichen Virusstämmen infiziert, zeigen dagegen keine Immunschwäche, und auch bei den afrikanischen Affenarten, die für die jeweiligen SIV-Stämme die natürlichen Wirtsorganismen darstellen, wurde nie über AIDS-artige Erkrankungen berichtet. SIV wurde einmal aus einem in Gefangenschaft lebenden Makaken isoliert, aber da dieses Tier zuvor mit afrikanischen Affen in Kontakt gekommen war und da Makaken in freier Wildbahn nicht infiziert werden, hatte sich der Affe nach allgemeiner Überzeugung in der Gefangenschaft bei seinen afrikanischen Vettern infiziert.

Asiatische Affen sind also SIV gegenüber ebenso empfindlich wie Menschen für HIV. HIV-2 ist, wie sich bei der Analyse herausstellte, mit dem SIV aus dem genannten Makaken noch näher verwandt. Mehrere Gruppen (zum Beispiel Daniel Zagury in Paris, Gunnar Biberfeld in Stockholm, Patricia Fultz in Atlanta und Genoveffa Franchini am Labor für Tumorzellbiologie) haben mit ihren Arbeiten inzwischen gezeigt, daß manche Stämme von HIV-2 genau wie SIV (aber anders als HIV-1) Makaken infizieren und bei ihnen AIDS hervorrufen können. Wenn man unterstellt, daß die Experimente mit SIV und HIV-2 an Makaken für HIV-1 und den Menschen von Bedeutung sind, gibt es damit ein nützliches Tiermodell ohne die engen Begrenzungen des HIV-1-Schimpansen-Systems, in dem die infizierten Tiere nicht erkranken und bei dem es schwierig ist, die Versuchstiere zu beschaffen und mit ihnen zu arbeiten. Die schnellsten und interessantesten Fortschritte in der Impfstofforschung stammen tatsächlich aus den Primatenzentren und den Arbeiten mit dem SIV-Makaken-System; beteiligt sind unter anderem Murray Gardner in Davis (Kalifornien), M. Murphy-Corb am Primatenzentrum in Louisiana, Patricia Fultz in Alabama und Ron Desrosiers am New England Primate Center.

Nach meiner Erinnerung war es Anfang 1985, als ich bei einem Aufenthalt in San Diego eine Verabredung mit Jonas Salk traf. Ich suchte ihn in seinem prächtigen Büro auf, das sich mit Blick auf den

Pazifik im Salk Institute in der Nähe von La Jolla befindet. Das Salk Institute ist in der Biowissenschaft bekannt, vor allem wegen seiner Grundlagenforschung. In gewisser Weise wirkte Jonas Salk dort wie ein Fisch auf dem Trockenen, denn er interessierte sich immer noch viel mehr für praktische medizinische Fortschritte als für die Arbeit, die ihn umgab. Aber genau über derartige Themen wollte ich mit ihm reden. Ich hatte bereits häufig Kontakt und Austausch mit Hilary Koprowski gepflegt, was ich auch weiter fortsetzen wollte, und in gewissem Umfang hatte mich auch Albert Sabin angeregt. Die Gespräche mit Jonas Salk hatten für mich den Nutzen, daß ich von allen drei Wissenschaftlern etwas lernen konnte. Sie hatten, wenn auch nicht einträchtig, das meiste zur Entwicklung des Polio-Impfstoffs beigetragen, nachdem Enders und Mitarbeiter das Poliovirus entdeckt hatten.

Jeder von ihnen hat eine andere wissenschaftliche Einstellung: Sabin ist der kritischste (manchmal, so scheint es, um seiner selbst willen), und gemessen am Nachweis und der Isolierung neuer Viren in früheren Stadien seiner Laufbahn ist er einer der erfolgreichsten Virusforscher aller Zeiten. Seltsamerweise scheint er auch der pessimistischste zu sein. Koprowski ist am aktivsten, was Laborexperimente angeht, und er ist voller Ideen und Energie (er ist auch der jüngste). Salk ist mit Abstand der optimistischste und hartnäckigste. Es waren fast die ersten Worte, die er an mich richtete, als er behauptete, wir hätten den Impfstoff in greifbarer Nähe, und zwar schon seit jenem Tag im Herbst 1983, als es uns gelungen war, HIV ständig in Zellinien zu züchten. Salk glaubte damals wie heute an einen Impfstoff mit vollständigen, abgetöteten Viren, und er gründete eine kleine Impfstoffirma, um ihn zu erproben. Er verwendete meist Viruskerne, also abgetötete Viren ohne den äußeren Teil der Hülle (die Hülle geht bei der Massenproduktion des Virus häufig verloren), und experimentierte damit an Affen; nach seiner Hoffnung läßt sich auf diese Weise auch die Immunfunktion bei bereits HIV-Infizierten anregen – eine Art der Immuntherapie, wie sie bereits erläutert wurde.

Er beschrieb einige interessante erste Befunde, nach denen das Virus bei ein paar infizierten Schimpansen zurückgedrängt und eingedämmt wurde, und nach den Berichten gibt es auch begründete Hoffnung, daß bei HIV-1-infizierten Menschen das gleiche gelingen könnte. Als ich sein Arbeitszimmer verließ, erwähnte Salk, ich sei bisher der einzige gewesen, der seinen Rat gesucht hätte. Später half er mir auch mit anderen Ratschlägen, genau wie Hilary Koprowski es schon seit vielen Jahren getan hatte.

Im Gegensatz zur Immuntherapie bei Patienten, die bereits mit HIV infiziert sind, sträube ich mich gegen den Gedanken, einen Impfstoff aus abgetöteten oder abgeschwächten, vollständigen Viren beim Menschen zur Vorbeugung gegen HIV-Infektionen einzusetzen. Dennoch warten wir alle gespannt auf die Ergebnisse derartiger Studien an dem Modell mit SIV und Makaken in Primatenzentren. Selbst wenn derartige Impfstoffe letztlich beim Menschen nicht zum Einsatz kommen werden, kann sich aus den Untersuchungen mit abgetöteten, vollständigen Viren die Erkenntnis ergeben, daß im SIV-Modell mit den Affen eine Impfung möglich ist und daß das gleiche vermutlich auch für den Menschen gilt.

Daniel Zagury von der Universität Paris, der schon als erster die virushemmende Immuntherapie mit impfstoffähnlichen Substanzen bei HIV-infizierten Personen erprobt hatte, bemühte sich in enger Zusammenarbeit mit klinischen Forschern aus Kinshasa (Zaire) auch als erster um die Untersuchung möglicher HIV-Impfstoffe zur Vorbeugung. Zagury gehörte von Anfang an zur HIVAC-Gruppe. Wir haben bei einem Teil seiner Untersuchungen mit ihm zusammengearbeitet; das gleiche taten auch andere Mitglieder dieser Arbeitsgemeinschaft, besonders Bernard Moss, Dani Bolognesi und sein Kollege Tom Matthews sowie Jay Berzofsky. Zagury verfolgte anfangs ähnliche Absichten wie die späteren, stärker begrenzten Bemühungen von MicroGene Sys, Immuno und Bristol-Myers: die Ungefährlichkeit gereinigter Virusproteine festzustellen und die gegen sie gerichtete Immunantwort zuerst an Tieren und dann an Menschen zu studieren. Aber Zagurys Untersuchungen unterschieden sich von denen der Firmen: Es waren nicht nur die ersten derartigen Arbeiten an Menschen, sondern, was noch wichtiger ist, sie lieferten auch die bis heute stärkste Immunreaktion von Menschen. Zagury machte die ersten Versuche an sich selbst und benutzte ein breiteres Spektrum von

Impfstoff-Bestandteilen: Er testete das vollständige Hüllprotein mit und ohne Zuckerbestandteile, Teile des Hüllproteins mit der bekannten Fähigkeit, neutralisierende Antikörper entstehen zu lassen, und in jüngerer Zeit auch einige dieser Teile in Verbindung mit den Core-Proteinen von HIV-1. Er untersuchte auch, bei welchem Verfahren die Proteine von HIV-1 am besten präsentiert werden. In einem derartigen Versuch verwendete er ein abgeschwächtes Vaccinia-Virus, welches das Gen für das Hüllprotein von HIV-1 enthielt.

Vertieft werden seine Bemühungen durch enge Zusammenarbeit mit klinischen Wissenschaftlern in Zaire, aber ein Hemmnis ist die Tatsache, daß die Proteine von HIV-1 für größere Studien nicht in ausreichenden Mengen zur Verfügung stehen. Seine Befunde lassen sich so zusammenfassen: Indem er sich darauf konzentrierte, die Immunantwort in bestimmten Abständen immer wieder anzutreiben, konnte er die Bildung neutralisierender Antikörper und eine gewisse zelluläre Immunreaktion in Gang setzen. Wie er zeigen konnte, läßt sich die Immunantwort aufrechterhalten, allerdings nur auf eine Weise, die möglicherweise nicht praktikabel ist (es sind häufige Injektionen erforderlich). Er spritzte sich selbst gereinigte Proteine von HIV-1 oder Teilstücke davon unter die Haut und konnte damit zeigen, daß sich einige Monate nach der ersten Immunisierung eine eindrucksvolle, positive Hautreaktion entwickelte. Mit genau dem gleichen Verfahren weist man auch nach, daß jemand mit dem Tuberkulosebakterium infiziert wurde. Bei Tuberkulose spricht man vom PPD-Hauttest. Er deutet nicht nur auf einen früheren Kontakt mit der Mikrobe hin, sondern er zeigt auch, daß das Immunsystem des Betreffenden sich an den Erreger »erinnert«. Keines dieser Ergebnisse ist jedoch ein Beweis dafür, daß Zagury oder einer seiner Freiwilligen gegen eine Infektion mit HIV-1 geschützt wäre; er konnte auch noch nicht überzeugend belegen, daß die von ihm erzeugte Immunantwort so umfassend ist, daß sie die verschiedenen Stämme von HIV-1 abdeckt.

Es gibt so viele weitere Bemühungen zur Entwicklung eines Impfstoffs gegen HIV-1, daß ich sie hier nicht alle beschreiben kann. Ich möchte nur ein paar besonders eindrucksvolle Beispiele nennen. England hat erhebliche Mittel in ein Programm zur Entwicklung eines HIV-1-Impfstoffs gesteckt, und kürzlich berichteten Jeffrey Almond, Robin Weiss und ihre Mitarbeiter über die ersten Ergebnisse ihrer Versuche; sie verwendeten abgeschwächte Vaccinia-Viren mit dem Gen für das Hüllprotein von HIV-1. Alan und Sue Kingsman von der Universität Oxford und ihre Kollegen haben (ebenfalls als Teil der gemeinsamen Anstrengungen im Rahmen von HIVAC) ein neuartiges Verfahren entwickelt. Wie sie feststellten, können Hefezellen Partikel erzeugen, die den Kernen der Retroviren ähneln. In den Genabschnitt, der für die Entstehung dieser Partikel verantwortlich ist, fügten sie das Gen für das Hüllprotein von HIV-1 ein. Der Vorteil: Wenn das Virusprotein in Form einer Partikel dargeboten wird, entspricht das eher einem Angriffsziel, auf das unser Immunsystem eingestellt ist – das gleiche gilt, wie ich beschrieben habe, auch für die Präsentation des Proteins in abgeschwächten Viren oder Bakterien. Darüber hinaus sind die Partikel aus den Hefezellen ungefährlich; allerdings sind sie nicht infektiös, d.h., anders als die anderen genannten Träger vermehren sie die Virusproteine nicht.

Bei Wyeth Laboratories benutzt man ein harmloses Adenovirus, um die HIV-1-Proteine zu transportieren. Die französische Firma Merieux organisierte kürzlich, ähnlich wie Merck, umfangreiche Bemühungen zur Impfstoffentwicklung. Auch im Rahmen des schwedischen Programms SAREC, das ich bereits als Teil der internationalen Bemühungen zur Unterstützung der Entwicklungsländer bei AIDS-Problemen erwähnt habe, wird an der Impfstoffentwicklung gearbeitet. Das schwedische Programm, das von dem Immunologen Hans Wigzell geleitet wird, ist ein hervorragendes Beispiel für ein genau koordiniertes Vorhaben, das einer wichtigen Fragestellung gilt: der Entwicklung eines wirksamen Impfstoffs in dem anscheinend besten Tiersystem, der HIV-2-Infektion von Makaken. Gunnar Biberfeld, einer seiner Leiter, ist für die Tierversuche verantwortlich; ein anderer, nämlich Bror Morein, beschäftigt sich mit den Adjuvantien; Britta Wahren ist für die Proteinproduktion zuständig, und andere, zum Beispiel Erling Norrby, grenzen die Abschnitte der HIV-Proteine ein, auf die man sich sinnvollerweise konzentriert. Die Firma Genentech hat mit einem Programm, das der Untersuchung des gp120 in Schimpansen gewidmet ist, erste eindrucksvolle Ergebnisse erzielt, ebenso wie Mark Gerard und seine Mitarbeiter in Paris.

Folgende positive Befunde haben sich vor allem in den Jahren 1989 und 1990 ergeben: (1) Schutz von Makaken, die mit abgetötetem, vollständigem SIV geimpft wurden, gegen eine spätere Infektion mit aktivem SIV gelang in den meisten Primatenzentren; (2) Schutz von Makaken, die mit Teilen des SIV-Hüllproteins geimpft wurden, gegen eine spätere Infektion mit aktivem SIV gelang durch gemeinsame Arbeiten der Wissenschaftler am Walter Reed Hospital, am NIH und am Seattle Primate Center; (3) Schutz zweier Schimpansen, die mit Proteinen von HIV-1 geimpft wurden, gegen spätere Infektion mit aktivem HIV-1 gelang Mark Gerard am Pasteur-Institut. Zu den wichtigsten verbleibenden Problemen gehört die Frage, wie man über längere Zeit eine starke Immunität aufrechterhält und wie man mit der Variabilität der Viren fertig wird, d. h., ein Impfstoff für den Einsatz bei Menschen muß die meisten oder möglichst alle Varianten von HIV erfassen.

Die zahlreichen Bemühungen in Europa und Nordamerika sind äußerst vielfältig. Eines sollte klar sein: Wenn ein Impfstoff erfolgreich ist, wird er in vielerlei Hinsicht niemandem gehören, und er sollte auch nicht nach irgend jemandem benannt werden. Zu den ersten Schritten haben viele mit ihren Bemühungen beigetragen. Und die Bemühungen vieler werden auch für die unentbehrlichen letzten Phasen gebraucht.

Epilog

Das vorliegende Buch wurde zum größten Teil im Frühjahr und Sommer 1990 geschrieben. Ein paar Veränderungen habe ich im Herbst noch eingefügt; meine abschließenden Gedanken habe ich bis zum Jahresende vervollständigt.

Das Jahr 1990 geht jetzt zu Ende, und ich werde mich nach Thailand begeben (meine erste Reise in dieses Land), um dort an einer AIDS-Tagung unter der Schirmherrschaft der Prinzessin Chulabhorn Mahidol teilzunehmen. Nach Thailand ist AIDS, wie in die meisten Regionen Asiens, erst relativ spät gekommen, aber jetzt steht das Land auf der Liste der Nationen, um die sich die Weltgesundheitsorganisation die größten Sorgen macht.

Nur ein paar Wochen zuvor war ich auf einer ähnlichen Konferenz in Irland; auch dort meldete sich das AIDS-Virus erst relativ spät zu Wort, aber heute ist die Reaktion in diesem Land von dem Bewußtsein der Dringlichkeit gekennzeichnet. Bei der Tagung in Irland beschäftigte man sich mit allen nur denkbaren Möglichkeiten, die Ausbreitung der Krankheit einzudämmen und den bereits Infizierten zu helfen; so erkannte man auch die Notwendigkeit, die gleichen Veränderungen in Angriff zu nehmen wie andere Länder, in denen die Epidemie zugeschlagen hat: Sexualaufklärung der Bevölkerung, Wachsamkeit bei epidemiologischen Übersichtsuntersuchungen, HIV-Bluttests vor Bluttransfusionen, geeignete, frühzeitige Behandlung HIV-infizierter Personen mit den verfügbaren virushemmenden Medikamenten und, was vielleicht am wichtigsten ist, Verständnis, Information und Ermutigung für die HIV-Infizierten und die Öffentlichkeit; nur so kann man die Infizierten vor Diskriminierung schützen und ihnen helfen, daß sie das Vertrauen in die medizinische Forschung und ihre Wissenschaftler nicht verlieren.

Dieser letzte Aspekt wird dazu beitragen, daß infizierte Personen in der Obhut eines qualifizierten Arztes bleiben. Man hätte einen schrecklichen Fehler gemacht, wenn die Infizierten die Hoffnung so weit verlieren würden, daß sie die zum jeweiligen Zeitpunkt verfügbare medizinische Hilfe zurückweisen, besonders wenn wir uns dem Punkt nähern, wo die Wissenschaft diese Krankheit wirklich in ihrer Gewalt hat.

HIV hat sich heute zwar bis in den hintersten Winkel der Erde ausgebreitet, aber nach allem, was uns die Geschichte über den nie endenden Kampf zwischen Krankheit und Medizin gelehrt hat, dürfte die Medizin in nicht allzu ferner Zukunft die Oberhand über diese neue Bedrohung für Gesundheit und Wohlergehen der Welt gewinnen. Nach den besten derzeitigen Schätzungen werden wir zur Jahrhundertwende oder vielleicht schon vorher in der Lage sein, den HIV-Infizierten mit kombinierter Chemotherapie wirksam zu helfen, ähnlich wie die kombinierte Chemotherapie, die in den sechziger Jahren entwickelt wurde, bei den meisten Fällen von akuter lymphatischer Leukämie des Kindesalters eine Heilung möglich gemacht hat.

Durch eine solche Therapie wird AIDS nicht unbedingt geheilt werden, aber die Behandlung ermöglicht dem Infizierten vielleicht ein normales Leben mit einer gewissen Aussicht auf langfristiges Überleben, besonders wenn die Therapie nach der Infektion rechtzeitig beginnt. Unterstützen könnte man eine solche Therapie im Laufe der Zeit durch die Behandlung mit Stücken der HIV-Proteine, mit denen man die Reaktion des Immunsystems auf das Virus verstärkt. (Daniel Zagury, Odile Picard und ihre Mitarbeiter in Paris sowie in jüngster Zeit auch andere Arbeitsgruppen probieren ein solches Verfahren gerade aus.) Später könnte man die Gentherapie anwenden, und wahrscheinlich wird man auch einen wirksamen Impfstoff zur Verhütung von HIV-Infektionen entwickeln. Eine genaue Voraussage, wann ein solcher Impfstoff verfügbar sein wird, ist allerdings bisher noch nicht möglich.

An guten Ideen für die Forschung an HIV besteht kein Mangel. Es stellt sich wirklich die Frage, welchen Forschungsvorhaben man Priorität einräumen soll; anders gefragt, bedeutet das: Wem soll man die beängstigende Verantwortung aufbürden, über solche Prioritäten zu entscheiden?

Nachdem HIV die USA irgendwann in den siebziger Jahren erreicht hatte und sich auszubreiten begann, wurde es 1981 zum erstenmal klinisch identifiziert. Man hat mich oft gefragt, welche Aussichten für einen schnellen Nachweis der Krankheitsursache wohl bestanden hätten, wenn die Epidemie ein oder zwei Jahrzehnte früher (zum Beispiel in den sechziger Jahren) zugeschlagen hätte. Es gibt keine Möglichkeit, diese Frage mit absoluter Sicherheit zu beantworten, aber der Gedanke an die Hilflosigkeit, mit der wir damals im Dunkeln getappt hätten, ist zutiefst beunruhigend.

Wäre die umfangreiche HIV-Infektion nicht zu der Zeit aufgetreten, als wir sie beobachteten, dann hätte nach meiner Schätzung niemand in der wissenschaftlichen Welt ein Retrovirus als Ursache in Erwägung gezogen. Und wenn es doch jemand getan hätte, wäre der Fortschritt schmerzlich langsam verlaufen. Die Wissenschaftler glaubten einfach nicht daran, daß Retroviren bei Menschen Krankheiten auslösen können, und bis in die siebziger Jahre hinein hatte niemand den besonderen Weg aufgeklärt, auf dem die Retroviren der Tiere sich vermehren. Wir hatten weder Methoden entwickelt, um menschliche Retroviren im Labor zu studieren, noch konnten wir die von ihnen befallenen T-Zellen richtig züchten. Wir wußten noch nicht einmal, daß es T-Zellen und ihre Untergruppen gibt. Man hätte den Erreger irgendwann entdeckt, aber das hätte wesentlich mehr Zeit in Anspruch genommen, und wir hätten weit weniger gewußt, was wir mit den gewonnenen Erkenntnissen anfangen sollen.

Alles in allem hatten wir Glück, daß wir um 1980 herum schon so viel über Retroviren der Tiere – ihre Gene, ihre Proteine und ihren Lebenszyklus – sowie über menschliche Retroviren wußten, daß wir damit beginnen konnten, zunächst das Virus zu isolieren, das AIDS hervorruft, und dann einen wirksamen Bluttest zu entwickeln. Ernüchternd ist allerdings, daß sich die Anstrengungen auch 1980 noch keineswegs auf die Grundlagenforschung in menschlicher Virologie konzentriert hatten, von Retroviren ganz zu schweigen, und deshalb gab es auch nichts, worauf die Welt hätte zurückgreifen können, um schnelle und verläßliche Antworten zu erhalten.

Die AIDS-Epidemie hat unsere Aufmerksamkeit auch auf einen möglichen Schwachpunkt unseres biologisch-medizinischen Systems gelenkt. Jenseits der Bemühungen einzelner Personen und Labors gab es keine Stelle, die dafür zuständig gewesen wäre, die Forschungsanstrengungen im Zusammenhang mit AIDS zentral zu koordinieren. Erwartungsgemäß waren deshalb die Centers for Disease Control (CDC) in Atlanta mit ihrer bemerkenswerten Erfahrung bei Untersuchung und Kontrolle von Infektionskrankheiten die erste Institution, welche die Epidemie überwachte und uns Wissenschaftlern erste, vorläufige Informationen zugänglich machte. (Seltsamerweise gab es gerade zu jener Zeit politische Bestrebungen, das CDC aufzulösen, so stark waren damals das falsche Gefühl der Sicherheit und der Glaube, wir hätten die Infektionskrankheiten besiegt.) Aber die Erfahrungen des CDC lagen vor allem auf epidemiologischem Gebiet und weniger in der Grundlagenforschung, und keine der an vorderster wissenschaftlicher Front stehenden Forschungseinrichtungen war dazu ausersehen, die vorläufigen Informationen in Zusammenarbeit mit dem CDC in Fortschritte im Labor umzumünzen.

Es gab also keinen zentral koordinierten Forschungsvorstoß, um den Erreger aufzuspüren und sicherzustellen, daß gleichzeitig auch die Arbeit an den mit AIDS gekoppelten opportunistischen Infektionen begann; daß er fehlte, hat viel Ärger erregt, besonders unter den Homosexuellen: Sie konnten nicht verstehen, warum die reichste und gesundheitsbewußteste Nation der Welt nicht sofort eine gut organisierte Anstrengung unternahm. Als Wissenschaftler, als Bürger und aus dem vorteilhaften Blickwinkel des Jahres 1990 muß ich sagen, daß ich ihre Verärgerung in großem Umfang für gerechtfertigt halte, und ich glaube, jeder nachdenkliche Amerikaner sollte deswegen besorgt sein.

Wenn es um die Untersuchung neu auftauchender menschlicher Erkrankungen geht, sind sich die Wissenschaftler in der Überzeugung einig, daß solche Arbeiten von höchster wissenschaftlicher Dringlichkeit sind. Im Hinblick auf AIDS haben wir zwei Möglichkeiten. Wir können uns selbst kompromißlos das Ziel setzen, erst dann mit der Arbeit aufzuhören, wenn wir die Krankheit besiegt haben, oder wir können sie den Weg anderer Mikroben gehen lassen – dann wird sich, selbst wenn wir nichts tun, irgendwann ein Gleichgewicht zwischen dem Virus und uns Menschen einstellen. Wenn das geschieht, wird die *Häufigkeit* der Infektion nicht mehr weiter ansteigen und später zurückgehen. Das kann dazu führen, daß sich nach und nach ein neuer Zustand ausbildet, in dem es eine »tolerierbare« Infektionshäufigkeit gibt, die für einzelne Regionen der Welt oder – was noch schlimmer wäre – für einzelne Bevölkerungsgruppen unterschiedlich ist.

Nach diesem Muster verliefen frühere Epidemien, denn damals ließ die Wissenschaft der Gesellschaft keine andere Wahl. Aber selbst wenn wir als Gesellschaft letztlich bereit wären, die neue Situation im Hinblick auf AIDS zu akzeptieren, wäre das keine Beruhigung, denn die Immunschwäche ist möglicherweise nur der Vorläufer anderer schwerer Krankheiten, die von neu entstandenen Viren hervorgerufen werden und jeweils eigenständige Bedrohungen darstellen. Die wissenschaftliche Welt ist sich einig, daß wir uns intensiv auf neue Viruserkrankungen konzentrieren müssen. Und wenn die Informationen ausreichen, wird die Öffentlichkeit nach meiner Überzeugung der gleichen Meinung sein. Die einzige ungelöste Frage ist, wie man das am besten erreicht.

Um sicherzustellen, daß Begabungen auf dem Gebiet der Virologie gesammelt werden, um unsere Angriffe gegen AIDS und andere Viruskrankheiten so wirksam wie möglich zu gestalten und um uns auf die nächste Virusepidemie vorzubereiten, sollte nach meiner Ansicht in den USA mindestens ein großes Zentrum für Spitzenforschung in menschlicher Virologie gegründet werden, und in anderen Ländern sind einige weitere derartige Institute erforderlich.*

Damit solche Zentren das Problem der neuen Viruskrankheiten so schnell lösen können, wir wir es uns wünschen, sollten sie finanziell gut ausgestattet, durchschaubar und in ihrer Personalausstattung in-

* Im Jahr 1991 wird in Heidelberg ein neues Institut für menschliche Virologie unter der Leitung von Harald Zur Hausen offiziell eröffnet. Es wird sich allerdings ausschließlich mit Viren beschäftigen, die vermutlich als Erreger von Krebserkrankungen eine Rolle spielen.

ternational sein; außerdem sollten sie versuchen, die Besten aus Philanthropie, Industrie, Universitäten und Behörden in sich zu vereinigen. Es muß nicht ausdrücklich betont werden, daß AIDS ihre erste und wichtigste Priorität sein sollte, bis wir in der Frage dieser Krankheit deutlich weitergekommen sind.

Man kann sich fragen, ob es solche Zentren als Teile des NIH nicht bereits gibt oder ob sie unter dem Dach dieser Institution eingerichtet werden sollten. Zwar wird heute natürlich in einer ganzen Reihe von NIH-Instituten an Fragen aus verschiedenen Bereichen der Virologie gearbeitet, aber eigentlich gibt es kein Institut, das ausschließlich der Erforschung menschlicher Viren gewidmet ist. Ich glaube, schon eine größere Ansammlung von Virologen am NIH wäre von Nutzen.

Weiterhin stellt sich die Frage, ob ein solches Institut innerhalb des NIH eingerichtet werden sollte. Das zu tun, wäre mit vielen Vorteilen verbunden: Da sind der ausgezeichnete internationale Ruf, die Gelegenheiten für Kontakte zwischen zahlreichen Wissenschaftlern aus Grundlagen- und klinischer Forschung und aus sehr unterschiedlichen Fachrichtungen sowie die Nähe zu Washington (und damit die Nähe zu Finanzmitteln und politischer Unterstützung sowie zu zahlreichen bereits bestehenden Organen der Wissenschaftsverwaltung). Dennoch müssen bei einer solchen Entscheidung auch die derzeitigen und möglichen zukünftigen Bedingungen am NIH insgesamt in Betracht gezogen werden.

Es schmerzt mich zwar, das sagen zu müssen, aber das NIH gerät in der Konkurrenz um Wissenschaftlertalente zunehmend ins Hintertreffen. Es leidet unter Ungleichheit von Gehältern und Einkommensverbesserungen, die für die wissenschaftlich Tätigen außerhalb des Staatsdienstes in den letzten Jahren möglich waren; soweit ich weiß, bereitet man allerdings inzwischen Planungen vor, um die Gehaltsunterschiede für die besten Wissenschaftler und Kliniker zu verringern. Was bleibt, ist aber das nach meiner Ansicht noch wichtigere Problem der gefährlich sinkenden Moral unter den Wissenschaftlern, die zur Zeit dort arbeiten.

Es wird immer Menschen geben, die bereit sind, zugunsten anderweitiger Befriedigung auf ein höheres Einkommen zu verzichten. Wer zum Arbeiten ans NIH kommt, tut das in dem klaren Bewußtsein der finanziellen Nachteile. Man verdient weniger als in der Industrie, aber dafür ist die wissenschaftliche Arbeit nicht auf das beschränkt, was schon in einem sehr frühen Stadium praktischen Nutzen verspricht. Es herrscht eine größere Vielseitigkeit.

Für viele Wissenschaftler stellt sich eher die Frage, ob sie ans NIH gehen oder eine Position an einer Universität annehmen sollen. An den Hochschulen hätten sie die Unterstützung eifriger, talentierter Studenten, eine größere Flexibilität bei den Gehältern und die vielen anderen Vorteile des Universitätslebens. Am NIH können sie dafür mit langfristiger Unterstützung ihrer Forschung rechnen und müssen nicht einen erheblichen Teil ihrer Zeit auf das Schreiben von Finanzierungsanträgen verwenden, und außerdem haben sie praktisch keine Lehrverpflichtungen. Diejenigen, die ans NIH kamen und sich dort behaupteten, sind selbst der Meinung, daß sie Glück hatten.

Aber in den letzten Jahren wurde das NIH, wie viele andere Institutionen, zunehmend bürokratischer, und es bot begeisterten Wissenschaftlern weniger geistige Freiheit, als ihnen anderswo geboten wurde; zunehmend wurden ältere Wissenschaftler, die zum Forschen gekommen waren, dazu aufgefordert, Verwaltungsarbeit und Papierkrieg zu erledigen, bevor sie wissenschaftlich produktiv sein konnten. Und, was noch wichtiger ist: Wie alle Staatsbediensteten sind die Wissenschaftler des NIH an Gesetze und Überprüfungen gebunden, denen kein anderer Wissenschaftler unterliegt; viele dieser Gesetze stammen nicht aus der Wissenschaft, sondern aus der Politik – ein Aspekt, auf den ich gleich noch einmal zurückkommen werde.

Die Idee, ein neues biowissenschaftliches Institut unter ausschließlicher Schirmherrschaft der US-Regierung oder auch irgendeiner anderen staatlichen Stelle einzurichten, hat aber noch andere Nachteile. In innenpolitischen Angelegenheiten müssen Regierungen immer langsam vorgehen und jeden neuen Schritt sorgfältig gegen die Fehlinterpretation durch machtvolle Wählergruppen abwägen. Infolgedessen werden den Politikern, die sich auf phantasievolle neue Handlungsweisen einlassen wollen, immer kompliziertere Entscheidungsprozesse abverlangt. Wenn unsere Gesellschaft nicht ganz allgemein einen Weg findet, um die Probleme von Übersicht und Berechenbarkeit zu lösen und gleichzeitig die Entscheidungsfähigkeit ihrer Verwalter zu erhalten, wird die Lebensenergie staatlicher Institute nach meiner Überzeugung weiter abnehmen; irgendwann werden solche Einrichtungen dann nicht mehr in der Lage sein, größere wissenschaftliche Herausforderungen anzunehmen, und sich nur noch auf oberflächliche Aufgaben beschränken.

Aber das stärkste Argument für die Gründung von Zentren, wie ich sie vorgeschlagen habe, ist positiver Natur: Sie würden die Besten aus Regierung, Universitäten und Industrie zusammenführen, ohne daß eine dieser Gruppen die Oberhand gewinnt. Die Mitwirkung der Regierung ist unentbehrlich wegen der Finanzmittel und der politischen Unterstützung; die Universitäten müssen beteiligt sein, damit Verbindungen zu jungen Nachwuchswissenschaftlern und ein enger Kontakt zu den besten Talenten geschaffen werden, und außerdem werden damit die vielen Wissenschaftler angesprochen, die eine Hochschullaufbahn bevorzugen; die Industrie schließlich bietet die praktische, technische Hilfe und sorgt für die Weiterverwertung grundlegender Beobachtungen. Manche Leute haben mir gesagt, solche Vorstellungen seien utopisch, und politisch sei derartiges nicht durchsetzbar. Aber ich weiß eigentlich nicht, warum. Unter dem früheren NIH-Direktor James Wyngaarden ist uns fast genau das, was mir vorschwebt, sogar im Rahmen des NIH gelungen.*

Aus all diesen Gründen wäre der nächste Schritt nach meiner Überzeugung ein freies, internationales Zentrum für menschliche Retrovirologie. Aber ich wäre vor mir selbst und vor dem Leser nicht ganz ehrlich, würde ich nicht zugeben, daß meine Gedanken in den letzten Jahren in erheblichem Umfang durch eine Reihe von Ereignissen beeinflußt wurden, wie ich sie mir in meinen vielen

---

* Es wurde eine private Stiftung vorbereitet, die Finanzmittel für Gebäude und Geräte und sogar für die Anlaufkosten bereitstellen sollte. Interesse zeigten einige größere Universitäten in den USA, Institute in Israel und Europa und natürlich die Industrie. Zu der Zeit, als man sich grundsätzlich geeinigt hatte, ergaben sich finanzielle Verschiebungen, durch die sich die Entscheidungen über das, was die Stiftung leisten konnte, veränderten. Wäre die Entwicklung weitergegangen, hätte man sich sorgfältig um die Schaffung von Mechanismen kümmern müssen, durch die Interessenkonflikte vermieden werden, aber ich kann nicht einsehen, daß das nicht möglich sein sollte. Einige andere Länder haben solche Kombinationen möglich gemacht.

Jahren als Krebsforscher nicht hätte träumen lassen. Diese Vorgänge haben mein Leben als Wissenschaftler des NIH tiefgreifend verändert.

Ich habe überlegt, ob ich hier überhaupt einige Aspekte dieser Angelegenheit erörtern soll, denn ich weiß, daß das von der Wissenschaft wegführt und die Aufmerksamkeit des Lesers von den weiter gefaßten Problemen auf meine Person lenkt. Ich bin aber zu dem Schluß gelangt, daß einige der dabei aufgeworfenen Fragen über meine persönlichen Erfahrungen hinausgehen; deshalb ist es nach meiner Überzeugung wichtig, daß andere Wissenschaftler und die Öffentlichkeit über die Seiten solcher Probleme nachdenken, die eine Bedrohung für die derzeitige Art der wissenschaftlichen Arbeit darstellen, und das mit unvorhersehbaren Folgen. Deshalb habe ich mich entschlossen, etwas über den Zeitungsartikel zu sagen, der zu einer Untersuchung des NIH über die AIDS-Forschung in meinem Labor führte.

Die meisten einigermaßen aktiven Medizinwissenschaftler gelangen irgendwann in ihrem Leben an einen Punkt, wo ihre Arbeit von unmittelbarem Interesse für die Öffentlichkeit ist. Das Interesse an Wissenschaft hat in den letzten beiden Jahrzehnten dramatisch zugenommen; regelmäßig werden Artikel aus Fachzeitschriften herausgesucht und in den Tageszeitungen des ganzen Landes zu Schlagzeilenmeldungen verarbeitet, oft schon wenige Tage nach ihrer wissenschaftlichen Erstveröffentlichung. In den 25 Jahren, seit ich am NIH bin, und bis vor sehr kurzer Zeit, habe ich stets versucht, den Wünschen von Reportern nach Interviews zu entsprechen, wenn ich glaubte, das könnte nützlich sein. Ich habe immer angenommen, es gebe auf seiten des Reporters ein aufrichtiges Interesse, einen guten und fairen Bericht zu schreiben. Und meistens bin ich darin auch nicht enttäuscht worden.

Mit dieser Einstellung sprach ich Ende der achtziger Jahre am Telefon mit einem Reporter der *Chicago Tribune* über unsere Arbeit mit AIDS. Wie ich an seinen Fragen schon bald merkte, war seine Haltung nicht die eines unabhängigen, wißbegierigen Berichterstatters, der ein wissenschaftliches Thema verstehen will. Ich war vielmehr zur Zielscheibe eines Reporters mit einem Sendungsbewußtsein geworden: Er wollte Enthüllung statt Erklärung, Anklage statt Analyse. Dehalb verweigerte er sich dem, was ich damals naiverweise für die wichtigsten Merkmale journalistischer Berichterstattung hielt: Ehrlichkeit und ein Gespür für Fairneß.

Wäre ich Wissenschaftler an einer Universität oder in der privaten Wirtschaft gewesen, hätte die Geschichte vermutlich einen anderen Verlauf genommen, denn in beiden Fällen wären weder meine Kollegen noch ich verpflichtet gewesen, einem Pressevertreter schriftliche Berichte über unsere Arbeit zukommen zu lassen. Aber als Staatsangestellte unterliegen wir dem Freedom of Information Act (FOIA): Dieses Gestz macht jedem, der sie anfordert – Journalisten, Studierenden und der Öffentlichkeit –, die Aufzeichnungen aller staatlichen Behörden zugänglich, auch die des NIH. (Es gibt nur wenige Ausnahmen, die in dem Gesetz ausdrücklich genannt sind. So benutzten beispielsweise auch die Anwälte der französischen Regierung in dem Patentstreit um den Bluttest den FOIA, um sich Informationen aus unserem Labor zu beschaffen.) Dieser Reporter hatte also das Recht, praktisch alle meine Aufzeichnungen als NIH-Wissenschaftler anzufordern, auch meine Reiseberichte, meine Korrespondenz mit anderen Wissenschaftlern, interne Berichte, alle Notizen, die meine Kollegen und ich über die Arbeit im Labor gemacht hatten, und andere Dokumente. Diese Bestimmung nutzte er aus und schrieb buchstäblich Hunderte von FOIA-Anforderungen für Dokumente, die mich und/oder meine Kollegen betrafen; so waren wir gezwungen, regelmäßig alles zu fotokopieren und an ihn zu schicken, was seinen Launen diente.

Natürlich sollte klar sein, daß kein anderer, nicht bei der US-Regierung beschäftigter Wissenschaftler ähnliche Verpflichtungen hat. (Nach meiner Kenntnis gibt es in keinem anderen Land der Welt ein ähnliches Gesetz, dem staatlich angestellte Wissenschaftler unterliegen.) Deshalb sind auch die Aufzeichnungen anderer Wissenschaftler nicht zugänglich, abgesehen von solchen, die sie selbst freigeben. Und, was noch wichtiger ist: Nach dem Freedom of Information Act war ich verpflichtet, die meisten angeforderten Dokumente weiterzugeben, aber nichts in dem Gesetz verpflichtete den Reporter, in seinen Bericht auch solche Informationen aus diesen Dokumenten aufzunehmen, die seiner eigenen Sichtweise der Ereignisse widersprachen. Mit anderen Worten: Ich mußte alles und jedes zugänglich machen, und der Schreiber konnte sich davon aussuchen, was er wollte.

Man braucht nicht viel Phantasie, um sich vorzustellen, daß die Freiheit zur Auswahl von Information auch die Erlaubnis zur Verbreitung von Fehlinformation ist. Manche Wissenschaftler, mit denen ich darüber gesprochen habe, zeigten sich erstaunt, daß diese Tatsache den nicht in der Wissenschaft Tätigen weniger bewußt ist als uns Wissenschaftlern selbst. Für einen Wissenschaftler ist es klar: Wer in seine Schlußfolgerungen nur solche Befunde einbezieht, die seine Hypothese stützen, liefert eine Arbeit ohne jeglichen Beweiswert. Allgemein gesehen, heißt das: Wenn man sich aussuchen kann, welche Beobachtungen man berücksichtigt, kann man auch beweisen, daß sich die Sonne um die Erde dreht.

Als deutlich wurde, nach welchem Schema dieser Reporter seine Recherchen betrieb, versuchten wir, sowohl ihn selbst als auch seine Redaktion zu erreichen, aber der Artikel, der schließlich erschien, war ein Hohn auf jeden fairen Journalismus. Auf der untersten Ebene enthielt er Informationen, die einfach nicht stimmten. (Wie man mir sagte, ist das im allgemeinen Journalismus der Normalfall, und oft geschieht es sogar ohne böse Absicht des Reporters. In den meisten Berichten ist es nicht einfach, alles richtig darzustellen, und die Reporter stehen oft unter Zeitdruck.) Beunruhigender war aber, daß die Informationen in verzerrter Form dargestellt wurden; ihre Bewertung erfolgte nur unter dem Gesichtspunkt, ob sie die These des Journalisten stützten. Behauptungen von Wissenschaftlern und aus anderen Quellen wurden durchgemustert, und es wurden nur diejenigen Fragmente davon verwendet, die für die Sichtweise des Autors sprachen. Der große Schriftsteller Miguel Cervantes hat einmal gesagt, die Halbwahrheit sei die schlimmste Form der Lüge. Jetzt verstehe ich, was er damit gemeint hat.

Der Artikel erschien, als unsere AIDS-Forschung einen entscheidenden Punkt erreicht hatte. Sowohl unser Labor als auch die Wissenschaftler am Pasteur-Institut waren der Meinung, wir hätten mit der Unterschrift unter unsere Übereinkunft die Streitigkeiten hinter uns gelassen; die Vereinbarung bezog sich nicht nur auf die Finanzierung einer internationalen AIDS-Stiftung, sondern sie enthielt auch einen schriftlichen Bericht über die Beiträge der beiden Arbeitsgruppen. Und unser Abkommen hatte noch einen weiteren Vorteil: Es hatte die einmütige Unterstützung der ganzen wissenschaftlichen Welt gefunden, denn alle wollten, daß die Wissenschaft solche politischen Kontroversen überwand und sich wieder den eigentlichen Fragestellungen zuwandte. Und nun war da dieser Reporter, der die Atmosphäre wieder auflud.

In alledem steckt eine Menge Ironie. Die US-Regierung gab der Welt zum erstenmal die Vorstellung von langfristiger Unterstützung der biowissenschaftlichen Grundlagenforschung. Diese Unterstützung war in der zweiten Hälfte unseres Jahrhunderts die Voraussetzung für einen großen Teil der grundlegenden Fortschritte in der biologisch-medizinischen Forschung. Mehr als zwei Jahrzehnte lang ermöglichte sie die Arbeit meines Labors, und das wiederum führte zur Entdeckung der menschlichen Retroviren, zur Entwicklung einiger Methoden zu ihrer Untersuchung, zu den Erkenntnissen, welche die Menschen dazu brachten, HIV als Ursache von AIDS anzuerkennen, und zu einem großen Teil der Arbeiten, die in die Entwicklung eines handhabbaren, zuverlässigen Bluttests mündeten; der Bluttest hat viele Menschenleben gerettet und eine weit stärkere Ausbreitung des Virus verhindert.

Deshalb stellte ich die Regierung auch nicht in Frage, als sie meine Mitarbeiter und mich aufforderte, den Bluttest patentieren zu lassen. (Man sagte mir, das sei wichtig, damit die großen Pharmafirmen einen Anreiz hätten, Lizenzverträge abzuschließen; als einzige hatten sie die Voraussetzungen, um schnell und wirksam etwas in Bewegung zu setzen.) Als aber das Pasteur-Institut den Pozeß begann, verfolgte es die Strategie einer öffentlichen Kampagne; der Kernpunkt war dabei zunächst die Überzeugung der französischen Wissenschaftler, man habe ihnen die volle Anerkennung für die erste Isolierung des Virus verweigert, und als zweites konzentrierte man sich auf meine Person als erkennbare Zielscheibe.

Leider trat niemand aus der US-Regierung an die Öffentlichkeit, um klarzumachen, daß der Patentantrag nicht von mir kam und daß ich nach der damaligen Rechtslage auch keinen Grund zu der Annahme hatte, ich würde jemals finanziellen Nutzen daraus ziehen. Soweit ich weiß, hat nie ein NIH-Wissenschaftler finanziell von einem Patent profitiert, das sich auf seine Arbeit gründete.

Jetzt war ich auch ungeschützt, was den Freedom of Information Act anging. Zwar bin ich wie jeder andere stolz darauf, daß in den USA die Informationsfreiheit gilt, und wir haben einer berechtigten Nachprüfung unserer Laborbefunde nie die Kooperation verweigert, aber die Bestimmungen des FOIA lassen sich auch als Instrument persönlicher Belästigung mißbrauchen. Wenn das geschieht, kann das Opfer nur wenig dagegen unternehmen, besonders wenn es im Licht der Öffentlichkeit steht.

Im November 1989 widmete die *Chicago Tribune* der Geschichte über 15 volle Seiten. Als alles gesagt und getan war, standen wir wieder vor der gleichen Frage, die uns die Patentanwälte und ihre Public-Relations-Firmen vor unserer Übereinkunft mit dem Pasteur-Institut gestellt hatten: ob ich oder jemand anderes die LAV-Proben, die uns das Pasteur-Institut für unsere AIDS-Forschungen zu Verfügung gestellt hatte, durch absichtliche Unterschlagung oder zufällige Verunreinigung unberechtigt verwendet hatte.

Natürlich ist das nicht das erste Mal, daß jemand, der auf einem bestimmten Gebiet im Licht der Öffentlichkeit steht, das Opfer unfairer Berichterstattung wird. Das Problem bei der Geschichte der *Chicago Tribune* bestand darin, daß sie einen himmelschreienden persönlichen Angriff gegen mich mit der Aufforderung zu wissenschaftsfeindlichen Einstellungen verband – bis hin zu der Behauptung, man könne Wissenschaftlern nicht trauen, wir fühlten uns nicht an die Gesetze gebunden, und ich würde meine Zuverlässigkeit und Ehre für einen zweifelhaften Ruhm opfern. Aber obwohl umwälzende Enthüllungen angekündigt wurden, enthielt dieser folgenschwere Artikel keine Vorwürfe oder Anschuldigungen, die einer kritischen Prüfung standgehalten hätten. Die Anklagen sickerten durch die wissenschaftliche Welt und durch die Öffentlichkeit, um dann im Sande zu verlaufen. Aber ein paar Monate später (irgendwann Anfang 1989) gab es eine beispiellose Folge von Ereignissen, welche die ganze Geschichte wieder aufwirbelten.

Zunächst wurden Hunderte oder vielleicht sogar Tausende von Kopien des Artikels anonym an meine Kollegen und Mitarbeiter sowie an Wissenschaftler und Wissenschaftsverwalter überall auf der Welt geschickt. Dabei müssen viele verschiedene Adressenlisten benutzt worden sein, denn ein europäischer Wissenschaftler erzählte mir, er habe nicht weniger als vier Kopien erhalten, alle adressiert an seine Privatanschrift.

Ich habe andere Reporter nach dieser Praxis gefragt; wie sie mir sagten, ist es nichts Ungewöhnliches, daß ein Repoerter, der eine »große« Story geschrieben hat, sie in Kopien an andere Medienleute weitergibt, damit sie nachgedruckt oder als Quelle für Zitate verwendet wird. Aber in diesem Fall wurde der Artikel nicht an andere Presseleute geschickt, wo sie dem Reporter vielleicht genützt hätten, sondern an Wissenschaftler – offensichtlich in der Hoffnung, mir damit zu schaden.

Die Briefaktion brachte den Artikel sicher einer größeren Zahl von Wissenschaftlern zur Kenntnis, aber damit gewann er nicht an Rechtfertigung. Man muß es der Fachpresse in den USA, großen Teilen der Weltpresse und den wichtigsten wissenschaftlichen Zeitschriften hoch anrechnen, daß sie ihn nicht in nennenswertem Umfang zur Kenntnis nahmen. Erst der nun folgende Teil der Kampagne hatte die ersten stärkeren Auswirkungen auf meine Arbeit.

Das NIH untersteht dem Gesundheitsministerium und wird deshalb von einer Kommission beaufsichtigt, die von dem demokratischen Kongreßabgeordneten John Dingell aus Michigan geleitet wird. In den letzten Jahren gab es in einer Reihe von Fällen Anschuldigungen wegen wissenschaftlichen Betruges und/oder Fehlverhaltens, welche die Aufmerksamkeit dieser Kommission erregten. Manche davon haben sich als unbegründet erwiesen, andere lagen im Grenzbereich, und ein paar waren eindeutig berechtigt. Zu der letzten Kategorie gehörten Fälle, in denen Wissenschaftler die behaupteten Experimente einfach nicht ausgeführt hatten, oder die verwendeten Proben waren völlig überbewertet worden, so daß es zu betrügerischen Ergebnissen kam.

In den meisten dieser Fälle (oder vielleicht in allen) machten zuerst andere Wissenschaftler die Verwalter der betreffenden Institutionen auf die betrügerischen Experimente aufmerksam. Die Kommission wurde beteiligt, weil es sich in den meisten Fällen, auch wenn sie sich an anderen Orten abgespielt hatten, um NIH-geförderte Projekte handelte.

In den letzten Jahren haben einige dieser Untersuchungen behaupteter, vermuteter oder bewiesener wissenschaftlicher Betrügereien die Aufmerksamkeit der Medien und des Kongresses erregt. Bei einem Kongreß-Hearing berichtete mindestens ein Wissenschaftler über persönliche Erfahrungen mit Aufsichtsbeamten des NIH, die bei der Untersuchung solcher Betrugsfälle nicht gerade umsichtig gewesen seien und in mindestens einem Fall mehr den Warner als den Beschuldigten unter die Lupe genommen hätten. Infolgedessen wurde bei solchen Hearings die Frage aufgeworfen, ob das System, das sich so lange gehalten hatte – daß nämlich Wissenschaftler das Verhalten anderer Wissenschaftler beaufsichtigen –, vielleicht durch ein Verfahren ersetzt werden sollte, bei dem Laien eine größere Rolle spielen. Nach Gerüchten, die am NIH umliefen, hatte die Dingell-Kommission die Absicht, solche Fragen zukünftig von Nichtwissenschaftlern unter der Schirmherrschaft des Kongresses klären zu lassen.

Streitigkeiten sind in der Wissenschaft nichts Neues, und das gleiche gilt auch für gelegentliche Fälle von Betrug. Bruder Gregor Mendel, der Mönch und Vater der Genetik, wurde beschuldigt, er habe seine Befunde mit den Erbsen frisiert. Nach Ansicht seiner Kritiker ist es höchst unwahrscheinlich, daß er bei der geringen Zahl von Erbsen, die er benutzte, zu so genauen Ergebnissen gelangen konnte. War Mendel unehrlich, oder hatte er einfach Glück? Wir wissen, daß er recht hatte, und seine Leistung war von größter Bedeutung.

Wie ich gelesen habe, gab es sogar Streit um die Arbeit des großen Physikers Isaac Newton, obwohl auch hier niemand seinen Beitrag zur Wissenschaft in Frage stellen kann oder das auch nur versucht hat. Vor kurzem wurde berichtet, der große deutsche Astronom Johannes Kepler, der die Ellipsenbahnen der Planeten beschrieb, habe eine Tabelle (und zwar sehr genau) nicht mit Daten aus seinen anfänglichen Beobachtungen gefüllt, wie man annehmen würde, wenn man die Tabelle betrachtet, sondern mit Beobachtungen aus späteren Experimenten. Würde man so etwas heute als läßliche Sünde oder als strafwürdige wissenschaftliche Verfehlung betrachten?

Natürlich gibt es auch wissenschaftliche Experimente, die in Frage gestellt wurden und sich tatsächlich als betrügerisch erwiesen; sie schaden dann allen Wissenschaftlern, die ja davon ausgehen, daß Befunde auf ehrliche Weise zustande kommen. Ein Beispiel, das oft erwähnt wird, betrifft den englischen Psychologen Sir Cyril Burt: Er hatte über bemerkenswert ähnliche Intelligenzquotienten bei 53 eineiigen Zwillingspaaren berichtet, bei denen die beiden Geschwister getrennt aufgewachsen waren; der Bericht unterstützte in dem Streit um genetische und umweltbedingte Intelligenzfaktoren natürlich stark die Ansicht, genetische Faktoren seien entscheidend. Aber dann stellte sich heraus, daß Burt an Kollegen und Öffentlichkeit einen massiven Betrug begangen hatte, weil seine Untersuchung nicht den angegebenen Methoden folgte. (Als ich dieses Beispiel wählte, glaubte ich, es handele sich um einen eindeutigen Fall wissenschaftlichen Betruges, aber in der Zeitschrift *Science* von 4. Januar 1991 muß ich lesen, daß es noch mindestens einen gibt, der meint, man könne Burts Ergebnisse verteidigen.)

Die Wissenschaftler rechtfertigen das hergebrachte System mit der unausgesprochenen Annahme, daß sie selbst am meisten zu verlieren haben, wenn sie ihresgleichen nicht wirksam überwachen. Immerhin ist Wissenschaft ja ein Vorgang von Wissensansammlung. Ein Chirurg kann Beweise für einen Kunstfehler vernichten, aber der Wissenschaftler muß seine Ergebnisse den Kollegen zugänglich machen, und die werden sie überprüfen, nachzuvollziehen versuchen und auf ihrer Grundlage weiterarbeiten. Jeder Wissenschaftler baut auf der Arbeit anderer auf, und wenn der Wissenschaftler B sich nicht auf die Befunde des Wissenschaftlers A verlassen kann, hat er auch nicht die Sicherheit, daß seine eigene Arbeit, die auf diesen Ergebnissen aufbaut, eine sichere Grundlage hat. Deshalb verlaufen die meisten unkorrekten Arbeiten einfach im Sande.

Aber es gab noch etwas anderes, das mindestens ebenso beunruhigend war wie der Gedanke, die Untersuchung wissenschaftlichen Betruges dem Zuständigkeitsbereich der Wissenschaftler zu entziehen.

Diese Veränderung schien nämlich nur ein Teil einer größeren, langsamen Umwälzung in der Laborwissenschaft zu sein.

Die vorgeschlagene neue Aufsicht durch »Laien« sollte keine wirklichen Laien mit einbeziehen – niemand sprach in diesem Zusammenhang von einem repräsentativen Querschnitt der Bevölkerung; die Kontrolle über die Wissenschaft sollte vielmehr von den aktiven Wissenschaftlern auf eine neue Gruppe von »Experten« verlagert werden.* Manche Ethiker sind ganz und gar außerhalb der Naturwissenschaften ausgebildet worden. Andere sind Naturwissenschaftler, die ein neues Betätigungsfeld darin sehen, ihre Kollegen »ethisch« zu überwachen, statt selbst im Labor oder in der Klinik zu forschen, Patienten zu versorgen oder in Lehre und Verwaltung tätig zu sein.

Eine noch wichtigere Verschiebung gab es auf einer eher intellektuellen Ebene. Gewöhnlich galt ein Experiment als gelungen, wenn Kollegen die Befunde unabhängig nachvollziehen konnten. Jetzt muß ein wissenschaftlicher Befund, der angegriffen wird, einem neuen Kriterium genügen, das sich eigentlich nicht aus der Wissenschaft entwickelt hat: Die Form, in der ein Wissenschaftler die Befunde aufzeichnet und aufbewahrt, muß den Ansprüchen eines unabhängigen Prüfers entsprechen, der (was gewöhnlich der Fall ist) seine Untersuchung erst durchführt, wenn seit den Experimenten schon mehrere Jahre verstrichen sind. Eine solche Veränderung begünstigt natürlich die übergenauen Wissenschaftler und bestraft diejenigen, die weniger sorgfältig, aber dennoch sehr kreativ und produktiv sind; und solche Forscher sind nach meiner Erfahrung für die Weiterentwicklung wissenschaftlicher Kenntnisse mindestens ebenso wichtig wie die zuerst genannten.

Vor dem Hintergrund all dieser Veränderungen tauchte der *Chicago Tribune*-Artikel, der in der wissenschaftlichen Welt und der Fachpresse nur geringes Echo gefunden hatte, als nächstes in der Kommission des Kongreßabgeordneten Dingell auf; er schrieb daraufhin

* Die Anwendung ethischer Prinzipien auf klinische Forschung und medizinische Praxis und die Notwendigkeit, daß Forscher und Ärzte die Versuchspersonen und Patienten informieren und ihre Zustimmung einholen, ist ein anderes Thema, das in diesem Buch nicht behandelt wird.

einen Brief an das NIH und fragte dessen geschäftsführenden Direktor William Raub*, ob das NIH den Artikel und seine Unterstellungen kenne. Niemand hatte jemals in Frage gestellt, daß unsere Befunde sich nachvollziehen ließen. Die Situation war komplizierter.

Die Aufforderung an das NIH, auf Dingells Brief zu reagieren, beinhaltete unausgesprochen die Frage, ob die Institution in der Lage sei, Fragen des wissenschaftlichen Betruges wirksam nachzugehen, und ob es Anschuldigungen gegen seine eigenen Labors genauso gründlich verfolgte, wie es seiner eigenen Behauptung zufolge gegen Betrügereien anderer von ihm finanzierter Wissenschaftler vorging. Die NIH-Verwalter hatten wahrscheinlich keine andere Wahl, als zu demonstrieren, daß das NIH auch seine eigenen Leute überprüfen will und kann, und zwar sogar noch aggressiver, als es Wissenschaftler an anderen Institutionen verfolgte.

Ich war geschockt. Ich argumentierte, keine der einschlägigen Aussagen in dem Artikel sei neu; es gab keine echten Anschuldigungen wegen Betruges, sondern nur Andeutungen; sie waren alle schon 1987 in unserer Übereinkunft mit dem Pasteur-Institut geklärt worden – darauf wiesen sowohl die dortigen Verwalter als auch ihre Anwälte hin. Ich fragte, ob der Artikel in irgendeiner Form begutachtet oder von Außenstehenden auf seinen Wahrheitsgehalt überprüft worden sei. Außerdem wies ich darauf hin, an welchem »Indiz« der Artikel vorwiegend aufgehängt war: nämlich an der verblüffenden Ähnlichkeit zwischen dem Stamm 3B, einem unserer HIV-Isolate, und dem Stamm LAV/BRU der Wissenschaftler aus dem Pasteur-Institut. Diese Tatsache hatten wir schon lange zuvor bemerkt und publiziert. Wie aus meinen Aufzeichnungen weiterhin klar hervorging, waren wir die ersten gewesen, die auf die Ähnlichkeit gestoßen waren und den Franzosen darüber berichtet hatten. Und was am wichtigsten war: Wir hatten es gar nicht nötig, die Virusprobe aus dem Pasteur-Institut zu unterschlagen, denn es stand uns frei, damit zu arbeiten, und wir hatten auch eigene Isolate für die Untersuchungen, darunter die ersten, die in Zellinien gezüchtet worden waren.

---

* Dr. Raub war seit Beginn der Bush-Regierung geschäftsführender Direktor des NIH. Erst im März 1991 wurde Bernadine Healy als neue ständige Direktorin berufen.

Nach und nach bestätigte sich unsere Position in allen Punkten, um die anfangs gestritten wurde. Aber wenn solche Ermittlungen einmal begonnen haben, fangen sie an, ein Eigenleben zu führen; in einem zweiten Stadium forderte man mich auf, für die Kommission bestimmte Punkte aus einem unserer Artikel zusammenzufassen; es handelte sich um Dinge, die nach meiner Überzeugung sehr technischer Natur waren. In einer einzigen Sitzung wurden alle Fragen freimütig und nach meiner Ansicht endgültig beantwortet. Ist die Angelegenheit damit beendet? Das hoffe ich immer noch.

Ein letzter Punkt: Letztes Jahr bat man mich, am Bard College im Staat New York einen Vortrag zu halten. Zu Beginn gab der Gastgeber eine kurze Einführung, die in vielerlei Hinsicht ganz normal war; sie war aber auch wärmer, freundlicher und rücksichtsvoller, als ich sie von dem Betreffenden erwartet hatte – immerhin waren wir uns noch nie begegnet. Später an jenem Tag fuhr ich mit meinem Gastgeber im Auto nach New York City zurück und nutzte die Gelegenheit, ihm für die wohlwollende Aufnahme zu danken. Er lächelte und erwiderte langsam, er fühle mit mir eine gewisse »Verwandtschaft«. Ich verstand nicht, warum, und fragte ihn danach. Erst schien er nicht über das reden zu wollen, was ihm durch den Sinn ging, aber schließlich erzählte er mir, eine Person, die mit der Dingell-Kommission zu tun hatte, habe ihn mehrmals angerufen und ihm nahegelegt, mich auszuladen. Diese Person, so hörte ich, habe besonders auf ihre »eingehenden Kenntnisse« der NIH-Ermittlungen gegen mich hingewiesen.

Es war nicht das erste Mal, daß man versuchte, mich auf diese Weise zu verletzen, aber der Anrufer wußte nicht, daß er es diesmal mit jemandem zu tun hatte, der sich durch eine solche Taktik nicht beeindrucken ließ. Bevor es modern wurde, sich als Opfer der McCarthy-Ära darzustellen, hatte mein Gastgeber nach einer ganz ähnlichen Erfahrung seine Stellung am Center for Advanced Studies der Princeton University verloren. Er war dort als Mathematiker Mitarbeiter von Albert Einstein gewesen.

Während ich dieses Buch beende, lese ich auch die endgültige Fassung eines Artikels, der an eine Fachzeitschrift eingereicht werden soll. Ich kann jetzt sagen, daß wir wegen der Ermittlungen die Herkunft des Isolats 3B, das zur Entwicklung des Bluttests diente, neu bewertet haben. Ich möchte den Inhalt des Artikels hier nicht erörtern, denn er ist bisher in der begutachteten Fachliteratur noch nicht erschienen. Aber für Leser, die sich weiterhin für die Herkunft dieses Virusisolats interessieren, werden sich darin und in ein paar anderen Veröffentlichungen, die im Frühjahr und Sommer 1991 erscheinen sollen, einige Antworten finden; vielleicht ergeben sich daraus auch wieder neue Fragen.

Aber die Herkunft von 3B und LAV/BRU war für diejenigen, die sich wirklich für Wissenschaft interessieren, nie eine brennende Frage. Ich weiß, daß die Wissenschaftler des Pasteur-Instituts 1983 ein echtes Isolat von HIV hatten. Ich weiß, daß wir auch eines hatten. Ich weiß und habe gezeigt, daß wir auch über mehrere andere Isolate verfügten, die sich (durch molekulare Analyse) leicht von 3B unterscheiden lassen und demnach von diesem unabhängig sind. Die Frage ist also nicht von echtem wissenschaftlichem Interesse und nur von geringer historischer Bedeutung; sie sollte das, was man gewöhnlich als »Verdienst« bezeichnet, nicht beeinflussen. Ich kann mir nicht vorstellen, daß solche Fragen die AIDS-Infizierten interessieren, die immer noch auf eine Heilungsmethode warten, und ebensowenig sind sie für diejenigen von Bedeutung, die noch nicht infiziert sind und auf einen Impfstoff hoffen, damit das Virus zukünftigen Generationen keinen Schaden mehr zufügen kann. Sie sind allenfalls für Leute interessant, die sich mit der Geschichte der Virusforschung beschäftigen.

Die Arbeiten der Gruppe am Institut Pasteur aus dem Jahr 1983, die von Luc Montagnier, Jean-Claude Chermann und Françoise Barré-Sinoussi vorangetrieben und von Klinikern wie Willie Rosenbaum sowie von anderen Virologen wie Françoise Brun-Vezinet unterstützt wurden, werden zusammen mit anderen Beiträgen auf diesem Gebiet immer anerkannt werden. Die Vereinbarungen zwischen uns und unseren Regierungen sind nach wie vor gültig – trotz aller Versuche eines besessenen Reporters, auf einer der beiden Seiten eine Ablehnung zu provozieren.

Von Bedeutung ist auch, daß man mit der Frage des wissenschaftlichen Betruges richtig umgeht. Und ebenso bedeutsam ist, daß Wissenschaftler nicht auf politisch motivierte Nachforschungen reagieren müssen.

Aber noch wichtiger ist jetzt, daß die Wissenschaft weitergeht, daß wir einen AIDS-Impfstoff entwickeln, daß wir zur Bekämpfung der opportunistischen Infektionen beitragen, von denen die AIDS-Infizierten befallen werden, und daß wir mehr und bessere HIV-hemmende Wirkstoffe entwickeln.

In den zweieinhalb Jahrzehnten, seit ich biowissenschaftliche Forschung betreibe, habe ich mich entschieden, näher am Labor zu bleiben und keine höheren Posten anzustreben, die mehr Verwaltungsarbeit erfordern würden. Diese Jahre waren oft aufregend, angefüllt mit unerwarteten Überraschungen und lohnenden Erlebnissen. Es gab zugegebenermaßen manche Hin- und Herwendungen, Höhen und Tiefen; aber das ist für mich das Wesen eines Wissenschaftlerlebens. Ich hoffe, es wird so bleiben. Wenn es gelingt, eine zu starke Bürokratisierung der wissenschaftlichen Forschung zu vermeiden, werden wir nach meiner Überzeugung auch im nächsten Jahrzehnt die Gelegenheit haben, viele weitere Beobachtungen und Entdeckungen zu machen, und solche grundlegenden Laborbefunde der AIDS- und Krebsforschung werden in den Krankenhäusern in Fortschritte bei der Behandlung und Vorbeugung umgesetzt werden. Gleichzeitig müssen wir darauf achten, daß die Quelle unserer Errungenschaften, die Förderung der Grundlagenforschung, nicht versiegt.

Im Rückblick waren die siebziger Jahre das Jahrzehnt, das uns grundlegende Kenntnisse über tierische Retroviren bescherte und in dem wir das Wissen erwarben, mit dem wir die Methoden zur Isolierung menschlicher Retroviren entwickeln konnten. Zu Beginn dieses Jahrzehnts machte ein Wissenschaftler, der den Vermehrungszyklus des Rous-Sarkomvirus bei Hühnern verstehen wollte, den entscheidenden kreativen Schritt, der zur Entdeckung der Reversen Transkriptase führte. Wie sich schon bald herausstellte, tragen alle Retroviren, die Tiere infizieren, dieses Enzym. Und, was ebenso wichtig war: Wie man zeigen konnte, ist es der Schlüssel zu dem bis dahin unbekannten Mechanismus, mit dem Retroviren wirksam in Zellen eindringen, sich dort vermehren und so Krankheiten auslösen.

Im Laufe der Zeit eröffnete dieses eine Enzym neue Möglichkeiten in der Molekularbiologie, und es wurde zu einem wichtigen Hilfsmittel für die Jagd nach Viren beim Menschen. Nachdem man die Reverse Transkriptase kannte, brauchte man auf der Suche nach dem flüchtigen menschlichen Retrovirus nicht mehr nach freien Viruspartikeln zu fahnden, sondern man konnte Ausschau nach Hinweisen auf dieses besondere Enzym halten, das gewissermaßen die Fußspur oder Markierung eines Retrovirus darstellt.

Zur gleichen Zeit führten unsere Versuche, normale und bösartige Blutzellen zu züchten, zur Entdeckung des wichtigen T-Zell-Wachstumsfaktors IL-2. Jetzt konnten wir T-Zellen im Labor routinemäßig züchten, und dieser Durchbruch erwies sich als unentbehrlich für unseren Erfolg bei der Entdeckung des ersten menschlichen Retrovirus. Aber Interleukin-2 hat, wie sich inzwischen herausgestellt hat, auch eine enorme Bedeutung weit über die Anwendungsmöglichkeiten hinaus, die wir uns vorgestellt hatten: Es leitete ganz allgemein ein neues Zeitalter der Immunologie mit T-Zellen ein.

Entscheidend für unsere Arbeit jener Zeit waren auch wichtige Fortschritte anderer Gruppen, besonders der Immunologen, die verschiedene Typen der Blutzellen und insbesondere die Untergruppen der T-Lymphocyten unterscheiden konnten. Zur gleichen Zeit wurden beispielsweise auch die monoklonalen Antikörper entdeckt. Sie erleichterten die Einteilung der verschiedenen Typen menschlicher Blutzellen, zu denen auch die wichtigen T4-Lymphocyten gehören.

Ende der siebziger Jahre gelang uns mit gleichen Anteilen von Hartnäckigkeit und Glück die Entdeckung der ersten menschlichen Retroviren HTLV-1 und HTLV-2. Arbeiten, die auf der anderen Seite der Erde, nämlich in Japan, von einem kreativen Hämatologen ausgeführt wurden, ermöglichten japanischen Wissenschaftlern und uns den Nachweis, daß diese neuen menschlichen Viren nicht nur bei einigen, sondern bei vielen Patienten vorhanden sind und daß sie mit einer bestimmten Form der Leukämie zu tun haben. Weitere Hinweise auf einen solchen Zusammenhang lieferten Studien, die bald darauf in der Karibik durchgeführt wurden. Zum erstenmal gab es eine eindeutige Beziehung zwischen einem Retrovirus und einer bösartigen Erkrankung des Menschen sowie eine Methode, mit der man sie im Labor untersuchen konnte.

Zu Beginn der achtziger Jahre konnten wir nicht ahnen, daß ein Retrovirus sich als Ursache der neuen, furchterregenden Epidemie erweisen würde, die bald darauf den Namen AIDS bekam. Aber wenigstens hatten wir wissenschaftlich so viele Vorarbeiten geleistet, daß wir nach einem möglichen Retrovirus als Erreger suchen konnten. Nach zwei Jahren war das AIDS-Retrovirus gefunden. Wie sich verblüffenderweise herausstellte, infiziert es ebenfalls T4-Lymphocyten. Die achtziger Jahre waren also ein Jahrzehnt, in dem wir erkannten und verstanden, wie Retrovirus-Erkrankungen die Menschheit befallen.

So sehen wir uns nun mit einer breiteren Wissensbasis den neunziger Jahren gegenüber. Ich hoffe, die Kenntnisse werden zu medizinischen Fortschritten beitragen, die es uns ermöglichen, AIDS-Patienten und Patienten mit bestimmten Krebsarten wirksamer zu behandeln und Impfstoffe für jene ehemals rätselhafte Virusfamilie zu entwickeln, die man als menschliche Retroviren bezeichnet.

Das AIDS-Virus hat viel Zeit gehabt, sich biologisch so weiterzuentwickeln, daß es dem Immunsystem der infizierten Person entgehen kann. Bisher ist es besser gewesen als wir. Es ist meine Hoffnung und Überzeugung, daß wir ungefähr im nächsten Jahrzehnt den Spieß umdrehen können. An dieser Art von Kampf und Wettbewerb nehmen wir gerne teil. Ich bin gespannt auf die zukünftigen Erfolge.

Namen- und Sachregister